人文的・健康的・DIY的

腳丫文化

台灣嚴選 蔬果108味

實用的主婦採買書

園藝生活家
董淑芬◎著

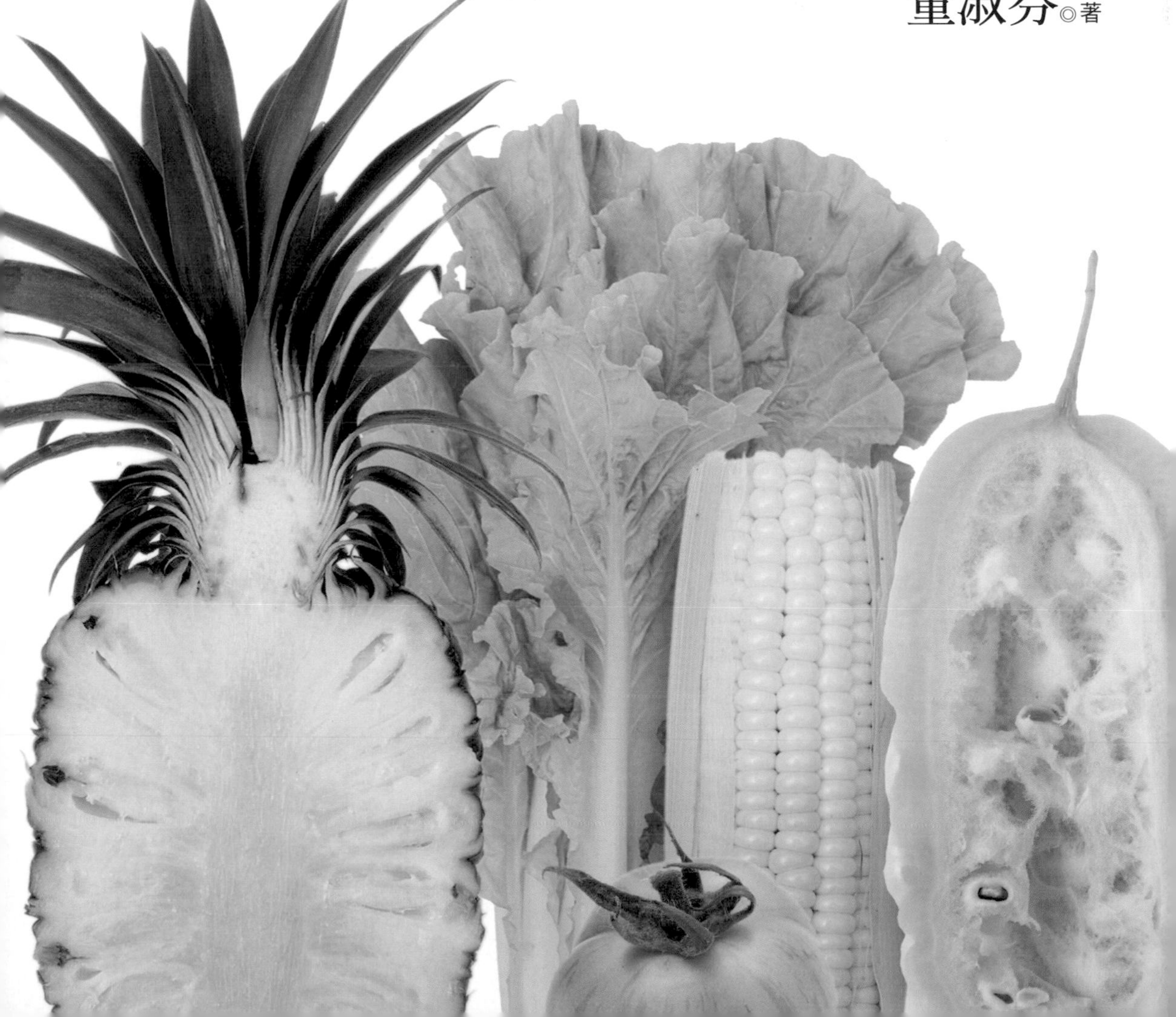

健康第一步——挑選好蔬果

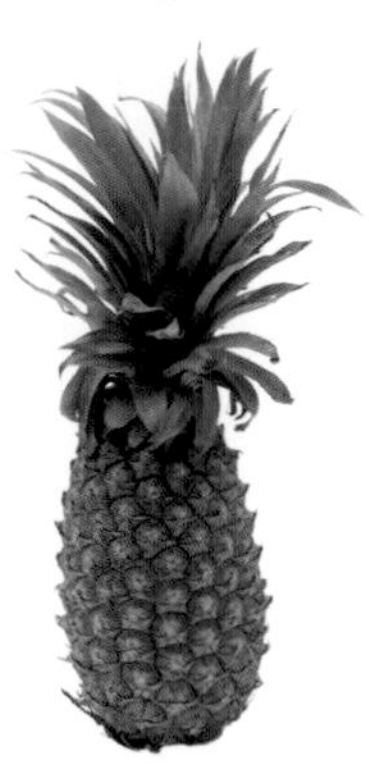

目前癌症在各種疾病中高居死亡率的第一位，而水果、蔬菜中富含各類的有用化學物質，除了可以祛病強身，甚至可以養顏美容，這些有用的化學物質，種類繁多，統稱為植化素(Phytochemicals)， 植化素對於防癌抗癌的效果更是顯著，不容小覷。健康是最好的財富，好的飲食與生活習慣，可有效預防癌症與文明病。西醫說「你的食物就是你的藥」，中醫強調「醫食同源」，每天攝食足夠的蔬果，是預防各種疾病最健康的飲食方法。

選擇當季生產的蔬果，不但新鮮又便宜，還可避免儲存再販賣的蔬果中農藥與防霉劑汙染。本書中介紹各種蔬菜與水果的產地與季節、各種不同的營養成分、選購重點、食用須知與各種實用的應用妙方，提供讀者實際生活中相關採購與食用建議，是一本放在餐桌前比書櫃上更適合的書。台灣的美味蔬果遠近馳名，我們更應該珍惜這些寶物，正確地認識蔬果才能愈吃愈健康。

健康飲食離不開蔬果，除了了解內含的營養價值，更重要的是挑選到優良的種類、適當地保存、清洗與正確的食用方式。作者於書中以各種小提示，列舉出各種生活中實用的常識，例如藥斑與自然斑點的差別；清洗果實類的水果如荔枝、葡萄等，最好以剪刀剪下，保留蒂頭，否則清洗時的農藥與髒污反而會從蒂頭污染果肉；另外，馬鈴薯的芽眼有毒，但地瓜發芽卻無害，這些看似簡單的小常識，卻是健康大關鍵，千萬不能忽視。

TVBS《健康兩點靈》諮詢專家
國立陽明大學醫學院藥理學教授 **潘懷宗**

吃好蔬果、過好生活

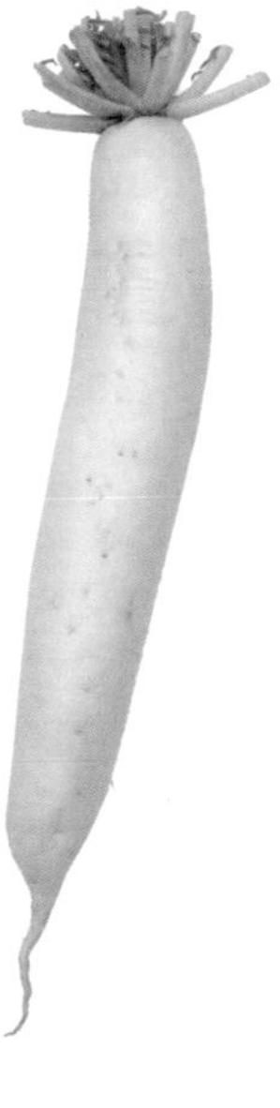

台灣位處亞熱帶，在氣候、環境以及土壤上，都很適合栽培各式蔬果，而我們的農友也是辛勤耕種，為家家戶戶餐桌上每日必備的佳餚所努力著；因此，很高興看到董淑芬小姐為台灣農產品編纂出最好的選材方式、調理技巧、保存方式還有古早味的做法，就是《台灣嚴選蔬果108味》，讓讀者在選購上及料理上都能夠得心應手，讓懷念古早味的異鄉遊子，都能夠在餐桌上找到依歸。

餐桌上的佳餚來自安全高品質的農產品，從農委會到基層農會都應朝此目標努力，尤其如何對農民加強教育訓練，培育他們具有生產安全高品質的技術，而且搭配適切合理的產銷制度，讓農民享有合理的收益，消費者享有優質的產品，造就全國民眾具備健康、樂活的生活品質。

我們一直企盼農友能夠生產出安全高品質的蔬果，不但農友在栽培過程中，能夠享受到田園的樂趣，也能夠讓消費者能夠吃到最安心的蔬果。面對國際強烈的競爭壓力，台灣農業的精進也是創造農業共好的新法。如今又有一本嚴選蔬果的書能夠教導消費者，除了能夠滿足消費者在選購上的方向，也能夠在烹調上有很好的技巧，而做出美味的佳餚，滿足家人的胃。

台灣農業推廣學會理事長
顏建賢

愛上蔬果

董淑芬

出了幾本關於栽種蔬菜的書籍之後，常有讀者問我：家裡吃的蔬菜，是不是都不用買？雖然我的小花園和屋頂，擁有比陽台更大的栽種空間，但真要做到所有的蔬果都親自栽種是不可能的。均衡攝取各式各樣的食物，才能有健康的身體，況且買菜對身為家庭主婦的我來說也是一種樂趣。自從開始在家裡栽培蔬菜之後，我越來越愛上這些美麗的食物。每天都必須食用的蔬果，和我們的健康息息相關，如果不能親自栽種，那至少也該知道如何採買。挑選蔬果除了看順眼之外，事實上還是有些訣竅的，懂得採買，才能吃得健康，因為新鮮的蔬果只要簡單烹調就很美味。自己下廚不但能掌握食材的新鮮，比上館子經濟，又比外食安全衛生。

想做菜的時候，我喜歡一大早去傳統市場尋寶，那兒有最新鮮的食材，可以按照自由意願，不必被強迫購買大包裝。菜市場裡形形色色的小販，總是充滿活力大聲吆喝，看起來既樂天又富足。除了人情味之外，還有許多超市找不到的好吃東西，真正的大廚都是在傳統市場採買所有頂級的、新鮮的食材。不過要趁早才行，去得太晚，就只能買人家挑剩的。

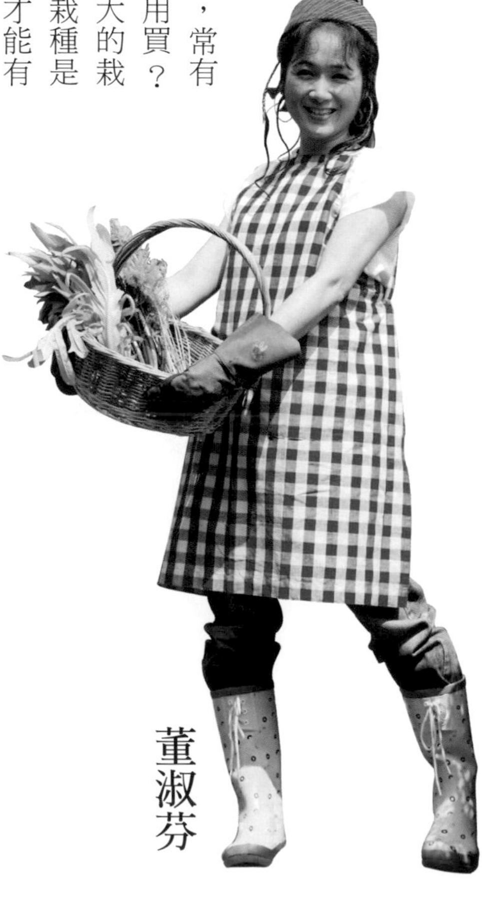

有時，我會和菜販交換種菜的經驗，以及料理的方法，買十根玉米還會多送一根，好吃的地瓜買兩袋還送一袋，服務周到的雞販，會依我的需要把肉去皮去骨，方便料理，閒暇

時也會傳授幾招。長相斯文的肉販，總是細心地將每一塊肉處理得乾乾淨淨，要用來炸豬排的里肌，也會體貼地幫你拍好。打著赤膊賣水果的猛男老闆，對照角落年老的賣菜阿伯，除了食材以外，觀察市場裡形形色色的人，也常會帶給我許多樂趣。平凡卻真實的市井小民，就像米勒筆下所呈現的人物，比起冰冷又無趣的超級市場，傳統市場真是個可愛的地方，同時也提供更多的選擇，這攤的蔬果不滿意不要緊，可以貨比三家一直逛下去。

通常我會輪流採買各家的食材，這樣做還有一個好處，可以分散風險。因為，每個販賣者的產地多少有點不同。有時候因為下山順路，我會在下午的時候繞進市場，採買一些根莖類的蔬菜。但我不會在下午買魚、肉，或其它不耐儲存的蔬菜水果，因為經過一上午的翻來撿去，品質也會跟著變差。對於食材的新鮮度很挑剔的我，要是材料不夠新鮮，會讓下廚的樂趣跟著打折的！

這次我以台灣所生產的蔬果108種為主題，記錄日常生活中常見的蔬果，和大家分享我的採買經驗，熟讀「台灣嚴選蔬果108味」，你也可以和我一樣成為買菜達人！

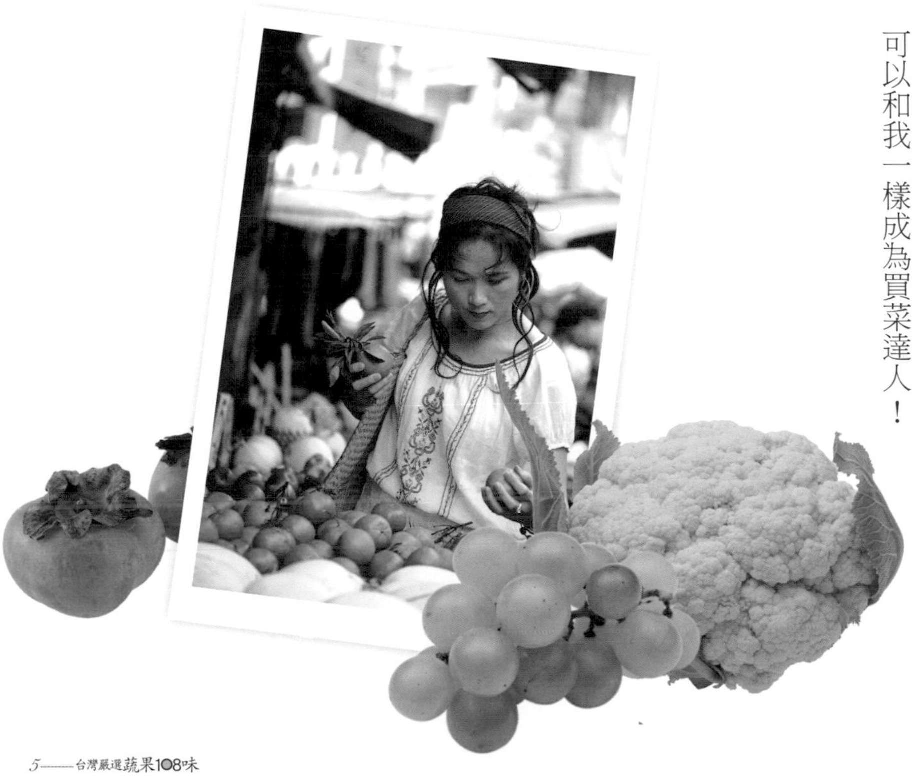

目次

推薦序 健康第一步──挑選好蔬果 ◎潘懷宗 2
吃好蔬果、過好生活 ◎顏建賢 3
自序 愛上蔬果 4

根莖蔬菜

大心菜 14
大頭菜 16
山藥 18
牛蒡 20
甘藷 22
芋頭 24
洋蔥 26
胡蘿蔔 28
馬鈴薯 30
茭白筍 32
甜菜根 34
荸薺 36
竹筍 38
蓮藕 40
蘆筍 42
蘿蔔 44

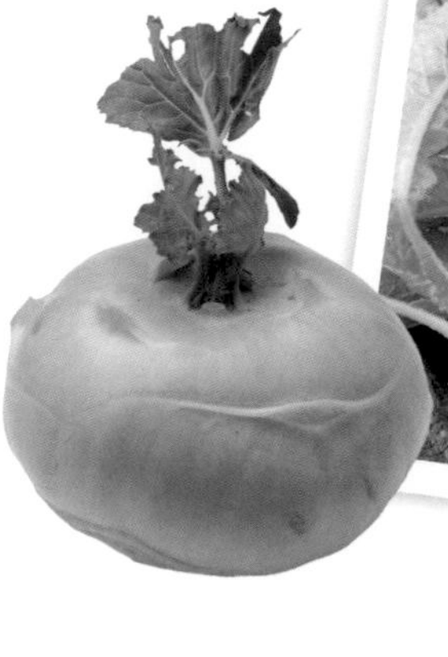
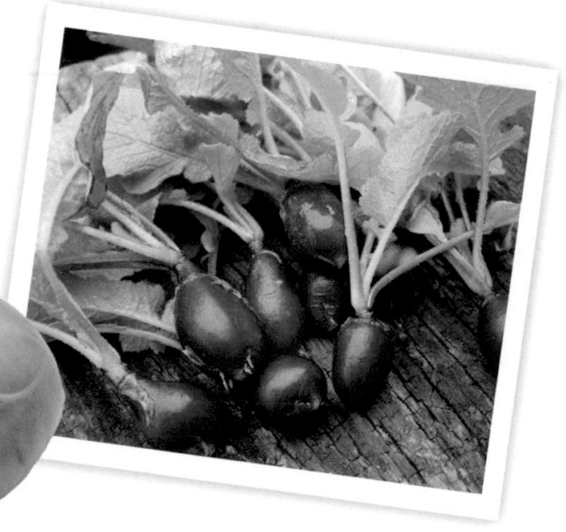

葉菜蔬菜

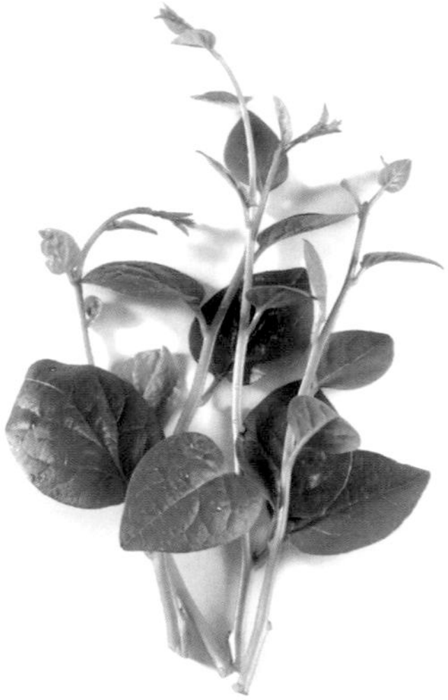

小白菜 …… 48
甘藷菜 …… 50
芥藍菜 …… 52
皇宮菜 …… 54
韭菜 …… 56
甘藍菜 …… 58
青江菜 …… 60
包心白菜 …… 62
油菜 …… 65
紅鳳菜 …… 66
莧菜 …… 68
菠菜 …… 70
茼蒿 …… 72
蕹菜 …… 74
A菜 …… 76
結球萵苣 …… 78
菊苣 …… 80
福山萵苣 …… 82
蘿蔓萵苣 …… 84

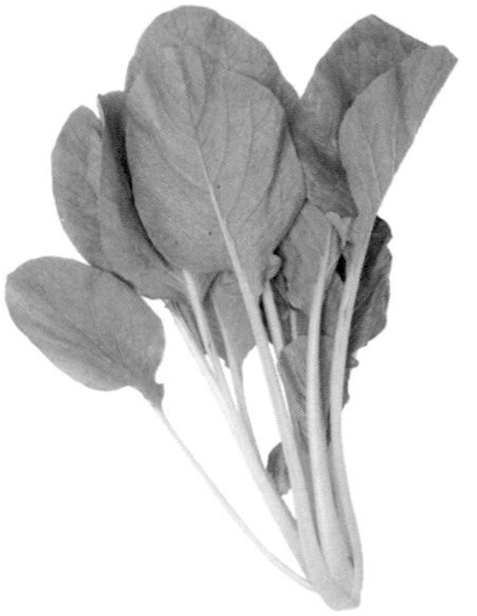

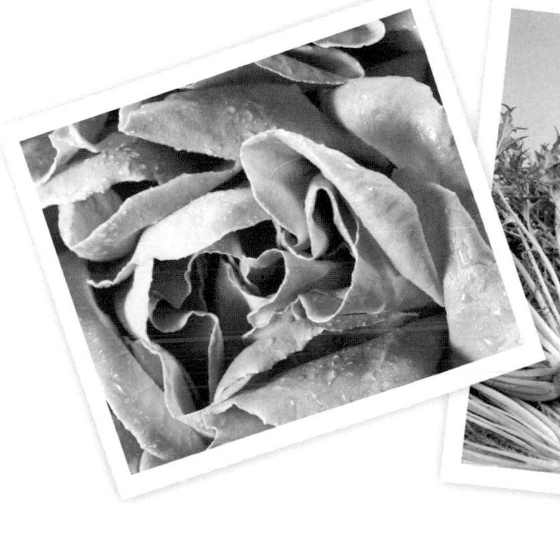

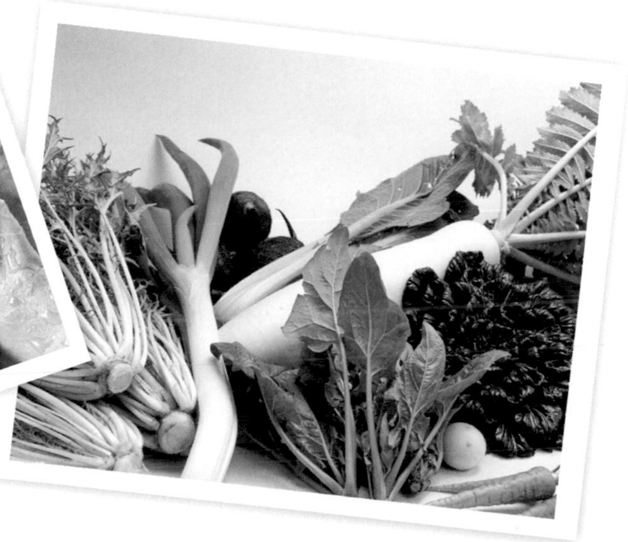

果實蔬菜

大黃瓜 88
小黃瓜 90
冬瓜 92
四季豆 94
玉米 96
南瓜 98
扁蒲 100
秋葵 102
苦瓜 104
茄子 106
豇豆 108
隼人瓜 110
甜豆 112
甜椒 114
絲瓜 116
菱角 118
豌豆 120
蕃茄 122

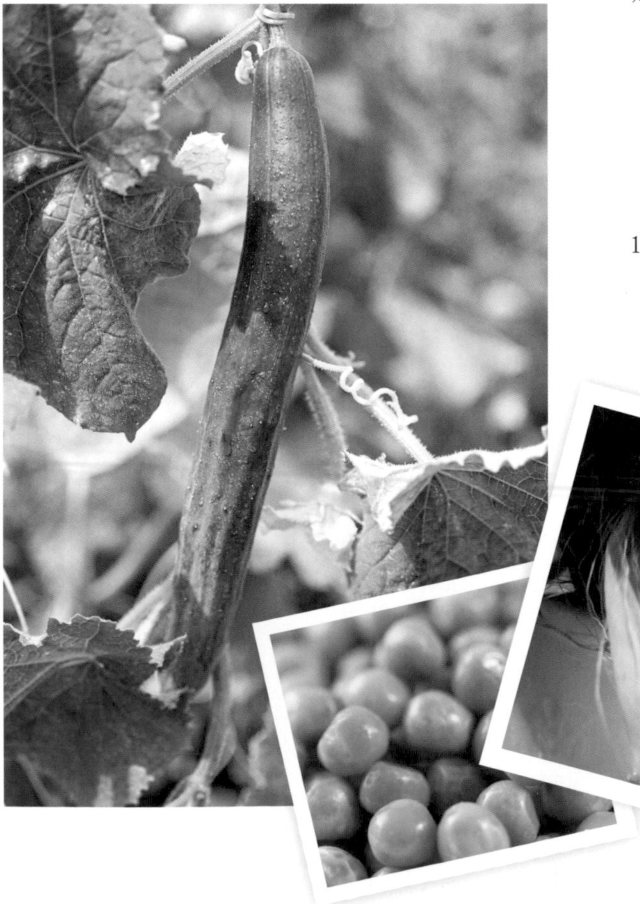
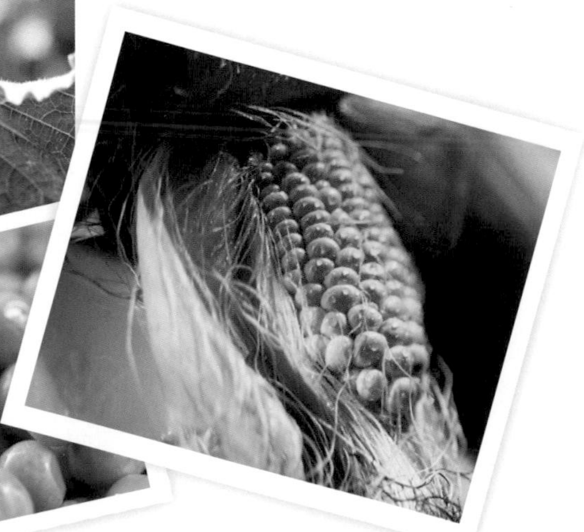

水果

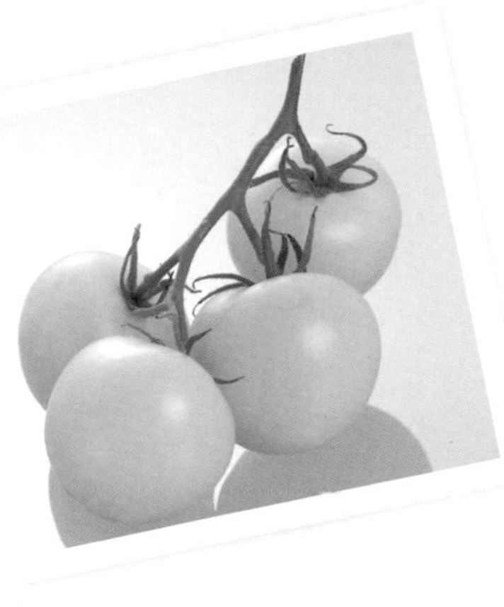

蕃茄 …… 126
百香果 …… 129
木瓜 …… 130
火龍果 …… 132
甘蔗 …… 134
西瓜 …… 136
芒果 …… 138
金棗 …… 140
柿子 …… 142
柚子 …… 144
柳橙 …… 146
香蕉 …… 148
草莓 …… 150
棗子 …… 151
溫帶梨 …… 152
楊桃 …… 154
葡萄 …… 156
葡萄柚 …… 158
鳳梨 …… 160
柑橘 …… 162
香瓜 …… 165
番石榴 …… 166
檸檬 …… 168
蘋果 …… 170
釋迦 …… 172
龍眼 …… 174

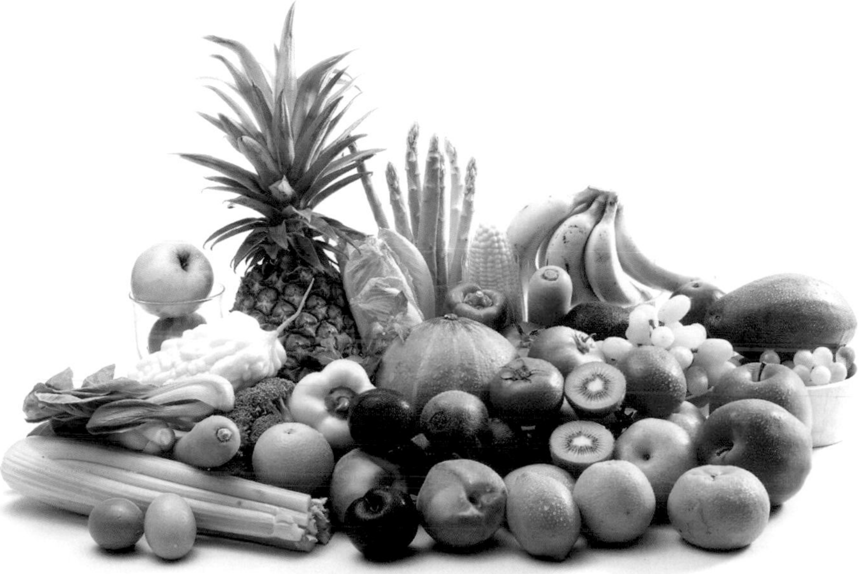

花·芽菜·種子

白花椰菜……178
青花椰菜……180
綠豆芽……182
韭菜花……184
豌豆苗……186
金針……188
苜蓿芽……190
黃豆芽……192
蓮子……194

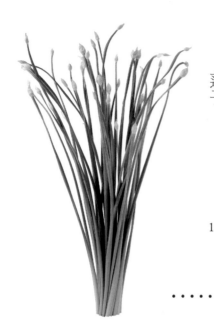

菇茸海帶

海帶……198
金針菇……201
草菇……202
鮑魚菇……203
秀珍菇……204
杏鮑菇……205
香菇……206
洋菇……208
木耳……209

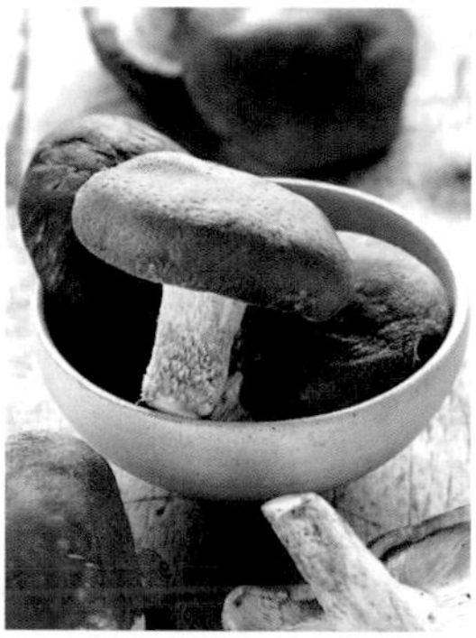

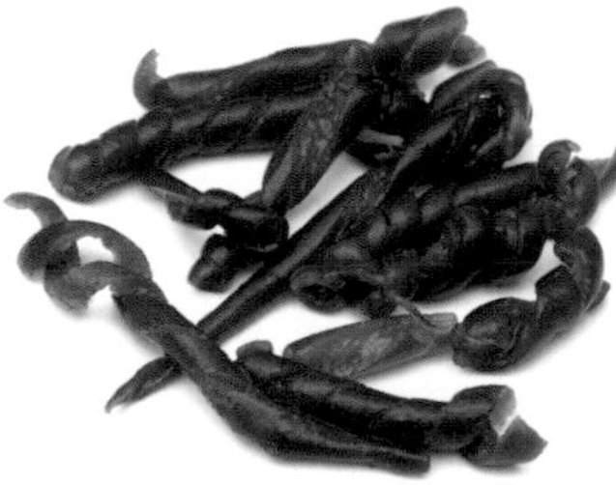

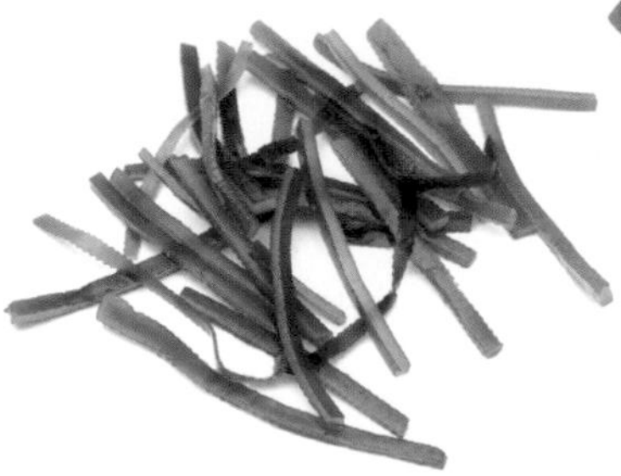

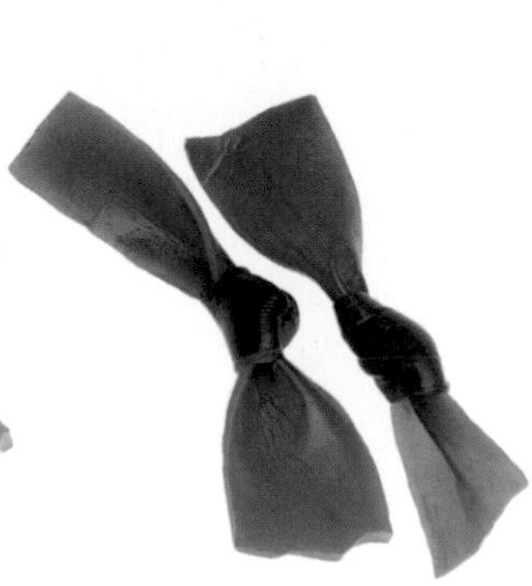

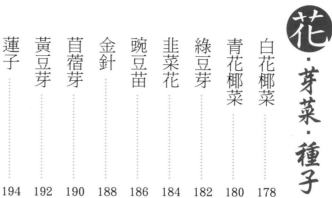

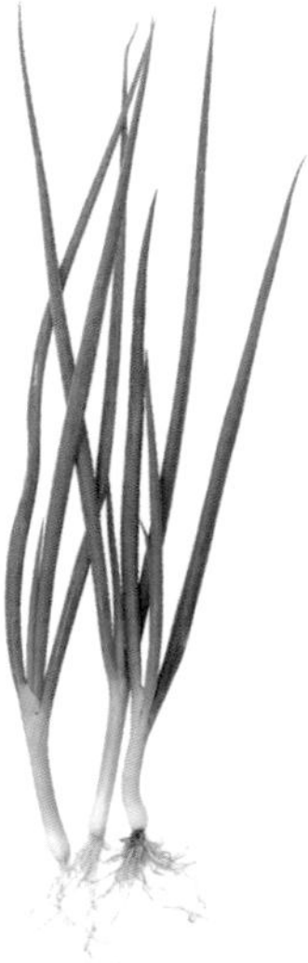

香草

辣椒 212
青蔥 214
紅蔥頭 216
薑 217
紫蘇 218
芹菜 219
蒜 220
芫荽 222
九層塔 223

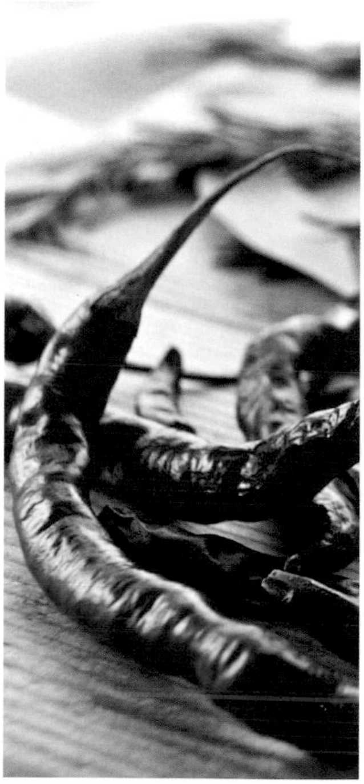

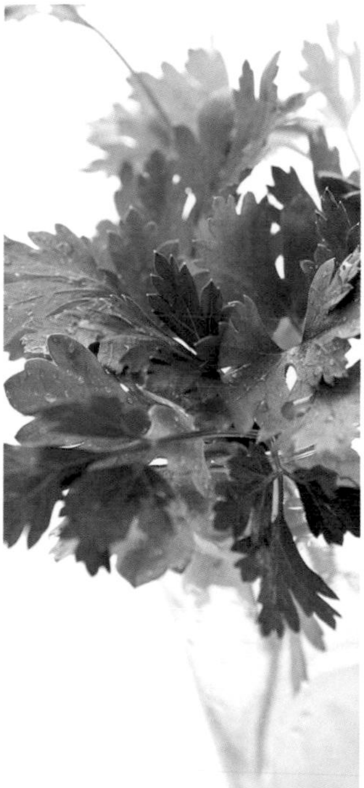

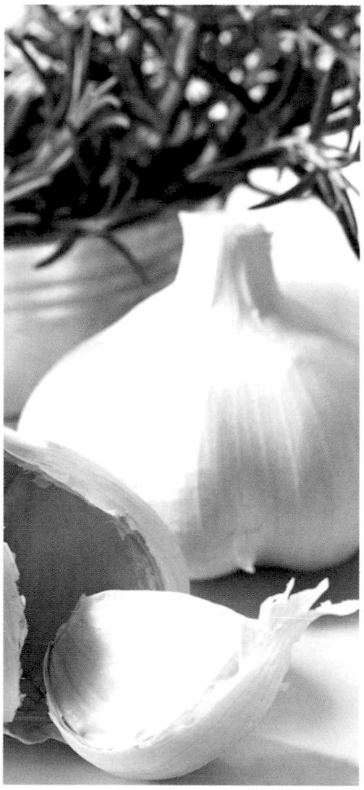

根莖蔬菜

根莖類是指食用部位為莖部或根部的蔬菜，生長期長、耐儲藏。含有大量礦物質，澱粉含量比葉菜類高，因此熱量也較高。

大心菜
大頭菜
山藥
牛蒡
甘藷
芋頭
洋蔥
胡蘿蔔
馬鈴薯
茭白筍
甜菜根
荸薺
竹筍
蓮藕
蘆筍
蘿蔔

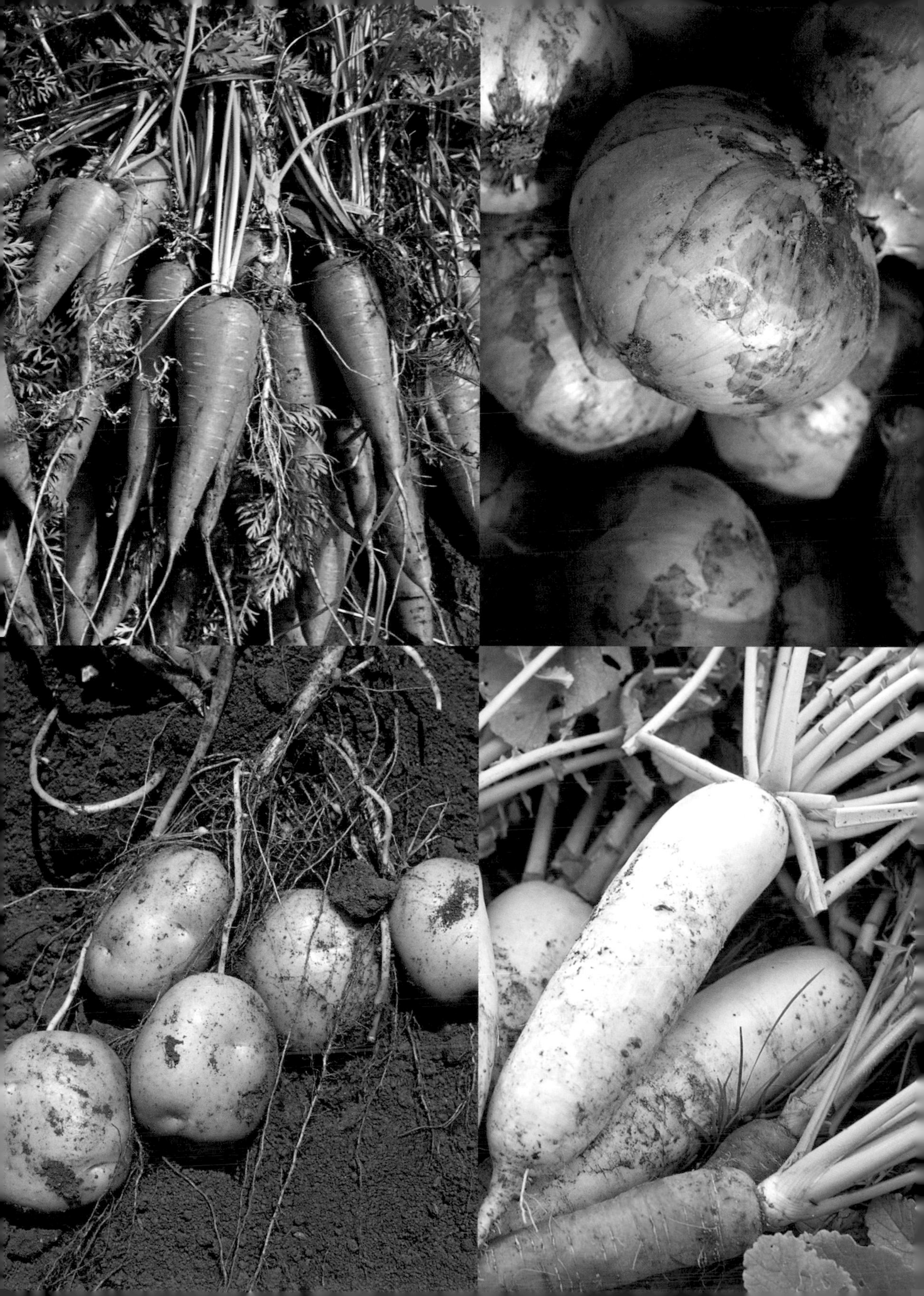

大心菜

別名：菜心 *flowering chinese cabbage*

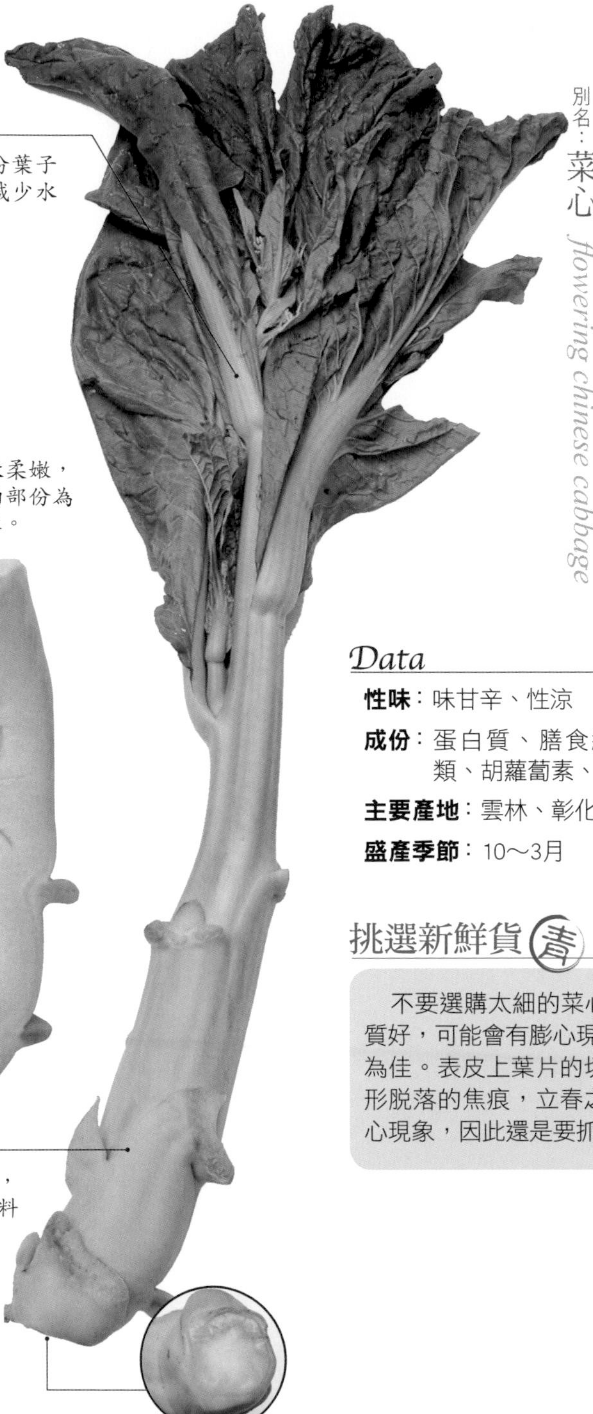

葉柄
採收後會立即將部份葉子切除，只留下葉柄減少水份蒸發。

果肉
色澤粉白的部位細緻柔嫩，味道鮮美。越往上的部份為淡綠色，並略帶苦味。

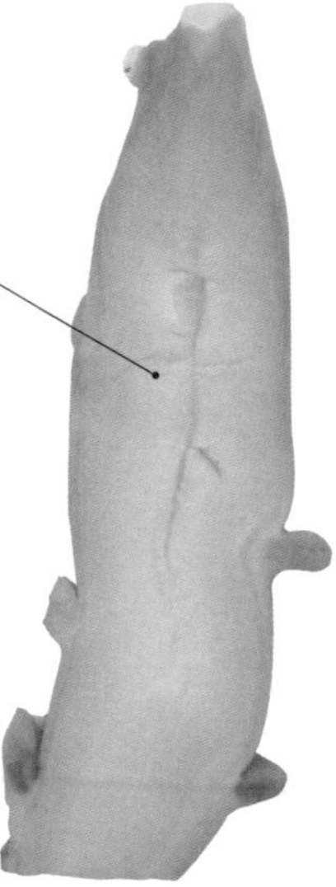

表皮
如一層堅硬的外殼，粗而厚不能食用，料理前需先去除乾淨。

大心菜的綠色外皮，與保護莖部的堅硬纖維組織，食用前需去除乾淨。

Data

性味：味甘辛、性涼

成份：蛋白質、膳食纖維、維生素C、醣類、胡蘿蔔素、鈣、磷、鐵等礦物質

主要產地：雲林、彰化、嘉義、苗栗、新竹

盛產季節：10～3月

挑選新鮮貨 青

不要選購太細的菜心，但粗的也不代表品質好，可能會有膨心現象，以直徑7cm左右的為佳。表皮上葉片的切痕為刀切痕，而非自形脫落的焦痕，立春之後大心菜幾乎都有膨心現象，因此還是要抓住季節趁鮮食用。

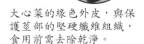

食用莖部為主

大心菜株型直立，葉柄肥厚多肉，生長後期莖部直立肥大成棒形，本省習慣稱為菜心。此外油菜的花苔，甜心菜也叫菜心，只不過一個吃底部粗大的莖，一個吃頂端花芽的嫩莖葉。因著栽種的區域以及風俗的不同，一種菜好幾種名稱，是很常見的情形。

大心菜正確的說應該是「大心芥菜」，是屬於莖用芥菜，也是芥菜家族中最受歡迎的一種。這種芥菜不食用葉柄，也不食用根頭或花苞，而是食用特別肥大的莖幹。去了堅硬的外皮，中間粉白的心又嫩又甘甜，沒有芥菜的苦味與明顯的纖維。芥菜頂端的花芽與嫩葉雖細嫩可食用，但煮食後帶有濃厚苦味，也因此靠近頂端這節淺綠色的菜心，常會遭到切除丟棄的命運。

涼拌薄片

將大心菜切薄片後，加上辣椒、蒜片及香菜，用胡麻油和醬油膏拌一拌，即是一道開胃菜。

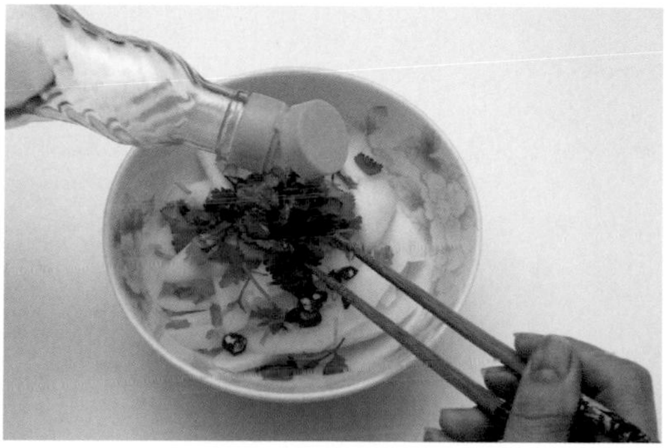

新手入廚房

處理

先將葉柄及頂端的葉子切除，清洗乾淨後再行去皮，適合涼拌炒食或燉湯。

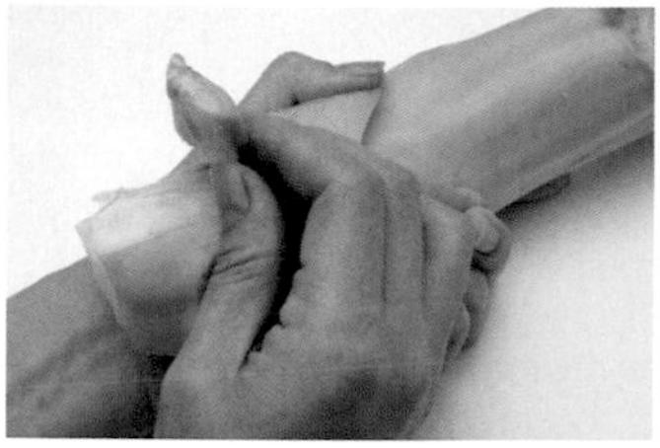

①使用菜刀將堅硬的纖維切開，再用手掰開即可剝下。

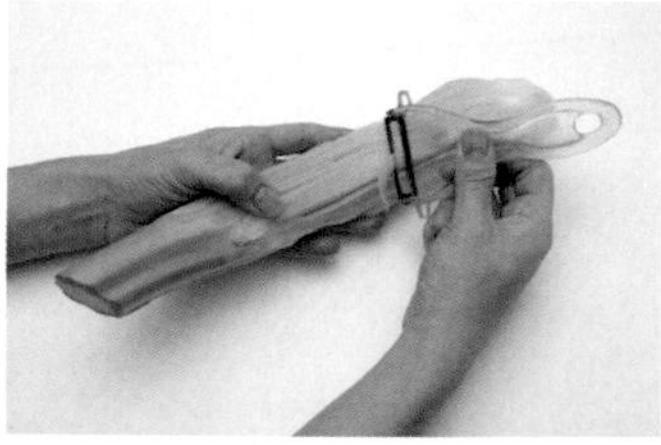

②尾端外皮較嫩，用削皮刀刮乾淨。

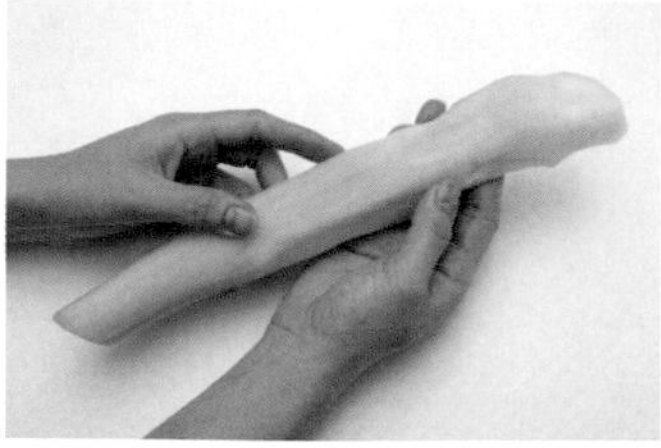

③外皮及纖維全數處理乾淨後，即可開始料理。

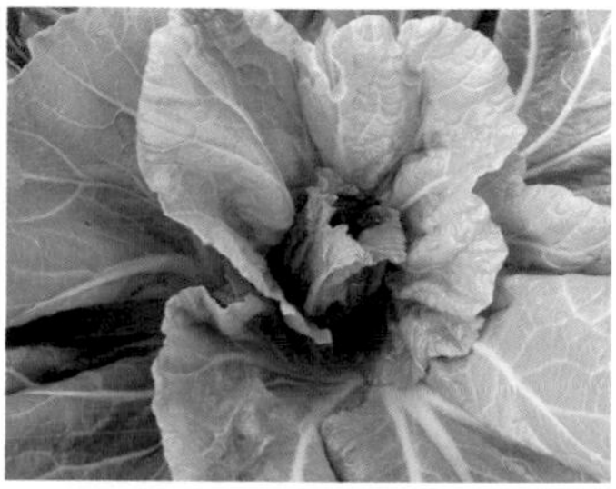

根
莖蔬菜

大頭菜

別名：球莖甘藍、結頭菜 *turnip*

Data

性味：味甘辛、性涼

成份：蛋白質、膳食纖維、維生素A、C、U、醣類、胡蘿蔔素、鈣、磷、鐵等礦物質

主要產地：嘉南平原

盛產季節：4～11月

挑選新鮮貨 青

選購表皮粉綠色球形完整、底部堅硬、不萎縮、無腐爛或裂傷，葉梗新鮮脆嫩。

名稱來自外型聯想

這幾年有許多蔬菜的體型，因品種改良而變得巨大起來，大頭菜就是其中一個。在小鎮每年會舉辦一次菜王比賽中，每每見著某農家又栽培出重達二十多公斤，令人瞠目結舌的大頭菜，和原產於地中海沿岸的祖先，

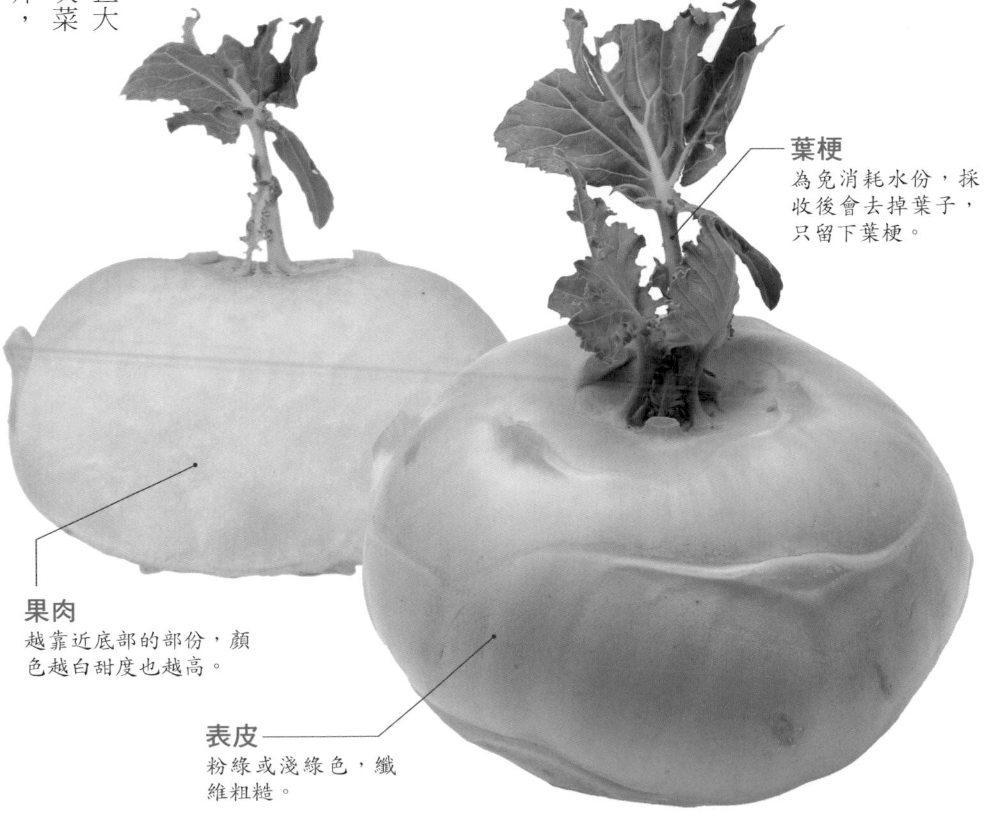
葉梗
為免消耗水份，採收後會去掉葉子，只留下葉梗。
果肉
越靠近底部的部份，顏色越白甜度也越高。
表皮
粉綠或淺綠色，纖維粗糙。

想必有著天壤之別！也和記憶中，那僅兩個拳頭大小的根頭相去甚遠。據說大頭菜剛被發現的時候，還因著外表長相怪異，竟然沒人敢食用。

外皮厚實

和同為食用莖部的菜心比起來，大頭菜確實較不普及。菜心有去皮的方式販售，或者有些小販也會代為去皮，而大頭菜就沒有這項服務。除了食用前需先剝除硬實的外皮，略為麻煩之外，大頭菜的肉質細嫩、甘甜可口，料理用途也相當廣泛，加上品種的改良和栽培技術的進步，消費者已鮮少會買到過去那種，纖維老化不堪食用的大頭菜。

大頭菜具有清熱解毒與解酒的功能，對於因消化不良而引進的食慾不振，有開胃及幫助消化的功效，尤其以涼拌效果食用最佳。唯體質偏寒容易腹瀉者，不要食用過多，且以熟食如燉排骨湯或紅燒等較適合。

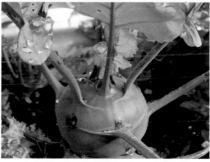

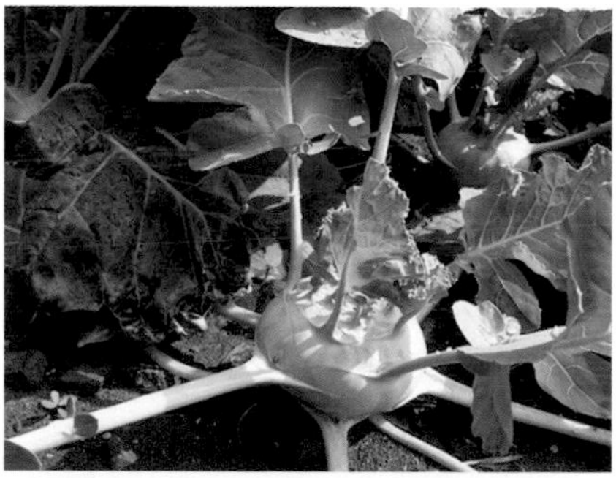

新手入廚房

處理

外皮刷洗乾淨後，將梗與外皮一併去除乾淨再料理。

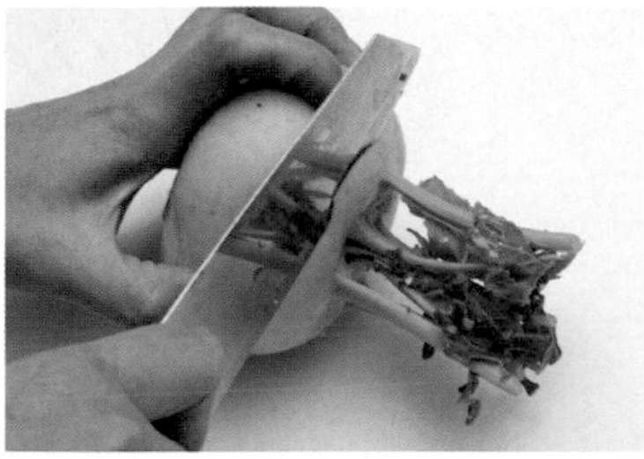

①處理大頭菜時先將葉子的部份切除。

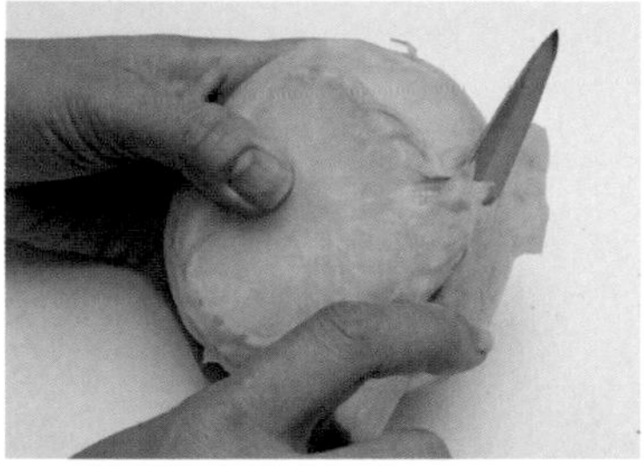

②接下來使用水果刀將外皮剝下。

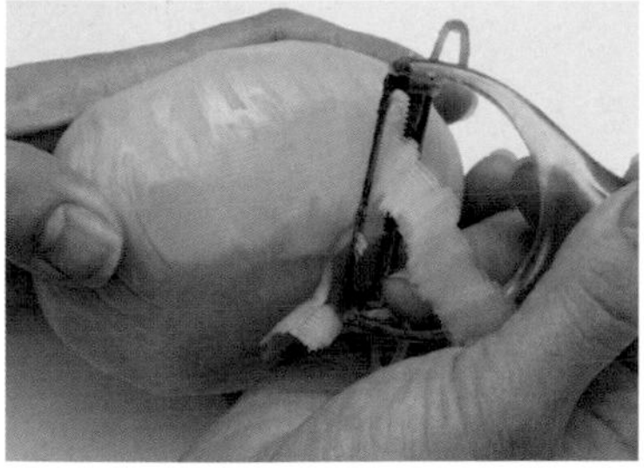

③剝不乾淨的部份，再使用削皮刀即可完全處理乾淨。

香辣大頭菜

大頭菜一個去皮切薄片，用鹽醃三小時後，以冷開水洗去鹽份，拌入調味料即可。調味料為鎮江香醋20cc、細冰糖一大匙、香油一大匙、辣椒、芫荽、蒜苗 。

山藥

別名：薯蕷、山藥薯、淮山

common yam

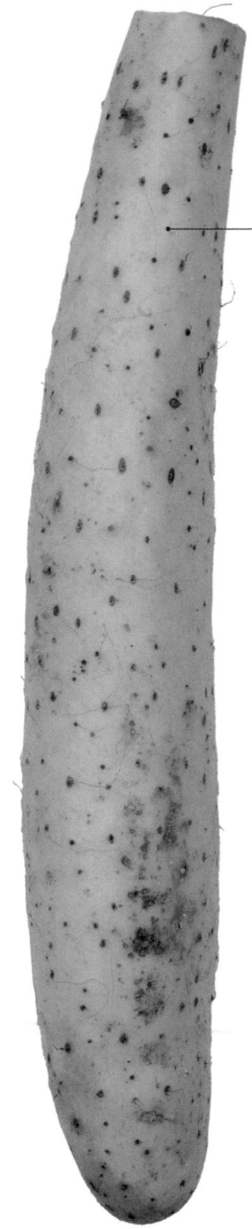

表皮
牛奶山藥表皮細緻，因此可帶皮食用。

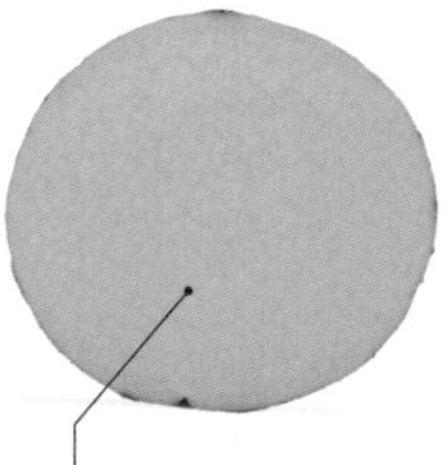

果肉
肉質細緻，生吃時甘甜鮮脆，即使切開來也不易變黑。

促進荷爾蒙分泌

研究顯示由於山藥富含黏質多醣體，是製造荷爾蒙的主要原料，因此多吃山藥，可促進荷爾蒙分泌、提升新陳代謝、刺激內分泌並改善體質。對於因更年期而發生的眼睛、皮膚或是陰道乾燥的女性大有助益，長期食用還可改善骨質疏鬆的問題。

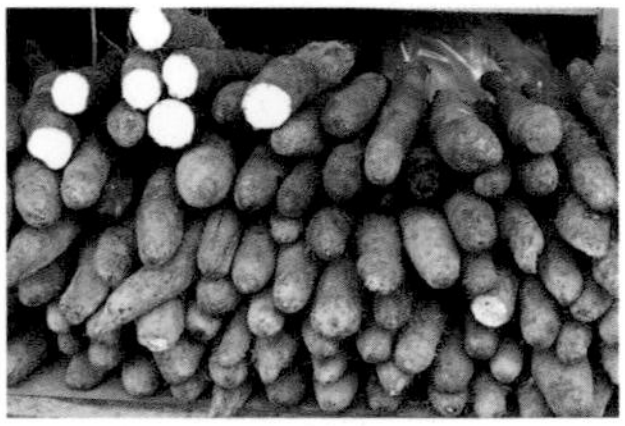

Data

性味：味甘、性平

成份：蛋白質、澱粉、脂肪、維生素A、B_1、B_2、C及鈣、磷、鐵、碘等礦物質

主要產地：花蓮縣及宜蘭縣各鄉鎮皆有栽培

盛產季節：全年；盛產期10～2月

挑選新鮮貨 青

選購山藥以表皮光滑完整、顏色均勻，切口處無乾枯或裂痕。牛奶山藥要選擇體型均勻、表皮淡黃色無斑點為佳。

品種

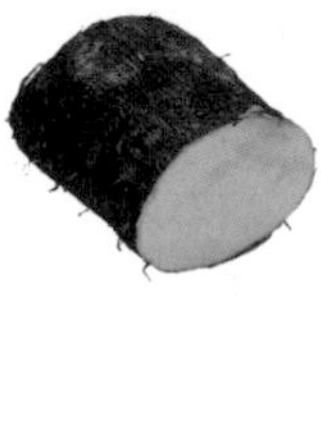

「陽明山山藥」
外皮為褐色、肉質為白色，生食、打汁、熟食都很合適。

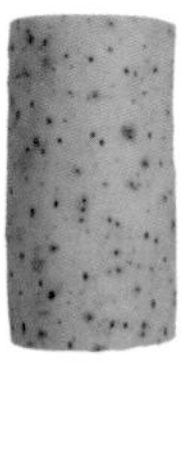

「牛奶山藥」
主要由日本進口，適合生食口感細緻。

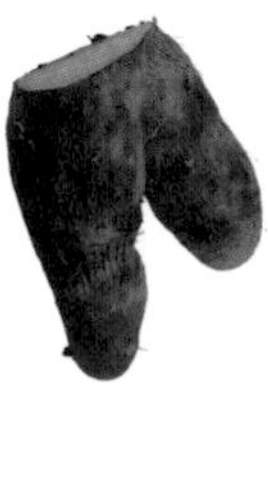

「紫山藥」
又稱紅薯。適合用作點心的內餡、湯圓。

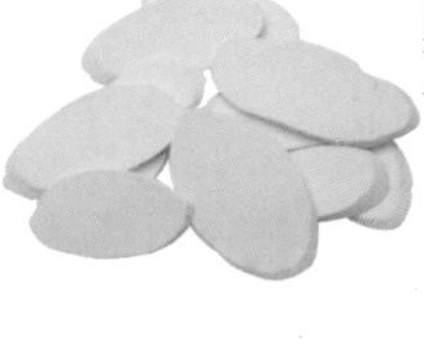

「淮山」
四神湯配料之一。

生食保存消化酵素

山藥的黏液含有消化酵素，可提高人體內的消化能力，但高溫烹煮會喪失其酵素作用，以生食方式較能保持山藥的原味，並減少營養成分的流失。此外山藥還有降低血糖、增加免疫功能，糖尿病患者多食有益，但七十公克的山藥等同四分之一碗的白飯，所以要控制用量。

神仙之食

自古以來一直被視為保健食品的山藥，在中國、日本等地被廣泛做為醫療食補，早年在中國被稱為「薯蕷」，還被冠「神仙之食」的美名，直到宋代才被改名為「山藥」。乾品山藥稱為「淮山」是常用的中藥材。

山藥主要分布於熱帶、亞熱帶地區，生命力強適應力佳，全世界幾乎都可發現野生山藥的蹤跡，可說是品種極多。以外型來看山藥大致可分為長條狀、不規則的塊狀、橢圓形等。肉質有白色、紫色、淡黃色等，除了外觀及顏色的不同，山藥也會因栽培的環境和方法的不同，而產生不同的口感。

新手入廚房

保存

每次只切下需使用的部份，剩下的山藥需使用紙巾將表面擦乾，保持乾燥，再用牛皮紙或保鮮膜包裹，置於冰箱底層，或放牛奶的位置，可保存約10～20天。如果已經削了皮，最好先切成塊狀包好，放在冷凍庫中，不過冷凍過的山藥只適合煮食或打汁。

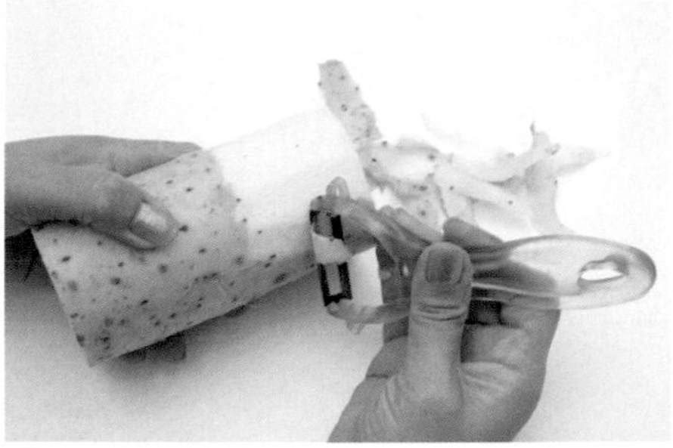

處理

山藥表皮依其品種不同，有黑、黃兩種。黑色品種雖然表皮很薄，但樣子畢竟不美觀，因此料理前除了刷洗乾淨還必須再去皮，而去皮後因容易變色，故需浸泡於鹽水或醋水中，待要烹煮時再撈起。

紅山藥煎餅

女性生理期的時候，連吃3天紅山藥煎餅，可以讓身體溫暖並加速廢物的排除，對胃寒而引起的不適也很有效。

紅山藥每次的份量約一個拳頭、老薑一塊約5公分、黑糖3大匙、麻油1大匙

材料

1. 紅山藥先去皮，再用磨泥器磨成泥。
2. 和黑糖拌勻備用。
3. 老薑磨成泥。
4. 使用不沾鍋將薑末加熱，耐心地用小火煎香。
5. 倒入山藥泥煎至熟透即可。

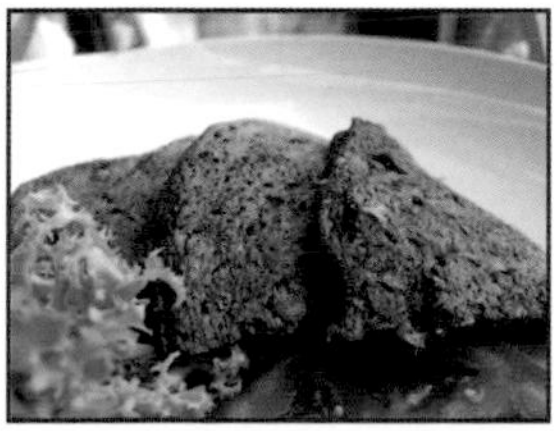

根莖蔬菜

牛蒡

別名：吳某

burdock

日本最愛的家常食材

依我看全世界最喜歡食用牛蒡的，非日本人莫屬了，每天非得有一小碟的牛蒡佐餐不可！據說二次世界大戰期間，被日本所俘虜的美軍，回國後很生氣地說「日本人天天讓我們吃樹根」！只不過這模樣像樹根的牛蒡，其實並不是樹，而是一種菊科草本植物的根。

日本人早就知道牛蒡的好，因此早在日據時代即引進台灣栽培，但因飲食習慣的不同，並未引起多大的興趣，主要還是以運銷日本為主。也由於外銷價格不錯，

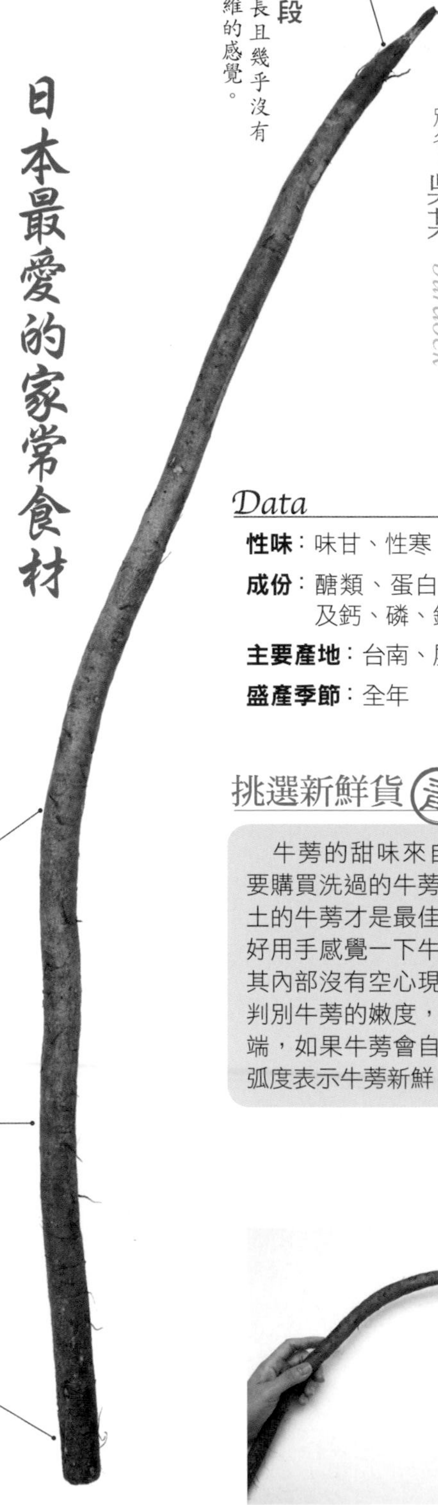

尾段
細長且幾乎沒有纖維的感覺。
中段
較為肥大質地細緻，適合切成薄片或細絲，炒煮皆宜用途廣泛。
外皮
外皮細而薄，含有許多營養素，料理時最好保留。
前端
最靠近地面的部份，纖維多適合燉煮。

Data

性味：味甘、性寒

成份：醣類、蛋白質、維生素A、B1、C及鈣、磷、鉀、鐵等礦物質

主要產地：台南、屏東、嘉義、雲林

盛產季節：全年

挑選新鮮貨（青）

牛蒡的甜味來自於皮下內側，所以不要購買洗過的牛蒡，帶皮且皮上還沾著泥土的牛蒡才是最佳品質。挑選牛蒡時，最好用手感覺一下牛蒡的重量，越重者表示其內部沒有空心現象，味道較好。如果要判別牛蒡的嫩度，可以手握牛蒡較粗的一端，如果牛蒡會自然垂下，呈現出彎曲的弧度表示牛蒡新鮮、細嫩。

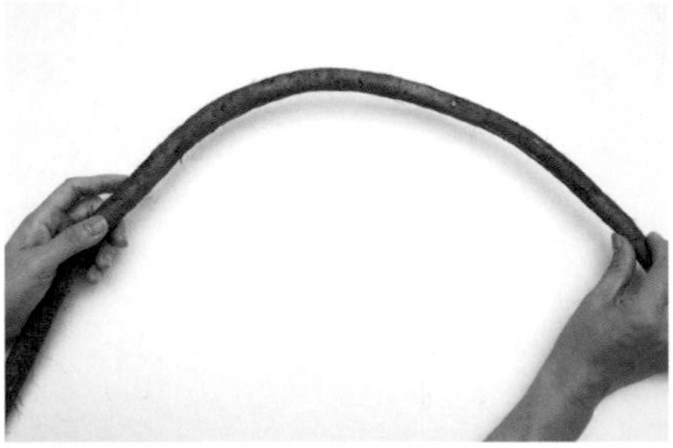

牛蒡的產地也逐漸擴增，當然產量一多價格也開始下滑，甚至出現了滯銷的問題。於是有人將牛蒡切片曬乾後當茶喝，腦筋動得快的商人，趁勢推銷牛蒡的好處，牛蒡茶一時之間身價高漲，成了健康與養生的代名詞。

特殊菊糖養份

牛蒡含有「菊糖」，是可以促進荷爾蒙分泌的精氨酸，具有幫助人體筋骨發達、增強體力。另外，牛蒡亦含有大量的纖維素，可以刺激大腸蠕動、幫助排便、降低體內膽固醇、阻止毒素與廢物在體內積存。

品種

「黃金牛蒡」

近年來引進的新品種，外型粗壯纖維細嫩，由於表皮帶黃故又名黃金牛蒡。

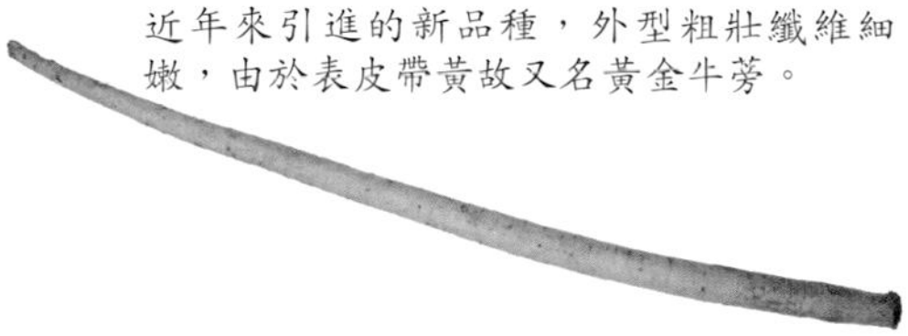

新手入廚房

處理

將牛蒡置於流動的清水下，刷除表面的泥土，切好的牛蒡要立刻放入清水中浸泡，才不會變色，即使水變成褐色也不必換水。之後再將處理好的牛蒡泡入醋水中，濃度約3%，可使牛蒡的色澤更加潔白。

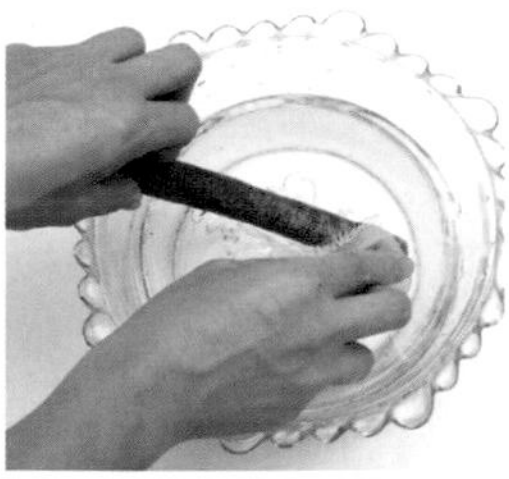

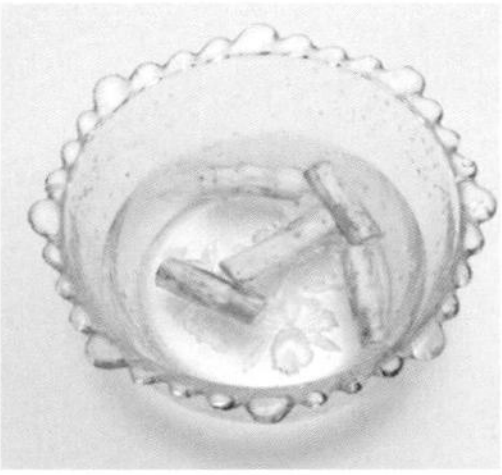

保存

牛蒡若不一次吃完，可以先將要食用的份量切下清洗，原則上較細的一端先食用，剩餘的部份不要碰到水，用報紙或保鮮膜包住，放在冰箱冷藏室的最下層即可。

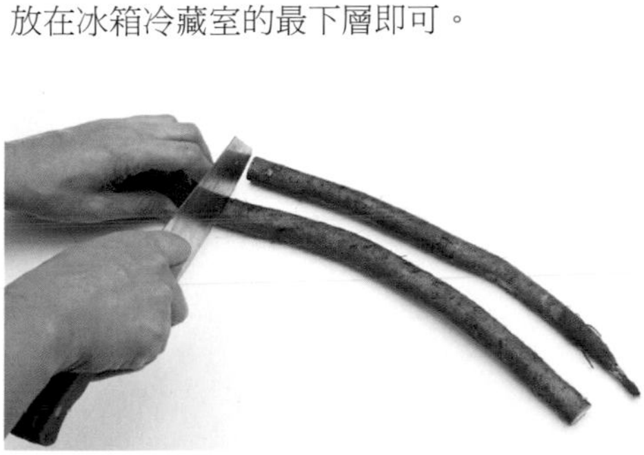

買回來的牛蒡可以切段方便保存。

以刀背去皮

牛蒡的皮很薄，利用刀背即可刮除，如果是用於油炸或燉煮類的料理，只需將牛蒡洗淨即可，不必削皮，因為牛蒡皮本身亦含有營養成份。

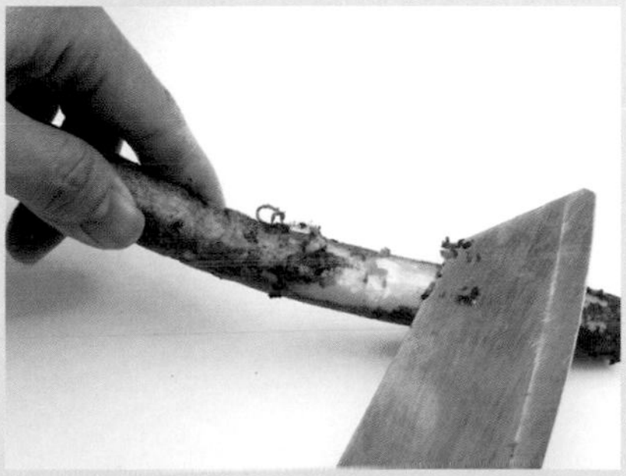

用刀背輕刮即可去皮。

根莖蔬菜

甘藷

別名：地瓜、蕃薯、紅薯

sweet potato

Data

性味：味甘、性平

成份：澱粉、醣類、膳食纖維、胡蘿蔔素、維他命A、C、B群、鈣、磷、銅、鉀

主要產地：全省各地皆有栽培

盛產季節：全年；盛產期3～9月

挑選新鮮貨 青

選購時以表皮完整，有光澤無皺紋，質地堅硬無斑點或蛀孔。仔細觀察芽點，有沒有發芽跡象，雖然發芽的地瓜還是可以食用，但內部可能已經鬆散，吃起來滋味差。

排毒抗癌

甘藷屬根莖類植物，民間多習慣稱之為「地瓜」，至於另一個別稱「紅薯」則少為人知，因紫色山藥也叫「紅薯」，這眾多的別稱，常教剛開始學習採買的人一頭霧水。

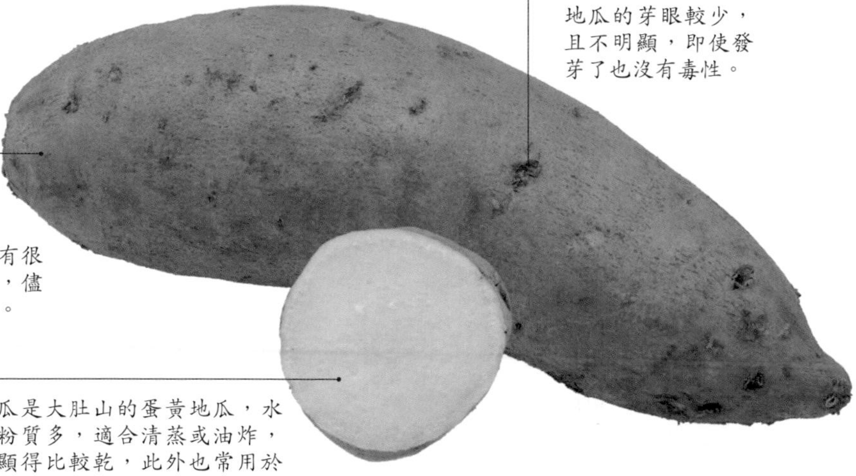

芽眼
地瓜的芽眼較少，且不明顯，即使發芽了也沒有毒性。

表皮
表皮薄而軟，含有很高的抗氧化成分，儘量連皮一起食用。

果肉
黃肉地瓜是大肚山的蛋黃地瓜，水份少澱粉質多，適合清蒸或油炸，烤食會顯得比較乾，此外也常用於糕餅餡料。。

品種

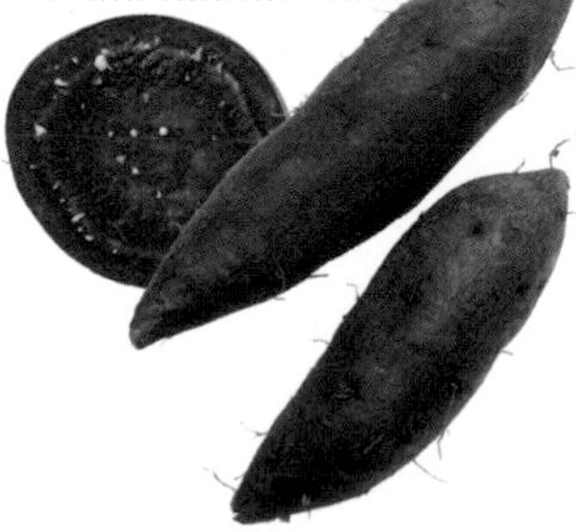

「山藥地瓜」
紫紅色的山藥地瓜。

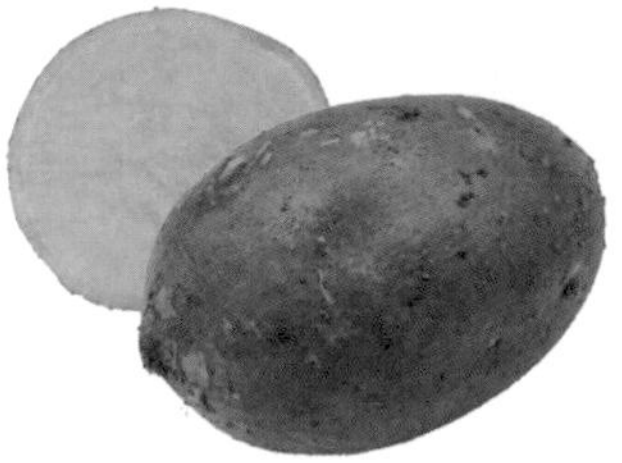

「紅肉地瓜」
水份多口感細軟適合燒烤。

有一段時間透過媒體的報導，吃地瓜排毒養生突然蔚為流行，烤的、蒸的、連皮吃的，地瓜成為熱門的保健食物，執行地瓜排毒餐的人也越來越多。據研究顯示飲食對大腸癌的影響很大，其中地瓜的確是防癌食物之一。但是有一定的攝取量，吃太多而營養攝取不均衡的話，則未必能夠有效，這完全是因人而異的。醫界也呼籲大家，如果吃地瓜餐，並搭配得宜的均衡飲食，確實可能達到防癌、減重的目的。但是地瓜的糖分含量很高，因此糖尿病患或肌瘤患者不宜多吃地瓜。

吃多容易放屁

地瓜裡有大量氣化酶，經胃酸作用會產生大量的二氧化碳氣體，導致脹氣與放屁。想要避免這樣的情形可以將切開的地瓜浸泡鹽水後，再以清水沖淨蒸煮，破壞氣化酶，減少氣體產生。另外，不要生吃地瓜，因為生地瓜所含的澱粉結構，並不易被人體消化道分解，當這些未被人體消化吸收的澱粉到達大腸時，會使大腸的細菌大量繁殖，以致吃後容易產生嚴重的脹氣與腹瀉現象。

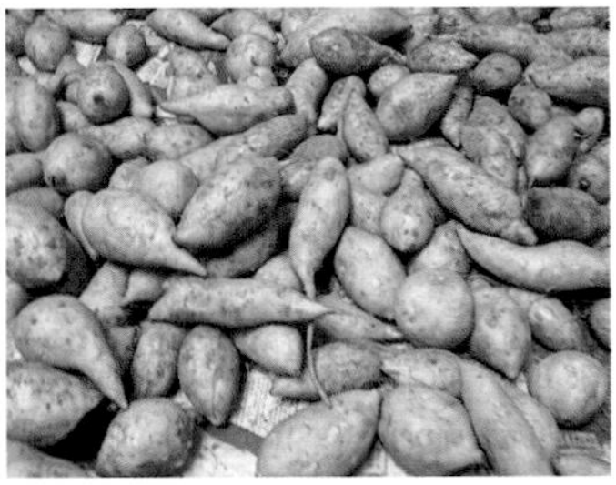

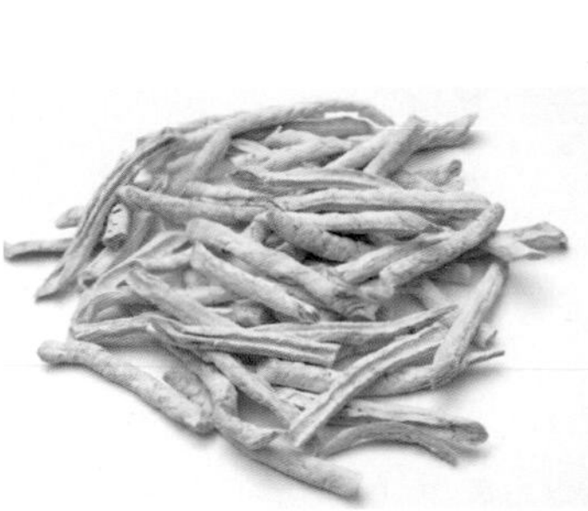

早年糧食短缺，將地瓜刨絲曬乾後的地瓜籤，曾是窮苦人家的主要糧食。

新手入廚房

保存

室溫保存於乾燥陰暗處即可，但春天很容易發芽，故不要一次購買太多。萬一開始發芽了，可用手將芽摘掉，將其蒸熟或烤熟之後冷凍再慢慢食用。

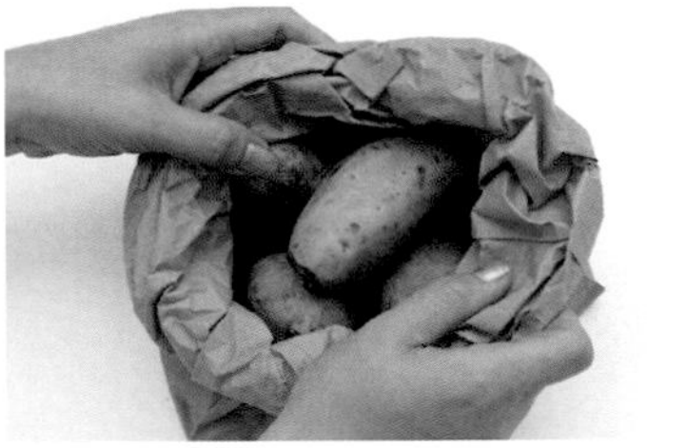

室溫保存時儘量不要見光可延緩發芽，用厚一點的牛皮紙袋，或是麻袋可阻隔光線。

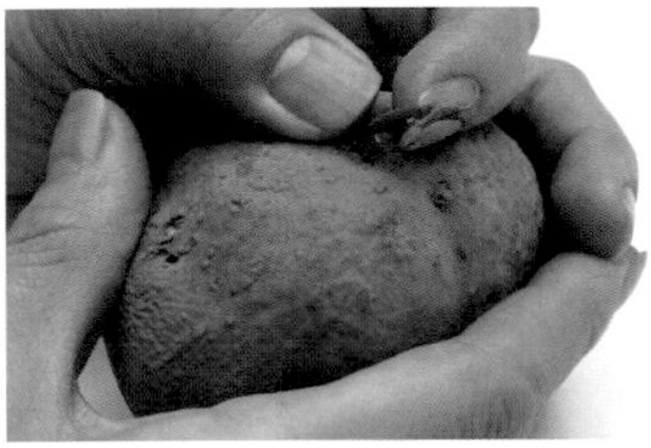

保存期間若有發芽情形，要將芽摘除並儘快料理，以免地瓜內部產生空洞，風味變差。

處理

將外皮用刷子刷洗乾淨，如表皮有蛀孔或損傷，可用刀尖將其挖除，削皮時表皮很容易產生黏液，使雙手變得黏黏的，故因料理需要去皮時不妨戴上手套。

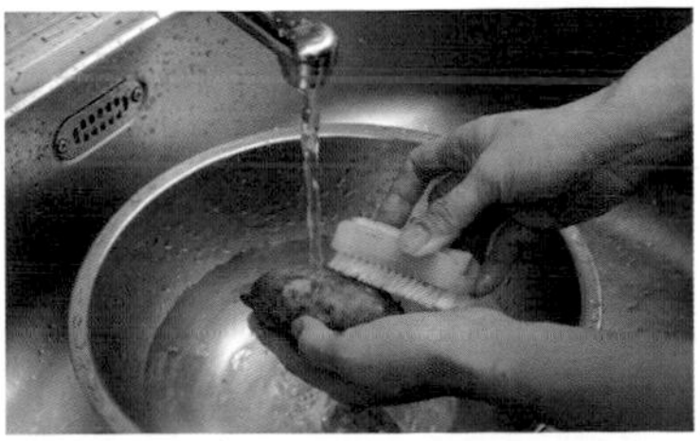

料理前，先用刷子將表皮刷洗乾淨，地瓜可帶皮食用。

芋頭

別名：芋仔 *taro*

Data

性味：味甘、性平

成份：蛋白質、醣類、膳食纖維、粘蛋白酵素、維生素B_1、B_2、C、鉀、鎂、銅、鐵、鈣、磷

主要產地：屏東、高雄、南投、花蓮

盛產季節：全年；主要產季為7～9月

挑選新鮮貨 青

一般來說芋頭的品質穩定，因此在選購時，只要注意外表沒有損傷或蛀孔，用手按看看，要結實且具有重量感，大小適中、體型勻稱即可。保存良好的芋頭，通常表皮乾燥，外表潮濕的芋頭，可能是經水洗或其他因素，買回家後最好盡快料理，因為這樣的芋頭較不耐儲存。

梗頭

初成熟的芋頭養份多集中在上半部，因此質地較為鬆軟香甜，產地的農家或傳統市場，常會販賣帶著一小截芋頭的綠色莖，台語俗稱「芋槐」做為蔬菜食用。

表皮

因含有大量的草酸鈣，處理芋頭時要特別小心，最好先戴上手套再清洗及削皮，可避免因接觸而發生皮膚搔癢及過敏的情形。

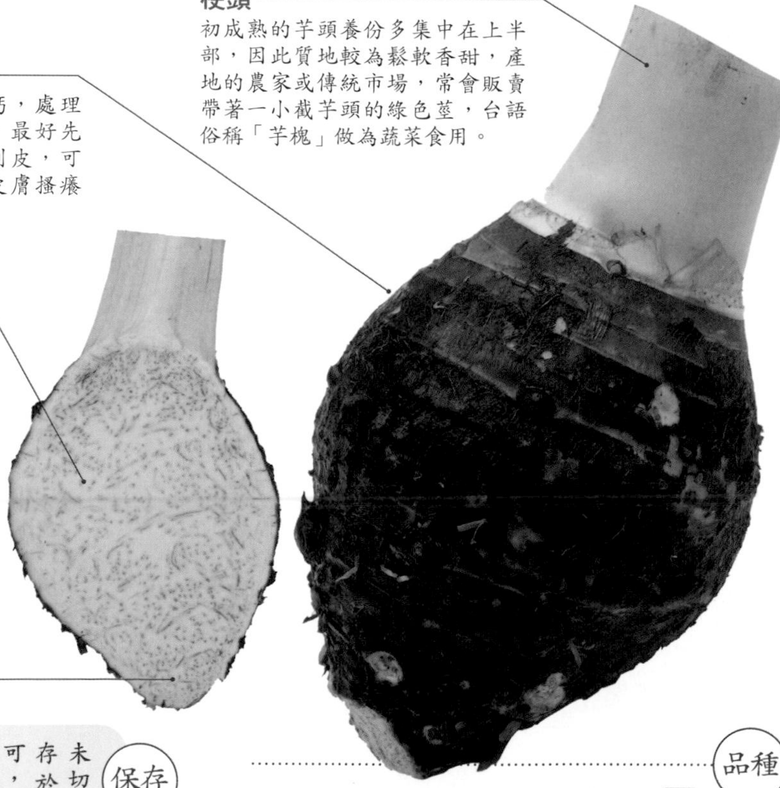

果肉

檳榔心芋的果肉灰白色且有紫紅色斑紋的，煮熟後具有香氣。

尾端

因養份不足，水份多質地稍硬實，是芋頭滋味最差的部份。

保存

未切開的芋頭室溫保存於陰涼乾燥處即可，鮮採的芋頭一般可保存4｜5個月，不過市場上所販賣的芋頭，通常多半是已經保存一段時間了，因此還是盡早食用，保存時也不要超過一個月。

品種

「小型的芋頭」

皮為黃褐色果肉較白無香氣，一般多帶皮蒸熟，再沾蒜泥等醬汁食用，主要在春秋兩季上市。

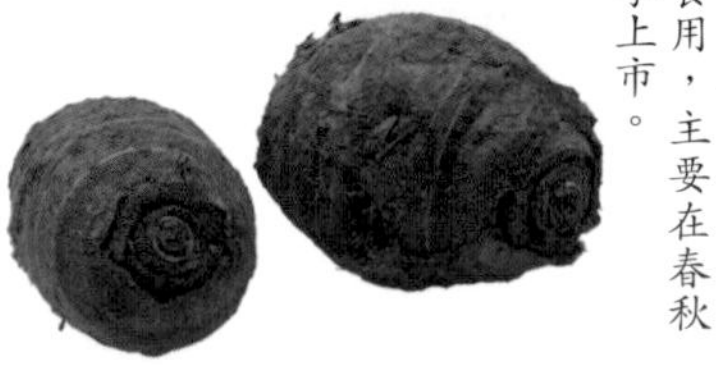

最具代表性的台灣蔬果

芋頭曾經是台灣原住民族的重要糧食作物。適應環境的能力強，耐濕耐旱，可在水田或排水不良的低溼地種植，但以旱芋品質較好，風味佳，較受消費者喜愛。芋頭的病蟲害少，栽培容易，產量也很穩定。可充當主食、也可當菜餚、甜點。

口味接受度高

目前世界各地所栽培的芋種超過數千種。據記載，在台灣栽培的品種曾高達七十多種，不過其中只有檳榔心芋和麵芋最著名，產量也最多。麵芋體型碩大，主要做為加工用的原料，如製冰或糕點等，市面上極為旱見。檳榔芋名稱的由來，則是因其內部散佈紫紅色的筋絡，很像檳榔果實的剖面，所以稱為檳榔心芋，市場上販售的芋頭多半都是檳榔心芋。

大甲芋最出名

省產芋頭以大甲最有名，除此之外還有離島的金門。當地人日常習慣用米粉和芋頭同煮當主食，「芋」為台語的「路」諧音，於是人們有「食米粉芋，有好頭路」的食諺來討個好采頭。

芋頭所含有的礦物質非常豐富，鉀可幫助降血壓，氟可保護牙齒，預防蛀牙。此外還具有解酒、補肝腎、健脾胃、排除濕氣等功效。有研究顯示，蘭嶼居民因以芋頭為主食，因此即使居住在潮濕的海邊，也不易患關節炎。

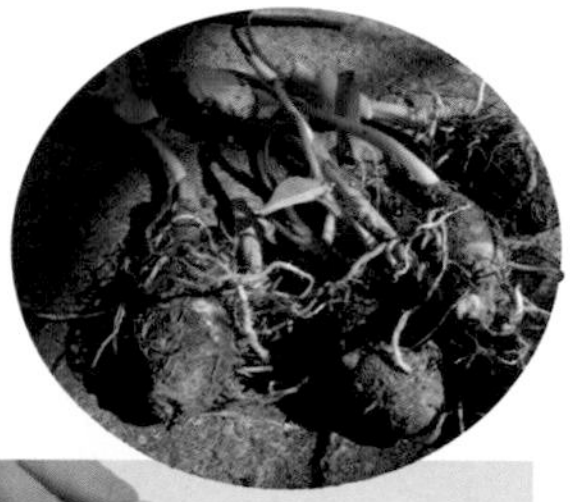

新手入廚房

芋圓

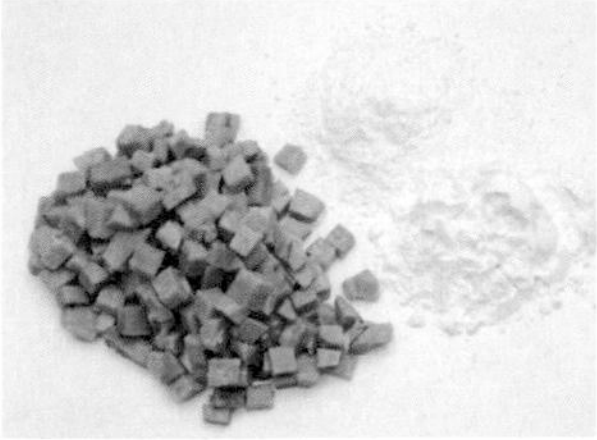

① 切小丁後用電鍋蒸熟，壓碎成泥。

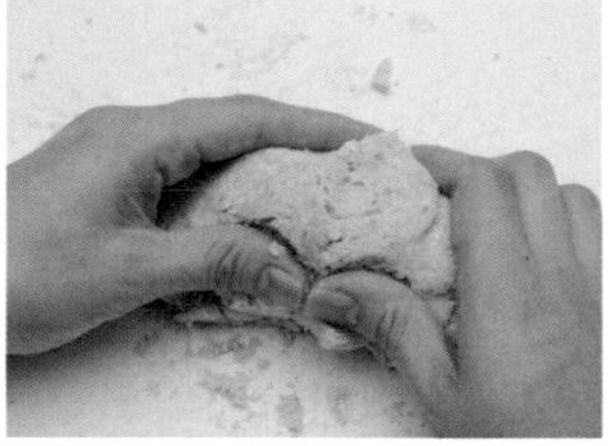

② 地瓜粉太白粉各半，加起來是芋泥總體積1/2，然後搓揉均勻，太乾可再酌量加水。

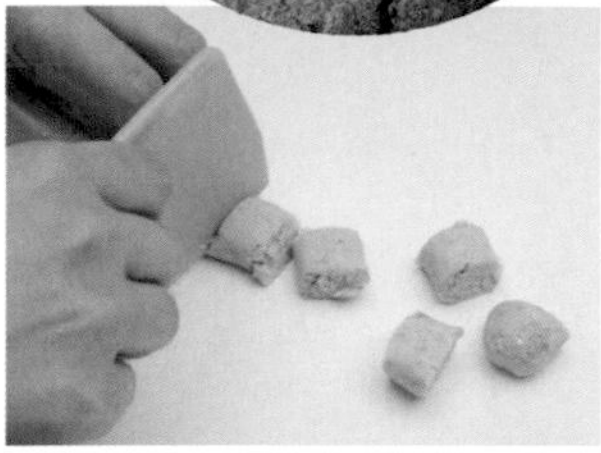

③ 搓成條狀再切成小段。

戴手套清洗

芋頭的表皮具有輕微的刺激性，皮膚較為敏感的人最好戴上手套再削皮，萬一不小心因接觸而引起的搔癢，可先用肥皂洗淨後，用生薑在皮膚上來回擦拭可以止癢。

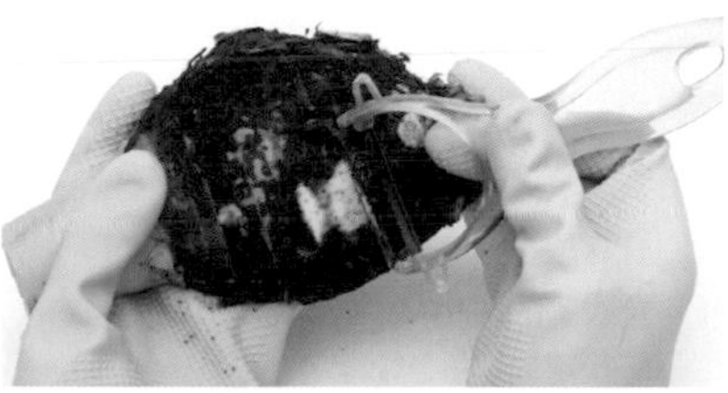

根莖蔬菜

洋蔥

別名：玉蔥、球蔥 *onion*

Data

性味：味甘辛、性溫

成份：蛋白質、醣類、維他命C、鈣、鐵、磷

主要產地：屏東、彰化

盛產季節：全年；盛產期12～4月

挑選新鮮貨

體型完整沒有裂開或損傷，外皮光澤亮麗；用手按按看，有硬實的感覺，鬆軟跡象的洋蔥，內部通常已經開始發芽或鮮度已差，應避免選購。

避免壞膽固醇氧化

洋蔥雖然氣味強烈，卻是再溫和不過的食物，就算是慢性病患，也沒有飲食上的禁忌。除了一般蔬菜含有的纖維質，洋蔥含有生物類黃酮裡的槲皮素成分，可以防止壞膽固醇氧化，對心血管有很好的保護效果，可以

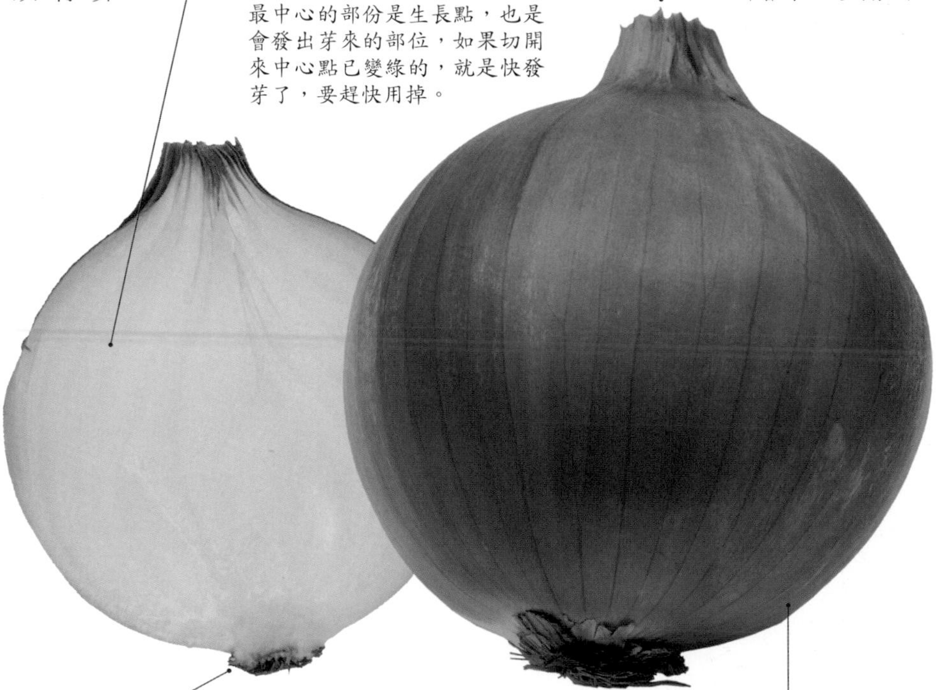

頂端
最靠近葉子的部份，通常洋蔥一採收即會將上面殘存的葉子切除，因此此處都會有切過的痕跡。
蔥肉
果肉越厚實的洋蔥口感越好，最中心的部份是生長點，也是會發出芽來的部位，如果切開來中心點已變綠的，就是快發芽了，要趕快用掉。
尾端
因為是靠近地面的部位，因此尾端可清楚的的看見根部，在料理時要將其切除。
外皮
通常會有好幾層褐色的外膜，進口洋蔥尤其明顯，外膜對洋蔥具有保護作用。

減少中風、心臟病發生的機率。而最新的研究則顯示，洋蔥可預防骨質流失，不過，要想靠洋蔥保健，每天可能要吃二百到三百克洋蔥，才能達到效果。

每年的一月我總會去一趟墾丁，為的是尋找冬天的太陽！在途經屏東的路上，到處是堆積如山的洋蔥，白的、黃的、紅的讓人印象深刻，應用廣泛又耐儲存的洋蔥，在我家裡除了是基本食材，還是救荒食材。從中醫角度來看，洋蔥屬於熱性食物，營養價值很高。寒性感冒時吃些生洋蔥，或喝些加了洋蔥的熱味噌湯，有助於發汗退燒。

生吃爽口，熟食香甜

洋蔥雖然原產於我國，然而事實上關於洋蔥的應用和描述，卻不若西方來的多，英國作家羅伯特也曾說：「一旦洋蔥在廚房裡消失，人們的飲食將不再是一種樂趣。」的確，美味的菜色多多少少都會用到洋蔥。

台灣可見的洋蔥品種有紅、黃、白三色。其中黃洋蔥最常見，肉質細嫩，烹煮後有著淡淡的甜味，適合熱炒或烹煮成各式湯品。紅洋蔥脆感佳，辛辣味較不明顯，可為生菜沙拉增添色澤且非常爽口。白洋蔥水份和甜度皆高，長時間烹煮後，有黃金般的色澤及豐富甜味，適合烘烤或慢火燉煮。

洋蔥原產於新疆一帶乾燥的沙漠，為了保存水份，所以長了一層層的鱗片，我們所食用的正是鱗莖的部份。在中世紀，植物學家和醫生們利用洋蔥來生津止渴、舒緩腸道及改善泌尿機能，並做為利尿劑及祛痰劑、防腐劑等。

新手入廚房

泡冰水降辛辣

做涼拌時，可將洋蔥切絲泡在冰水中15～20分鐘，在浸泡的過程中，可更換1～2次的冷水，可減少辛辣感。

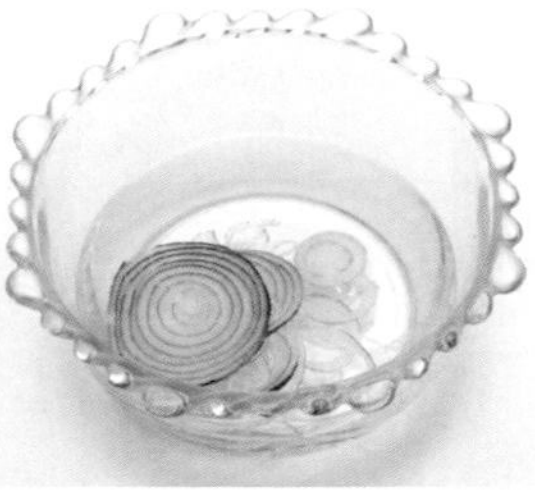

保存 洋蔥非常耐儲存，只要放在通風乾燥處可保存一個月以上，切開後的洋蔥，要用保鮮盒裝起來或用保鮮膜包裹，放冰箱冷藏並盡快用完。

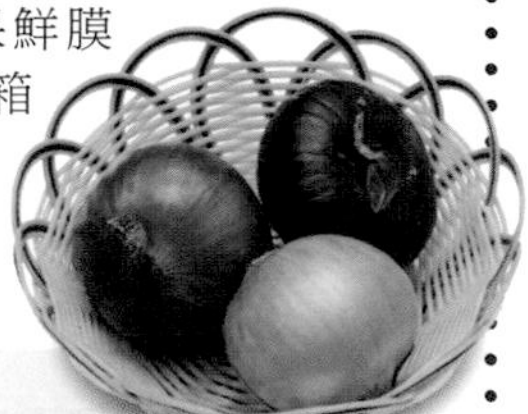

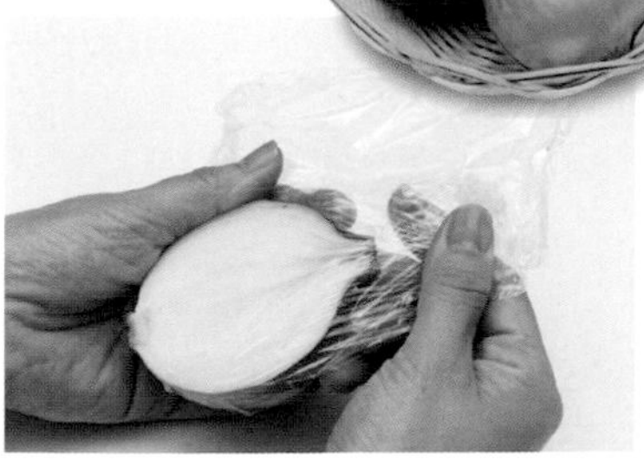

品種

「紅洋蔥」

紅洋蔥脆感佳，辛辣味較不明顯，可為生菜沙拉增添色澤且非常爽口。

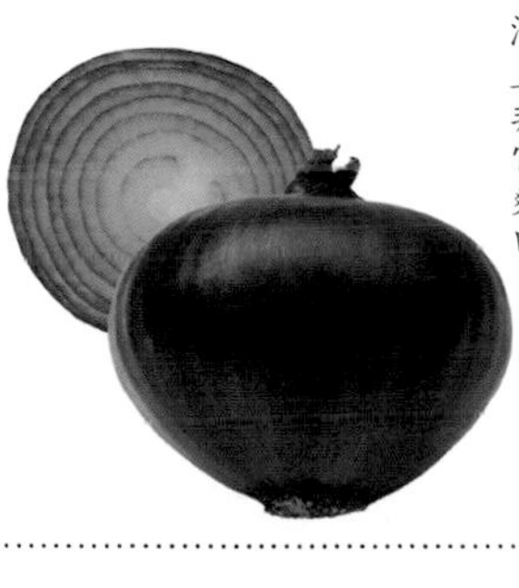

根莖蔬菜

胡蘿蔔

別名：紅蘿蔔、紅菜頭 *carrot*

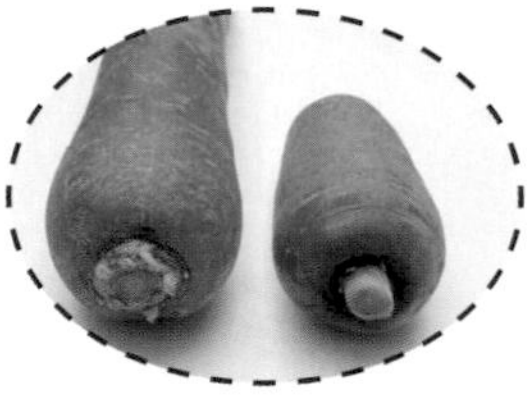

盛產季節剛採收的紅蘿蔔梗頭新鮮(右)，冷藏品(左)則梗頭較不明顯。

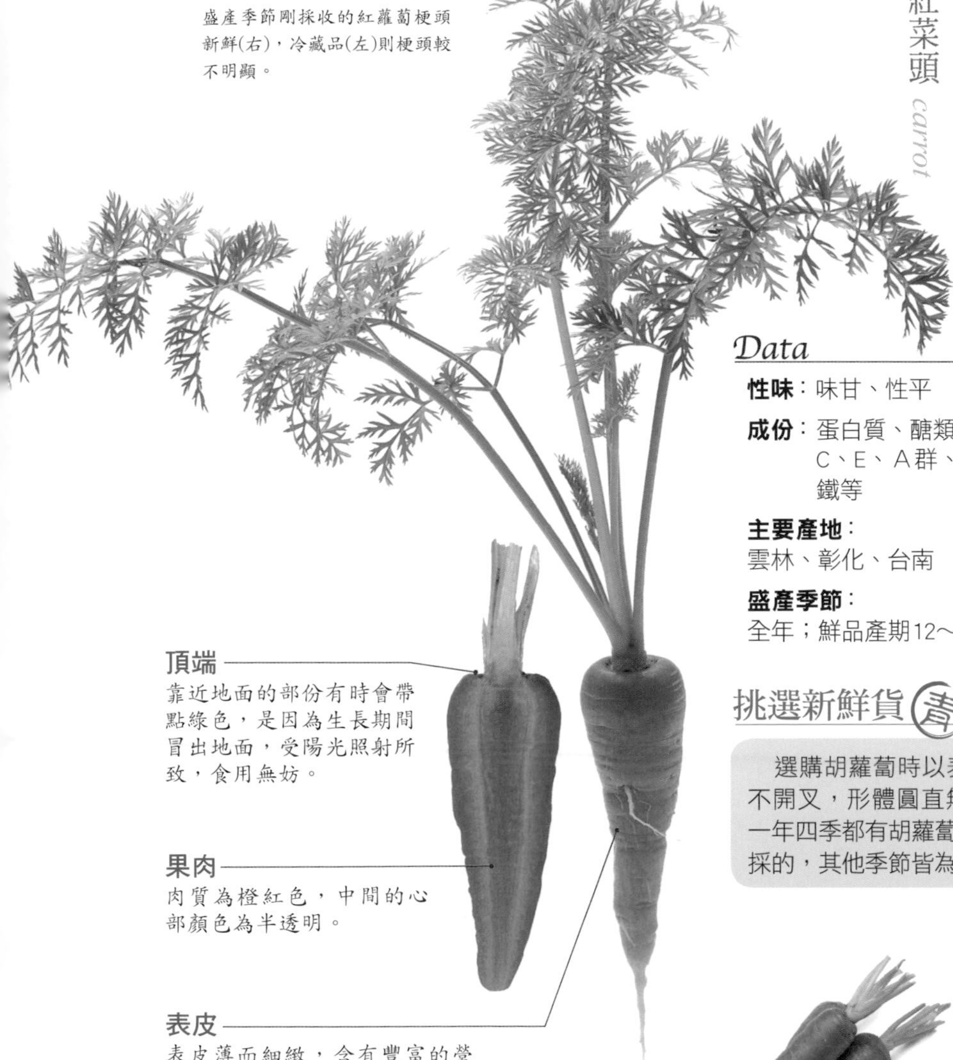

頂端
靠近地面的部份有時會帶點綠色，是因為生長期間冒出地面，受陽光照射所致，食用無妨。

果肉
肉質為橙紅色，中間的心部顏色為半透明。

表皮
表皮薄而細緻，含有豐富的營養，因此最好連皮一起食用。

Data

性味：味甘、性平

成份：蛋白質、醣類、胡蘿蔔素、維生素C、E、A群、B群、鉀、鈣、磷、鐵等

主要產地：
雲林、彰化、台南

盛產季節：
全年；鮮品產期12～4月

挑選新鮮貨（青）

選購胡蘿蔔時以表皮光滑、色澤橙紅不開叉，形體圓直無裂縫的為佳。雖然一年四季都有胡蘿蔔，但唯有12~4月是鮮採的，其他季節皆為冷藏品。

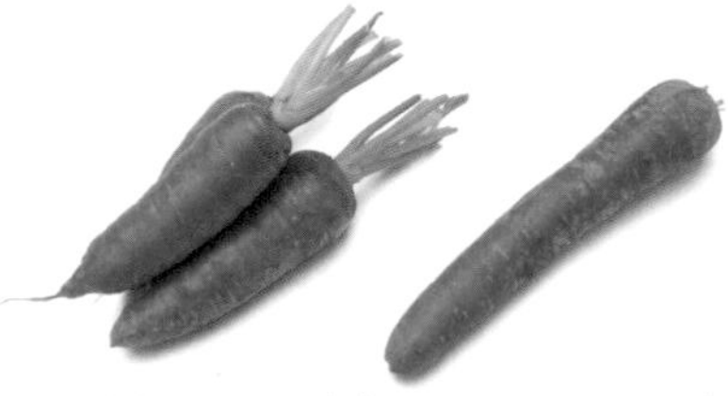

北部農家栽培的紅蘿蔔(左)，體型較南部(右)大規模栽種的小。

紅色小人蔘

在國外，紅蘿蔔的品種極多，顏色有紅、黃、紫或淡米色，顏色越深代表所含的胡蘿蔔素越多。不過因飲食習慣的不同，在國內最常見的還是這紅澄澄的大胡蘿蔔，也由於其營養豐富可媲美人蔘，因此又有「小人蔘」的稱號。紅蘿蔔能增強免疫力，防癌抗衰老，可降低女性得卵巢癌的機會，對防止血管硬化、降低膽固醇和防治高血壓，也有一定效果。

特殊腥味已改良

雖然紅蘿蔔一年之中只能栽種和採收一次，不過由於其耐儲存，因此一年四季都能充足的供應，且價格穩定，是很有發展前途的蔬菜。早年的紅蘿蔔有一股淡淡的腥味，幾經改良後，現在只能用汁多味美來形容了！

脂溶維生素油炒後才能吸收

印象中在許多年前，曾經掀起一股喝胡蘿蔔汁養生的熱潮，使得胡蘿蔔的銷售奇佳，後來又證實生飲的效果不如油炒來的有益，且攝取過量容易造成色素沉澱，使皮膚暫時泛黃，因而胡蘿蔔的消費量又回歸正常。這似乎又印證了均衡飲食，才是健康的不二法門。

古代歐洲人把紅蘿蔔視為藥品，其肉質的莖部含有豐富的維生素A，是防治夜盲症和呼吸道疾病的主要營養，對人體健康而言是很重要的蔬菜之一。

新手入廚房

保存

胡蘿蔔雖然耐儲存，但是除了冬春兩季是鮮品外，其他都是已經保存一段時間的冷藏品，加上販售前的清洗容易造成表皮受傷，因此盡可能在一星期內用完。

處理

可連皮吃

在流動的清水下將表皮刷洗乾淨即可，表面若有凹洞或褐色斑點，可用刀尖挖除，不需去皮。

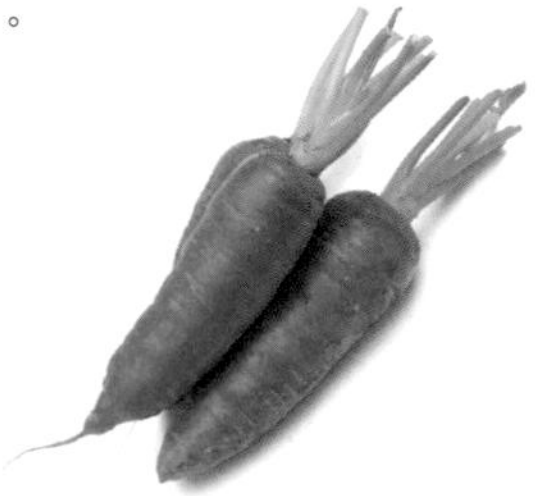

紅蘿蔔果醬

紅蘿蔔500g刨絲，加上冰糖250g及少許水，用小火煮成果醬食用，有清熱、潤膚、消除斑點、治療粉刺與面皰的功效。

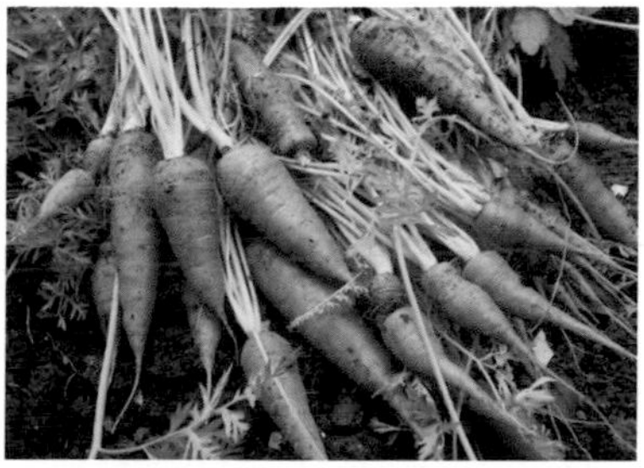

根 莖蔬菜

馬鈴薯

別名：洋芋 *potato*

Data

性味：味甘、性平

成份：蛋白質、醣類、澱粉、維他命B_1、C、鈣、鐵、鉀、鎂、鋅、葉酸

主要產地：台中、雲林、嘉義

盛產季節：全年；12～3月為盛產期

挑選新鮮貨 青

選購時以表皮淡黃色有光澤，質地堅硬，仔細觀察芽點沒有發芽跡象、變綠、潰爛等。一旦馬鈴薯發芽，龍葵素含量會急劇增高，它是一種對人體有害的生物鹼，會對人體造成嚴重傷害，千萬不可購買或食用。

平價食材營養百分百

馬鈴薯在歐洲被稱為第二麵包，可用來代替穀類，同時又兼具蔬菜的功效，被譽為最佳十大食品之一。此外馬鈴薯還含有澱粉、蛋白質、鈣、磷、鐵及多種維生素等諸多營養素，其中澱粉含量佔第一位，其次是蛋白

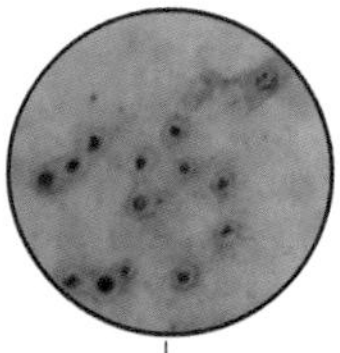

芽眼
芽眼是馬鈴薯發芽的地方，新鮮的馬鈴薯芽眼不會突出或變色。

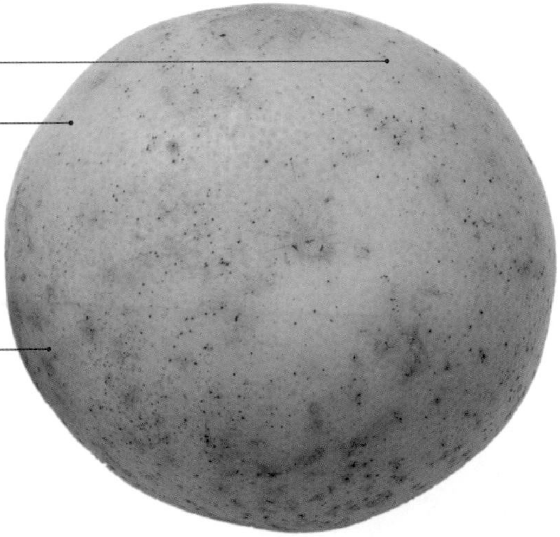

表皮
一般料理前都會先去皮。不過整顆做蒸或烤的料理時，則會予以保留，待食用前才用手剝除。

果肉
一般常見的馬鈴薯，果肉多為淡黃色或米白色，少數品種則具有紫色或黑色的果肉。

品種

「黃皮馬鈴薯」
馬鈴薯表皮細緻，多為土黃色，口感綿密帶Q，不耐久煮。

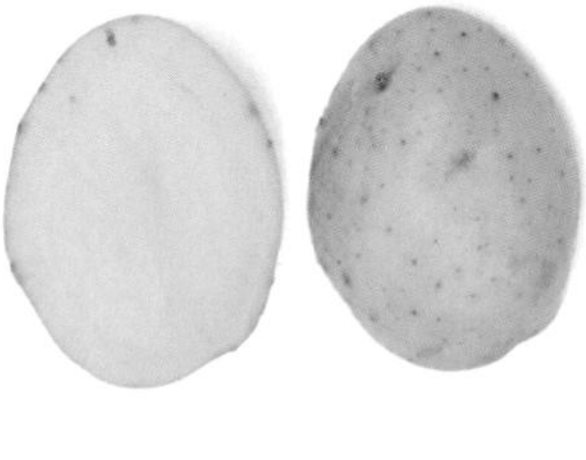

「紅皮馬鈴薯」
口感鬆軟，較耐烹煮。

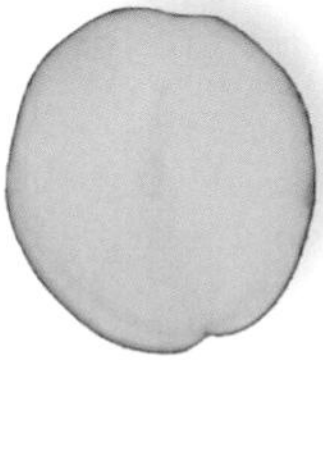

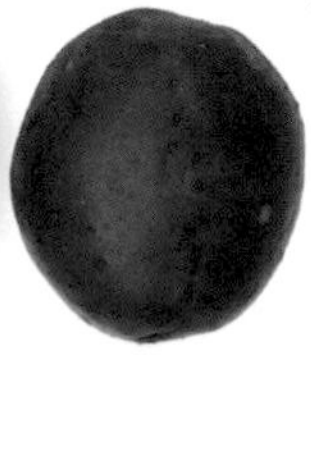

質，馬鈴薯的蛋白質屬於完全蛋白，能有效的被人體吸收。豐富的維生素C可預防壞血病，鉀有助排除過剩的水分，可收縮腎臟血管，有利尿作用，因而浮腫、心臟病、腎臟病患以及手術後腹脹的病人，食用馬鈴薯大有裨益。

低熱量、低脂肪

以前人們總為馬鈴薯吃多會長胖，其實是因烹調時過多的油脂，現在的研究則認為，馬鈴薯是一種廉價的減肥「良藥」。這是由於馬鈴薯是低熱量、低脂肪食物，又因富含纖維素，食後易產生飽脹感，既可滿足人體所需的營養，又可減少食量。因此，無論將馬鈴薯作主食還是副食，都是一種理想的減肥佳品，不過若真要減肥，在飲食的份量上還是要有所節制。

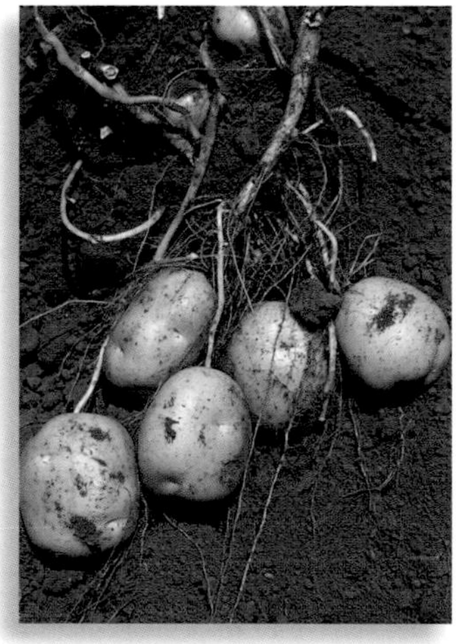

新手入廚房

處理

去除芽眼

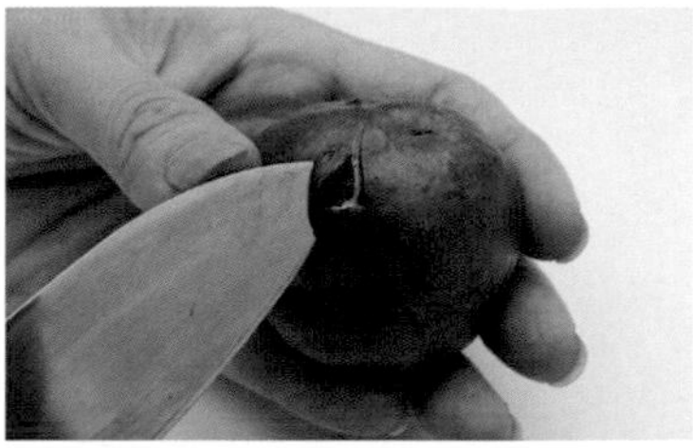

表皮有損傷或芽點的可用刀挖除。

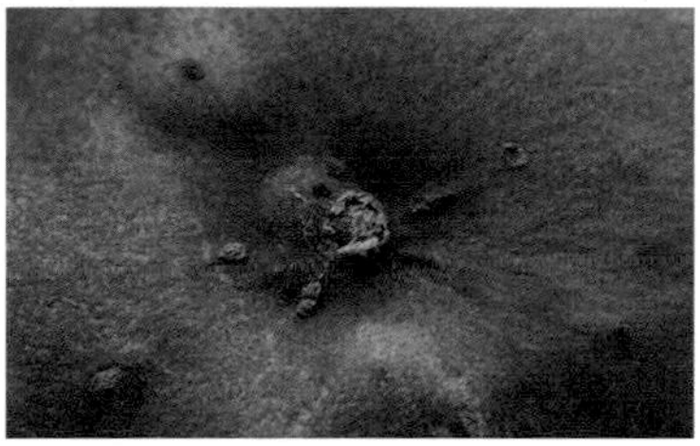

要購買芽眼不明顯的新鮮馬鈴薯，才能吃得健康。

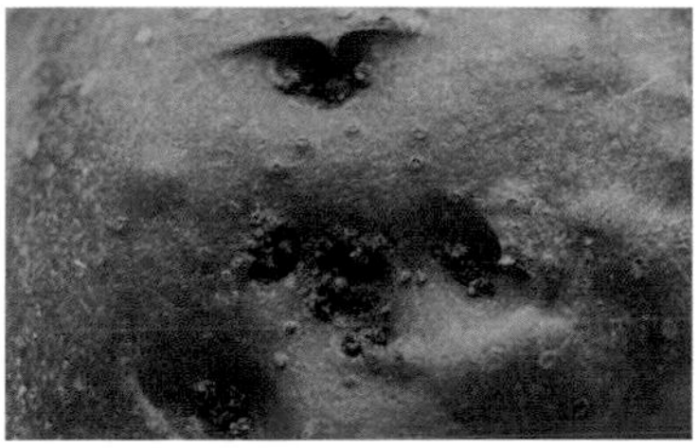

儲存不當的馬鈴薯，芽眼清晰可見發芽的跡象，只要沒有變綠，用刀挖除1cm左右再料理食用。。

蒸熟冷凍

馬鈴薯蒸熟後趁熱剝開，抹上奶油即是一道美食，而且可以冷凍儲存，避免發芽或變綠的問題。

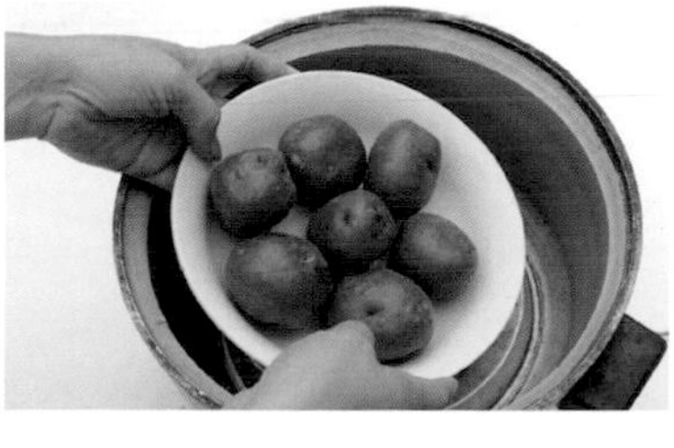

保存

使用乾淨的塑膠袋或紙袋將馬鈴薯包好，由於必須完全隔絕光線，因此放冰箱底層是比較保險的作法，約可保存10～20天。在寒冷的季節時，可以室溫保存，但必須確定不會接觸到光線以免變綠。

根莖蔬菜

茭白筍

別名：茭筍、菰、菰筍

water rice

嫩白美人腿

茭白筍是我童年時餐桌上常見，且印象深刻的食物之一，原因是那佈滿黑點的肉質。早年的茭白筍幾乎都有黑點，幾經改良才有現今潔白柔嫩的品質，當然也多了個「美人腿」的封號，不過也因這稱號，教人吃在嘴裡，還真有些不自在。從植物學的觀點來看，茭白筍屬於染病植株的「病態莖」。正常的茭白筍植株毫無食用價

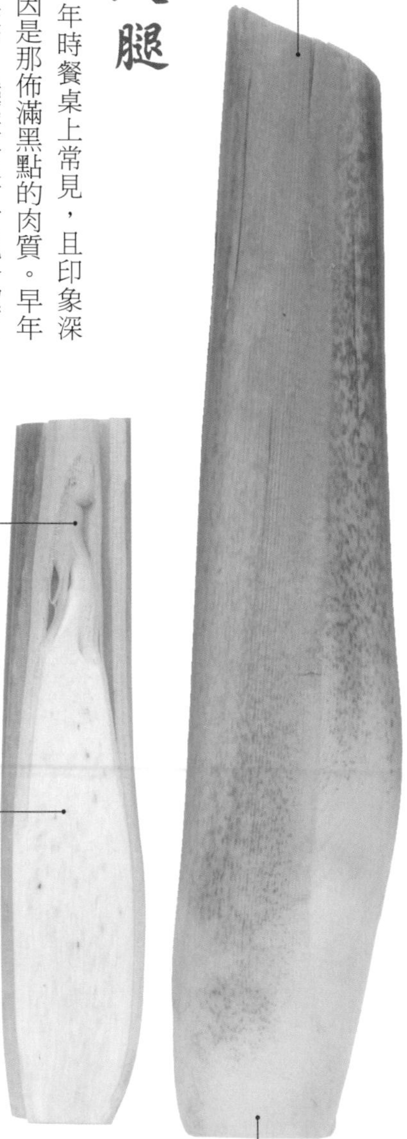

筍殼
翠綠的筍殼有一點像泡棉，對茭白筍有保護的作用，運送時不會因碰撞而受損。

筍尾
細瘦的筍尾口感差，一般在料理前都會將其切除。

筍肉
有些茭白筍的果肉會帶有黑點，這是因殘留的「菰黑穗菌」所引起的，只是外觀上不好看，食用是沒有問題的。

筍頭
筍頭是茭白筍浸在水田中的部份，纖維也會較其他部位來得多些。

Data

性味：味甘、性寒

成份：蛋白質、醣類、維他命C、膳食纖維、磷

主要產地：南投、台北、宜蘭、新竹、台中

盛產季節：5～11月

挑選新鮮貨 青

帶殼的茭白筍選擇外殼翠綠有光澤，切口的地方顏色粉白有淡色小點，體型太大的可能會有老化的問題，因此選購小一點的比較嫩。去殼的茭白筍，則以表面光滑無皺，外型飽滿、大小適中即可。

值，要靠黑穗菌的寄生與刺激，植株的莖部才會膨大，而形成白皙脆嫩的筍狀嫩莖，也就是我們所食用的部份。

江南三大名菜之一

茭白筍來自中國，至少已有四百年的栽培歷史，滋味鮮美曾與鱸魚、蓴菜並列江南三大名菜。茭白筍主要集中在亞洲地區國家，除中國、台灣以外，馬來西亞、越南、印度亦有栽培。台灣茭白筍的產季為五到十月，五月是南投埔里的茭白筍，八到十月則輪到宜蘭礁溪登場，最後則是台北縣三芝的美人腿季。

注意食用禁忌

茭白筍的水份很多，纖維含量也很豐富，由於每100公克熱量只有22大卡，除了熱量低，茭白筍還含有維生素A跟C，每100公克的鉀含量約有180毫克頗為豐富，但慢性腎衰竭患者食用前最好先燙過，降低茭白筍的鉀含量。不單是茭白筍，凡是鉀含量較高的蔬菜，都要先燙過。

除了高血壓跟心血管疾病患者吃茭白筍，有助於控制血壓外，糖尿病這類慢性病患，也很適合食用，但切記烹煮時要清淡，不要煮得又油又膩。按中醫的看法，體質虛寒的人最好避免食用茭白筍，不過只要烹煮時加入乾薑，以及少許的辣椒與大蒜，就可以緩和胃寒的效果。清蒸、涼拌和炒食最能凸顯茭白筍的鮮甜滋味。此外茭白筍因含有草酸鈣，因此在習慣上一般人都不會與豆腐同煮，主要是擔心造成結石。

新手入廚房

處理

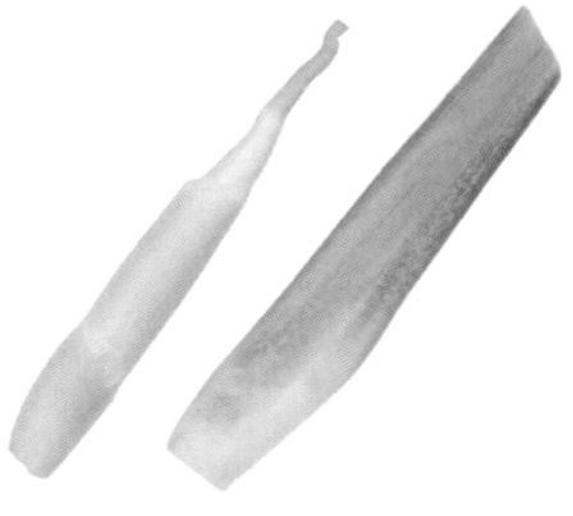

市場上較常見到的是剝去外皮的茭白筍，帶殼的茭白筍多半用在燒烤料理中，連皮一起烤熟後再剝除，可保存筍中水份與甜味。

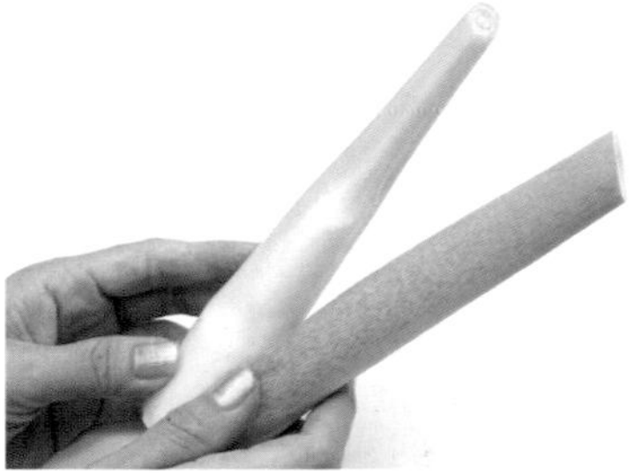

帶殼的茭白筍比剝皮的更耐儲存，料理前先將外殼去除，再清洗。

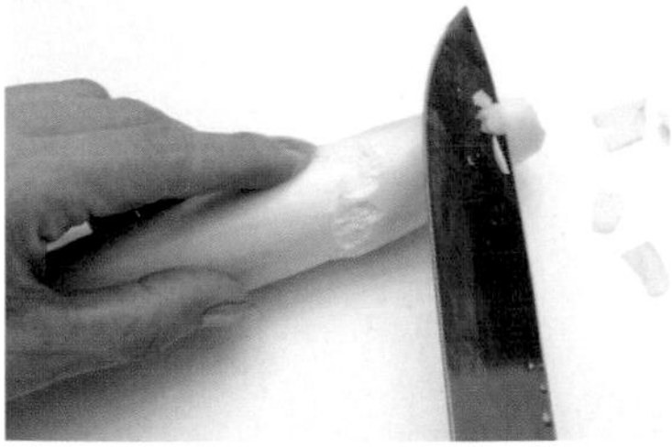

底部較粗大的部份纖維較粗，可像處理竹筍般，將前端削去一些。

保存 帶殼的茭白筍比去殼的更耐儲存，只是市售的茭白筍多半以去殼的為主，如果表面溼淋淋的，就要先用紙巾擦乾，再連同包裝袋一起保存約7～10天，不過還是趁鮮食用，甘甜味較不會流失。

甜菜根

beetroot

Data

性味：味甘、性平

成份：鉀、磷、鈉、鐵、維生素A、維生素B、維生素C等

主要產地：目前主要為各地農場零星栽培

盛產季節：12～4月

挑選新鮮貨 青

甜菜根採收後，會將葉子完全去除以利保存，選購時以外型完整具重量感，表面硬實沒有萎軟或乾癟的情形，並帶有一點泥土的感覺為佳。

頂端
可見到葉梗被切除的痕跡，有時環境適合時，葉子會重新再長出，為免影響口感，需將葉芽去除並低溫保存。

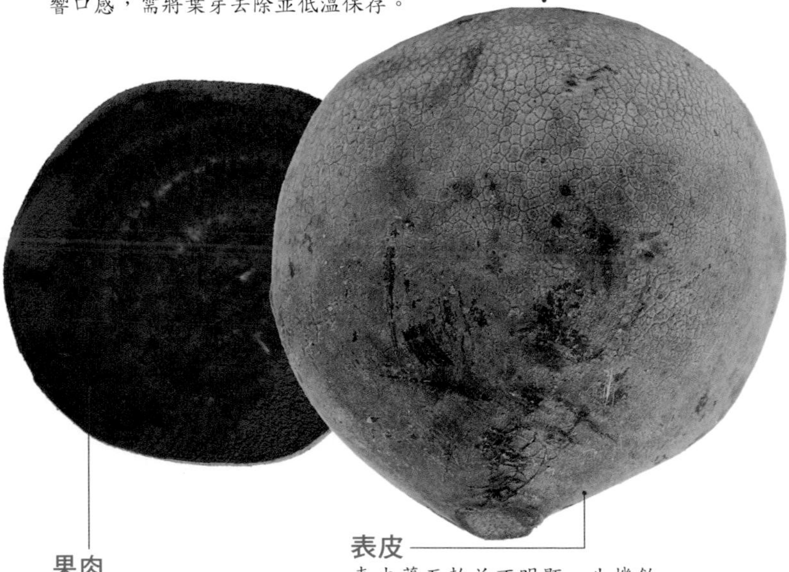

果肉
環狀條紋的果肉，含有豐富的紅色汁液。

表皮
表皮薄而軟並不明顯，生機飲食的料理都是連皮一起食用。

天然綜合維生素

甜菜根的使用歷史，最早可追溯到遠古的希臘時代，古希臘人視甜菜為神聖之物。甜菜根在歐洲中世紀時期，已融入了當地人民的飲食生活中，如果沒有吃到甜菜根煮的湯，就不算是完整的一餐。甜菜根對於當時的歐洲人民，就像味噌對於日本飲食的重要性般。

此外，在歐洲民間與藥草療理師的心目中，甜菜根亦是一種非常有效的消化劑，同時也是一種天然的退燒良方，能增強身體機能、消除體內毒素及排除體內廢物的天然蔬菜。一般民眾除了把甜菜根當成天然的綜合維生素來使用之

外，當遇上感冒發燒、身體虛弱時，食用甜菜根亦能促進消化、補給營養。

增強淋巴防禦力

甜菜根本身的成分，能明顯促進與加強體內腸胃的蠕動，間接的維護到肝臟、膽囊、脾臟及腎臟的健康。此外甜菜根含有豐富的鉀、磷及容易消化吸收的醣，可促進腸胃道的蠕動。其中天然紅色維他命B12及鐵質，是婦女與素食者補血的最佳營養品。甜菜纖維亦可促進鋅與其他礦物質的吸收，可幫助兒童、老人、上班族、學生族等獲得均衡的營養。對於成長中的青少年與成年人，甜菜根可加強淋巴組織的防禦功能，以抵抗外來的傳染疾病。也難怪歐洲、俄國的人民，常把各種不同的蔬菜、穀類、肉類與甜菜一起煮食增強抵抗力。

藥療受重視

最近幾年，醫學界更將甜菜根的多種營養特性用於癌症病患，而這眾多的實驗結果與紀錄，均被陸續刊登在最新的醫學期刊中，可見甜菜根的地位與療效，正逐一的被證實。

甜菜根固然有其營養價值，但飲食還是以當季、當令的有機蔬果最新鮮，不見得一定要迷信某一種食材不可。

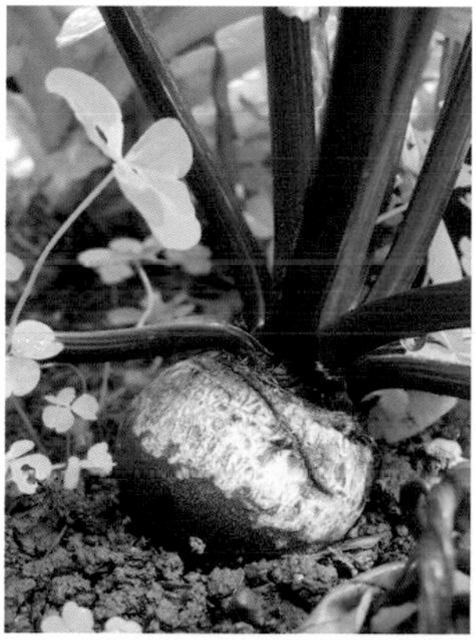

新手入廚房

戴手套避免沾染

將外皮刷洗乾淨後，再依料理須要來切成適當大小，甜菜根可生食也可熟食，只是在切的時候，紅色的汁液會將雙手染紅，很難清除乾淨，建議不妨戴上手套料理。

涼拌甜菜絲

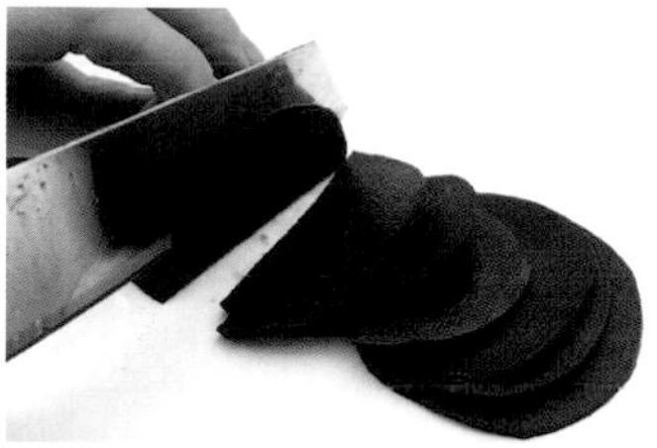

①將甜菜根對切後再切成薄片。

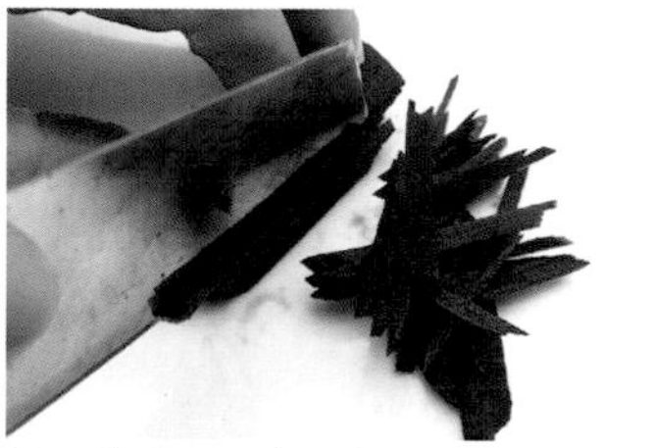

②將薄片疊起來切成細絲。

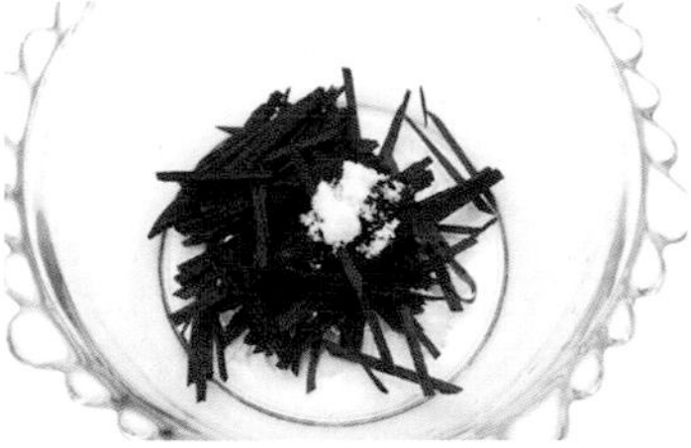

③灑上少許鹽用手抓一抓，去除多餘水份可減少其特有的土腥味。

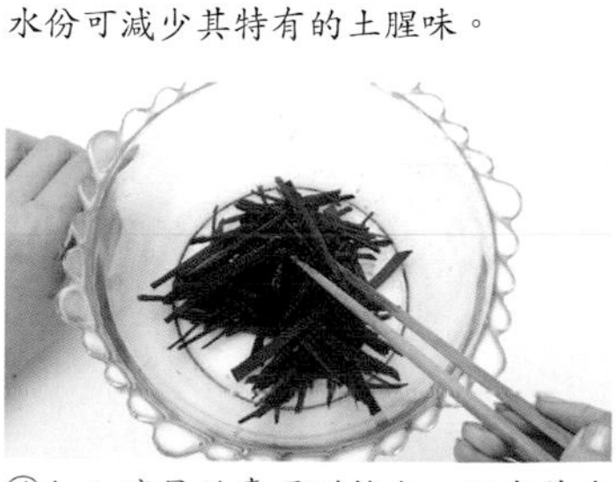

④加入適量的壽司醋拌勻，即成美味小菜。

根莖蔬菜

荸薺

別名：馬蹄、馬薯、水栗

water chestnut

Data

性味：味甘、性微寒

成份：蛋白質、澱粉、維生素B_1、B_2、C、鉀、鈣、鐵、磷

主要產地：彰化、屏東

盛產季節：11～3月

挑選新鮮貨

表皮帶有泥土的荸薺最新鮮，外型完整沒有蛀孔，用手按按看硬實的才好。不得已需購買以經去皮的荸薺時，要注意是否有異味，以及外表有黏液或變軟、顏色太白等均不可購買，或者購買真空包裝的，品質會較有保障。

爽脆如雪梨

荸薺不宜生吃，因其生長在爛泥中，外皮和內部有可能附著較多的細菌或寄生蟲，因此一定要洗淨煮熟後方可食用，而且煮熟的荸薺更甜。肉質潔白，味甜多汁，清脆可口的荸薺，自古有「地下雪梨」之美譽。

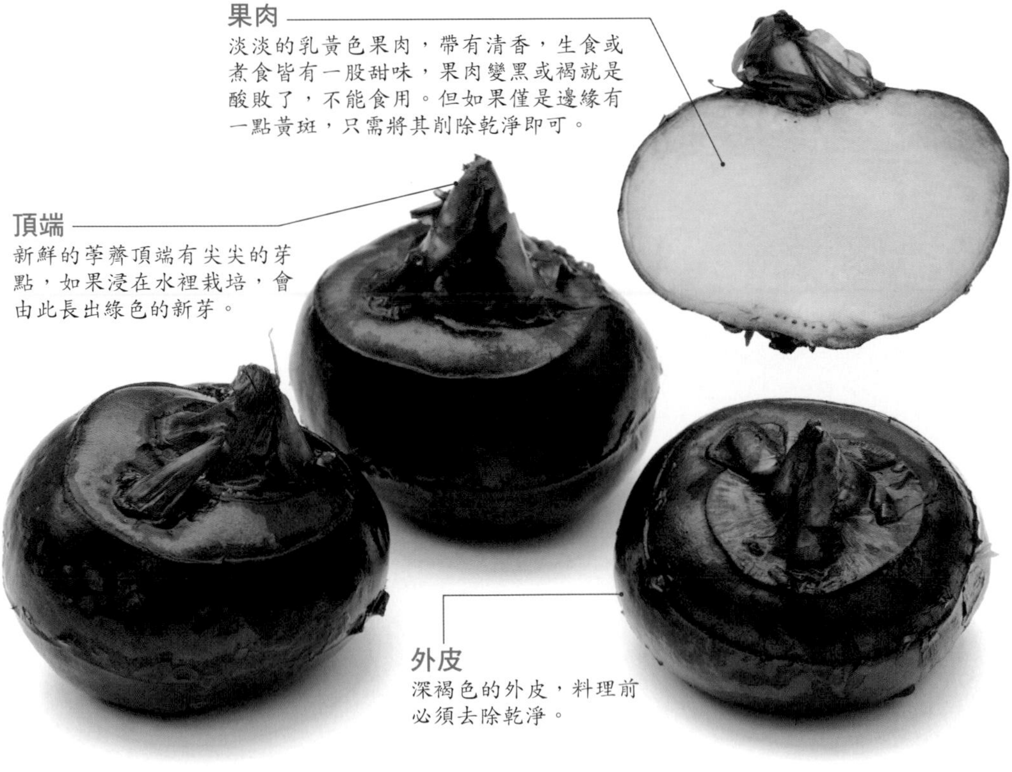

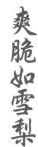

果肉
淡淡的乳黃色果肉，帶有清香，生食或煮食皆有一股甜味，果肉變黑或褐就是酸敗了，不能食用。但如果僅是邊緣有一點黃斑，只需將其削除乾淨即可。

頂端
新鮮的荸薺頂端有尖尖的芽點，如果浸在水裡栽培，會由此長出綠色的新芽。

外皮
深褐色的外皮，料理前必須去除乾淨。

荸薺原產於浙江省沼澤地，為我固有蔬菜之一。主要食用其儲存養份的地下莖，荸薺屬於多年生草本植物，栽植在水田裡，根莖在地底結成球狀，表皮黑褐色富含澱粉。春末將種球淺植於土中，深度約四公分，七天後灌水淹滿，綠色細長的葉狀莖挺出水面，被稱為「通天草」，模樣近似編織草席用的藺草。

養陰去熱

荸薺是餐廳不可少的一道配料，其最大的特色是怎麼煮都不會爛，口感清脆。魚翅羹、珍珠丸子、蝦鬆都少不了這等項材料，尤其深受素食者的歡迎。治療熱病、傷津口渴的名方「五汁飲」，就是用荸薺、梨、藕、蘆根和麥冬榨汁配合而成的。這五種汁液都是甘寒清涼養陰之品，很適合剛開始發燒，以及高燒剛退的患者飲用，但高燒期間者不宜飲用。

在呼吸道傳染病較多的季節，吃鮮荸薺還有利於麻疹、百日咳以及急性咽喉炎的防治。荸薺也很適合兒童食用，不但有退燒作用，還能促牙齒和骨骼的發育。這是因為荸薺中含的磷，是根莖類蔬菜中較高的，它能促進人體生長發育，和維持生理功能的需要，同時還可促進體內的糖、脂肪、蛋白質的代謝，調節酸鹼平衡。

英國在對荸薺的研究中，還發現了一種不耐熱的抗菌成分「荸薺英」，它對金黃色葡萄球菌、大腸桿菌等有一定的抑制作用，還能降血壓。中醫則認為，荸薺有涼血解毒、利尿通便、化濕祛痰、消食除脹等功效。

新手入廚房

保存

帶皮的荸薺可以使用紙袋或報紙包好，置於冰箱可保存約7~10天，主要還是以購買時的新鮮度來決定，去了皮的荸薺就要一次用完。

處理

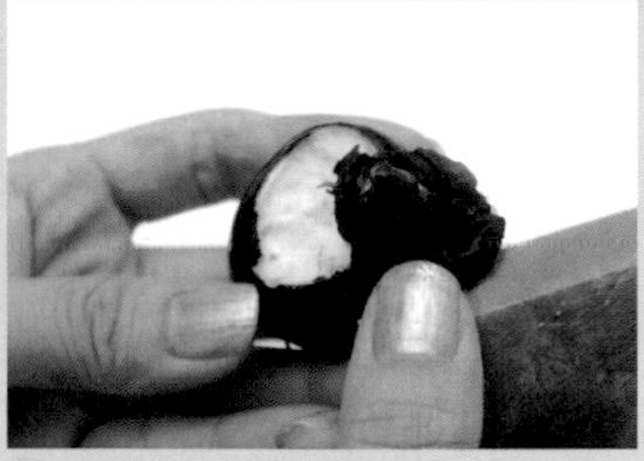

①購買新鮮的荸薺，自行削皮雖然比較麻煩但較安心，先用水果刀將上下兩端切除。

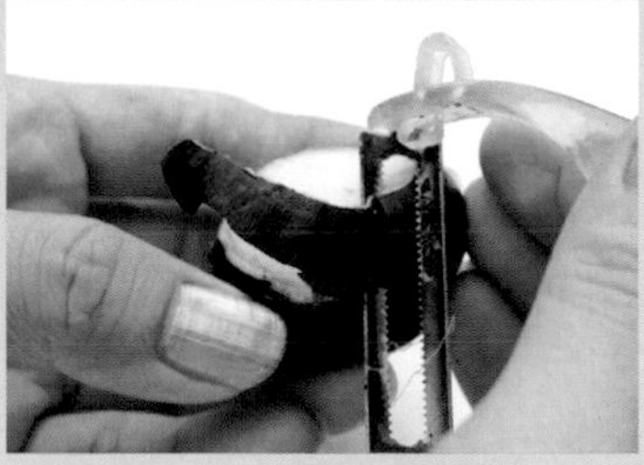

②用削皮刀小心的削去外皮，由於荸薺的體型小，因此拿在手裡削皮時，要小心並慢慢的做。

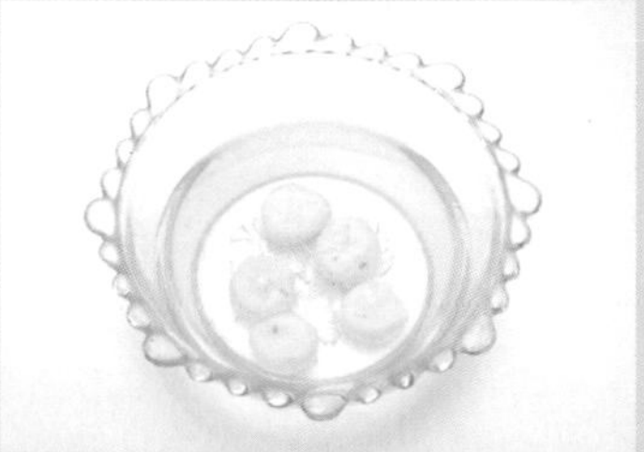

③完成後先浸在水裡，直到要料理前再撈出，可避免變色。

竹筍

別名：綠仔筍

Data

性味：味甘、性寒

成份：蛋白質、纖維質、維他命B_1、B_2、鐵、磷、鉀、菸鹼素等

主要產地：台北縣、新竹縣、台南縣、屏東縣

盛產季節：5～10月；7～8月為盛產期

挑選新鮮貨 青

選購時以外型彎曲成牛角狀，筍尖不要青綠色，金黃色的筍尖才是未見到光線的嫩筍。筍頭切口處的質感細密不粗糙，帶有泥土的是剛挖起不久的筍，風味最佳，放的越久甜味會流失，此外要注意泡過水的風味會差些。

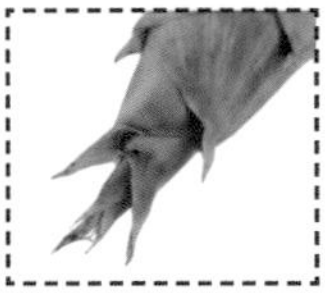

尖端的部份呈金黃色的，表示沒有受到光照，或是剛採收不久的，新鮮度最佳。

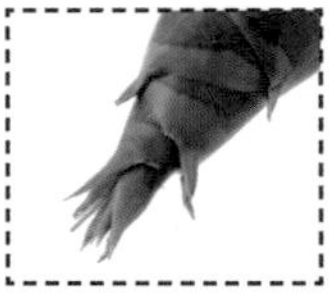

除了栽培時受到日照，在販賣或運送的過程，照射到光線也會使尖端變綠，但並不代表筍子就會有苦味。

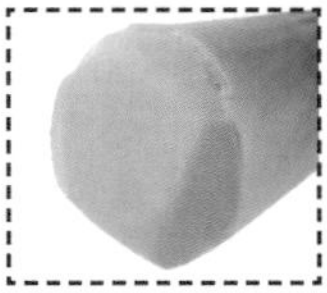

切口部份的纖維越細緻，口感越佳。

品種

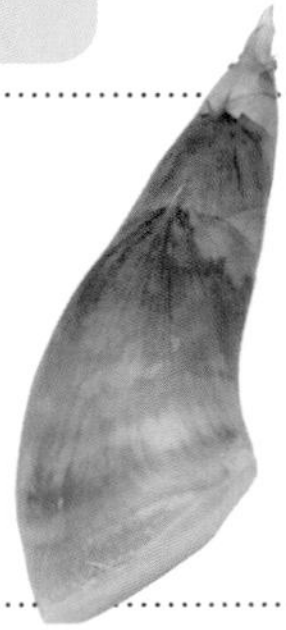

「甜筍」

麻竹筍一種，也是筍中體型最大的，外皮無毛略帶黃色。

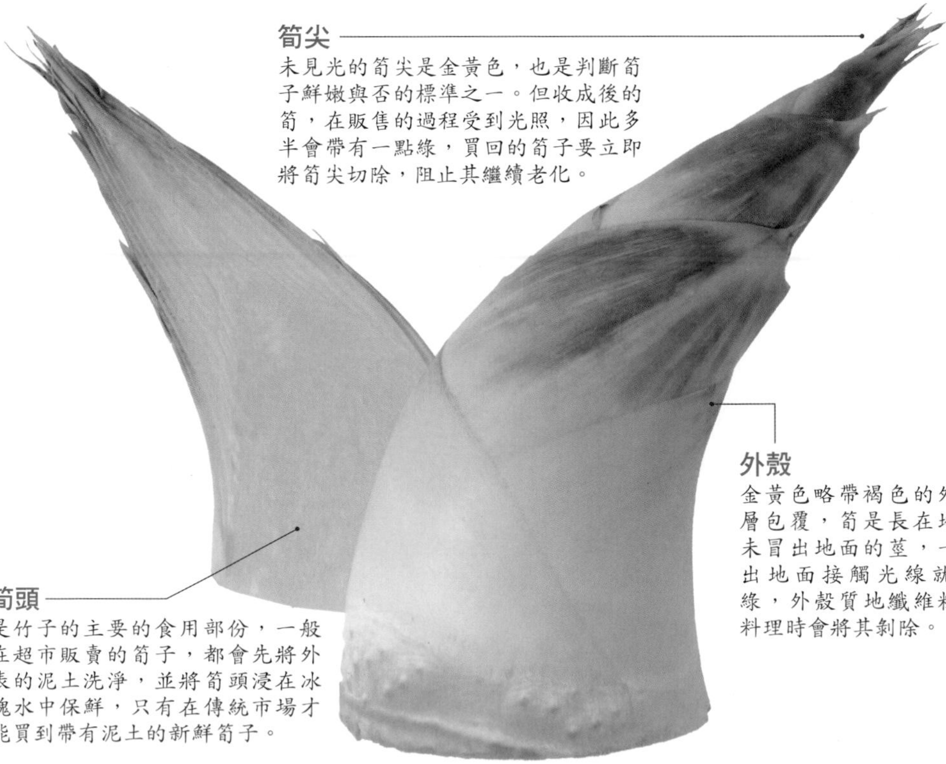

筍尖

未見光的筍尖是金黃色，也是判斷筍子鮮嫩與否的標準之一。但收成後的筍，在販售的過程受到光照，因此多半會帶有一點綠，買回的筍子要立即將筍尖切除，阻止其繼續老化。

外殼

金黃色略帶褐色的外殼層層包覆，筍是長在地底尚未冒出地面的莖，一旦竄出地面接觸光線就會變綠，外殼質地纖維粗硬，料理時會將其剝除。

筍頭

是竹子的主要的食用部份，一般在超市販賣的筍子，都會先將外表的泥土洗淨，並將筍頭浸在冰塊水中保鮮，只有在傳統市場才能買到帶有泥土的新鮮筍子。

纖維質易造成胃痛

綠竹筍的纖維細嫩、甜度很高、口感滑順，因此不論熱炒、煮湯、紅燒還是做成沙拉吃都非常適合。而竹筍生長於地面下，較不受空氣污染，且無農藥殘留等問題，是非常衛生健康的蔬菜。

麻竹筍是體型最大的竹筍，筍頭直徑可達12至15公分。

竹筍含有豐富的纖維質，可以促進腸胃的蠕動，幫助消化，防止脂肪的堆積，有助於預防大腸直腸癌，及降低膽固醇。且屬於低熱量的蔬菜，吃多了也不會胖。但消化系統不好，或胃腸功能欠佳的人，還是要適可而止。

綠竹筍發源自淡水

竹筍為竹子的地下莖所萌發之嫩芽，雖然說世界上的竹子有千百種，可是大多數的筍，不是帶有濃厚的苦味，就是纖維過於粗糙，因此能食用的竹子，種類其實相當有限。

目前市面上的竹筍大致可分為麻竹筍、孟宗筍、桂竹筍、箭竹筍與綠竹筍等種類，而其中又以綠竹筍質地細嫩風味鮮美，最廣為大家所喜愛。而且綠竹筍還是台灣的特產，最早發現的時間，可追朔到西元一八六四年，發現的地點是淡水，只不過發現者卻是個英國人，也因此使得我們的綠竹筍有個洋名字！

早年栽培技術較不發達，因此麻竹筍的品質不一，或粗糙或帶有明顯苦味。而今栽培技術不斷改良，麻竹筍改以甜筍名稱上市，其風味幾乎可以媲美綠竹筍，且價格便宜。

孟宗筍主要於冬季上市，表皮深褐帶有明顯絨毛，又稱冬筍。桂竹筍筍枝細長，一般多在產地燙煮去澀之後才上市，或加工製成筍乾。箭竹筍是筍中體型最小的，也是先燙煮去澀之後才上市，在超市一年四季皆有真空包裝的產品販賣。

新手入廚房

處理

新鮮的竹筍不耐儲存，極易老化和變味，且其本身具有的甜味，也會隨時間流失。故買回後要儘快料理，如需保存至隔日，要先將筍尖切除但不剝殼，汆燙或用電鍋蒸至熟後冷卻冰存，料理時再去殼，切成需要的形狀。

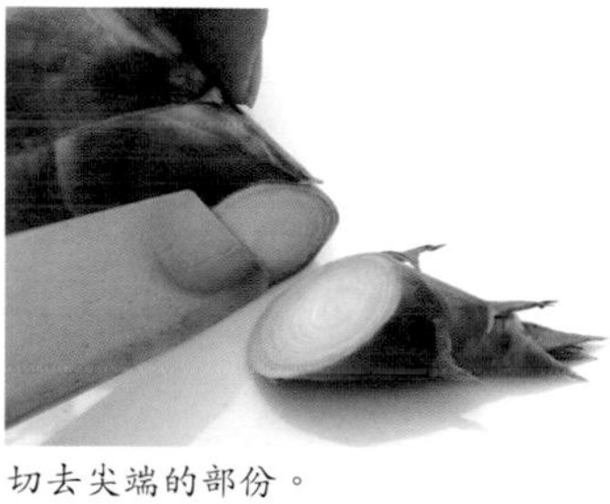

切去尖端的部份。

冷水下鍋

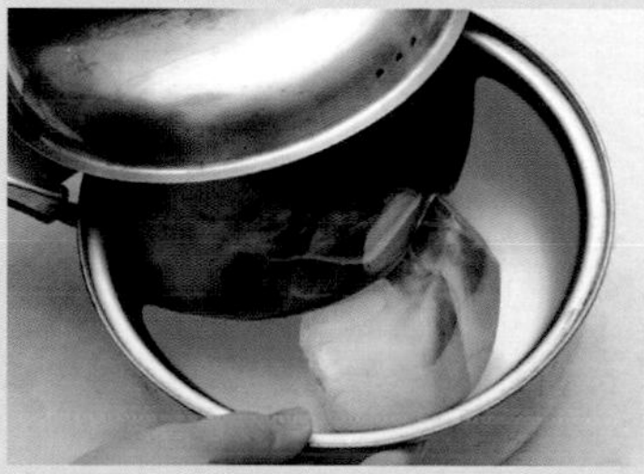

由冷水開始煮起，加點鹽沸騰後，再煮個五分鐘即可。

根 莖蔬菜

蓮藕

別名：藕 *lotus root*

蓮根稱藕

目前國內栽種的蓮藕，大致可分為白花與紅花兩種，白色蓮花的藕體細長，表皮淡黃肉質粉白，質地細嫩，不過產量較少。紅色蓮花的藕體型較大，富含澱粉質，市售蓮藕多為此品種。不過雖然都是蓮藕，每一截卻都長得不同，吃起來口感也不同，通常可依所需的料理來決定使用的部位。

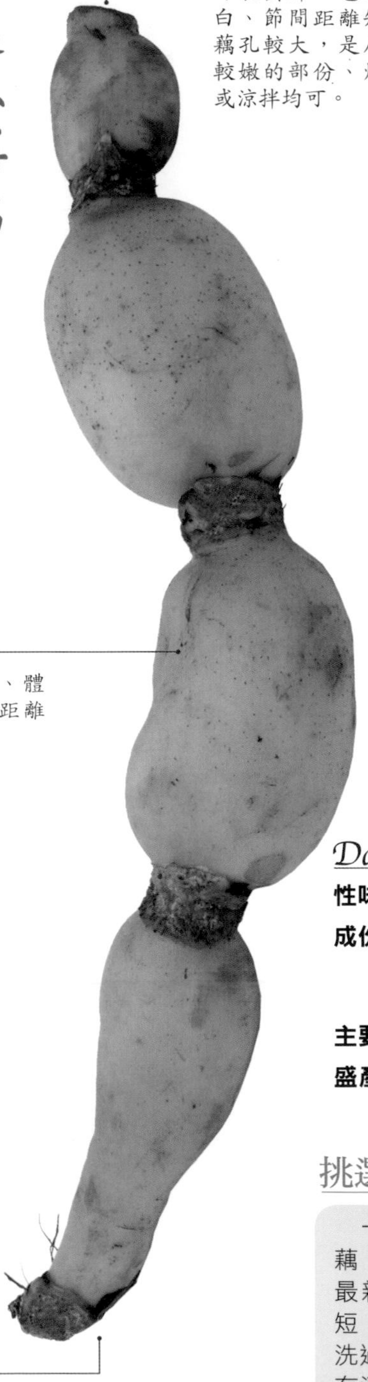

藕頭
外表圓胖、色澤粉白、節間距離短、藕孔較大，是屬於較嫩的部份、燉湯或涼拌均可。

中段
色澤偏淡粉紅、體型肥大、節間距離較藕頭長些。

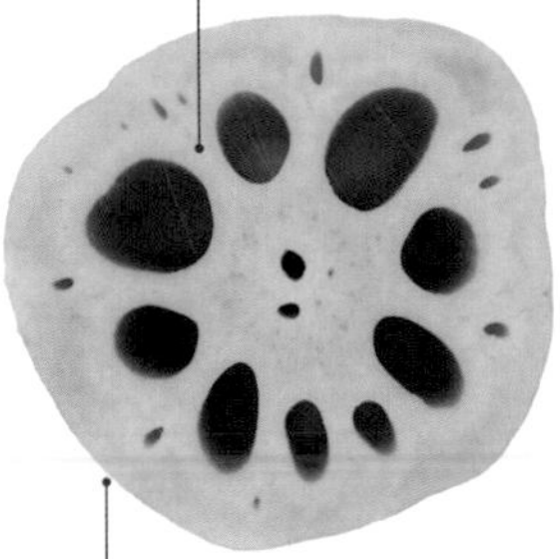

表皮
表皮極薄，煮熟之後會變成暗色，因此也有人會先去皮之後再料理。

尾段
外型瘦長、色澤較深、節間距離長、藕孔小藕肉薄，就是比較老的部份，因此纖維比較發達適合燉湯。

Data

性味：味甘、性寒

成份：澱粉、蛋白質、維生素B_1、B_2、C、膳食纖維、鈣、磷、鐵、鉀、鎂、銅、鋅

主要產地：台南、彰化、嘉義

盛產季節：7～2月

挑選新鮮貨 青

一般市場可買到帶有泥巴的蓮藕，雖然自行清洗較麻煩，但卻是最新鮮的。選擇體型肥大、節間短，重量越重越好。如果是已經清洗過的蓮藕，要選表皮顏色微紅，有清香，太白的蓮藕有可能是浸泡過的，不要購買。

新手入廚房

處理

嫩藕可以不削皮，老藕可用刀背輕輕刮去外皮，再用刀子將凹陷部位削除後切塊。蓮藕煮熟表皮會變黑是正常現象，做涼拌的話可加一點醋到水裡再汆燙，顏色會較白淨。

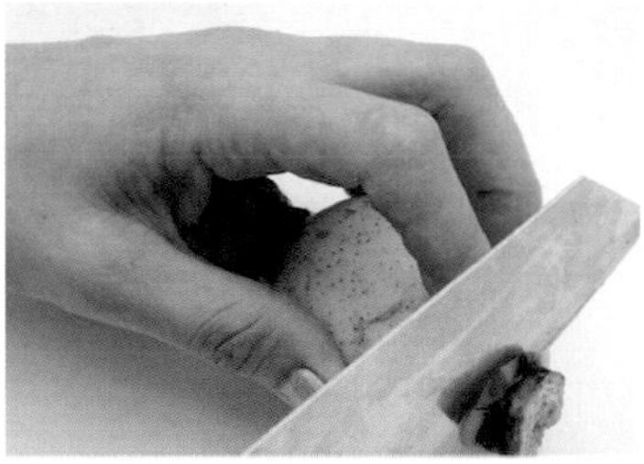

用刀子將凹陷部位切除。

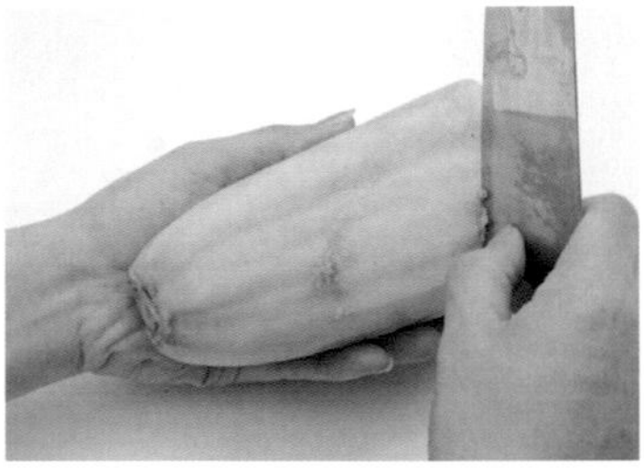

蓮藕去皮與否，可隨個人喜好，用刀背輕刮即可去皮。

冷水下鍋

通常長在地底下的蔬菜如蓮藕、胡蘿蔔、馬鈴薯等，都是從冷水開始煮起，因此一切開就直接放入水中，一方面也可防止其因切開過久而導致切口氧化變色。

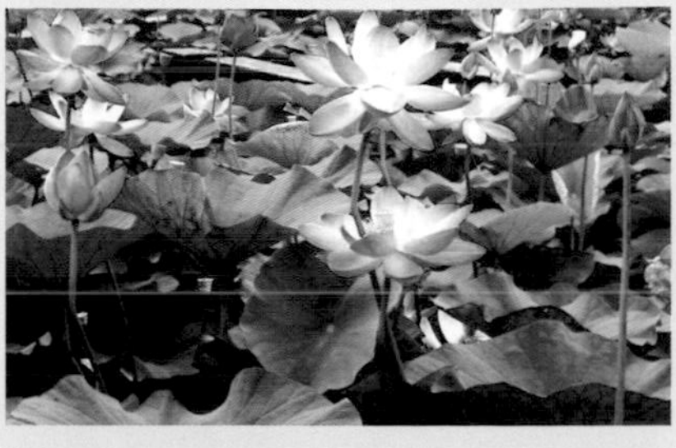

潤肺生血

若是長期為考試、工作壓力所苦的人，可多吃蓮藕緩解壓力，達到安定神經之效用。常吃蓮藕不僅可培養體力，亦有利尿作用，可促進體內廢物盡速排出使血液淨化，並使內臟機能旺盛。蓮藕也含有許多粗蛋白，可使精神充沛，增加身體抵抗力。

熟食健胃

以西醫的角度來看，蓮藕所含有的維生素C足以媲美水果，同時富含鐵、鉀、食物纖維。因此，蓮藕對於抽煙、喝酒過量、壓力大、貧血、咳嗽的人而言，的確是極佳的食物。同時也具有整腸、預防便秘的效果。有人認為蓮藕是天然的健胃食品，因為其中的丹寧成分，具有消炎、收斂等作用的緣故。

處理

箭羽形切法

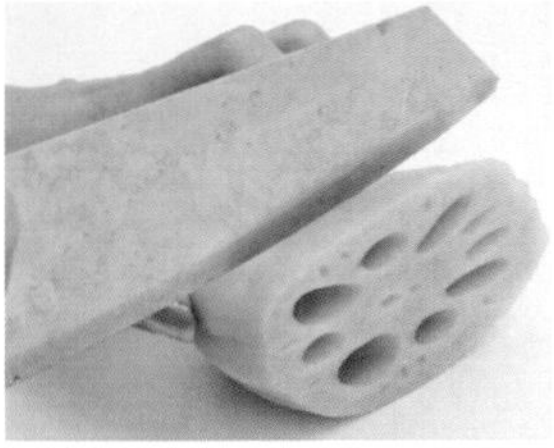

①將蓮藕斜切，煮熟之後撈起冷卻。

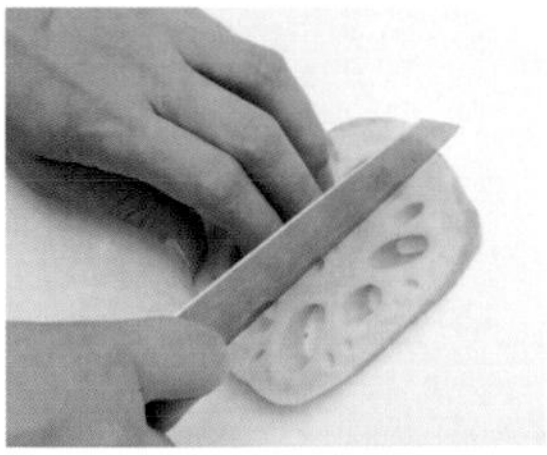

②中間先切一刀。

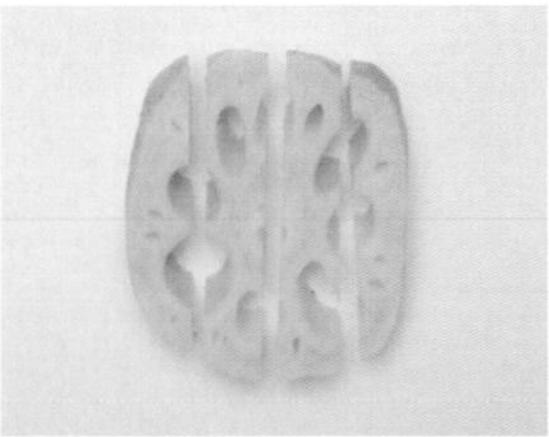

③左右再各切一刀，分成四等份。

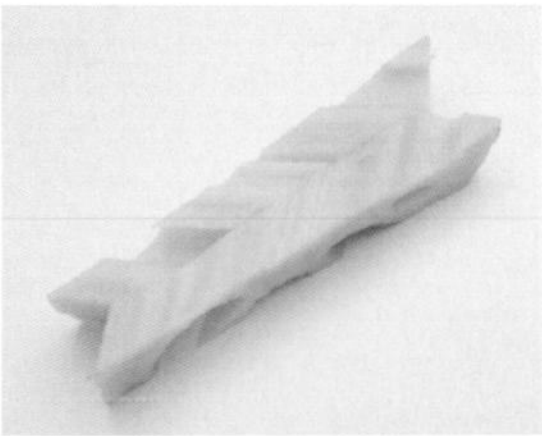

④箭羽形切法可用於冷盤裝飾。

根莖蔬菜

蘆筍

別名：石刁柏

asparagus

筍枝
挺直不鬆軟，表皮翠綠有光澤，越粗壯越佳。

筍尖
蘆筍的重要營養成分，都存在筍尖的部位，同時也是最易腐爛的部份。蘆筍要選購筍尖飽滿鱗片緊密，沒有水傷或脫落等痕跡。

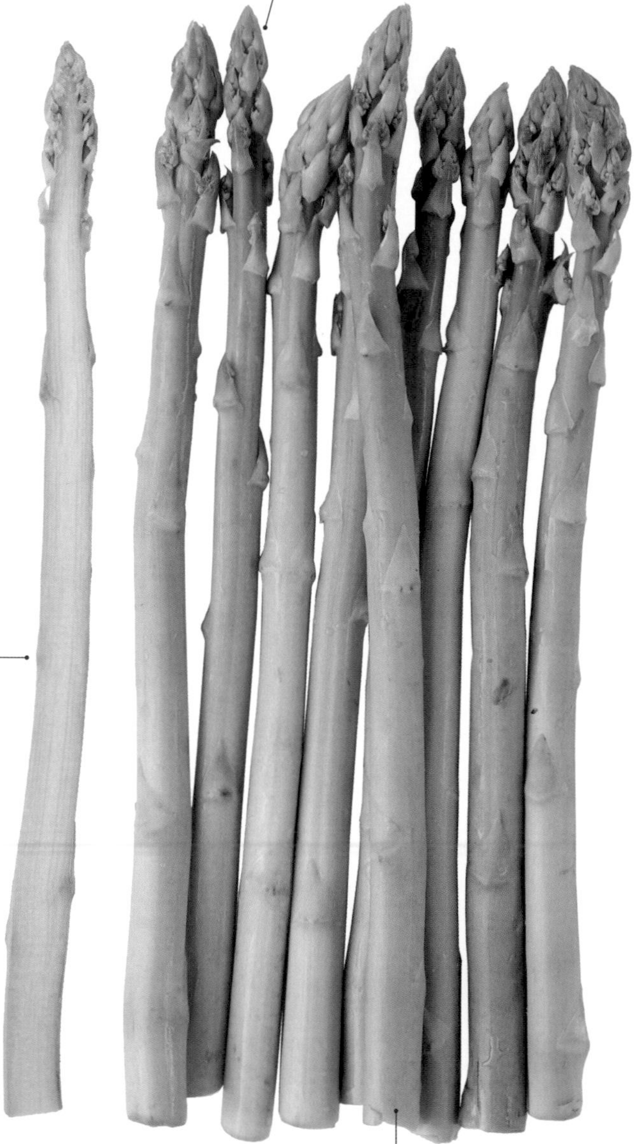

筍頭
蘆筍最靠近地面的部份。此部位的纖維較多，因而有些人會將這一段的外皮削去。販賣時則會將此端浸在水裡，防止乾燥及纖維老化。

Data

性味：味甘、性寒

成份：蛋白質、醣類、纖維、脂肪、維生素A、C、E、葉酸等

主要產地：雲林縣、嘉義縣、屏東縣

盛產季節：4～10月為主要產季

挑選新鮮貨 青

挺直有光澤、筍尖飽滿，鱗片緊密沒有水傷、脫落等痕跡，或是不良氣味，莖幹挺直不鬆軟，在傳統市場購買蘆筍時，建議早上選購，才能買到品質最好的。

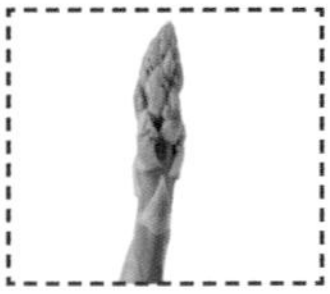

當日的鮮品，頂端的部份可見苞片緊實、飽滿乾爽、不溼軟。

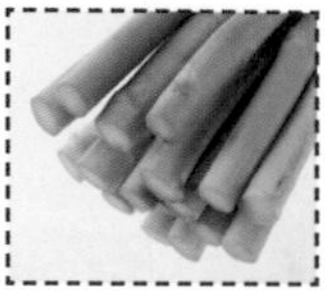

新鮮的蘆筍切口處完整，沒有乾癟或異味。

蘆筍汁生津止渴

台灣曾經是蘆筍王國，蘆筍罐頭大量外銷，當時國人視蘆筍為珍品，普通人家的餐桌上是難得一見的，而蘆筍汁也是高檔飲料，只在喜慶宴會時可以喝到。不過用來加工蘆筍汁的主要是白蘆筍，白蘆筍和綠蘆筍其實是同一種蘆筍，只是前者埋在土中，因為不見光，筍莖粗大些，質地也較柔軟，等到竄出土地受到日照，就成了綠蘆筍，但所含之維他命A則較白蘆筍豐富。省產綠蘆筍風味口感絕佳，頗受消費者喜愛，雖屬高價位蔬菜，但在國內生鮮市場仍有供不應求之現象，冬季生產淡季時偶有自國外進口補允，但口感風味及新鮮度均不及省產蘆筍。

葉酸的大寶庫

綠蘆筍含有豐富的葉酸，可幫助胎兒成長，葉酸是目前已被公認為，可以預防先天性神經管缺損的重要元素。因此醫學界建議婦女從準備懷孕開始，就適量補充葉酸，至少每天達到零點四毫克。而除了蘆筍以外菠菜、青花菜等，都是非常適合的。

普林含量高

蘆筍有獨特的天門冬素，可以增強免疫機能，使細胞恢復正常生理狀態，因此一直被認為是可以增進體能、消除疲勞的營養食物。不過雖然蘆筍有諸多的好處，但蘆筍和香菇、濃肉汁，內臟等食物一樣，普林含量都很高，因此還是要依自己的身體需求來攝取。

新手入廚房

處理

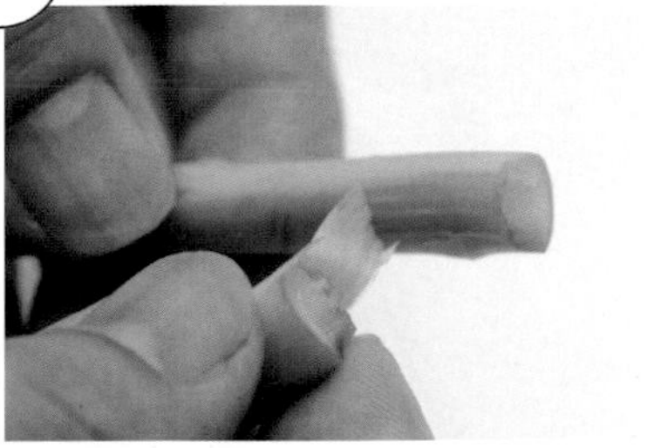

用手折一下嫩莖，很容易可以折斷。

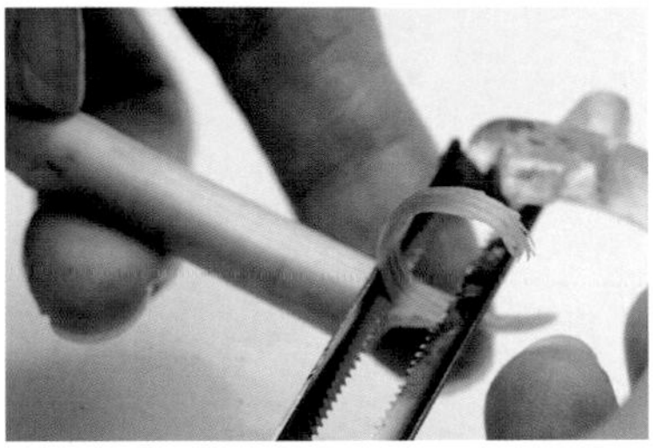

折下老一點的莖，再將外皮削去一部份。

清洗之後由筍尖處開始切段，這樣料理後的外觀，會有整齊的葉苞，看起來更美觀。

保存

不耐儲存易壞，且甜味會隨時間流失，故買回後盡速氽燙再冷藏，可保存約2～3日。氽燙時可在滾水中加入少許鹽和油，可使顏色更加翠綠，而油脂又有助於維他命A的吸收。

自製蘆筍汁

新鮮蘆筍亦可用來加水煮成蘆筍汁，煮好後加入甘蔗汁沸騰一下，除增加甜味之外，蔗糖富含營養又能消痰止渴。炎熱的夏天可冷藏之後喝，因為沒有加糖，容易發酸，不宜保存過久，最好是1～2天內喝完。

根莖蔬菜

蘿蔔

別名：菜頭、萊菔

mooli

鮮脆的土中白玉

蘿蔔古稱萊菔，在我國栽培的時間非常久遠，不僅全國各地都有栽培，種類形狀和大小也各不相同。但最常見的還是以白皮白肉的蘿蔔為主，至於那些少見的，如紅皮、青皮的蘿蔔，或

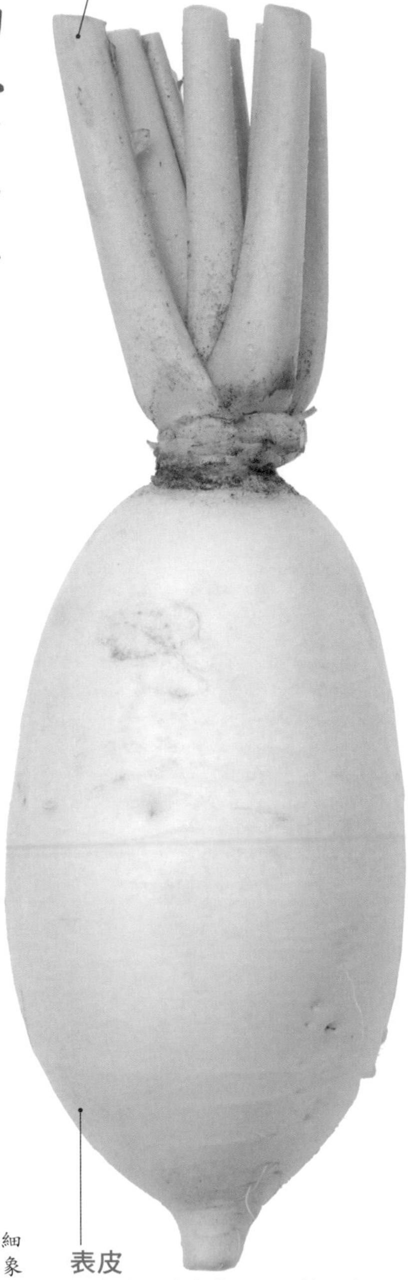

梗頭
色澤翠綠飽滿，口感爽脆可以食用，切丁後炒食風味頗佳。

表皮
具有些微苦辣味，因此料理時會將其削除，或用來做為醃漬小菜。

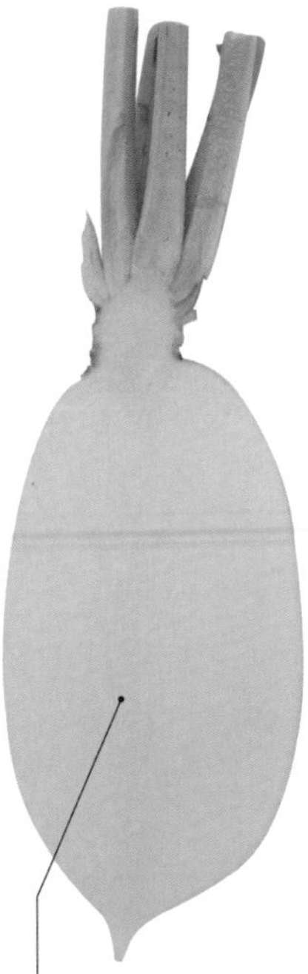

果肉
含有大量的水份口感細嫩，如中間出現膨心現象的，是太老的蘿蔔，風味和口感也差，至於變黑或灰的就不要食用了。

Data

性味：味甘辛、性涼

成份：蛋白質、醣類、維他命Ａ、Ｃ、鈣、磷、鐵等礦物質

主要產地：雲林、彰化、台南、南投、新竹

盛產季節：全年；盛產期12～2月

挑選新鮮貨 青

選購表皮光滑細嫩、色澤潔白，帶有泥沙的表示未經水洗。拿起來有重量感，用手按一下越硬越好，梗頭的部份鮮綠不萎黃的，就是好蘿蔔 。

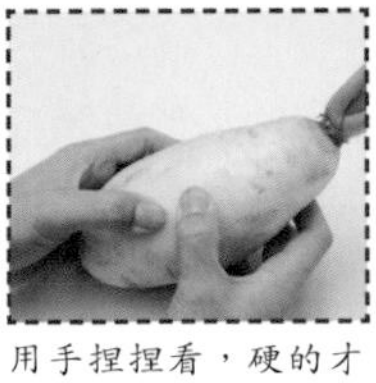

用手捏捏看，硬的才是好蘿蔔。

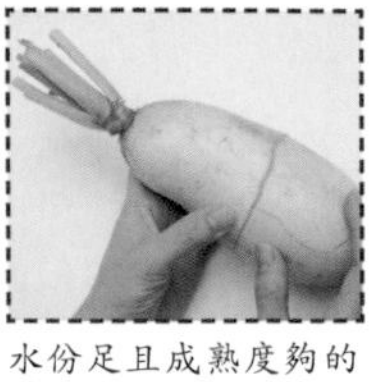

水份足且成熟度夠的蘿蔔容易產生裂痕，雖然不好看但卻是最美味的。

是體型小巧的櫻桃蘿蔔，則多為小型農場或農家少量栽培自行販賣，一般消費者很難見到，更別說吃到了。

蘿蔔喜歡冷涼氣候，因此平地要到秋天才會開始栽種，雖然一年四季都可買到，但風味不如冬天來的好且價格也偏高。小時候常聽眷村的老人家說「冬天蘿蔔賽過梨」，我是壓根兒不信，那有這樣辛辣又苦的梨！原來蘿蔔會因栽培環境和土質，而有不同的口感，天寒地凍時採收的蘿蔔，滋味確實不同於其他季節。

享有「土人參」之譽

蘿蔔有促進新陳代謝，與幫助消化的功效，尤其在寒冷的季節，飲食上總是偏好濃厚。吃多了油膩食物，搭配些生醃蘿蔔，正好可以幫助消化，不過生醃的蘿蔔偏寒，體質虛弱的人還是煮熟食用。除此之外蘿蔔中的粗纖維，可刺激胃腸蠕動防止便秘，而糖化酵素和木質素有抗癌防癌的功效。長壽之國的日本，其秘訣之一就是多吃新鮮蔬菜，而其中又以蘿蔔所佔的比例最大。我國民間也有「冬吃蘿蔔夏吃薑，不勞醫師開處方」的諺語，可見蘿蔔受重視的程度了。

品種

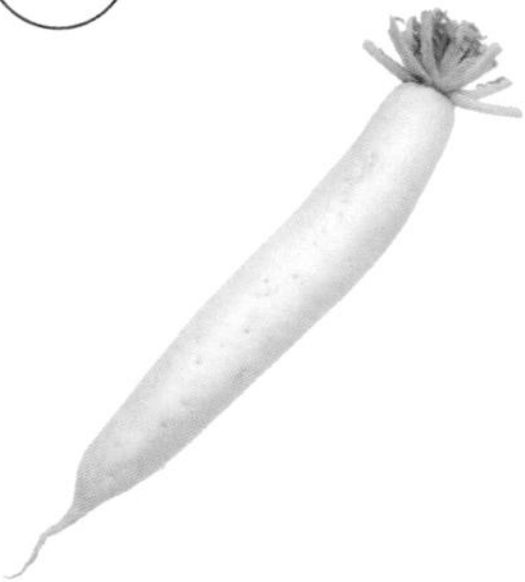

「日本蘿蔔」

外型直筒狀的日本蘿蔔較無辛辣味。

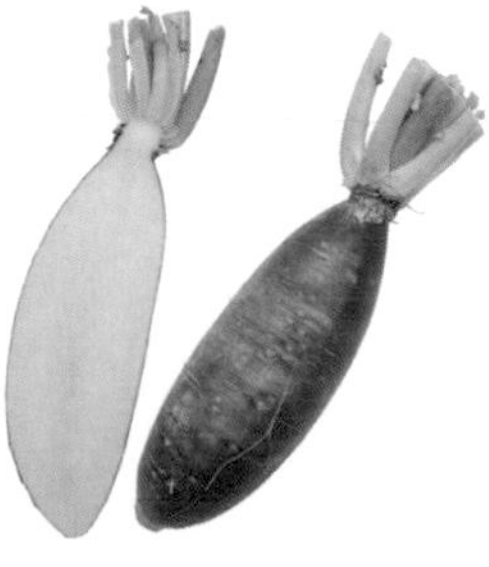

「紫皮蘿蔔」

紫皮蘿蔔質地細緻但產量少。

新手入廚房

醃漬糖醋蘿蔔

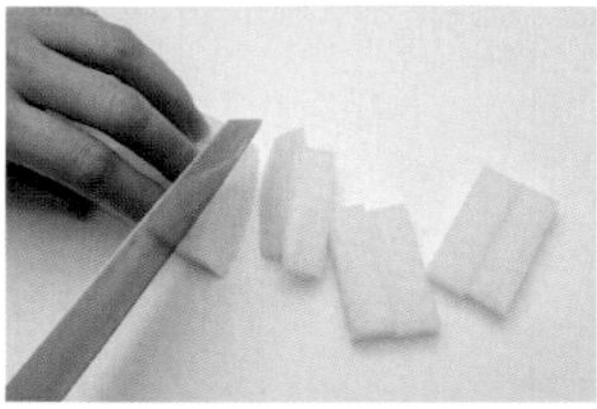

將蘿蔔去皮後切成1cm的條狀。

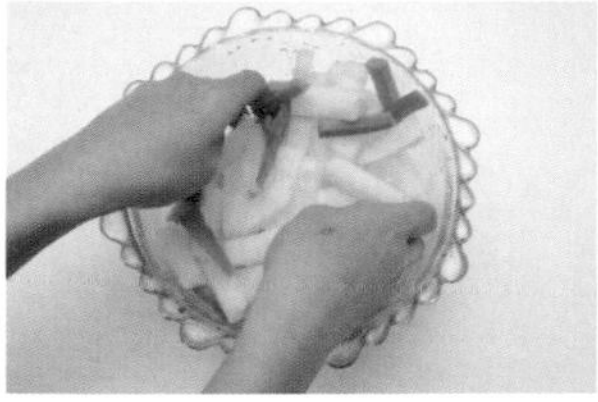

可加少許紅蘿蔔增添色澤，加上粗鹽拌勻靜置四小時後，洗去鹽份。

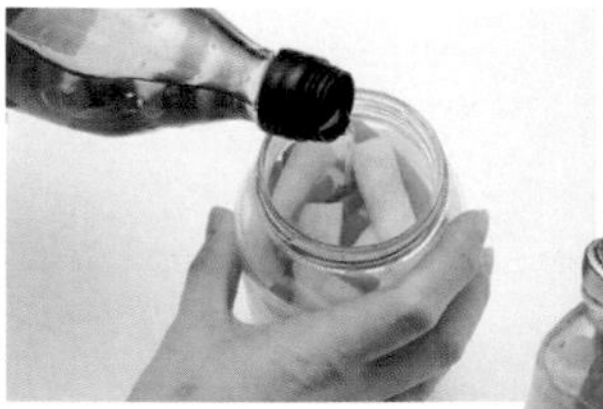

倒入壽司醋淹沒蘿蔔。

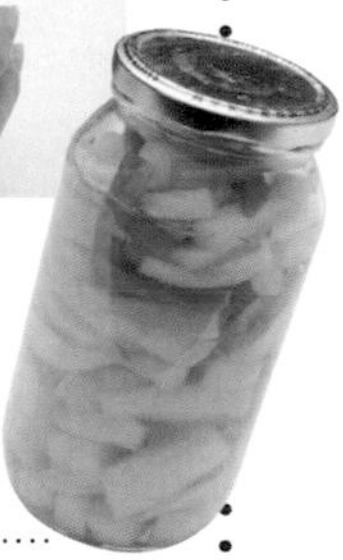

放冰箱冷藏待三天以上，等蘿蔔入味時再食用。

保存

未經水洗的新鮮蘿蔔，可以在室溫之下保存3～7天，但以冷藏保鮮效果較好，儲存過久會產生膨心的現象。

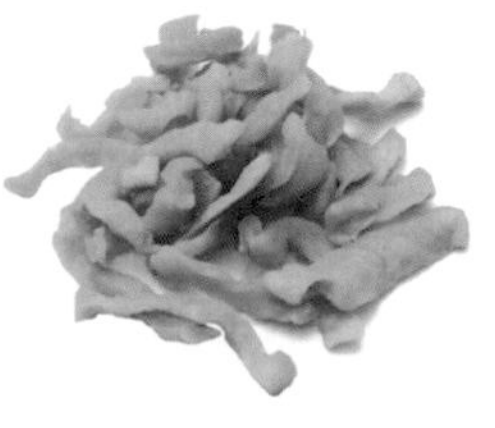

「蘿蔔乾」

經太陽照射乾燥的蘿蔔乾氣味芬芳。

葉菜蔬菜

蔬菜中種類最繁多的一種，主要食用嫩莖、葉柄與葉片，維生素與無機鹽類含量高於其他類蔬菜。生長期短，但極易受風雨侵襲而損傷或腐爛。

小白菜
甘藷菜
芥藍菜
皇宮菜
韭菜
甘藍菜
青江菜
包心白菜
油菜
紅鳳菜
莧菜
菠菜
茼蒿
蕹菜
A菜
結球萵苣
菊苣
福山萵苣
蘿蔓萵苣

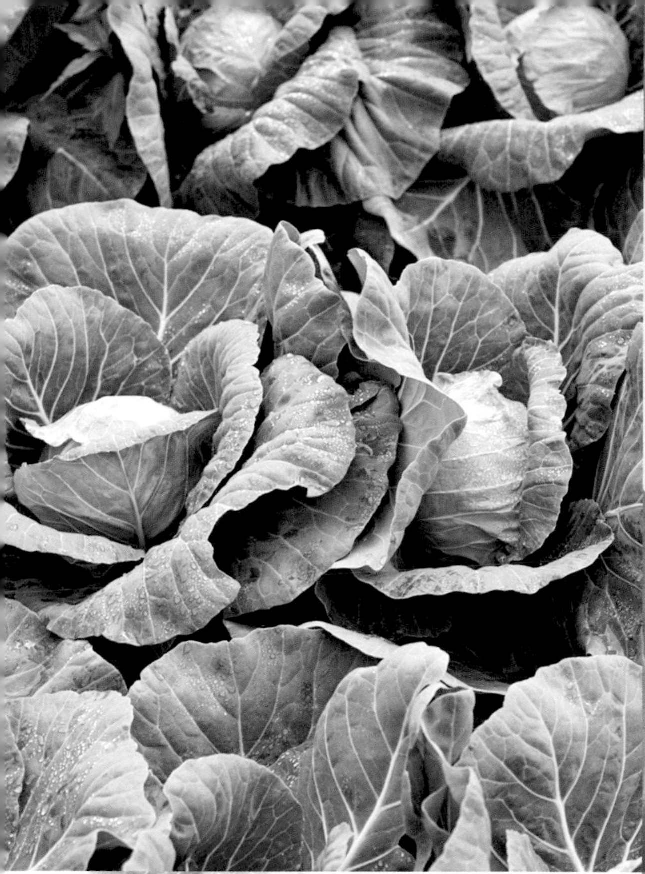
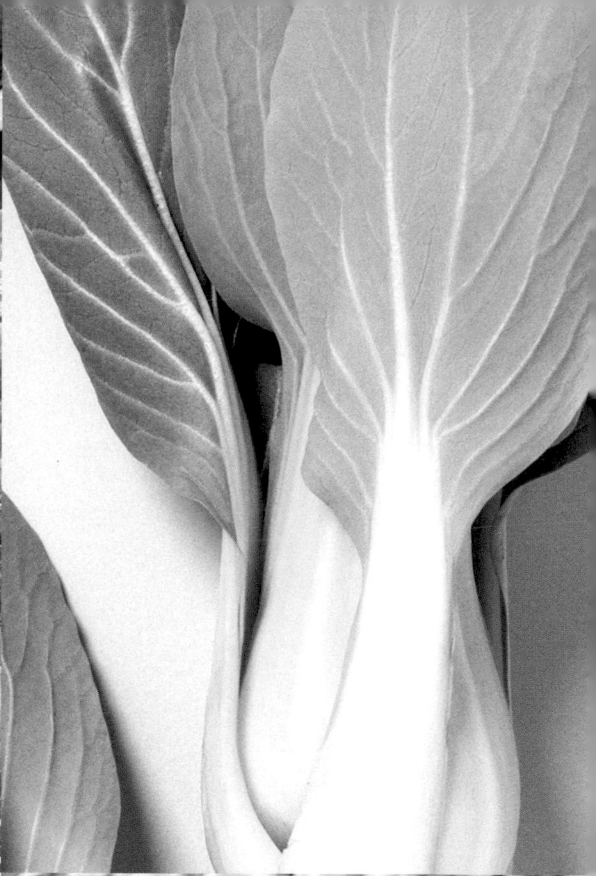
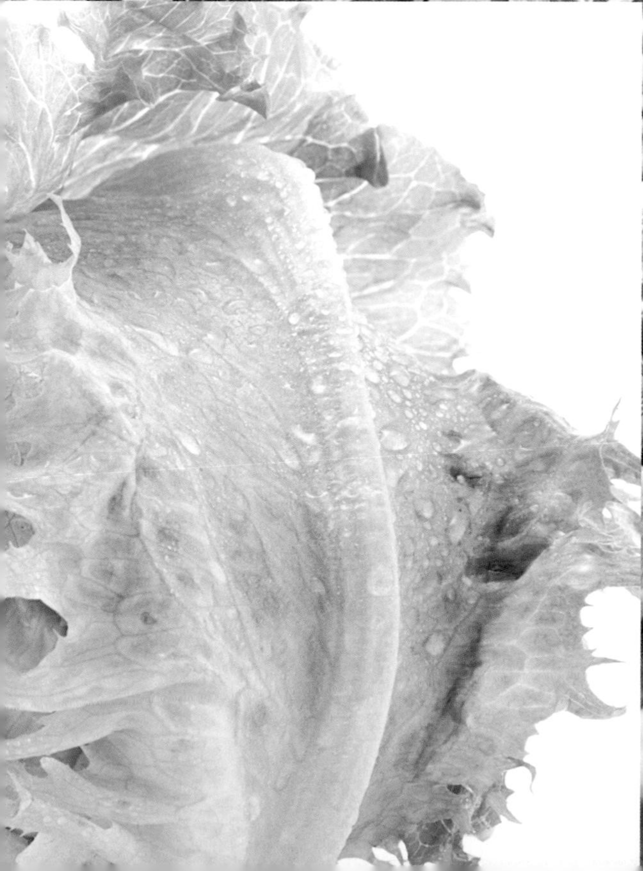
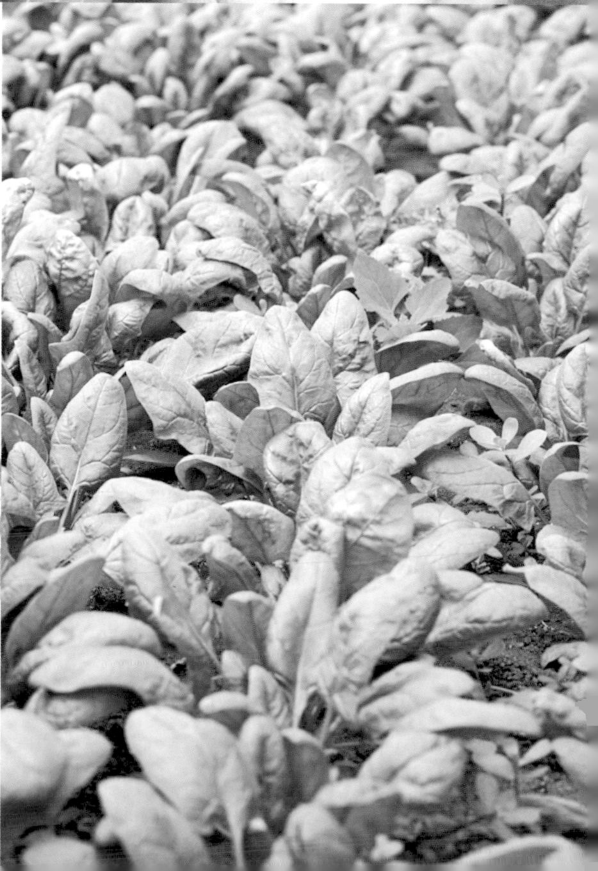

小白菜

別名：白菜 *pak-choi*

Data

性味：味甘、性微寒

成份：蛋白質、膳食纖維、胡蘿蔔素、維生素C、鈣、磷、鐵

主要產地：彰化、雲林、新竹

盛產季節：全年

挑選新鮮貨 青

選購時要注意葉片完整，光澤直挺有生氣，沒有萎爛或枯黃。由於小白菜的葉片薄而軟，很容易因挑選與擠壓而碎爛，因此小白菜現多以一把一把綑綁的方式販賣，購買時除了外觀，還要特別注意中心的部份是否有水傷。

栽培期短，生長快速

小白菜原產於中國長江流域一帶，已有非常悠久的栽培歷史，由於不怎麼挑剔氣候與土壤，只要栽種的地方陽光充足，水源良好而且沒有病蟲害的話，很容易成功栽種，並且快速生長，因此全國各地均有普遍栽培。此外小白菜在溫

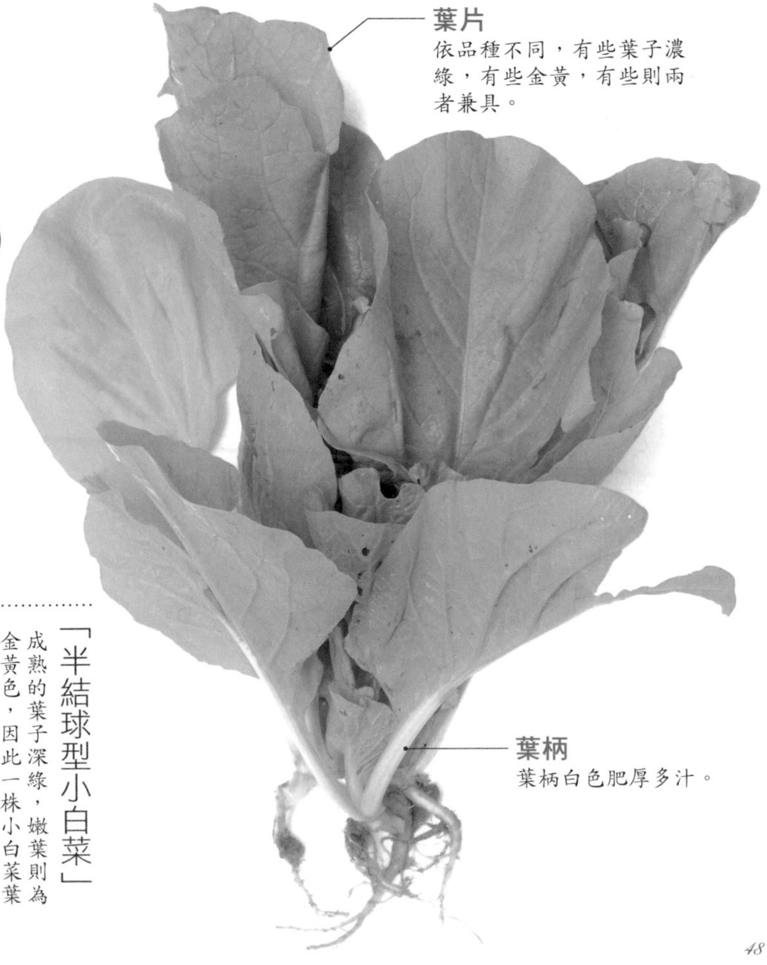
葉片
依品種不同，有些葉子濃綠，有些金黃，有些則兩者兼具。
葉柄
葉柄白色肥厚多汁。

品種

「刻葉白菜」

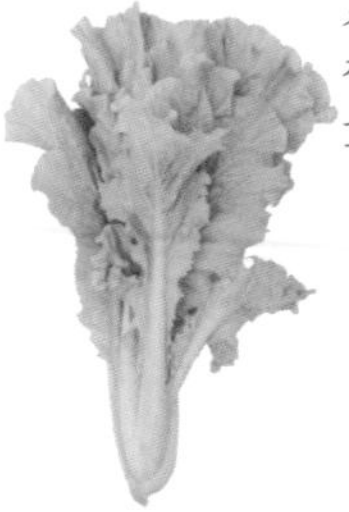

體型較小白菜來的大，葉子直立邊緣呈波浪狀，主要於冬春上市。

「半結球型小白菜」

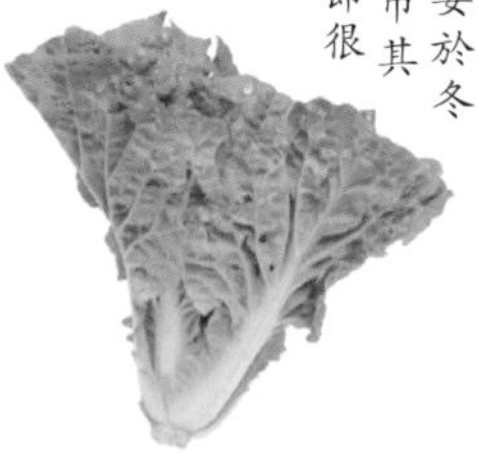

成熟的葉子深綠，嫩葉則為金黃色，因此一株小白菜葉子可見兩種不同的顏色，雖然屬於小白菜，但其實是比較接近大白菜的品種，不耐熱主要於冬春上市其他季節很少見。

暖的氣候栽培期間很短，據說專業的生產者，從播種到收成甚至只需二十一天到一個月，也因此每回颱風過境之後，最先上市的總是小白菜。

分為直立和塌菜二大類

國內的小白菜種類極多，雖然葉片、大小、形狀、顏色各不相同，不過依外型大致可區分為，普通白菜和塌菜類，普通白菜為直立型，葉片向上生長。塌菜類葉柄向外翻出而葉色濃綠，葉片匍匐於地，像是被人踩了一腳似的，因此也有人稱之塌顆菜。塌顆菜在國內因需求不大，因此產量少，不過兩種菜盡管外型差異很大，營養成份倒是差不多的。

利尿助排便

小白菜不但含有豐富的鈣質，以及人體所需要的微量元素，如鐵、錳、銅、硒等，有助於人體的成長和發育，對於抗衰老和神經功能穩定更是有莫大的幫助。而且小白菜植物纖維含量多，可以促進腸壁蠕動幫助消化，常吃小白菜的人會發現上廁所的頻率變高了，這就是小白菜的利尿作用，而且還能使大便暢通，擺脫便秘的困擾。此外小白菜還含有大量的維生素A和維生素C，常吃的話還可以促進牙齒和骨骼發育，在醫學報導上小白菜還有非常好的抗癌作用。

中醫則認為小白菜具有清熱、利尿、解毒的功能，而且可以消除體內火氣，凡是因火氣大而引起的牙齦腫痛，牙齦出血等情形，都可以利用小白菜來調理。不過脾胃虛弱，容易腹瀉，或女性有經痛情形者不宜多吃。

新手入廚房

處理

中心是最容易發生水傷及腐爛的部位，同時也是最容易殘留農藥的，要仔細沖洗。
將葉子逐一剝下來，一片片清洗約2~3次後，再浸泡20~30分鐘，然後再料理。比較推薦汆燙後拌調味料或煮湯的的方式，能吃出小白菜的清甜，高溫爆炒反而容易使小白菜走味。

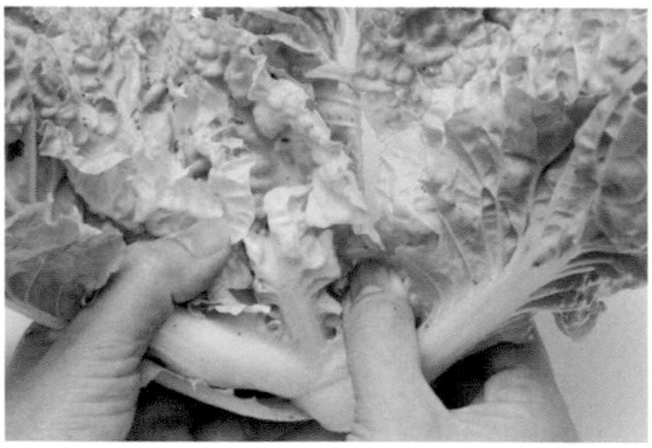

新鮮葉片直挺

品質良好的小白菜葉子新鮮直挺；不新鮮的萎軟葉子破碎。

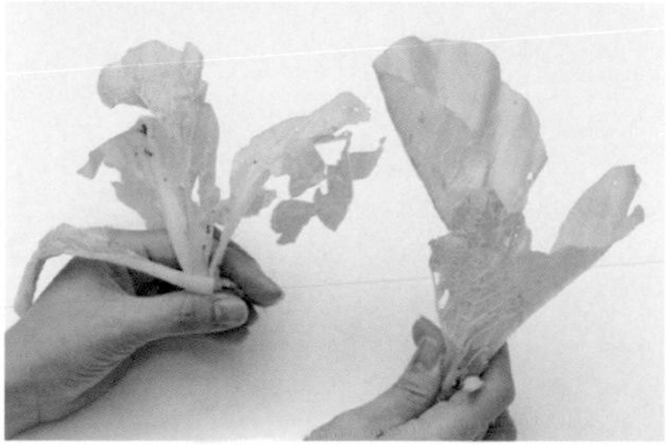

治感冒偏方

生薑與豆腐一起煮熟，趁熱灑上切碎的小白菜以及白胡椒，可預防感冒和喉嚨痛。

甘藷葉

sweetpotato leaf

別名：地瓜葉、蕃薯葉

Data

性味：味甘、性平

成份：蛋白質、醣類、膳食纖維、維生素A、B_1、B_2、菸鹼酸、鐵、鉀、鋅、鈣、磷等

主要產地：全省各地

盛產季節：全年；盛產期3～9月

豬菜變黃金

甘藷葉又名地瓜葉，是葉菜甘藷先端之嫩梢部分。早年食用之甘藷葉，因有苦澀及草腥味，必需去除表層皮膜，並不為消費者及生產者所喜愛與接受，主要栽種用來作為養豬飼料。

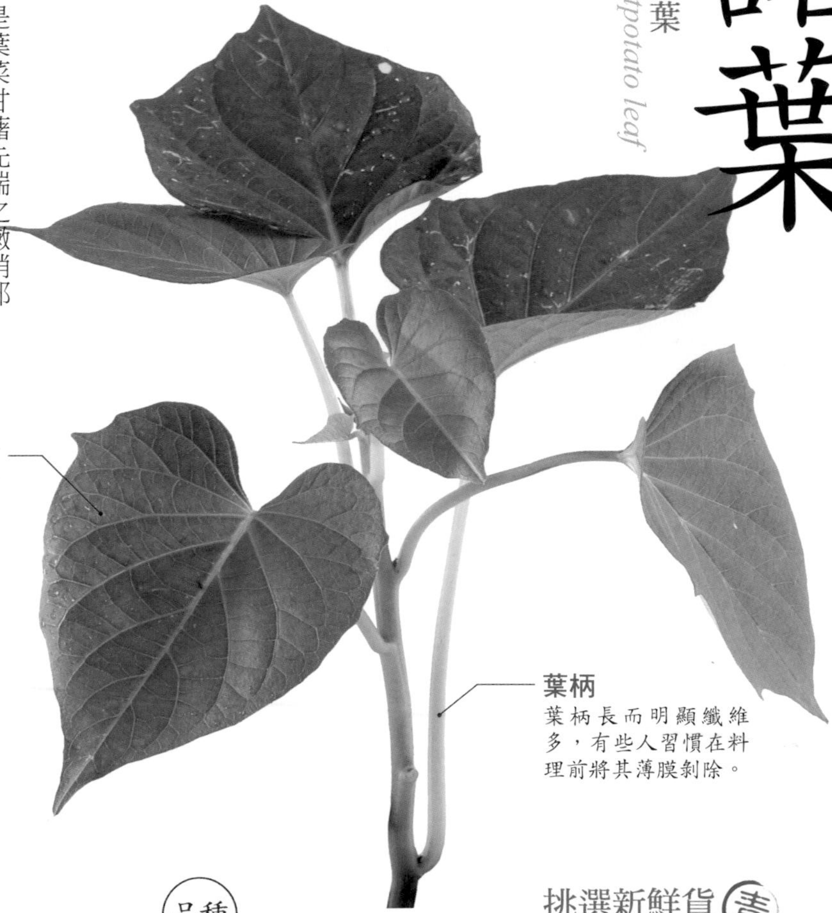
葉片
顏色翠綠有光澤，地瓜葉的葉片薄而軟，很容易因保存不當而乾癟，或因擠壓而產生黑褐色的折痕。
葉柄
葉柄長而明顯纖維多，有些人習慣在料理前將其薄膜剝除。

品種

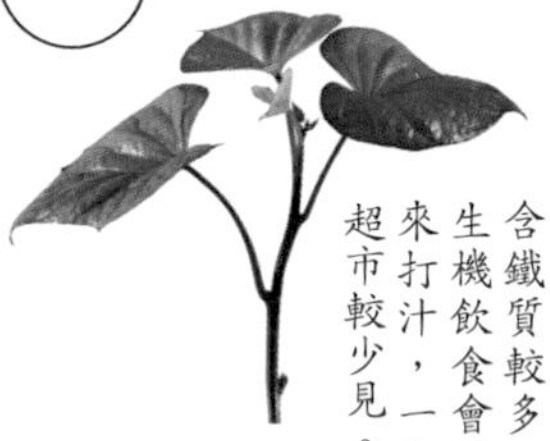

「紅梗地瓜葉」

含鐵質較多，生機飲食會用來打汁，一般超市較少見。

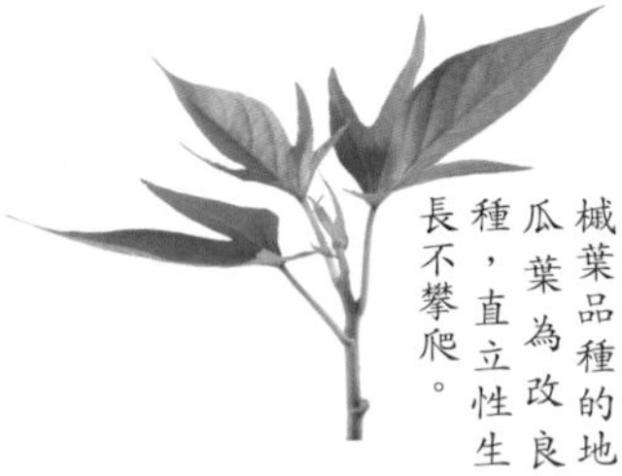

「槭葉地瓜葉」

槭葉品種的地瓜葉為改良種，直立性生長不攀爬。

挑選新鮮貨 青

地瓜葉生長強健快速，一般來說很少有蟲害，葉子上的缺口多半是蚱蜢啃食的痕跡。在選購時只要注意葉子鮮綠，切口處沒有乾癟或有太多黃葉，嫩芽的地方沒有變成黑褐色，就是新鮮的蔬菜。

近年來，由於人們逐漸重視養生保健，發現其實甘藷葉其營養價值高，纖維質地細柔，食用後具有飽足感，可減少熱量之攝取，有助於糖尿病患者之血糖控制，且有降低膽固醇等有益人體健康之功能，又可促進胃腸蠕動，預防便秘減少痔瘡大腸癌之罹病率。昔日又稱為「豬菜」的甘藷葉，今日搖身一變成為現代人的健康選擇，名列「聯合國亞洲蔬菜研究發展中心」十大抗氧化蔬菜之一，在日本與美國也被列為「長壽食品」。

易有飽足感，助排油脂

甘藷葉的營養豐富，生長與發育迅速，病蟲害少，因此可減少甚至不必使用農藥。蒸、煮、炒、湯均宜，為有機栽培者與消費者所喜愛之健康蔬菜。在本省夏秋季之際多颱風，一般葉菜類蔬菜常因颱風、豪雨等天然災害之影響受損，而有生產短缺造成價格暴漲之情形，甘藷葉的恢復力強，全年皆可栽種，為短期即可復甦上市之葉菜類。目前省產甘藷葉以雲林縣西螺鎮，為全國栽培面積最大且集中之地，生產之甘藷葉以供應北部地區為主。

甘藷葉中草酸等不良物質的含量不高，是一種優良深色蔬菜。熱量低，有助於減少熱量的攝取，利於糖尿病患者的血糖控制，又能降低膽固醇，增加油脂排出的功能，是任何體質都能食用的健康蔬菜。

新手入廚房

處理

帶著粗莖的地瓜葉，用剪刀剪下葉與梗，直接用手摘除地瓜葉，會使指甲縫因汁液滲透而變黑。清洗約2～3次後再料理，屬於比較沒有農藥的蔬菜，因此也可以不必浸泡。
葉梗的纖維較硬，若希望口感好，可用手撕去外皮。

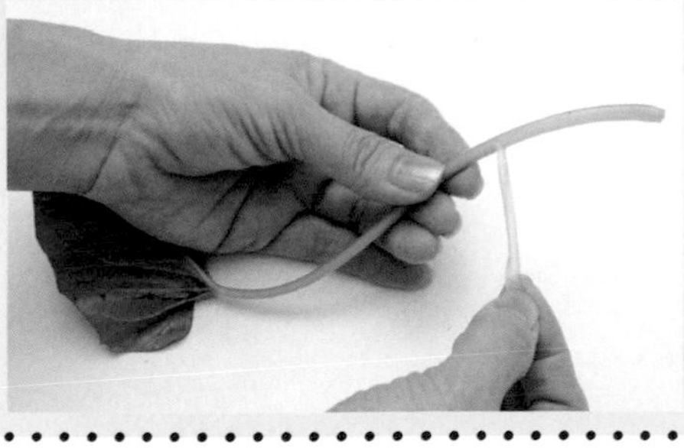

保存

地瓜葉並不是耐儲存的蔬菜，能當天食用是最好的，必須保存時要先去除綑綁的橡皮筋，讓菜葉鬆開以免內部腐爛。再用乾淨的袋子或牛皮紙包起來放冰箱，2～3天食用完畢，以免葉子變黃失去新鮮。

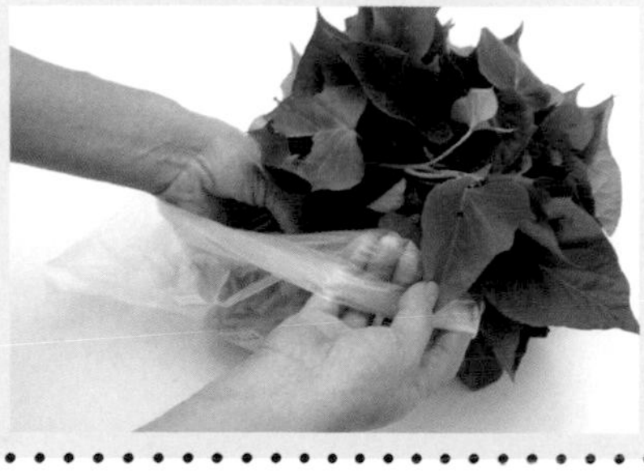

考生食補菜單

地瓜葉半斤洗淨，用開水氽燙一下切末，紅蘿蔔、豆腐、切小丁用高湯煮開，加上粉絲及白胡椒粉最後放入地瓜葉，淋上香油，可提供足量的胡蘿蔔素、鈣質，也可補充熱量。

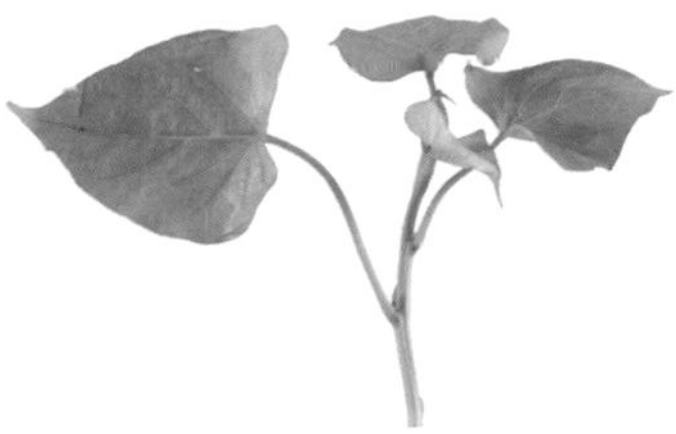

「白地瓜葉」
又名黃金蕃薯葉。

芥藍菜

別名：格藍菜、綠葉甘藍

chinese kale

Data

性味：味甘、性平

成份：蛋白質、醣類、膳食纖維、維生素A、B_2、鉀、鎂、鐵、銅、鈣、磷

主要產地：彰化、雲林、嘉義、高雄

盛產季節：秋冬

挑選新鮮貨 青

選購葉片顏色濃綠直挺有生氣，沒有萎爛或枯黃，新鮮的芥藍菜葉片和莖會有一層粉質的光澤，此外切口處看起來不會萎縮或乾癟。

葉片帶粉

依照園藝學的說法，芥藍菜只是甘藍菜的變種，差別只是結球或不結球而已，因此芥藍菜的學術名稱為綠葉甘藍，其發源地都是在歐洲，由傳教士傳入我國的。雖然來到我國的時間並不長，不

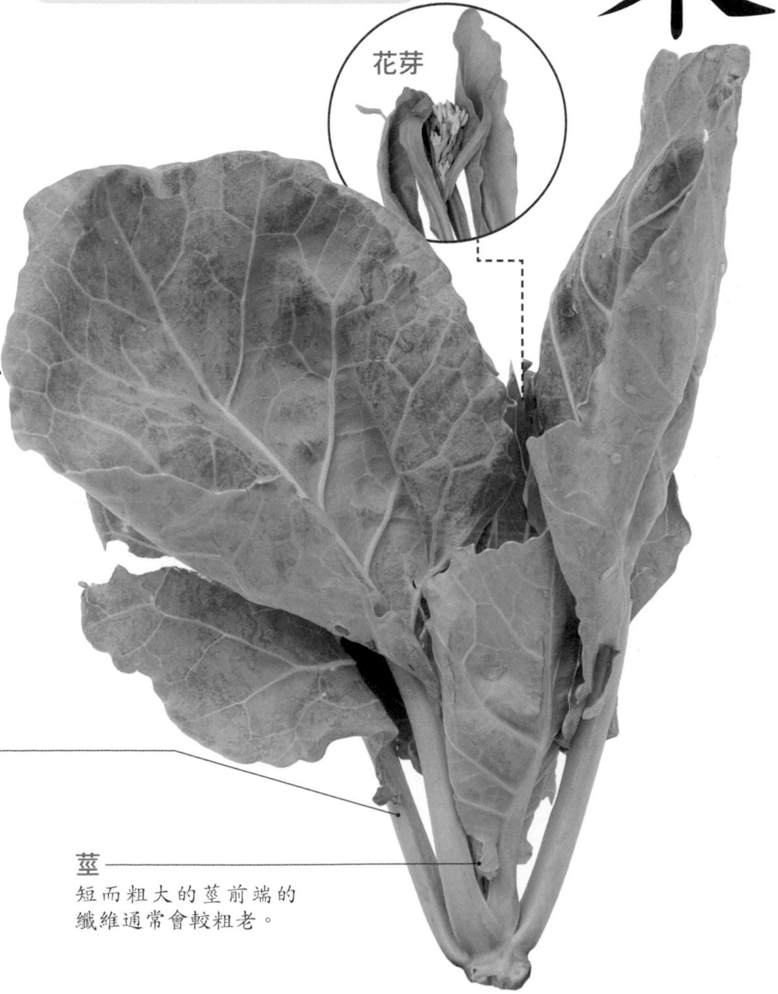
花芽
葉片
肥厚的綠葉帶有一層粉質的光澤。
葉柄
葉柄與莖部具有相同質感，其葉柄較一般蔬菜來得粗硬些。
莖
短而粗大的莖前端的纖維通常會較粗老。

過由於氣候與土壤的適合，栽培相當容易，因此各地都喜歡栽種，是相當普遍的一種蔬菜。芥藍菜的特色是葉片厚實，表面光滑帶有粉質，因此連水都沾不住，無論怎麼清洗都是粉白色的。

黑葉芥藍最常見

目前國內所栽培的芥藍大約有三種，即最常見的黑葉芥藍、黃金芥藍、白花芥藍。市面上最常見的是黑葉芥藍，其特徵為體型較小，葉片灰綠、粉質明顯、比較耐熱，以採收嫩枝為主，一年四季皆有栽培上市。黃金芥藍葉片為綠色，或稍帶綠黃色，體型較大且不耐熱，因此只在冬春之際才有。白花芥藍是三種裡面最大型的，葉片可長達二十公分以上，主要以採收帶有花苔的嫩枝為主，故又稱芥藍菜花，花朵為白色因而也有白花芥藍的稱呼。

稍帶苦味

芥藍菜有清血及促進皮膚新陳代謝，防止色素沉澱，補充皮膚養分等作用。芥藍雖然稍帶苦味，但是能刺激食慾，粗纖維則能幫助消化，防止便秘。此外芥藍還有保護眼睛，預防癌症等功效，是任何體質都能放心食用的蔬菜。

米酒去苦味

芥藍梗子較硬，先汆燙再炒食比較容易煮熟，而且可去除殘留農藥。如果不喜歡芥藍的苦味，只要加一點蠔油及少許米酒即可令其更加美味。

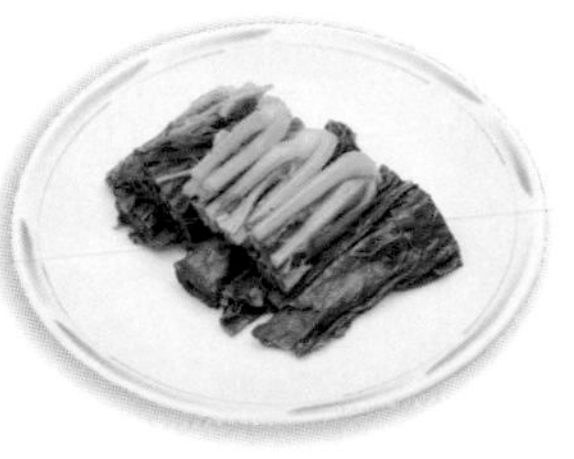

新手入廚房

保存

芥藍菜的葉子雖然肥厚壯碩，但其實並不是耐儲存的蔬菜，尤其是泡過水的，葉片很容易黃化。必須保存時要先去除綑綁的橡皮筋，讓菜葉鬆開保持通氣良好，再用乾淨的袋子或牛皮紙包起來放冰箱，2～3天食用完畢以免葉子變黃失去新鮮。

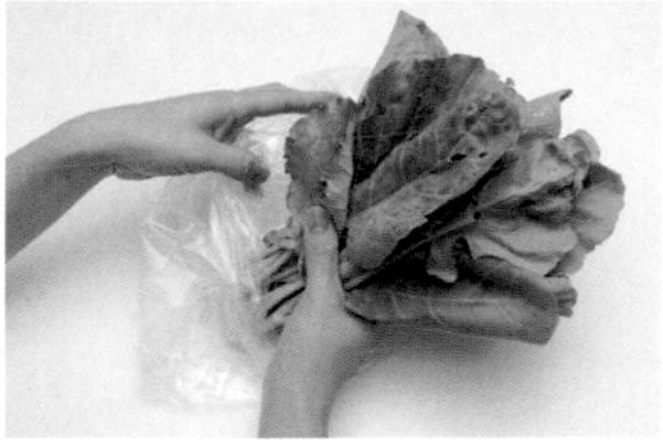

處理

在流動的清水中，將葉片逐葉清洗約2～3次後，浸泡20～30分鐘。莖的部份纖維較多，可將前端的外皮削除，或將老化的部份用手折掉。再依料理需要來切成適當大小，芥藍菜適合大火炒食或汆燙。

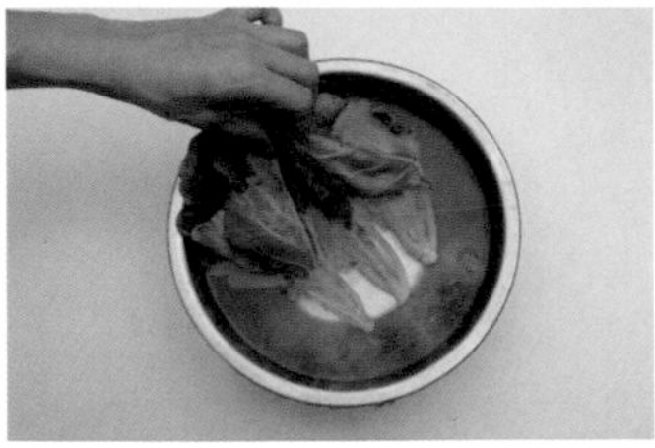

汆燙之後迅速冷卻可保色澤翠綠。

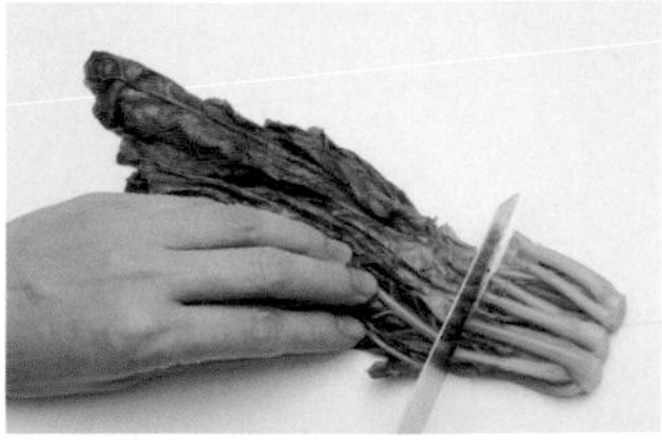

再將水份捏乾切段盛盤。

皇宮菜

別名：胭脂菜、落葵 *ceylon spinach*

Data

性味：味甘、性寒

成份：胡蘿蔔素、鈣、鐵、磷、纖維質、蛋白質、維他命A、B1、B2、C

主要產地：全省各地皆有零星栽培

盛產季節：全年

具有黏液，口感滑溜

皇宮菜原產於我國。本名叫蔠葵，耐熱、耐濕對環境適應性強。由於繁殖容易，其莖柔軟又具有纏繞的特性，經常攀附在圍牆上，爾後有些人家與寺廟，乾脆以落葵為圍籬，又可摘採嫩葉做為蔬菜

挑選新鮮貨 青

市面上皇宮菜的販賣方式有兩種，一種是採取頂端約20公分左右的嫩芽，選購時以嫩芽的頂尖嫩綠，沒有水傷或枯萎，葉片鮮綠，靠基部的一端切口新鮮。另一種是只採收葉片來販賣，選購時只要葉片鮮綠完整，不發黃、不乾癟即可。

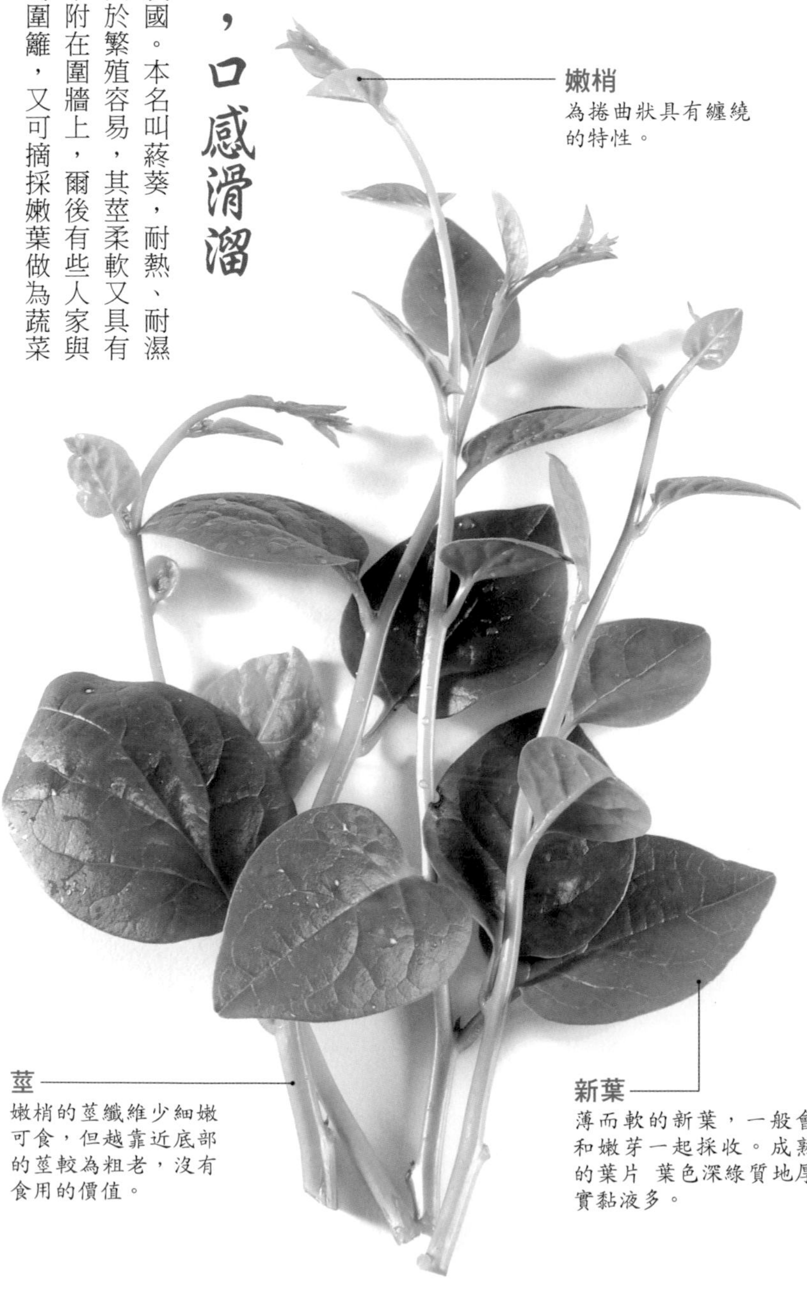

嫩梢
為捲曲狀具有纏繞的特性。

新葉
薄而軟的新葉，一般會和嫩芽一起採收。成熟的葉片 葉色深綠質地厚實黏液多。

莖
嫩梢的莖纖維少細嫩可食，但越靠近底部的莖較為粗老，沒有食用的價值。

食用。西晉時期有一皇帝尊崇道教，貶抑佛教，禁止百姓供養廟宇，寺廟供養來源缺乏，因而常以其葉片佐餐。據傳某日欽差大臣臨寺巡視，和尚沒有辦法，只好採摘一些落葵嫩芽，供欽差佐餐，欽差竟因食用時黏滑的口感，誤以為廟宇使用豬油炒菜，方丈只得編故事，說這菜原是準備供皇帝食用的「御菜」，後而有人依據這個傳述，將之定名為皇宮菜。

以薑與麻油佐料

皇宮菜富含鈣質，常吃可改善骨質疏鬆症，尤其是停經之後的婦女，容易發生鈣質不足的現象，多吃皇宮菜可有效改善。此外，便秘時連續數日吃皇宮菜也可改善。但是，脾胃虛弱或下痢時就要少吃，或多用薑和麻油來調味。而皇宮菜蔓爬在原野荒地，村落，住家附近時而可見，幾乎成了野菜，因而也有人專採來供山產料理店使用。

皇宮菜於秋冬之際開花結籽，成熟後的漿果富含紫紅色汁液，是天然的食物著色劑，據說古時候的女人將它的種子蒸後曬乾，再拌白蜜敷面，成為天然的面膜。

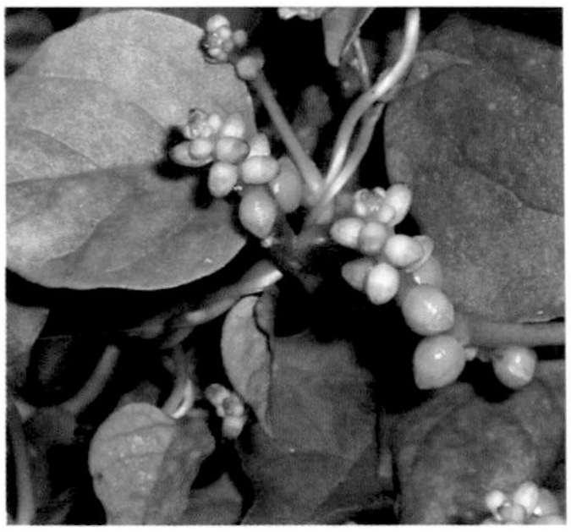

加入大蒜爆香

使用多一點的大蒜爆香，可壓掉皇宮菜帶有的特殊味道。除了炒食，具有黏液的皇宮菜用來煮肉絲湯也非常的可口。

新手入廚房

保存

帶莖的嫩梢，可使用乾淨的塑膠袋或紙袋包好，放冰箱保存。並於3～5天內食用，以免纖維因保存過久而繼續老化。未經水洗的成熟的葉片，用紙袋包好，可在冰箱保存約5～7天。

處理

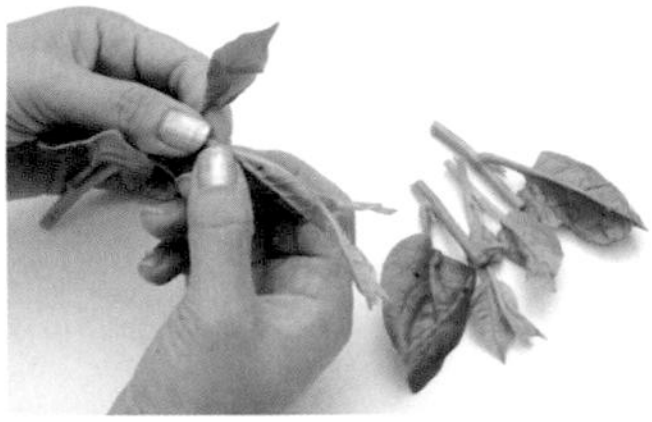

清洗完畢後，用手折成適當長短，再行料理。

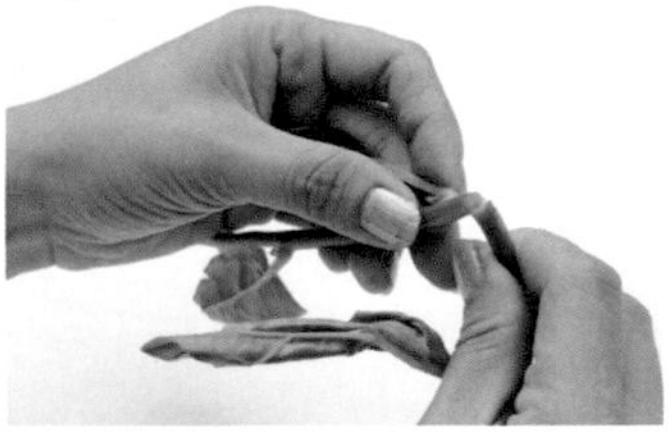

專業栽培的皇宮菜，多以採收新芽為主，幼嫩的新芽用手可輕易折斷。

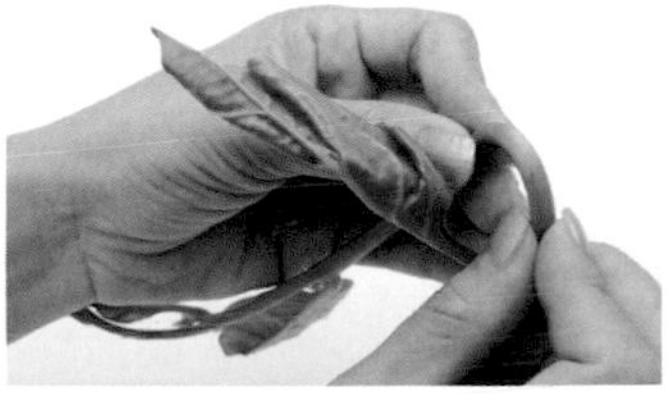

靠近切口的部份如無法用手輕易折下，即表示纖維較多，要將其去除。

韭菜

別名：久菜、起陽草

garlic chives

Data

性味：味甘辛、性溫

成份：蛋白質、醣類、維生素A、B、C、鐵、鈣、磷、鉀、膳食纖維

主要產地：中部地區及花蓮

盛產季節：全年

預防腸道癌

韭菜含有揮發性油和含硫化合物，有增進食慾和增強消化功能。韭菜中富含膳食纖維，有助於胃腸道的正常蠕動，利於消化和通便，減少有害物質對腸道黏膜的刺激損傷，可預防便秘和腸道癌的發生，對降低血中膽固醇也有

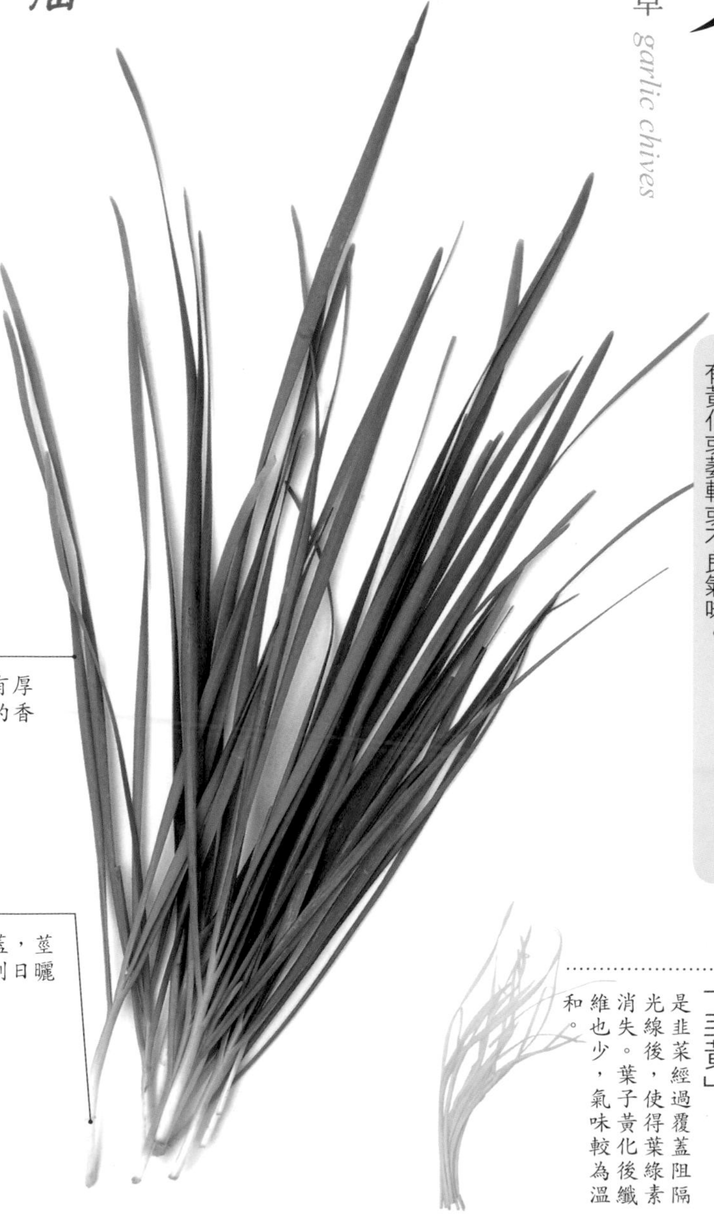

葉

狹長的葉子略有厚度，具有濃烈的香氣。

莖

生長時覆土加蓋，莖的部份沒有受到日曬因此為白色。

挑選新鮮貨（青）

選擇韭菜時以白色的莖部潔白飽滿有光澤，綠色的葉子色澤深綠，葉片直挺完整不碎爛，沒有黃化或萎軟或不良氣味。

品種

「韭黃」

是韭菜經過覆蓋阻隔光線後，使得葉綠素消失。葉子黃化後纖維也少，氣味較為溫和。

一定作用。韭菜含鉀豐富，故常吃韭菜亦可幫助體內鉀鈉平衡，對高血壓、心臟病人有利。在藥用上有去瘀生新，消腫散瘀之效，除內服外亦可外敷，如跌打瘀傷皮膚呈瘀黑，民間偏方會使用新鮮韭菜搗爛，敷在患部，一日換三次，並多食用韭菜，具有「裏應外合」之效。

生長區廣

韭菜在我國已有三千多年的栽培歷史。根據園藝學家的考證，韭菜發源地就在我國的河西走廊一帶。韭菜原生長於寒冷地帶，但卻很耐暑，北自冰寒的庫頁島，南至熱帶的越南，均能見到它的蹤跡，且為各地居民普遍食用。由於古時後的韭菜比現代的韭菜，有一個更像洋蔥的鱗莖，因此也有人推測中國的韭菜，和西方的韭菜是兩個不同的品種。

氣味濃厚

一般供食用莖葉的叫葉韭菜，吃花蕾花莖的叫韭菜花，如果種植的過程中將韭菜覆蓋讓莖葉變黃，稱韭黃。韭菜是過年時的應景菜色，大年夜吃韭菜，取諧音有長「久」的意思。目前東亞地區以我國栽培最盛，品種也最多，主要品種有大葉種和小葉種。大葉種葉片寬厚，淺綠色，質地柔嫩，香味稍淡，市場上主要為大葉的品種。小葉種又稱台灣韭菜，葉片細小，葉色深綠，纖維較多，但香味較濃厚。

新手入廚房

保存

韭菜的葉片一旦潮濕便不耐儲存，因此買回來的韭菜表面如果有水份，就要先攤開來讓水份乾燥，再用乾淨的牛皮紙包起來冷藏，約可保存3～5天。

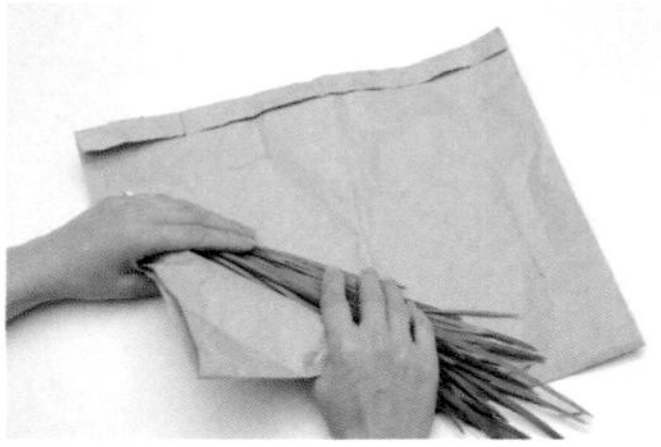

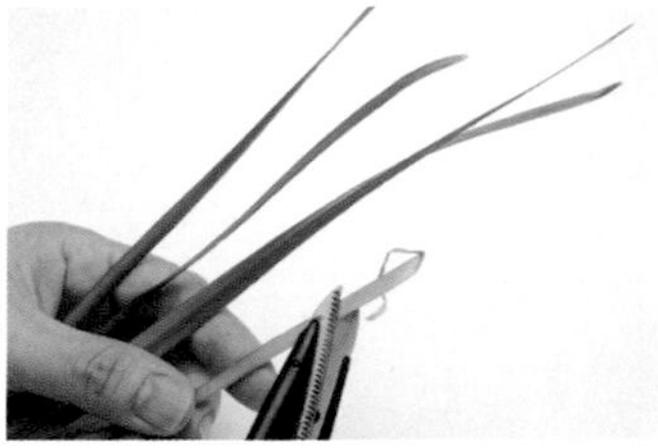

尾端黃掉的部份剪除，先去除不要的部份後再清洗。

葉片直挺才新鮮

拿在手中，菜葉已鬆垮下垂者，代表新鮮度較差。

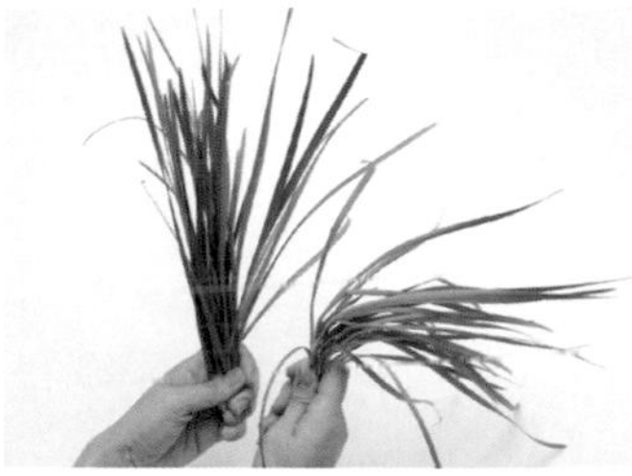

甘藍菜

別名：高麗菜、包心菜 *cabbage*

Data

性味：味甘、性平

成份：蛋白質、膳食纖維、醣類、酵素、有機酸、維生素B群、C、U、鈣、磷等

主要產地：嘉南平原、梨山

盛產季節：秋、冬、春

挑選新鮮貨 青

選購外表葉色鮮綠，拿在手上有沉澱感的甘藍菜，略具蓬鬆感的甘藍菜，內部的葉片間距有空隙，因此口感也會較脆嫩。此外表面出現裂痕的甘藍菜，如菜葉色亮麗菜球結實，是完全成熟的，品質佳甜度高。避免購買切口處變黃、變黑，且外層葉片已經萎縮或泛白的。

防骨鬆改善胃潰瘍

甘藍菜在中西式料理中用途極廣，由於其熱量低，食用時容易具有飽足感，因此也是名列當今減肥聖品之一。同時還能抑制亞硝酸胺在人體內合成，具有抗癌作用，同時還能防止動脈硬化和膽結石以及膽固醇升高。一般蔬菜中較

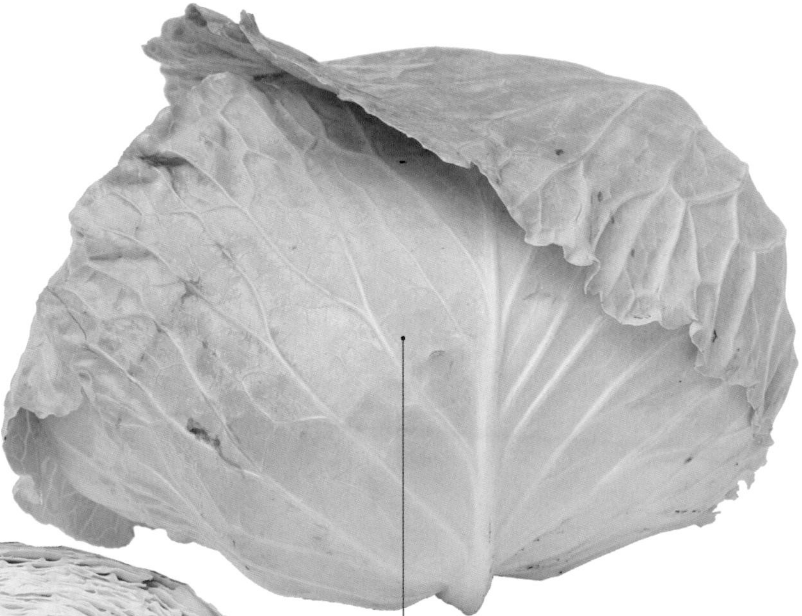

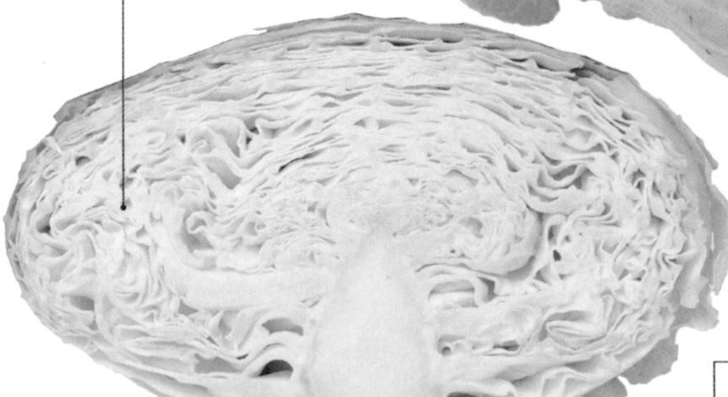

內葉
黃白色的內葉纖維少，口感細膩。

外葉
外葉因受太陽照射，因此為深綠色，雖然營養豐富，但因有殘留農藥的疑慮，因此多半去除不要 。

莖
短而粗的梗料理前需將其去除，或用來燉湯，而梗的切口處如變黃或變黑都是不新鮮的菜。

為缺乏的蛋白質、脂肪和醣，它都不缺。二百五十克未加工的甘藍菜中，所含維他命C量就可滿足，一個成年人一天的需求。而維他命U，對胃及十二指腸潰瘍早期患者，有止痛及促進癒合的作用。

活化人體激素

甘藍菜中所含人體必需的微量元素也很豐富，鈣、磷、鐵的含量在各類蔬菜中名列前五名。最近的研究發現，甘藍菜中還含有較多的微量元素錳。錳是人體中脢和激素等活性物質的主要成分，可以促進人體物質代謝。兒童體內物質代謝特別旺盛，所以讓孩子多吃些高麗菜，對其發育與成長大有益處。

平價普及的高冷蔬菜

甘藍菜又叫「高麗菜」，原產地在歐洲，是目前全世界普遍的蔬菜之一，約在十四世紀時傳入中國，台灣則在荷蘭人佔據時才引進栽培。甘藍菜喜歡生長在較為涼爽的氣候，約15℃至20℃之間，冬季上市的高麗菜質地脆甜，不僅味美可口，營養價值亦很高。國內栽培的甘藍菜主要的品種為「初秋」，其特徵為菜球多半為扁形，或於靠近根頭這端扁平，品質爽脆可口。缺點是不耐熱，因此只能在秋冬之際於平地種植，夏季則在梨山等高冷地區栽培，價格也比平地甘藍菜貴得多。

保存

冬天時連綠色的外葉一起，用乾淨的紙箱或紙袋裝好，可以室溫保存7至21天，切開後的甘藍菜為免脫水，要用乾淨的塑膠袋包好。夏秋季節的甘藍菜，需用保鮮膜或乾淨的塑膠袋包好再冷藏。

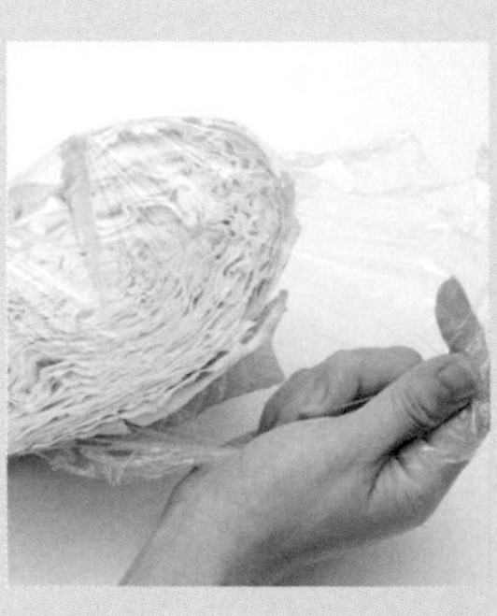

榨汁飲用止胃痛

將新鮮甘藍菜榨汁飲用，每次250cc，稍微加溫後，加入適量麥芽糖，攪拌溶解，飯前飲用，一日二次，對胃及十二指腸潰瘍早期患者，有止痛及促進癒合的作用。

品種

「頂尖甘藍菜」

外觀為圓錐形，主要栽培在高冷地區，平地較少見。

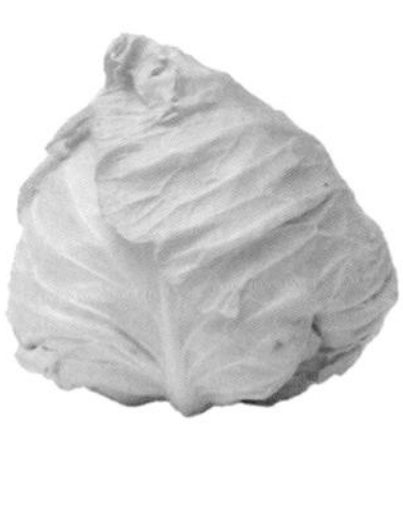

「甘藍菜芽」

主要為甘藍菜採收後，再次萌發的新芽。

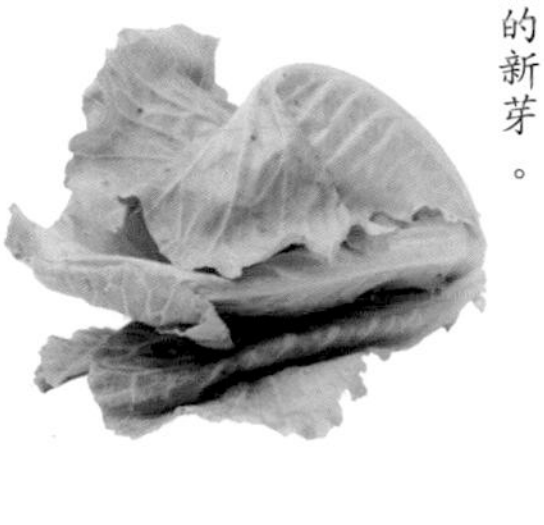

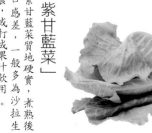

「紫甘藍菜」

紫甘藍菜質地硬實，煮熟後口感差，一般多為沙拉生食，或打成果汁飲用。

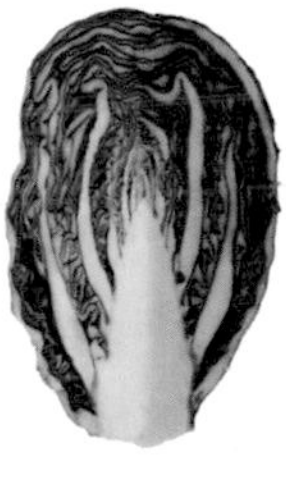

青江菜

別名：青梗白菜、湯匙菜 *pak choi*

Data

性味：味甘、性平

成份：蛋白質、維生素A、B、C、鐵、鈣、磷、膳食纖維

主要產地：嘉義、彰化、雲林

盛產季節：全年、盛產期9～12月

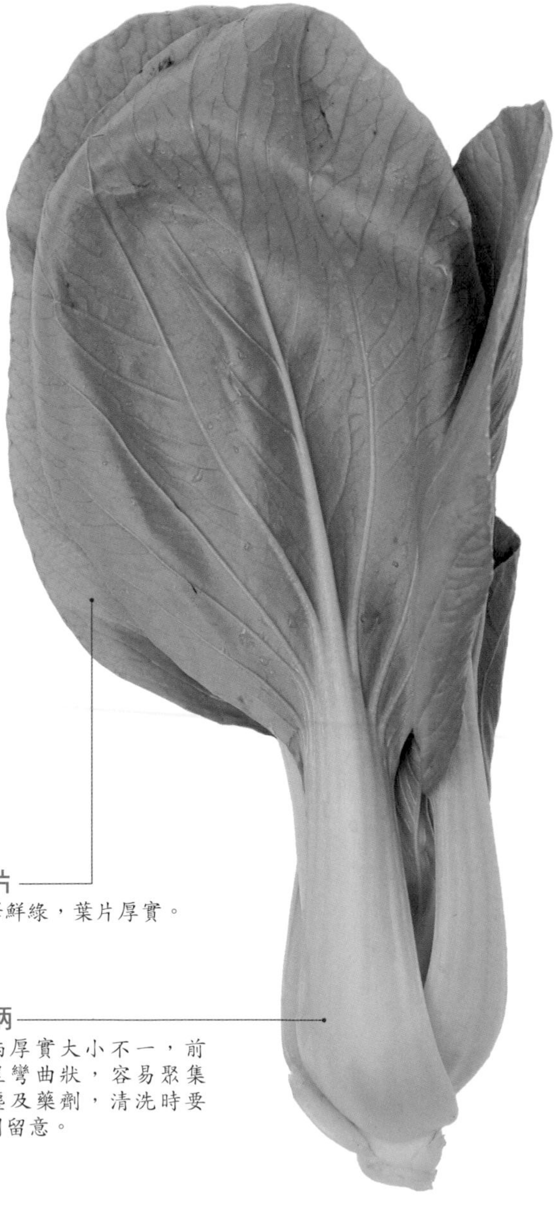

葉片
色澤鮮綠，葉片厚實。

葉柄
葉柄厚實大小不一，前端呈彎曲狀，容易聚集灰塵及藥劑，清洗時要特別留意。

挑選新鮮貨 青

選擇葉片挺拔完整不破碎，色澤鮮綠有光澤，沒有枯萎或黃葉，購買袋裝蔬菜要注意，有無水傷或腐爛的情形。

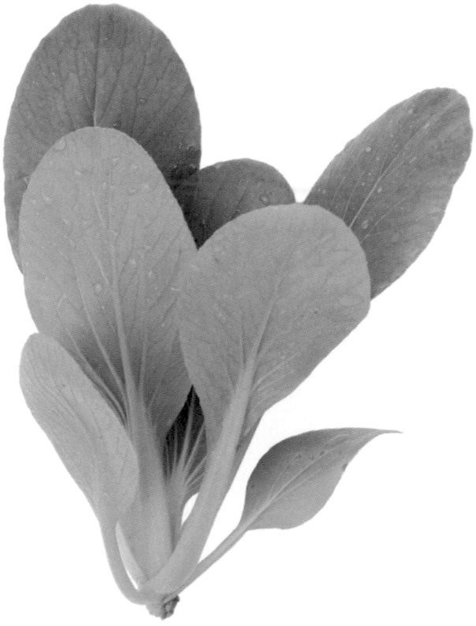

當地農家所生產的青江菜，體型普遍較小，葉柄的部份不如南部專業栽培的肥大，但新鮮度最佳。

消除胃酸過多

青江菜富含維他命C、鈣質與葉酸，有助於牙齒與骨骼的健康，並維持血管與肌肉的功能正常。維生素A能保護眼睛，豐富的纖維質，對於高血壓、動脈硬化、便秘也有預防的效果。此外，常食用青江菜還能使肌膚保持彈性。烹調青江菜以汆燙或做湯最能突顯其美味，食後有助消化、利腸胃、增加抵抗力、消除胃酸過多等功效。

葉柄彎曲似湯匙

青江菜其實也是屬於小白菜家族的成員，因葉柄又厚又寬，形狀彎曲類似湯匙，因而閩南語習慣稱為「湯匙菜」，此外青江菜葉片色澤濃綠，葉柄為淺綠色或白色，所以又稱為「青梗白菜」。

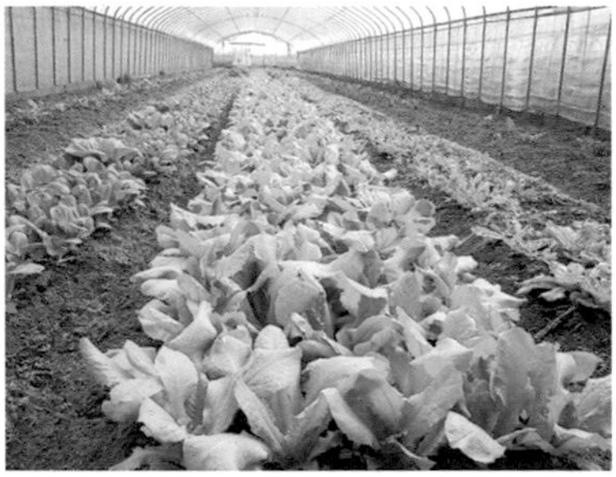

青江菜由於葉柄特別肥厚，故炒食時火候拿捏不易，常常是葉片熟了，而肥厚的葉柄還半生不熟；等葉柄熟了，而葉片已經因烹調過久而變色，因此在用途上，反而不如小白菜來得受歡迎。最常見的做法是，剖半後用滾水燙熟迅速冷卻後，作為許多佳餚如蠔油冬菇或紅燒蹄參的墊底菜。鮮綠的青江菜，在白淨的大瓷盤裡圍上一圈，襯托出佳餚的美味，也唯有青江菜厚實爽脆的口感，才能匹配這種濃厚的醬汁。

新手入廚房

尾端劃十字

汆燙青江菜時，可在滾水中加入鹽及少許的油，可使色澤更鮮綠。燙蔬菜時水完全沸騰之後才放入，水再次沸騰就要撈起，不要久煮以免葉片變黃。整株烹煮時，可在基部劃十字，較容易燙熟。

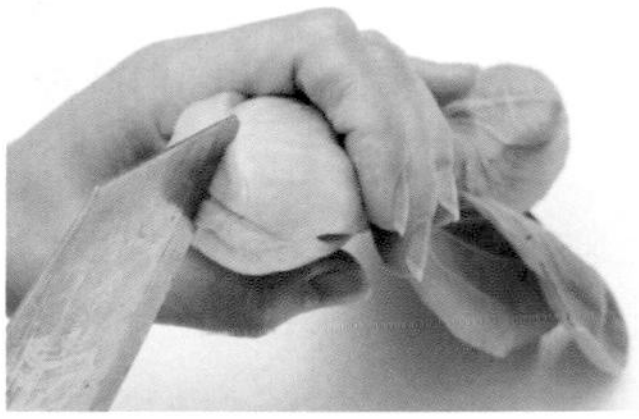

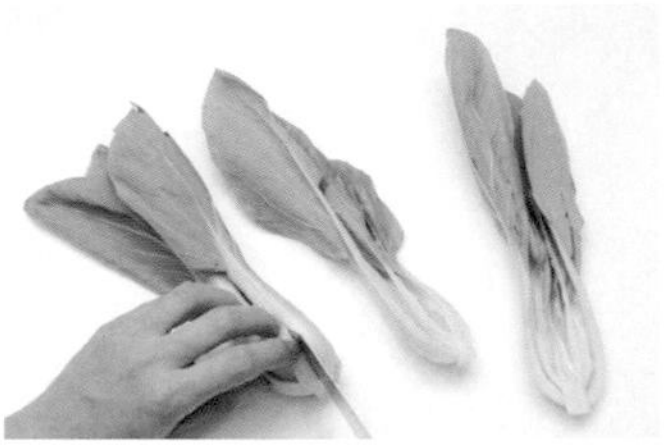

保存

菜販為避免蔬菜在販售的過程中脫水，通常都會在上面灑水，購買這種濕淋淋的蔬菜，一般較不耐放，最好是當天食用。表面乾爽未經水洗的青江菜，可以連同塑膠袋冷藏可保存2～3天。

花素蒸餃

青江菜由於口感厚實，因此可用來做為包水餃的餡料，著名的花素蒸餃，就是使用大量的青江菜。只要將燙過的青江菜水份擠掉剁碎，再加入喜歡的材料，如絞肉、香菇或蝦仁等。

包心白菜

別名：大白菜

chinese heading cabbage

Data

性味：味甘、性寒

成份：蛋白質、醣類、膳食纖維、胡蘿蔔素、維生素B、C、鐵、鈣、鉀等

主要產地：彰化、雲林、嘉義、台南

盛產季節：全年、盛產期11月至翌年5月

挑選新鮮貨 青

選購大白菜時，應注意葉菜、葉片緊實、無斑點，外葉邊緣是否翠綠，葉片是否完整而不枯黃，無水傷或腐爛等現象，才是新鮮的大白菜。

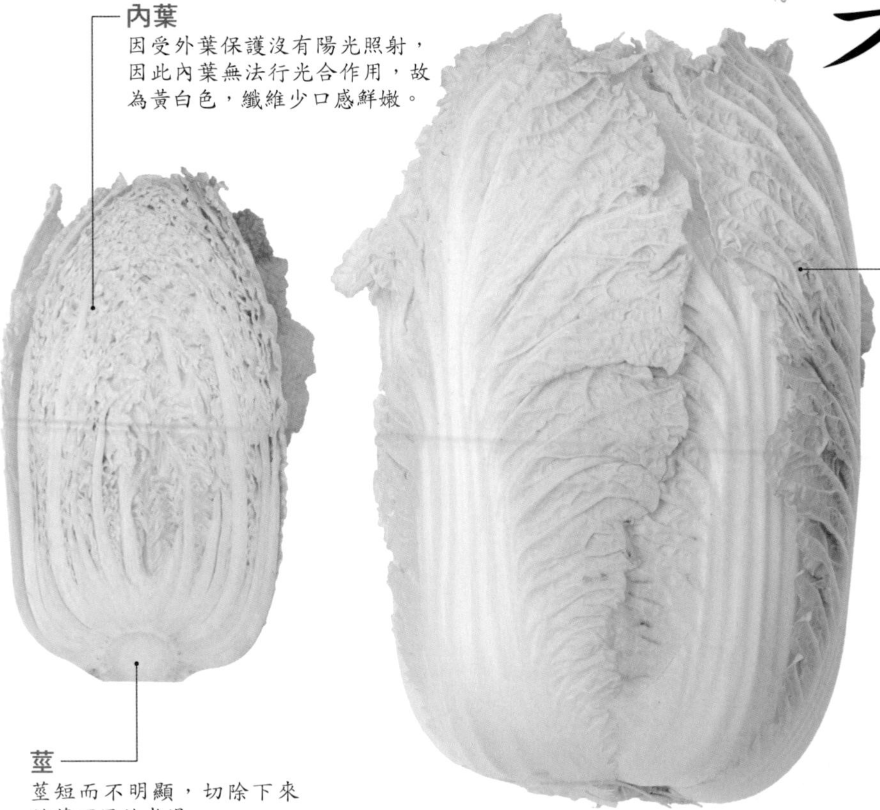

內葉
因受外葉保護沒有陽光照射，因此內葉無法行光合作用，故為黃白色，纖維少口感鮮嫩。

莖
莖短而不明顯，切除下來的莖可用於煮湯。

外葉
受陽光照射的濃綠外葉，其實非常營養，不過因為蟲害或農藥的問題，還是不食用較好。

山東大白菜 又稱煙台白菜，是結球白菜中最大型的品系，最大特徵為側面略呈長方形，頭尾一樣大而平整，型體較其他結球白菜碩大，是醃製酸白菜和泡菜的主要品種。

品種

「圓白菜」

俗稱「厚殼仔」為結球最緊密的品系，多為圓球型，外型較小、結球緊密、葉柄發達，因而葉片看起來較少，主要用來清炒或用來做滷白菜。

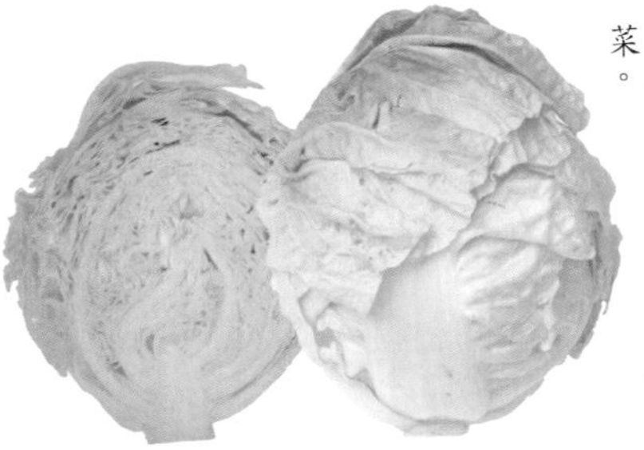

「娃娃菜」

據說娃娃菜是從日本引進的蔬菜。為一種特殊方法栽種的袖珍型白菜，屬新型的十字花科草本植物。比起白菜來，娃娃菜柔細可口，無蟲害、無農藥殘留，是一種新型的清潔蔬菜。

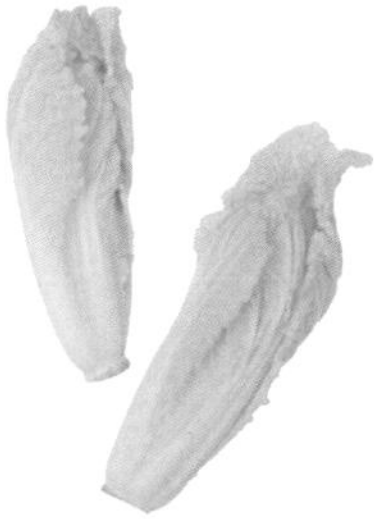

「天津大白菜」

俗稱翠玉白菜，外型長筒狀，就結球白菜品系而言，其葉片口感最為爽脆。

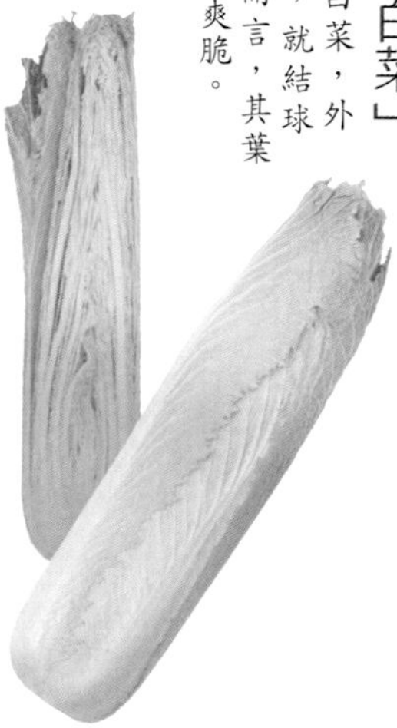

冬季蔬菜王

包心白菜又叫大白菜，性喜冷涼。原產黃河流域一帶，古時並不稱為白菜，而是「菘」，白菜這個名稱其實是後來才有的，日本則一直保留了「菘」這個名稱，小菘菜就是日本的小白菜。大白菜和甘藍菜都是國內秋冬非常重要的蔬菜，栽培面積廣大產量高，其外型與品種也因產地而有所不同。中國、韓國、日本是食用大白菜量最多的國家，除了鮮食之外還將白菜做為各種美味的醃菜。目前國內的白菜主要區分為結球白菜與不結球白菜兩類，結球白菜為包心白菜；半結球白菜為山東白菜；不結球白菜為天津白菜。其中以包心白菜的產量最大也最常見。

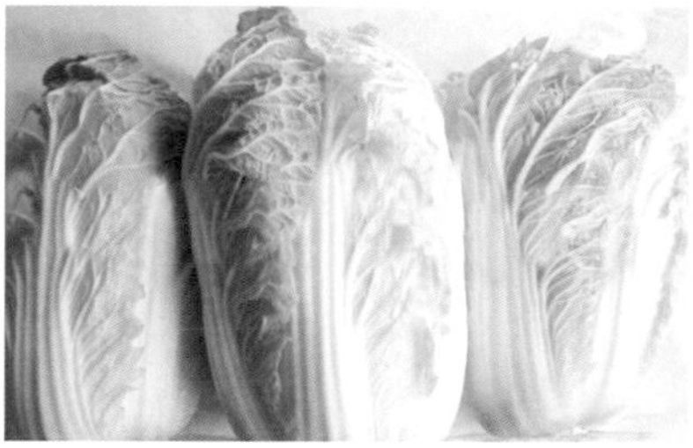

抗癌熱門食材之一

大白菜為美國癌症醫學會推廣的30種抗癌蔬果之一，與花椰菜、甘藍、高麗菜等所含的成分相近。白菜含維他命、胡蘿蔔素、維他命C等成分，可保護心臟、使動脈不易粥樣化，能降低膽固醇、減輕肝臟負擔，亦可幫助傷口癒合。所含礦物質鎂及稀有元素硒、銅、錳、鋅等具抗衰老、穩定末稍神經和血管等作用。維他命B群、A、C和纖維素能促進腸胃蠕動幫助消化使排泄順暢，增加膽固醇代謝，減輕肥胖者之負擔。而對糖尿病患者而言，大白菜熱量低，多吃則可增加飽足感。此外，大白菜含有鈣、磷可使牙齒、骨骼、神經、肌肉及血液等維持正常活力。其中微量的奎寧可化解血液凝固之作用，對心血管功能有所助益。

新鮮的大白菜汁具有解熱、解渴、化痰、利尿、解毒等功能，但易腹瀉者少吃大白菜。老年人如有慢性支氣管問題、乾咳、胃腸不適、大便乾結等現象，可將大白菜燉湯食用，有清肺順痰，暢通大、小便之功效。因此，大白菜所含的營養成分是多樣性的，雖有些含量不高，可與豆腐肉類等食物一起食用，增加營養價值，且纖維較高麗菜細軟，生吃不會太硬，也較好消化。

新手入廚房

處理 清洗與烹調

有機栽種的大白菜，外層的綠葉可以食用，不需去除。其他的大白菜因外葉較易殘留農藥，在清洗前要先行去除，將葉子一一取下後，再以大量清水清洗2～3次，再浸泡20～30分鐘。

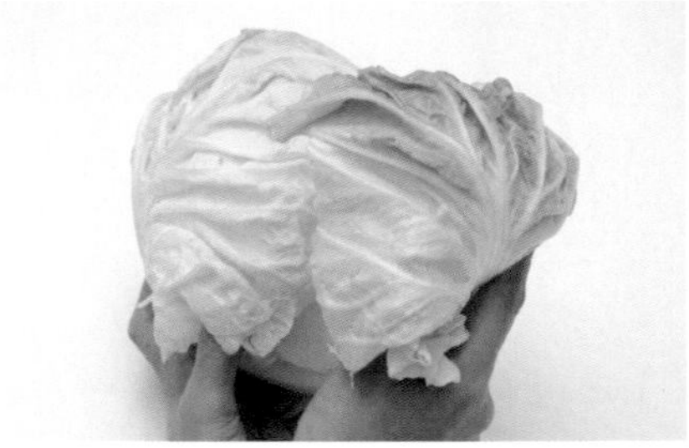

大白菜綠色的外葉容易殘留較多的農藥，因此去除不要。

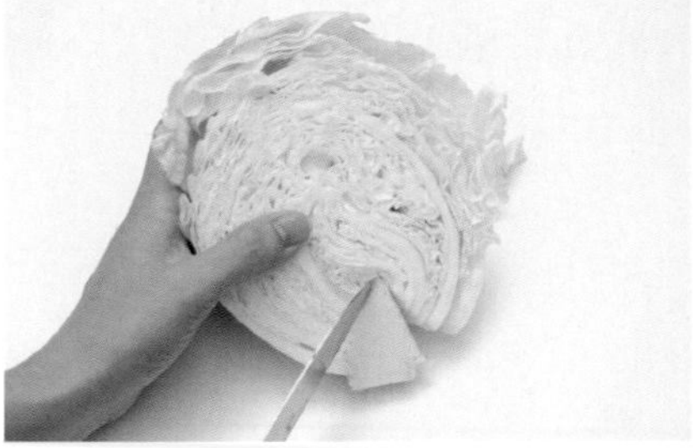

保存前將中間的梗去除，可防止其繼續老化。

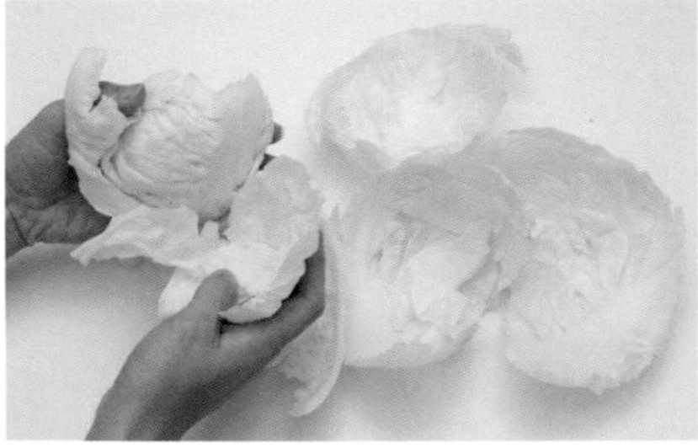

清洗時要逐葉剝下來。

保存

大白菜要連同外層的綠葉一起保存，冬天室溫可保存3至7日，冰箱存放約二周左右，和甘藍菜一樣是很好的備用蔬菜。

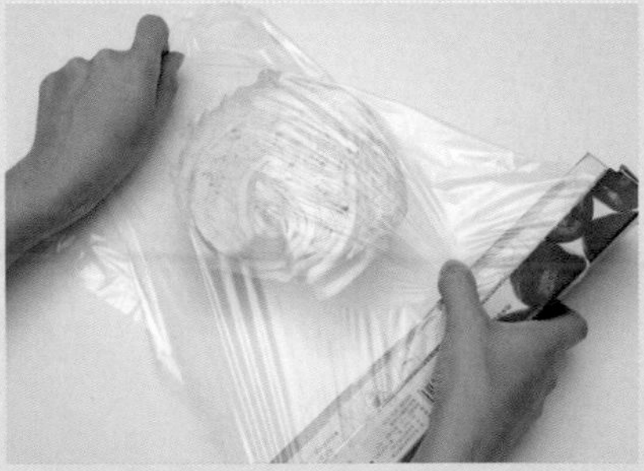

烹調應用

一般做為生食沙拉時只使用肥厚的葉柄，葉子的部份用來炒食，大白菜通常會用蝦米、大蒜或薑等來爆香，敢吃辣時不妨再加一點辣椒，就可中和其寒性。大白菜燉湯食用，有清肺順痰，暢通大、小便之功效。此外可在湯裡酌量加些玉米和胡蘿蔔等，容易腹瀉的人則可以加幾片老薑。

油菜

別名：甜心菜、苔菜 rape

Data

性味：味甘、性溫

成份：蛋白質、醣類、膳食纖維、維生素B、C、鈣、磷、鐵

主要產地：彰化、台中、嘉義、雲林

盛產季節：11～5月

挑選新鮮貨 青

選購時要注意葉片直挺，鮮綠有光澤，沒有萎爛或枯黃等情形。市售油菜多以綑綁或袋裝方式販賣，購買時除了外觀，水傷或黃葉太多都是不新鮮的，要特別注意。

油菜花開遍地香

每年冬季期間，農民會趁著水稻秋割後至春耕前的空檔，在農田撒種油菜籽，因此冬天時，全省各處都可見到油菜花田。台灣的油菜花季約在十二月底至次年二月，一片黃澄澄的花海，放眼望去極為美麗。許多外地的遊客佇足期間，賞花拍照，蝶兒蜜蜂穿梭其中，油菜花田是早春最美的景致。雖然油菜花謝後所結的種子也可榨油，但只有極少的地區會收取種子供榨油，其他多半是翻入土中當綠肥。農民最主要目的，是把油菜當成綠肥植物來使用。當油菜花盛開後，在春耕前，油菜隨著整地犁田而埋入泥中，成為促進稻米生長的養份。

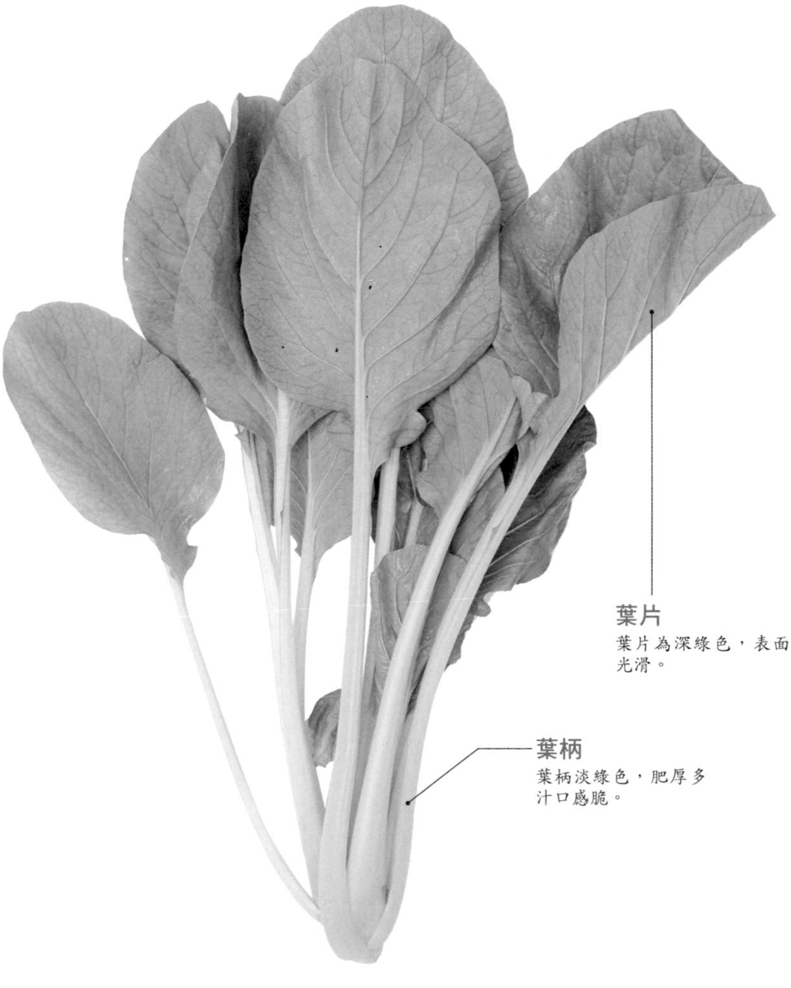
葉片
葉片為深綠色，表面光滑。
葉柄
葉柄淡綠色，肥厚多汁口感脆。

紅鳳菜

別名：紅菜、紫背菜 *gynura*

Data

性味：味甘、性涼

成份：蛋白質、醣類、維生素A、B_2、C、磷、鐵、鈣

主要產地：全省各地皆有零星栽培

盛產季節：全年；盛產期1～6月

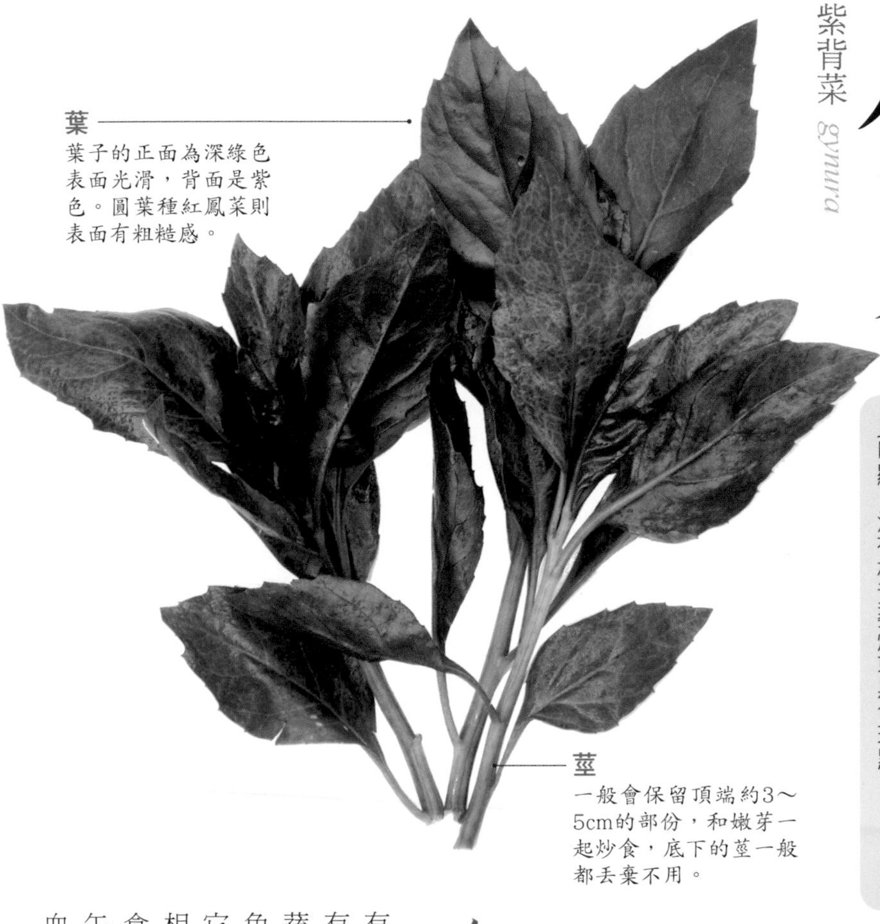

葉

葉子的正面為深綠色表面光滑，背面是紫色。圓葉種紅鳳菜則表面有粗糙感。

莖

一般會保留頂端約3～5cm的部份，和嫩芽一起炒食，底下的莖一般都丟棄不用。

挑選新鮮貨

新鮮的蔬菜，即使整束拿起來直立，也不會有下垂或脫水的感覺。葉片顏色綠色與紫色對比明顯，沒有枯黃萎爛或黑色斑點。

品種

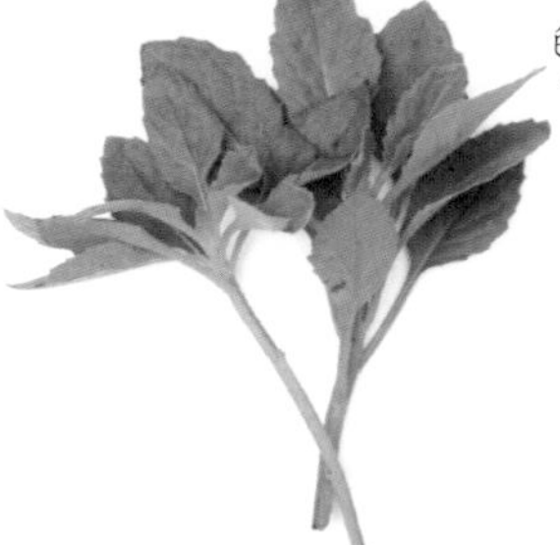

「白鳳菜」

與紅鳳菜為相同的菊科姊妹品種，味道類似，葉青綠色。

紅菜補血

紅鳳菜有人不愛吃，嫌它有特殊味道或汁液紫紅，但卻有許多婦女視為「補血」最佳蔬菜，因其汁液與人體血液顏色相近，老一輩的婦女咸信吃它可彌補月信失去之血液。更相傳晨午可食用，晚間則不宜食用。依據中醫的說法則是中午吃比較好，中午時分正是氣血循環最旺盛的時候，這時候

吃最能達到效果，晚上吃也許只是效果差一點，但也不致於像民間傳說的會敗血。

活血化瘀

紅鳳菜具有清熱涼血、活血、止血等功效，對於解毒消腫、生理痛、外傷出血、痢疾等都可改善。紅鳳菜中高量鐵質，是貧血的人的最佳「自然補血劑」，富含磷、鐵、蛋白質，對發育中的女孩是絕佳的料理。豐富的維生素A原，可防止夜盲症和視力減退、增強免疫力，促進成長。鈣質含量高，有助於維持骨骼和牙齒的健康。此外，紅鳳菜根莖還有止渴、解暑等功能。中醫認為為紅鳳菜有助於改善血液循環、及女性經痛、產後虛弱、產後腹痛、血氣不順等症狀。

汁液紅，花苞臭

紅鳳菜為多年生宿根草本，全株帶肉質，由於葉背紫紅色，煮熟之後汁液呈紫色，因此閩南話又叫「紅菜」。紅鳳菜生長強健耐貧瘠，全省各地都能栽培，即便在離島的澎湖，也可處處可見其蹤跡。在沖繩，紅鳳菜也是當地非常重蔬菜，紅鳳菜日文寫作「金時草」是以同樣的蔬菜，因著名稱的寫法不同，感覺也差很遠，金時草這個名字其實也很貼切。春天時紅鳳菜會開出金黃如粉撲般的小花，遠遠看去非常的美麗，不過遠看就好，不要近聞，這美麗的小花具有明顯的臭襪子氣味，因此紅鳳菜也算是少數開臭花的植物之一。

新手入廚房

麻油紅鳳菜

使用麻油、薑片快炒後，加鹽和鮮味露調味，最能顯出紅鳳菜的美味。

保存

需保存較為多日時，可帶莖一起保存，料理前才去除葉子，比較不會造成脫水。使用乾淨的塑膠袋或紙袋包好，可在冰箱保存約3～5天。

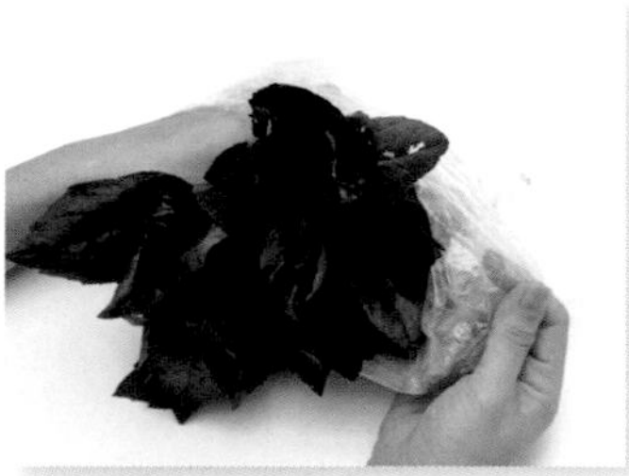

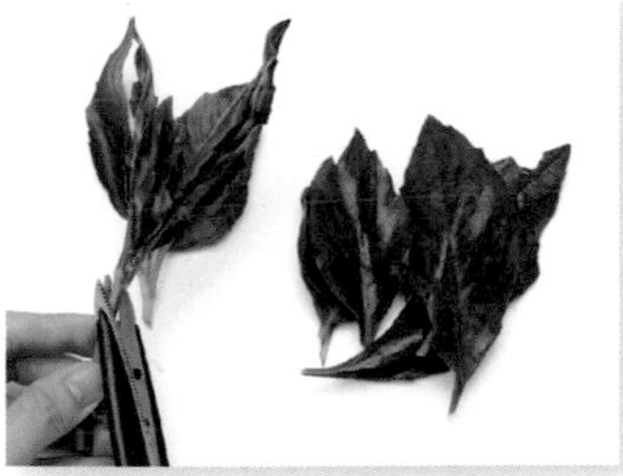

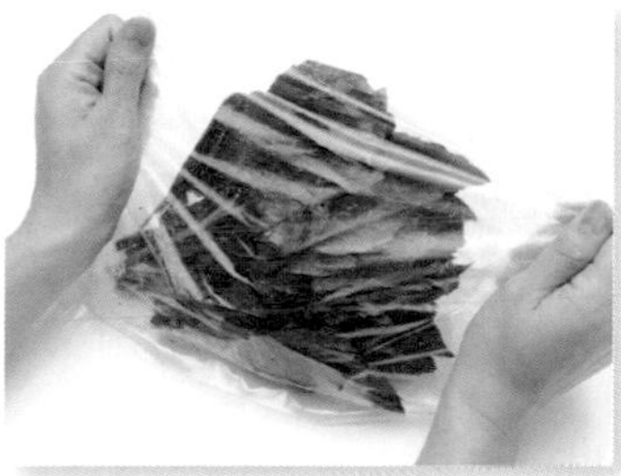

葉菜蔬菜

莧菜

別名：杏菜、莕菜

ganges amaranth

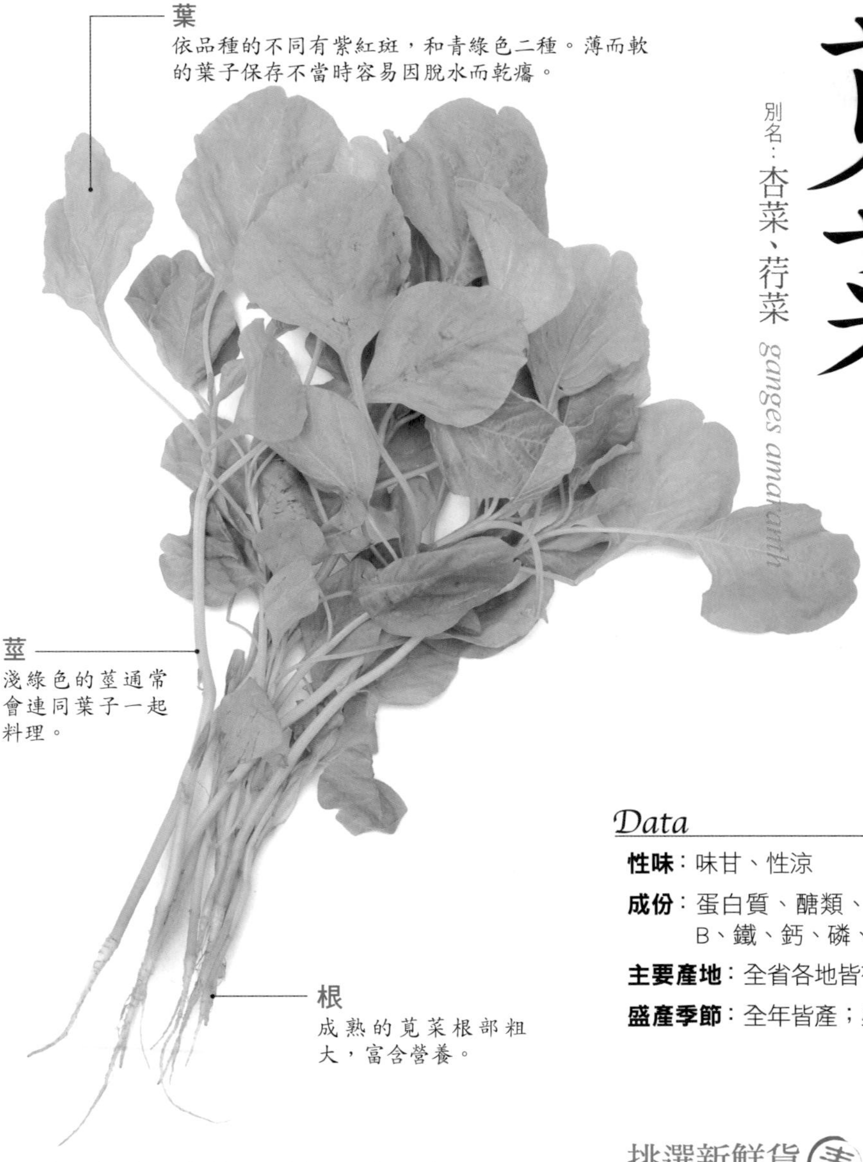

葉
依品種的不同有紫紅斑，和青綠色二種。薄而軟的葉子保存不當時容易因脫水而乾癟。
莖
淺綠色的莖通常會連同葉子一起料理。
根
成熟的莧菜根部粗大，富含營養。

Data

性味：味甘、性涼

成份：蛋白質、醣類、維生素A、C、B、鐵、鈣、磷、鉀、膳食纖維

主要產地：全省各地皆有栽培

盛產季節：全年皆產；盛產期5～10月

挑選新鮮貨

選擇葉片完整不碎爛，葉型大而有光澤，表面或葉背沒有斑點。拿在手上莖葉具有彈性，能直挺向上。紅色品種的莧菜葉色對比明顯，白色品種的以青綠為佳。

葉多質嫩

莧菜主要分佈在熱帶地區，由於生長環境的不同，各地的莧菜品種也多少些差異。在亞熱帶的台灣，莧菜生性強健是極易栽培的蔬菜，主要產季在夏季，全省各地均有栽培。市場上主要為白莧和紅莧兩大類，白莧葉片呈綠色，也有人認為其口感較細嫩。紅莧葉綠中帶有紫紅斑，煮食後湯色稍帶紫紅色。另有野生鳥莧及刺莧二種。更有新品種稱為穀粒莧或老鎗穀，開花後能大

量結籽，以採收種子作食用，在園藝上又可當成觀賞植物栽培，成串而鮮紅的花穗，甚為美觀。

莧菜從歷史資料來看，最早的名稱為「荇」，秦漢以前都是這個說法。後來有人寫為「莕」，也有人寫為「杏」，因此莕菜、荇菜、杏菜在古書裡還偶爾可見到，其實都是同一種菜。直到民國以後，才有「莧」的稱呼，並加以統一，以前的一些名稱就不再使用了。

質樸古早味

早年民生物資相當缺乏，許多家庭的餐食，經常是選用最容易栽培的紅莧菜。以蒜片爆香後煮成一鍋湯，奢侈一點的加上幾條小魚乾，就是全家人的菜餚和湯食了，莧菜對於老一輩人的記憶有如甘藷葉般，是窮人家的食物。近年來在養生風氣的帶動之下，鄉土小吃又蔚為流行，莧菜小魚乾搖身一變竟成了餐廳的佳餚。

高鐵高鈣收成快

莧菜的鐵質含量為菠菜的兩倍，可以促進凝血，增加血紅蛋白含量和帶氧能力，也可以增進造血的功能。其中的纖維素能促進腸道蠕動，防止便祕。此外莧菜的根含有豐富的礦物質，還能外用做為創傷用外敷。中醫則認為莧菜清熱解署、涼血、利濕，可改善食慾不振及口乾舌燥。莧菜屬於涼性食品，體質弱者，或腸胃衰弱，經常性腹瀉者應少食。此外有腎衰竭功能者，應避免食用莧菜等含高鉀的葉菜類。

新手入廚房

處理

將靠近根部的莖約1cm左右切除，再挑去爛葉或黃葉，在流動的清水中清洗約2～3次後，浸泡5～10分鐘後料理，炒食、煮湯或川燙皆宜，炒食湯汁容易泛黑，我最推薦的是煮湯或汆燙。

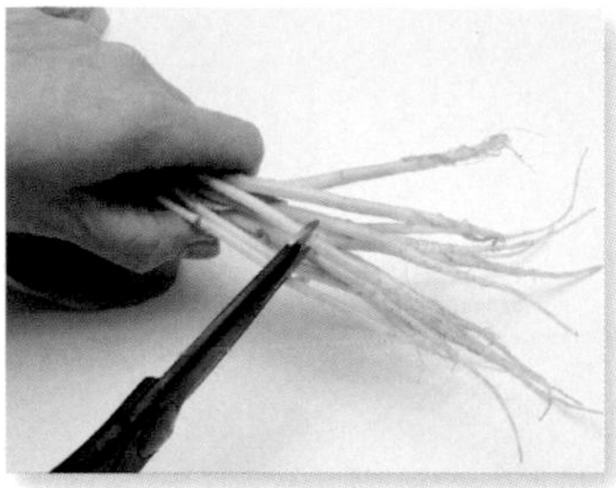

保存

一般來說葉片薄而軟的蔬菜，保存期限都較短，因此購買回家後應優先料理，使用乾淨的牛皮紙，或塑膠袋包起來冷藏，並於1～3天內食用。因此一星期才採購一次時，不妨在採買時，可以搭配較耐儲存的蔬菜或者根莖類。

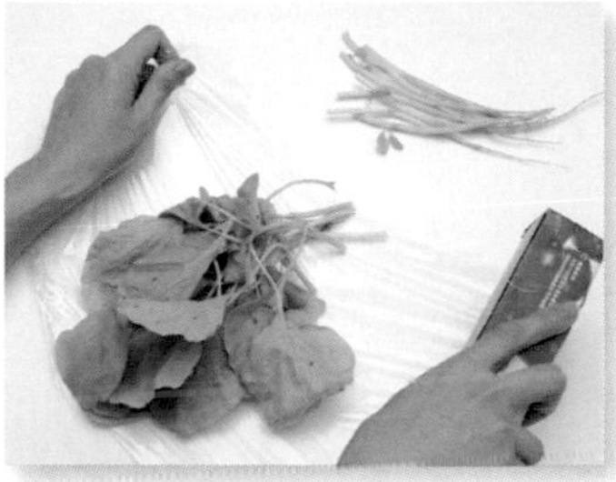

保存前先將黃爛的葉子挑除，再用保鮮膜包好冷藏。

菠菜

別名：菠菱菜 *spinach*

Data

性味：味甘、性涼

成份：蛋白質、醣類、胡蘿蔔素、維生素A、B、C、D、K、鐵、鈣、磷、鉀、鎂、菸鹼酸 葉酸、膳食纖維

主要產地：全省各地皆有栽培

盛產季節：全年皆產；盛產期11～4月

挑選新鮮貨 青

選擇葉片肥厚濃綠有光澤，無水傷或爛葉、黃葉等。根部新鮮飽滿略帶紅色，菠菜的體積不必過大，大小適中即可。

葉
顏色深綠飽含水份，有些品種邊緣呈鋸齒狀，有些則為橢圓。

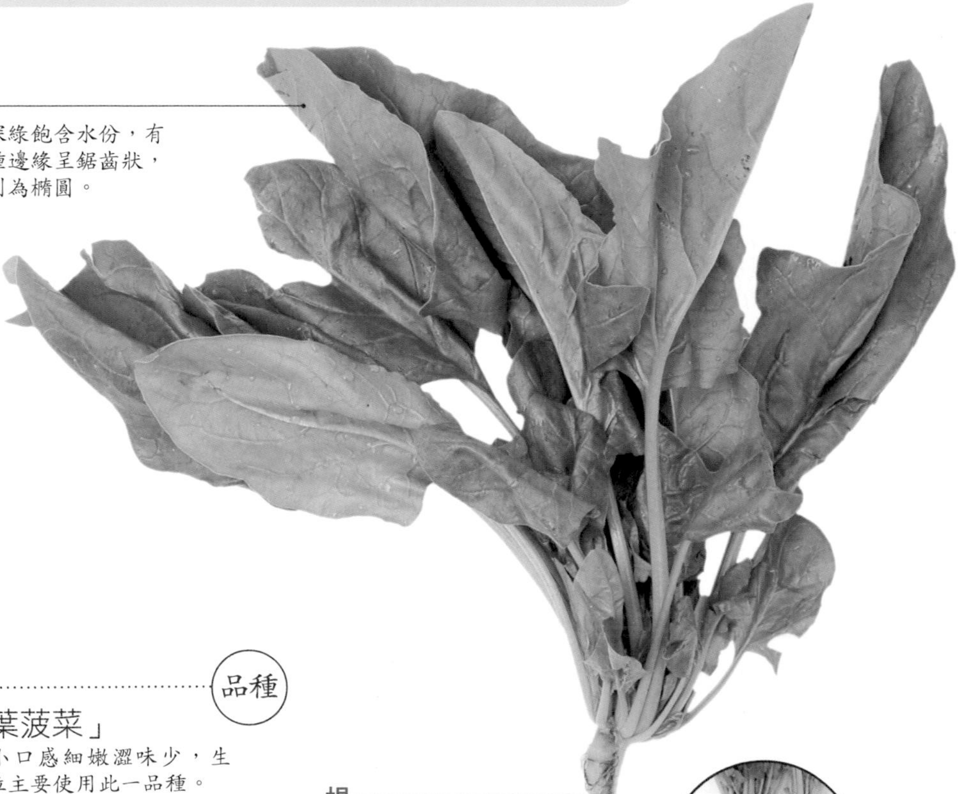

根
呈淡紅色，許多營養物質都在菠菜根中。

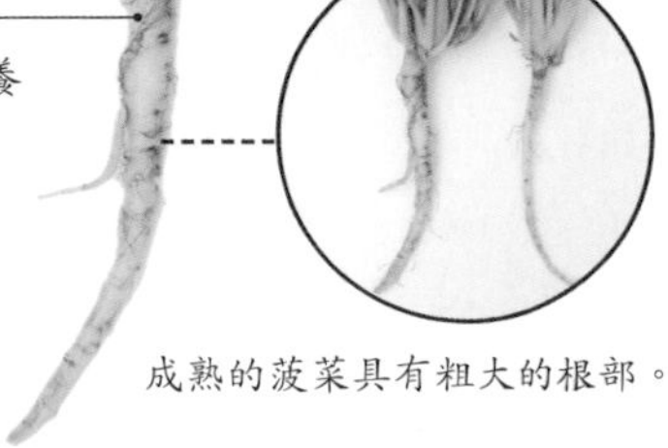

成熟的菠菜具有粗大的根部。

品種

「圓葉菠菜」
體型小口感細嫩澀味少，生菜沙拉主要使用此一品種。

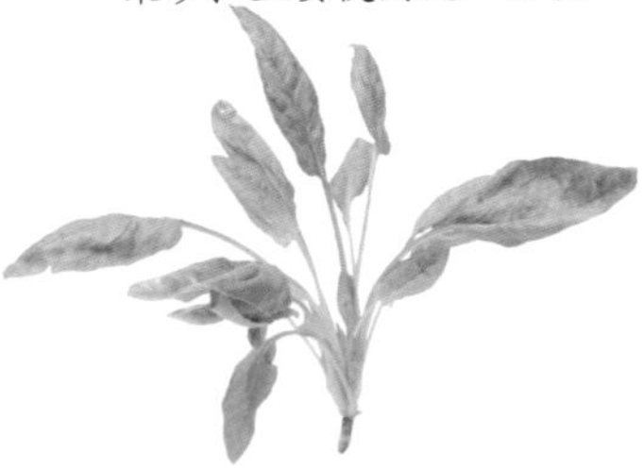

根部營養價值高

菠菜的生長季節一年四季都有，只是栽培緯度不同，夏季在高山栽培，秋冬則移到平地，也因此雖然四季皆有，唯獨價格差異甚大。菠菜莖葉肥嫩，適於作涼拌、炒食、做餡、做湯都非常合適。以往大家都把營養價值很高的根丟掉，而近代的研究則顯示，菠菜的根裡頭含有許多營養物質。其實淡紅色的根質地細嫩，口感非常的鮮美，只是得多花些手續，將粗大的根切得細一些。

禁與含鈣食物搭配

把菠菜放入沸水煮熟，然後撈出切碎，用麻油拌著食用，即能潤腸通便。常吃菠菜豬血湯有益脾胃，而且有補血通便的功效。涼拌菠菜則可治療高血壓和貧血等。另外要注意的是，菠菜含有較多的草酸，容易與鈣結合在一起，所以結石症患者食用時，要特別注意不要過量，並注意所搭配的食物。

昔稱菠薐仔菜

性喜冷涼氣候的菠菜，原產於中亞的高加索地方，為波斯人的主要蔬菜。大約在唐代傳入中國，當時稱為「菠薐草」，以後又改為「菠薐菜」，而今又簡化的只剩下「菠菜」，僅有閩南語仍保留著「菠薐仔菜」的稱呼。在園藝學中，菠菜以種子表面是否有稜線來區分品種，有稜線的稱為角粒種，而沒稜線的就是圓粒種。市場上販售的菠菜因為看不到種子，因此就以葉子的形狀來分別，葉緣有鋸齒狀的就叫角葉種或齒葉種。葉片平整，略呈橢圓的，就是圓葉種。

新手入廚房

保存

葉子柔軟易爛，因此很容易因採收時的清洗，或擠壓等因素造成水傷，縮短保存的期限，所以購買菠菜時盡量以當日食用為主。必須保存時可使用牛皮紙，或乾淨的塑膠袋包起來冷藏，並於1～3天內食用。

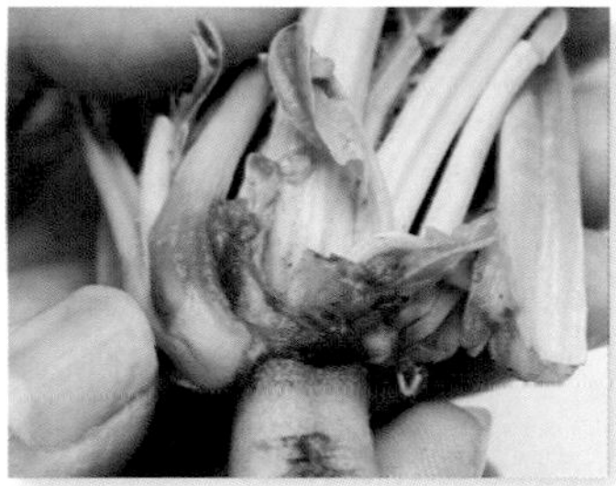

處理

將靠近根部的莖約1cm左右切除，再挑去爛葉或黃葉，在流動的清水中清洗約2～3次後，浸泡5～10分鐘，炒食、煮湯或汆燙皆宜。

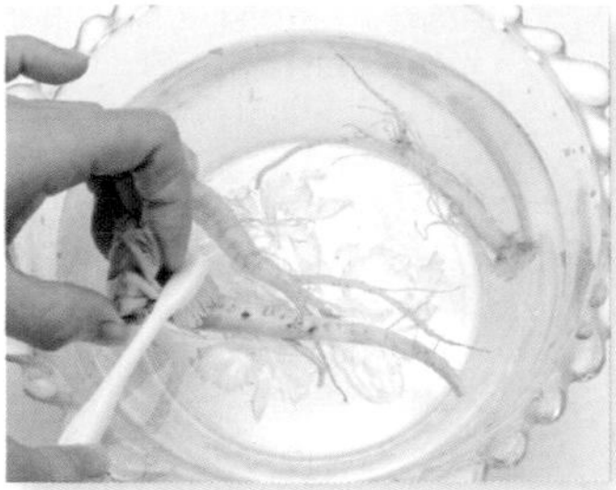

粗壯的根含有營養，雖不適合炒食，但可刷淨後用以燉湯或煮粥等料理。

✣吃菠菜易結石？

菠菜烹煮前應先燙過，將草酸燙出，然後煮食。建議和海帶或水果一起食用，可以將草酸排出，避免結石。

茼蒿

別名：春菊、打某菜 *edible chrysanthemum*

葉片
具有淡淡的香氣，葉片柔軟帶有絲絨般的光澤。

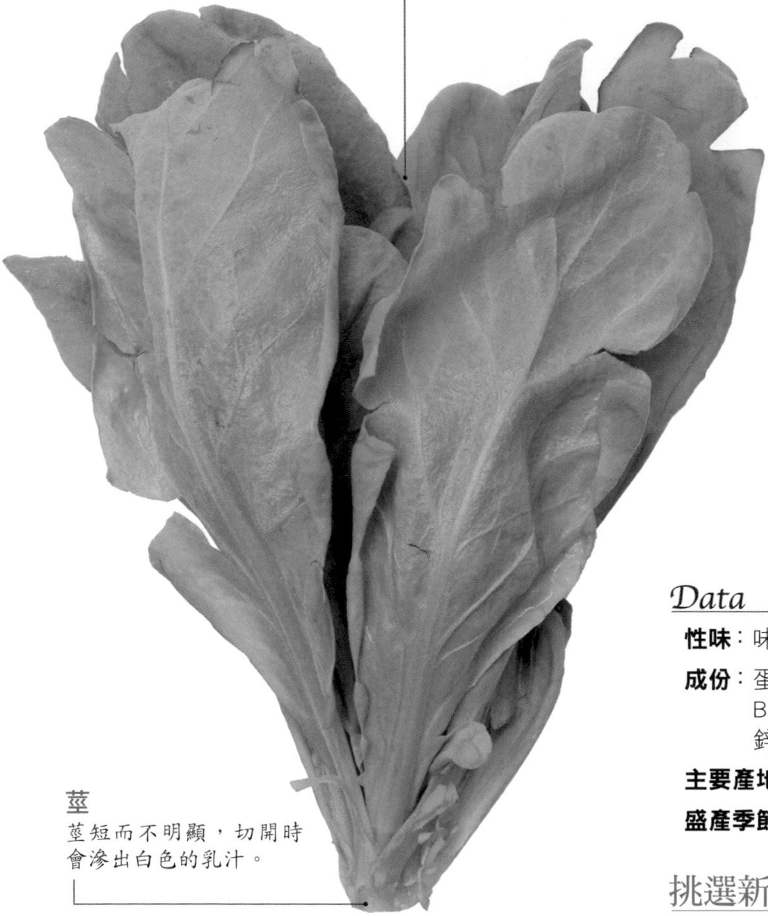

莖
莖短而不明顯，切開時會滲出白色的乳汁。

Data

性味：味甘辛、性平

成份：蛋白質、醣類、維生素A、C、B_1、B_2、鐵、鈣、磷、鉀、鋅、膳食纖維

主要產地：彰化、雲林、嘉義

盛產季節：10～4月

挑選新鮮貨 青

選擇葉片鮮綠完整，沒有爛葉，外觀飽滿挺拔不枯黃。切口處有一點黃是正常的，只要不變黑即可。

品種

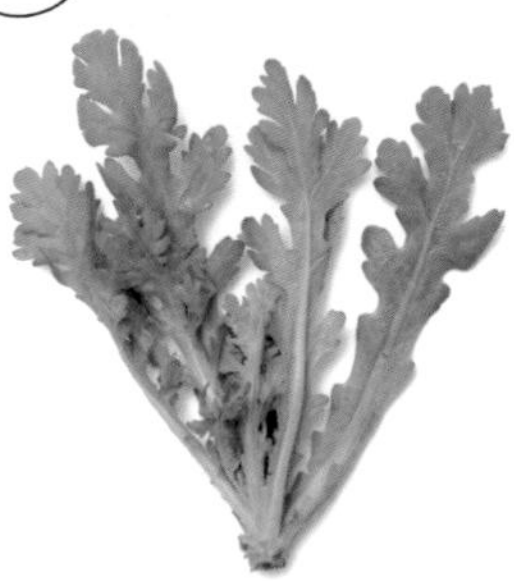

「鋸葉種茼蒿」

又稱日本茼蒿，抗病性佳較具野性。

火鍋常用配菜

茼蒿春天開花，形同菊花，故又稱為「春菊」。茼蒿的祖先原產於地中海岸，原為觀賞菊花的品種，到了我國之後卻成了食用綠葉的蔬菜。我國雖然自古有食用菊花的習慣，不過茼蒿的花倒沒聽過有人吃。在亞洲，茼蒿都做蔬菜栽培，其品種主要為有大葉種和鋸葉種。市場上的茼蒿清一色是大葉種，屬春、秋、冬季蔬菜，在一般的火鍋料、蚵仔煎、鹹湯圓裡很常見。寒冷的冬天裡，全家人圍在煙霧繚繞的火鍋旁，吃上一鍋熱騰騰的火鍋時，更是少不了茼

蒿，吃火鍋時如果沒有茼蒿，總覺得少了些什麼。茼蒿翠綠的葉片，除了可提供豐富的纖維質外，還增加了飽足感。

澎湖茼蒿湯

鋸葉種茼蒿香氣較濃，也有人稱澎湖茼蒿。色澤深且葉子成鋸齒狀，也有人說鋸葉種的茼蒿是由日本引進的，因此也稱為日本茼蒿。澎湖人吃慣了鋸葉種，如旅居在外，常會懷念那種特有的風味。澎湖除了冬天吃火鍋時不能缺少茼蒿這道菜外，餐桌上也常會出現茼蒿這道青菜，而「狗母魚丸茼蒿湯」更是澎湖特有的人間美味！

一般茼蒿最為人所垢病的，就是每年都有農藥殘留過多的新聞，也因此，往昔澎湖茼蒿在台灣本島的市場上很少見，近年來因消費者越來越重視食用蔬菜的安全，因此野性較強的澎湖茼蒿，讓人又多了一種選擇。

易消化幫助蠕動

茼蒿入腸胃易消化，因而患有慢性腸炎或痢疾，可做食療。尤其小兒得麻疹後，大便不暢，可用它煮成濃湯食用，可促進腸胃蠕動，消除積滯。而由寒氣引起的傷風感冒而咳嗽多痰，可摻蔥白、豆腐煮成湯，趁熱食用，不但能增強體力，且有驅寒、祛痰之效。而患有口角炎或口腔炎者，可用鮮茼蒿及芹菜、蘋果，攪成汁食用，據說效果不錯。

新手入廚房

保存

茼蒿不耐儲存，冷藏時用乾淨的牛皮紙或塑膠袋包起來，即使冷藏保存葉子還是會繼續黃化，因此要在1～2天內食用。

處理

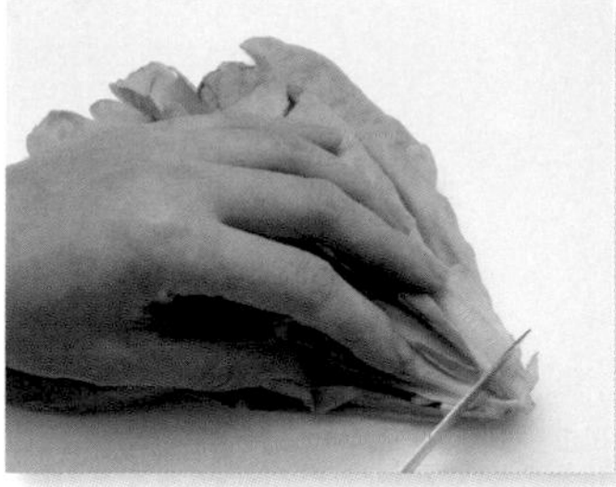

茼蒿的葉片柔軟易破碎，清洗時水流不要太強，先切去基部，將葉子逐一剝下來清洗。

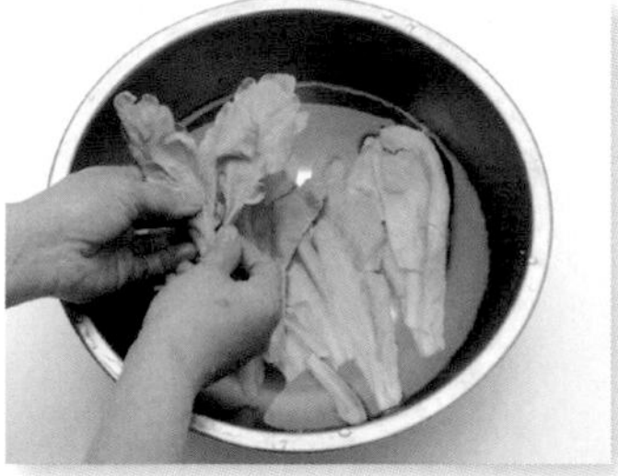

去除黃葉後，將葉一片片分開來清洗，並浸泡20～30分鐘。

茼蒿豆腐湯

頭暈煩熱時，不妨用茼蒿來搭配豆腐煮湯，先將蒜片煎香，放入開水加上豆腐，待煮開後調味，趁熱灑上茼蒿後即熄火，茼蒿的香氣吃了會令人神清氣爽。茼蒿不適合久煮，最好是水滾之後燙一下就立即起鍋，除此之外茼蒿本身的味道，會加強鹽分的感覺，因此煮茼蒿時鹽要少放些。

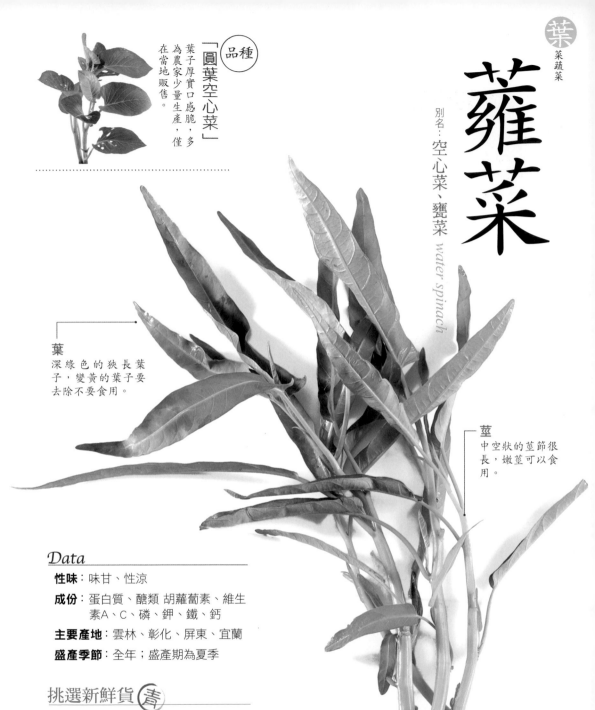

葉 菜蔬菜

蕹菜

別名：空心菜、蕹菜 *water spinach*

品種

「圓葉空心菜」

葉子厚實口感脆，多為農家少量生產，僅在當地販售。

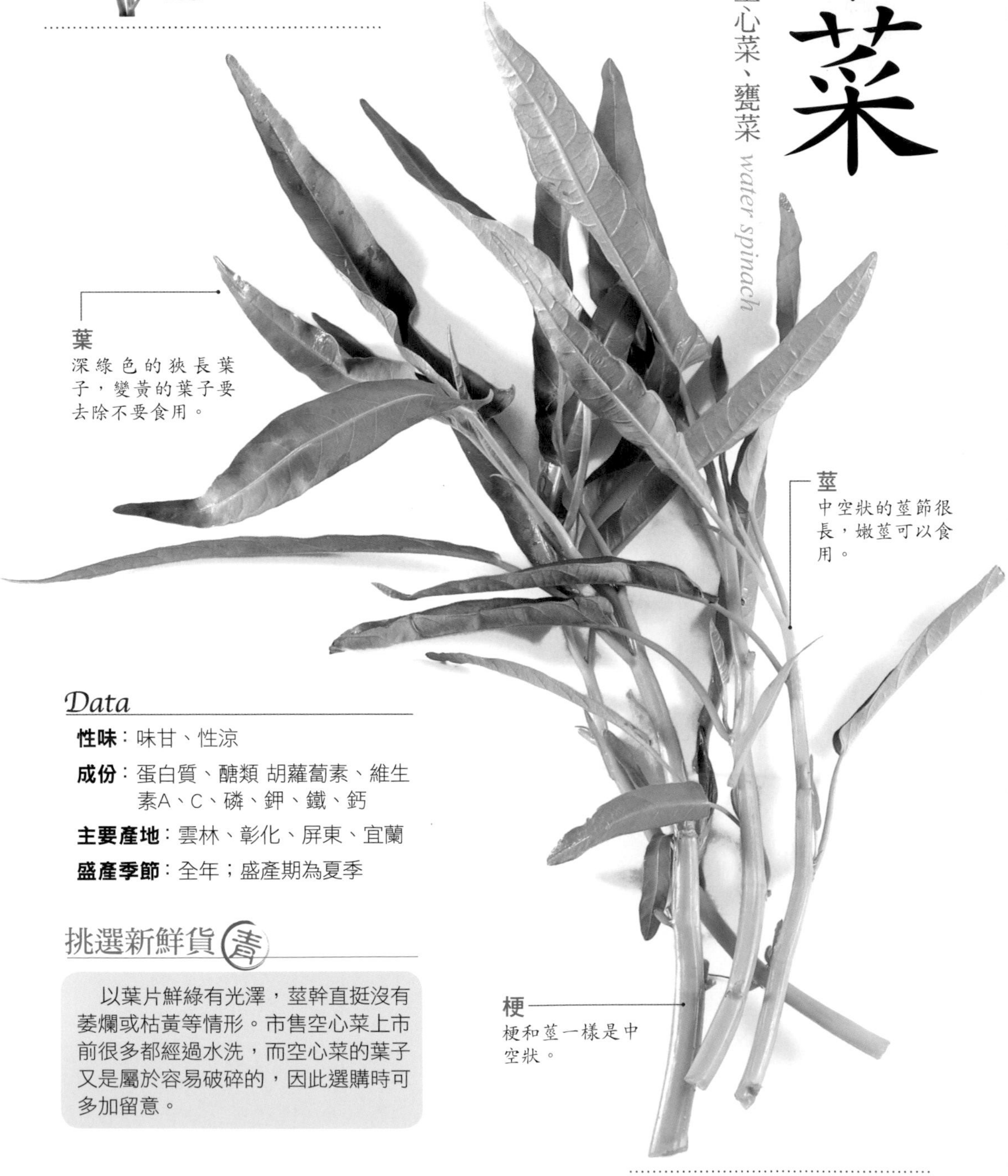

葉
深綠色的狹長葉子，變黃的葉子要去除不要食用。

莖
中空狀的莖節很長，嫩莖可以食用。

梗
梗和莖一樣是中空狀。

Data

性味：味甘、性涼

成份：蛋白質、醣類 胡蘿蔔素、維生素A、C、磷、鉀、鐵、鈣

主要產地：雲林、彰化、屏東、宜蘭

盛產季節：全年；盛產期為夏季

挑選新鮮貨 青

以葉片鮮綠有光澤，莖幹直挺沒有萎爛或枯黃等情形。市售空心菜上市前很多都經過水洗，而空心菜的葉子又是屬於容易破碎的，因此選購時可多加留意。

綠色精靈降低腸道酸度

蕹菜富含人體必需的碳水化合物、脂肪、蛋白質等三大營養素，以及多種礦物質、維生素C、B_2等。以及豐富的粗纖維素，是由纖維素、半纖維素、木質素、膠漿及果膠等組成，具有促進腸蠕動、通便解毒的作用。

空心菜為鹼性食物，食後可降低腸道酸度，預防腸道內的菌群失調。蕹菜中的葉綠素有「綠色精靈」之稱，可潔齒防齲，健美皮膚，堪稱美容佳品。

莖部中空

蕹菜原產於熱帶亞洲，喜歡濕熱溫暖的土地，也可以長在水中，所以又稱為水蕹菜。由於其枝節中空，因而又有空心菜的俗稱，正確的名稱「蕹菜」反而少人使用了。蕹菜口感青脆爽口，是夏日極受歡迎的蔬菜。由於生性強健既耐濕又耐熱，採收時如只切取嫩梢，保留根部，不須多久即可再次萌生新芽，因而可以不斷地收成。不過由於品種改良成功，一年四季都可以採收蕹菜。現多以連根拔起的方式收成，唯栽培於水田的蕹菜才用割取法。

大葉水耕、小葉陸耕

蕹菜一般分為大葉種及小葉種，大葉種多栽培於水田，葉片為長三角形，莖粗大且長。小葉種多栽培於旱地，葉片為劍形，狹窄而長，莖較細，品質細嫩。除此之外，宜蘭礁溪利用特有溫泉水田栽培水蕹菜，品質細緻，風味特殊，頗受消費者喜愛，其特徵為葉片長三角形，莖粗大且長，葉子多長於莖的尾端，植株顏色淡綠帶微黃，有別於一般蕹菜之深綠色。溫泉空心菜的栽培面積少，市面上並不多見。

新手入廚房

保存

通常蔬菜在採收後會做清洗，或浸泡吸水的處理，因此購買時外表會很濕，此時不妨先將蔬菜攤開，使其表面水份乾燥後，再用牛皮紙袋包起來。

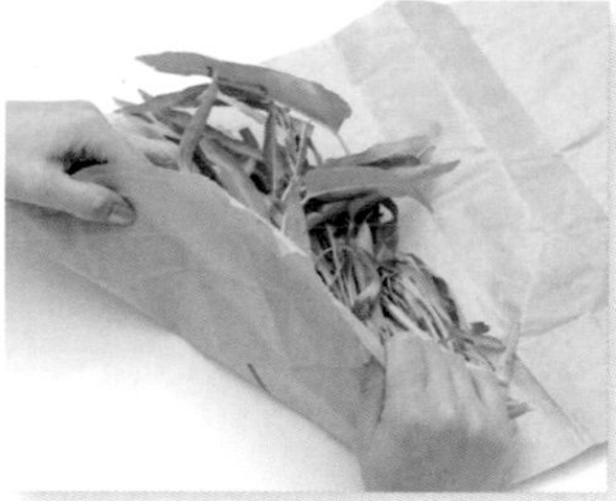

處理

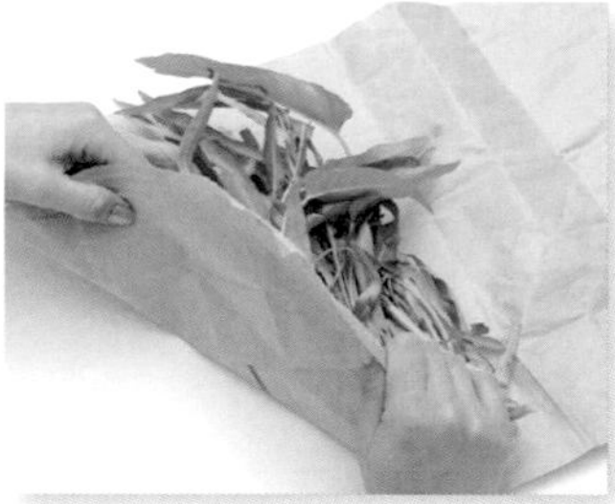

清洗前先將纖維較老的前端摘除。

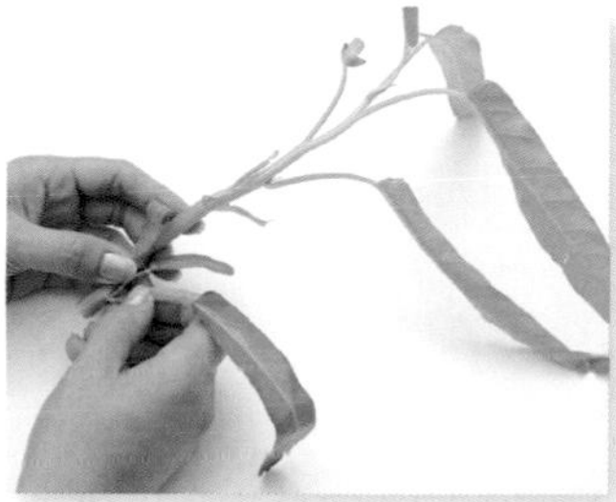

黃葉也要去除，整理完後才做清洗的動作。

A菜

別名：妹仔菜、萵仔菜 *lettuce*

Data

性味：味甘苦、性涼

成份：蛋白質、醣類、膳食纖維、胡蘿蔔素、維生素A、B_1、B_2、C、菸鹼酸、鐵、鈣、磷等

主要產地：全省各地均有栽培

盛產季節：全年；10～2月最美味

挑選新鮮貨 青

A菜的葉片薄而軟，很容易在清洗與運送的過程中受損，因此選購時以葉片完整，光澤翠綠，未經水洗、表面乾爽的A菜為佳。

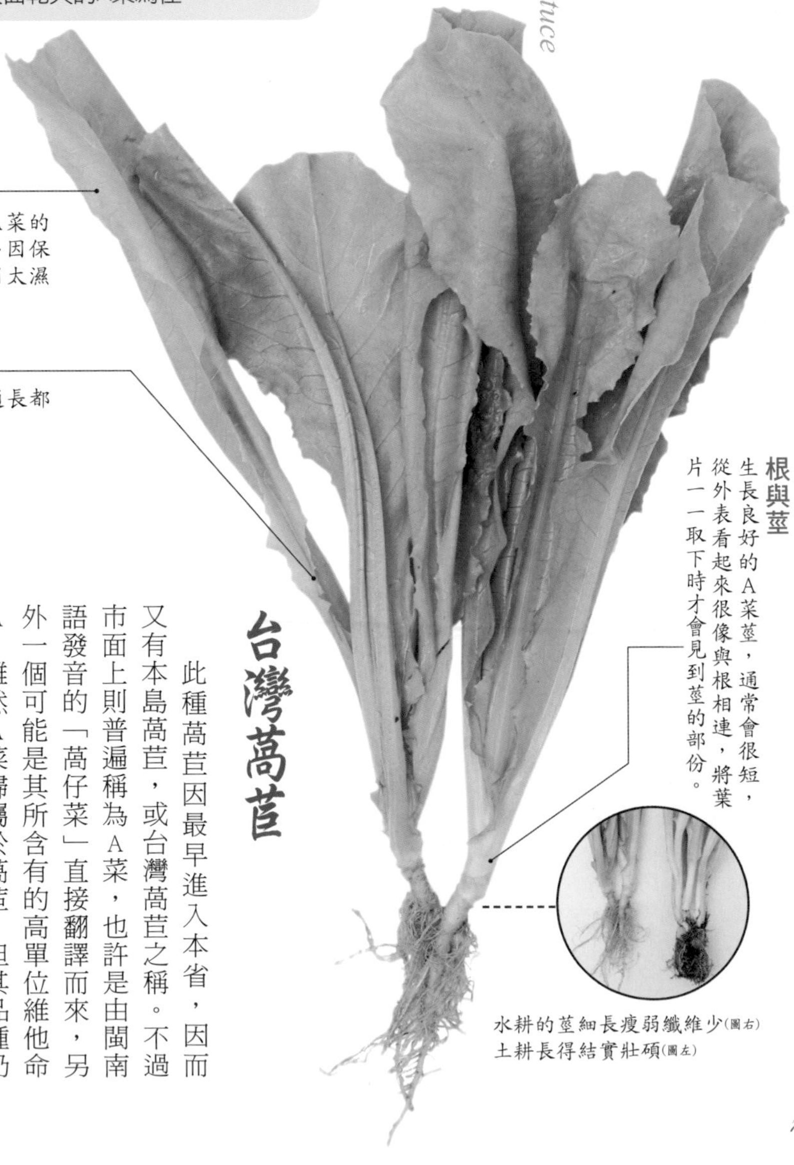

葉片
顏色翠綠有光澤，A菜的葉片薄而軟，很容易因保存不當而乾癟，或因太濕而腐爛。

葉柄
葉柄短而不明顯，通長都會和葉子相連。

根與莖
生長良好的A菜莖，通常會很短，從外表看起來很像與根相連，將葉片一一取下時才會見到莖的部份。

水耕的莖細長瘦弱纖維少(圖右)
土耕長得結實壯碩(圖左)

台灣萵苣

此種萵苣因最早進入本省，因而又有本島萵苣，或台灣萵苣之稱。不過市面上則普遍稱為A菜，也許是由閩南語發音的「萵仔菜」直接翻譯而來，另外一個可能是其所含有的高單位維他命A。雖然A菜歸屬於萵苣，但其品種仍有些許細微的差異。唯植株向上直立生長、葉片平整沒有皺摺、具有苦汁，不適合生食等的特徵卻是一樣的，市面上販售的萵苣，主要以這個品系為主。

此品系有些品種在菜莖老熟膨大之後，可以採收其莖幹，去了外皮之後，如同大菜心般鮮嫩可口，只是塊頭小些，顏色也較綠，此種萵苣又稱為嫩莖萵苣或A菜心。可食用部份為嫩葉及莖幹，市售常將莖幹去皮後以真空包裝保存販售。

亞硝酸阻斷劑

萵苣除了維他命A的含量高，葉綠素、維他命B_1、B_2、C、鈣、磷、鐵及蛋白質亦豐富之外，最值得一提的是，萵苣是一種「亞硝鹽」阻斷劑。根據研究發現，蕃茄中的二種物質是強力亞硝鹽阻斷劑，其它如生蒜頭、鳳梨、青椒及胡蘿蔔等也不錯。亞硝鹽是一種添加物，主要用於防腐、增艷，廣泛使用於香腸、臘肉及熱狗等食物中。由於它衍生成「亞硝胺」就是一種致癌物質，可能造成胃腸癌，因此天然的亞硝鹽阻斷劑就是一種防癌食物。

坐月子菜

此外，萵苣中具有鎮靜及鎮咳的作用，考試前多吃些萵苣，可讓心情平靜。萵苣有一股特別的味道，有些人不太喜歡，也因此萵苣蟲害少，是一種少用農藥的蔬菜。折斷萵苣之葉梗可見白色乳液，因此民間認為，孕婦多食萵苣可促進胎兒健康，且能增加泌乳量。

萵苣含有豐富的纖維，可促進腸胃蠕動增加排便，孩子小的時候有時會發生便秘的情形，這時後我就會常煮A菜給他們食用，之後兒子的口頭禪就是，「吃完A菜，吃B菜」孩子口中的B菜，其實就是香蕉。

新手入廚房

保存

購買回來的蔬菜如果很濕，表示已泡過水或淋水，這樣的蔬菜通常不耐存放，最好是當天吃完，或者先攤開來讓水份蒸發後，再包起來冷藏。

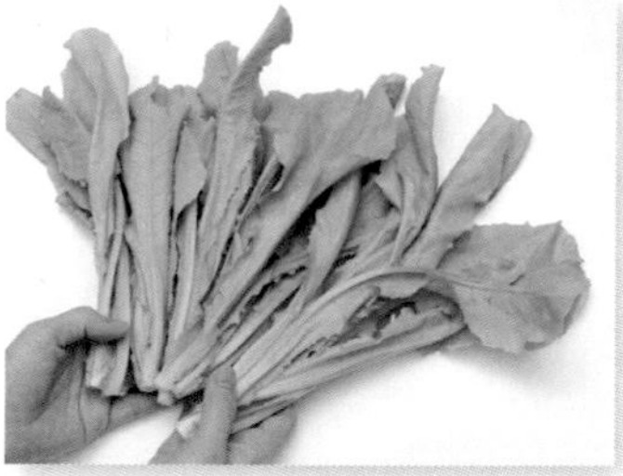

保存前最好先將黃爛的葉子去除，以免影響其他健康的菜葉。

處理

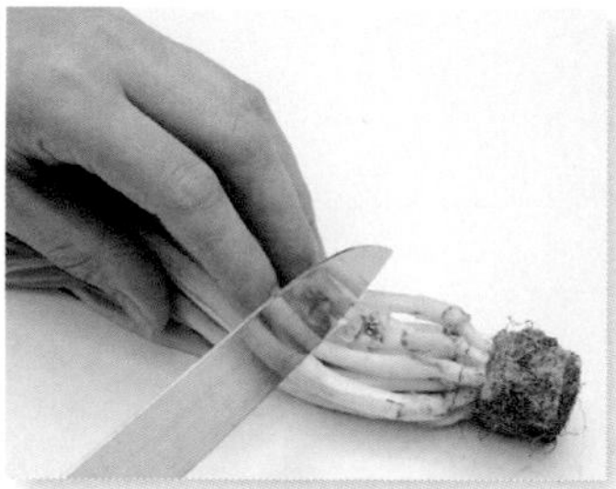

水耕的A菜，前端會帶有栽培用的海綿，清洗前要先將其切除。

汆燙降苦味

A菜含草酸及普林（嘌呤）類成分，可先汆燙後拌調味料，一來燙的過程中，可去除部份殘留的農藥，二來也降低A菜本身的苦味以及草酸及普林等成分。

葉

菜蔬菜

結球萵苣

別名：美生菜、球萵苣 *cabbage*

Data

性味：味甘苦、性涼

成份：蛋白質、脂質、醣質、纖維、灰質、鈣、磷、鐵、維他命A、B_1、B_2、C、菸鹼酸、熱量及微量元素如鎂、鉀、矽及硫等

主要產地：雲林縣、彰化縣

盛產季節：盛產期11月至翌年2月淡產期10月及3～4月

挑選新鮮貨 青

選購外表葉色鮮綠葉片完整無病斑，葉脈扁平者佳。拿在手上有沉澱感，如果感覺鬆鬆的，表示內部的葉片間距較大，其實也無妨，只是秤起來重量輕些，當然份量也少些。

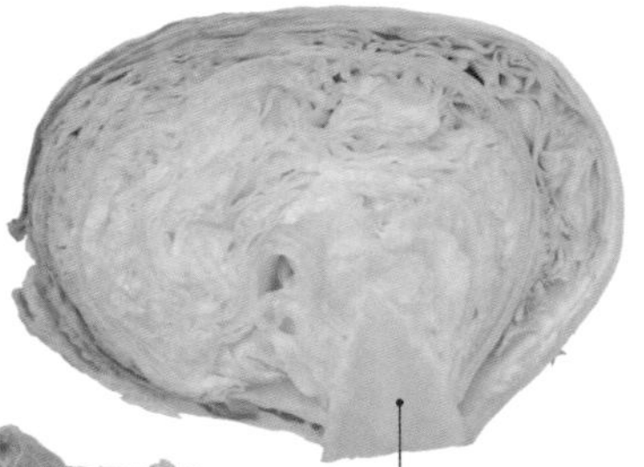

葉

深綠色的外葉，做沙拉時會去除不用，中心層層包覆的嫩葉則為淺綠色或淡黃色。

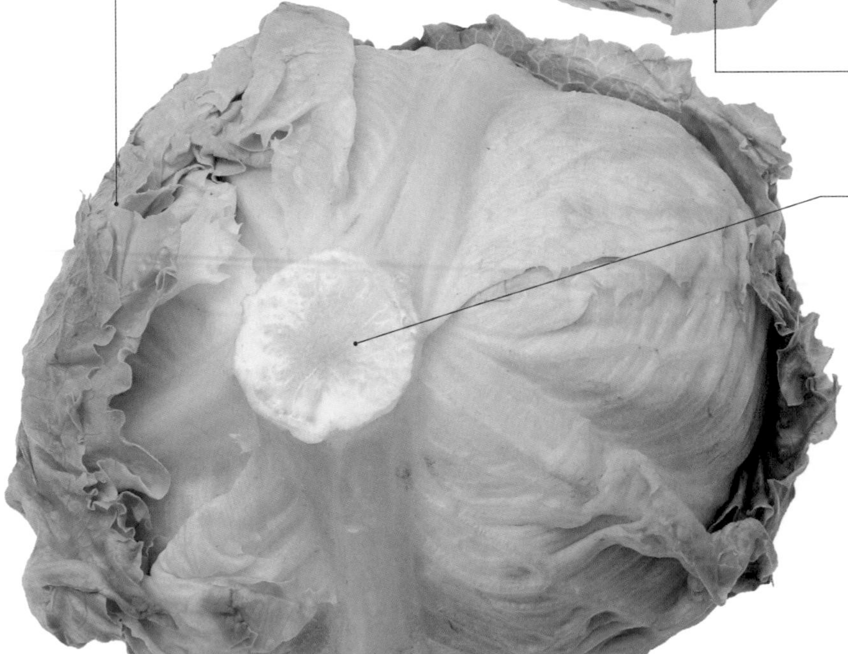

莖

莖的切面有點像高麗菜短而不明顯，剛切開時會有白色的乳汁，接觸空氣後很容易變黃，因此有一點黃化是正常的。

改善排尿不順

萵苣類具有解熱、生津的效果，能清除腸胃火氣與穢氣，可促進血液循環、增強新陳代謝。對於成長中的孩童，有增進發育、強壯骨骼、預防便秘之功效。萵苣的鉀含量高，對於排尿不順的情形也有改善作用。但胃腸虛寒或女性生產後，應避免生食，盡量以加熱或炒食較佳。

漢堡、沙拉用生菜

結球萵苣又稱為美生菜，外型球狀近似甘藍，比起立生型萵苣，晚了六百年才被人們發現。結球萵苣葉片肥大，層層包覆成球狀，內部因缺乏日照，而形成淡黃綠色，質地爽脆可口，為歐美及日本等國家的重要蔬菜，至於傳入本省不過是近二、三十年的事。

結球萵苣具有適合生食、耐貯運等優點，為漢堡、生菜沙拉所不可缺少的食材。日本所需結球萵苣，主要由美國、澳洲進口，結球萵苣在台灣適合冬季栽培，尤其中部雲林地區氣候土壤適宜，品質產量俱佳。台灣生產之結球萵苣，由於錯開美國、澳洲生產國的產期，加上鄰近日本，運輸期間短、新鮮度亦相對較高，外銷日本市場極具競爭力。除供應國內市場外，亦可供應外銷，是值得發展之蔬菜種類。

萵苣果菜汁

結球萵苣的葉片，除了沙拉生食之外，也是製作果菜汁時非常好的材料。搭配蘋果和養樂多，所做出來的果汁不但美味可口，還能美化肌膚並防止便秘。

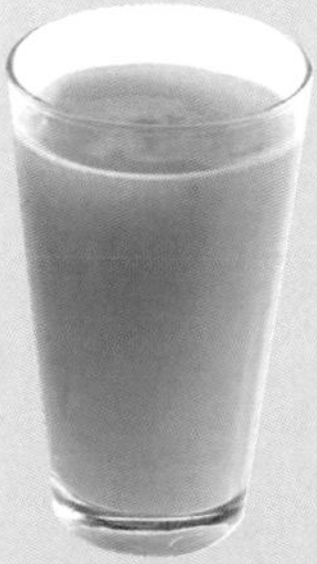

使炒飯更清爽

結球萵苣含水份多且口感爽脆，非常適合作為炒飯的配料，在炒飯即將完成之際，加入切碎的萵苣葉，趁熱拌勻，可讓原本油膩的炒飯，變得清爽。

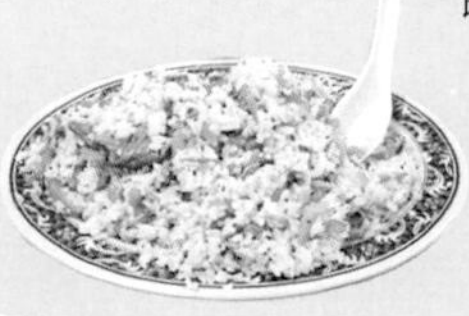

新手入廚房

保存 整顆的結球萵苣，是屬於較耐保存的萵苣，使用乾淨的袋子或保鮮膜包起來，保持表面乾爽冬天冷藏約可保鮮7～10天，夏天約3～5天。

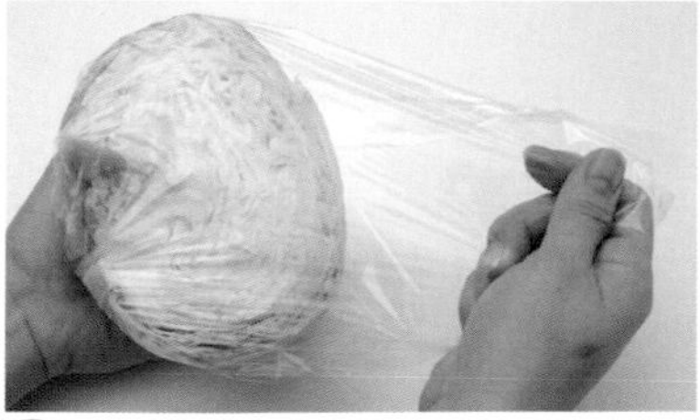

處理 將中間的梗切除，可阻止因葉片繼續生長，而消耗水份。

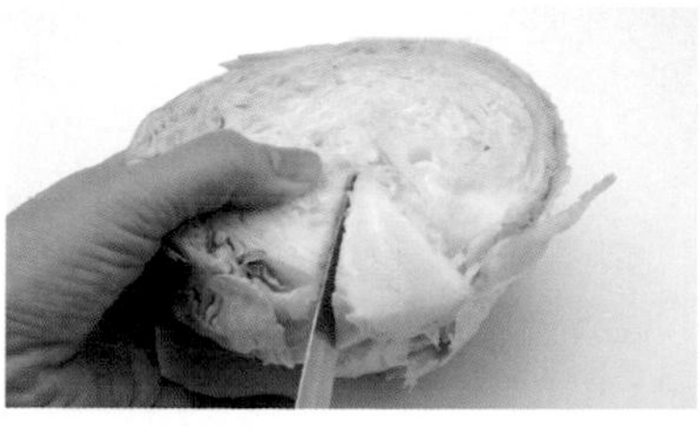

菊苣

別名：菊萵苣、明目菜、皺葉苦苣

chicory

Data

性味：味甘苦、性涼

成份：膳食纖維、胡蘿蔔素、維生素A、B、C、菸鹼酸、鉀、鈉、鐵、鈣、磷等

主要產地：多半為有機農場小規模栽培

盛產季節：11～4月

菊苣明目湯

除了生食之外，菊萵苣用來煮湯也有明目的功效，用一點小魚干和薑絲，待煮沸之後再加上菊萵苣然後熄火。體質虛寒的可滴幾滴麻油趁熱吃，因萵苣類的蔬菜一旦加熱很容易變褐，看起來就不美味了。

挑選新鮮貨 青

選購顏色光澤翠綠，沒有褐色斑點或水傷腐爛的感覺。外葉片舒展，顏色濃綠，拿起來可感覺葉片直挺飽滿，中心嫩葉的部份因日照較少，顏色淺綠或帶黃是正常的。

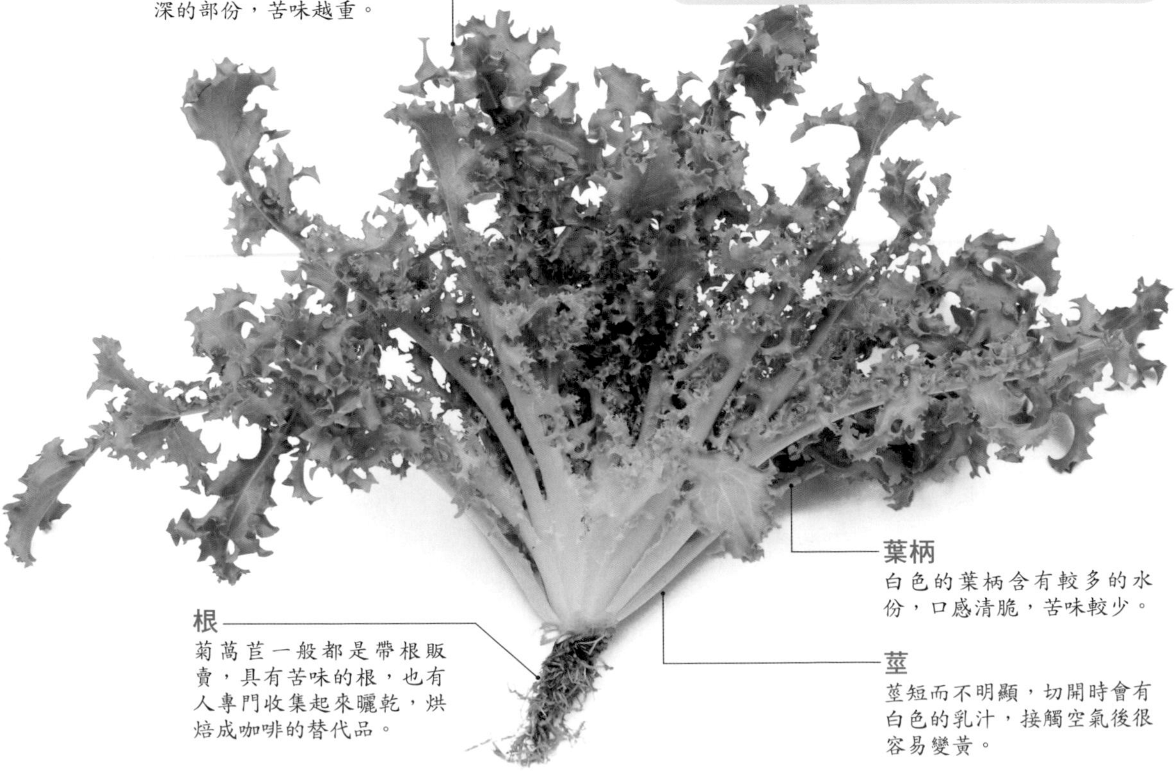

葉
深綠色的葉片細碎捲曲，非常美麗，顏色越深的部份，苦味越重。

葉柄
白色的葉柄含有較多的水份，口感清脆，苦味較少。

根
菊萵苣一般都是帶根販賣，具有苦味的根，也有人專門收集起來曬乾，烘焙成咖啡的替代品。

莖
莖短而不明顯，切開時會有白色的乳汁，接觸空氣後很容易變黃。

含豐富天然寡糖

菊苣含有豐富的鉀、鈉、鎂等礦物質，對於視網膜及視神經有強化的功能。有些地區還會使用葉子來治療發炎。菊苣所特有的天然寡糖，內含豐富的Bifidus菌，不容易在胃部被分解破壞，所以可以完整的到達腸道，幫助腸道蠕動。菊苣性喜冷涼，因此適合秋冬栽種，其花和嫩葉可加入沙拉，或炒熟食用。根曬乾烘焙後，可以做為咖啡的替代品，比起蒲公英咖啡，味道更為柔和。菊苣的栽種容易無病蟲害，在國內的栽培主要以有機農場為主，產量少，因此只供應給特定的店家或訂戶，超市偶爾也可見到其蹤影。

口感爽脆帶苦味

菊苣又名皺葉苦苣，原產於地中海沿岸，也是屬於一種立生型的萵苣。不過吃過或者栽種過的人，對於其苦味應該會印象深刻。照理說苦味的蔬菜是沒人喜歡的，但菊苣在歐洲可是極受歡迎的蔬菜，市場裡到處都可以見到，一束束如花般美麗的菊苣，生菜沙拉裡更是少不了它。

在歐洲因氣候與土壤的緣故，菊苣吃起來口感爽脆，通常在菊苣達到完全成熟的階段前，會進行隔絕光線的軟化處理，讓中心的葉子轉為淡黃色。而國內所栽種的菊苣則少了此步驟，直接採收就上市了，也因此葉子濃綠苦味明顯，除了特定人士以外，一般的消費者並不喜愛。不過因苦味在中國人的觀念裡，凡苦必可降火氣，而濃綠的葉色又是有益肝臟的食物，也因此民間咸信，菊苣有養肝明目的效果，因而又有「明目菜」之稱。

新手入廚房

保存

冷藏時用乾淨的牛皮紙或塑膠袋包起來，新鮮且未經水洗的菊萵苣，可冷藏保存約3～5天，保存的太久葉子容易黃化，中心嫩葉則易腐爛。

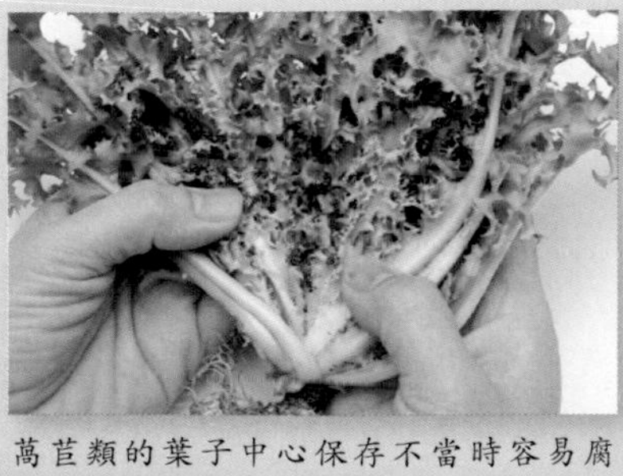

萵苣類的葉子中心保存不當時容易腐爛，因此購買時要仔細檢查裡頭的是否有爛心。

處理

將葉片剝下來清洗，葉子細碎捲曲，以及葉柄的部份，因易殘留灰塵或泥土，因此要特別仔細清洗。菊萵苣鮮少有病蟲害的問題，且多為有機栽培，因此只要清洗約2～3次至表面乾淨即可。

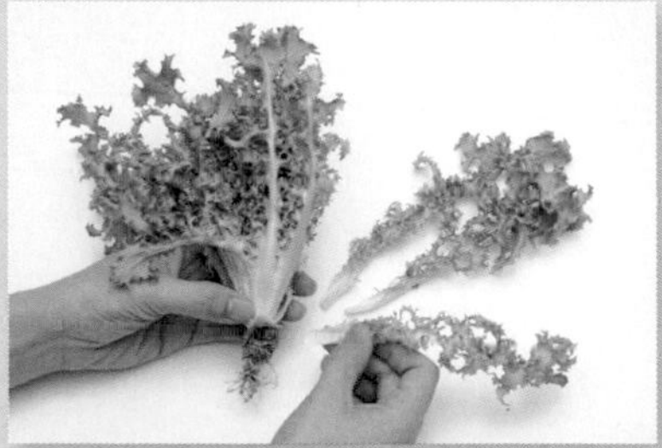

葉 菜蔬菜

福山萵苣

別名：妹仔菜、大陸妹

leaf lettuce

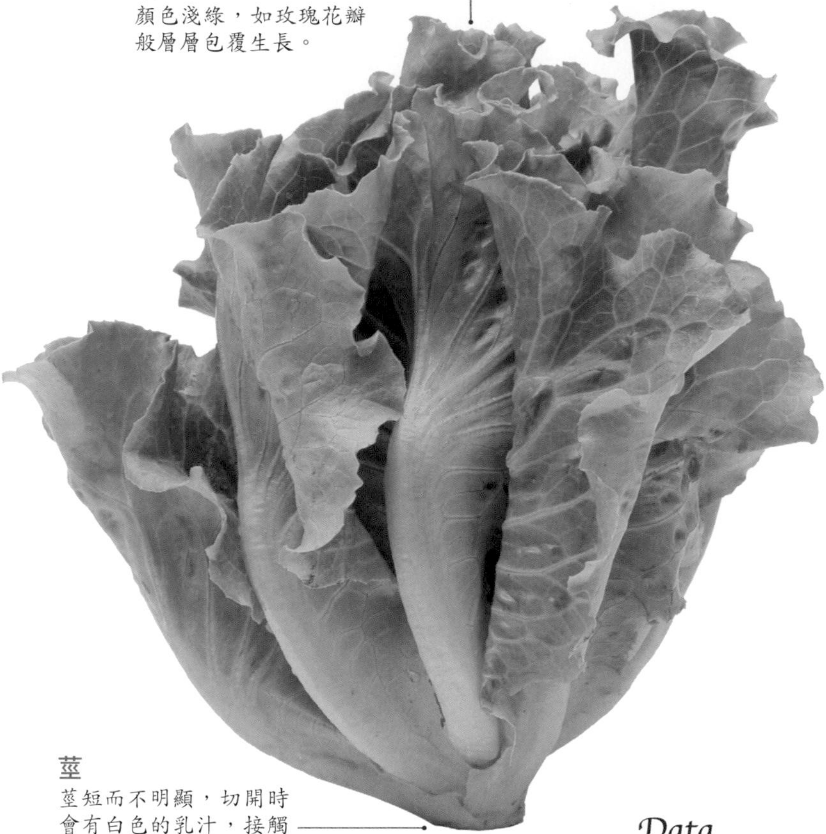

葉
顏色淺綠，如玫瑰花瓣般層層包覆生長。

莖
莖短而不明顯，切開時會有白色的乳汁，接觸空氣後極易變黃。

Data

性味：味甘苦、性涼

成份：蛋白質、醣類、膳食纖維、胡蘿蔔素、維生素A、B_1、B_2、C、菸鹼酸、鐵、鈣、磷等

主要產地：全省各地均有栽培

盛產季節：10～4月

品種

「皺葉萵苣」
皺葉萵苣主要為生食，或做為盤飾墊底菜。

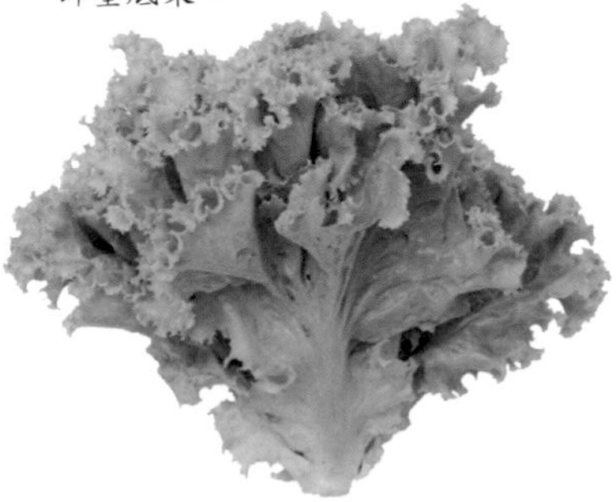

挑選新鮮貨 青

選購葉片完整光澤翠綠，沒有黃化或褐色斑點，拿起來可感覺葉片直挺飽滿。未經水洗的新鮮萵苣表面乾爽，沒有濕淋淋的水份。

「紅橡葉萵苣」
主要做為沙拉生食用。

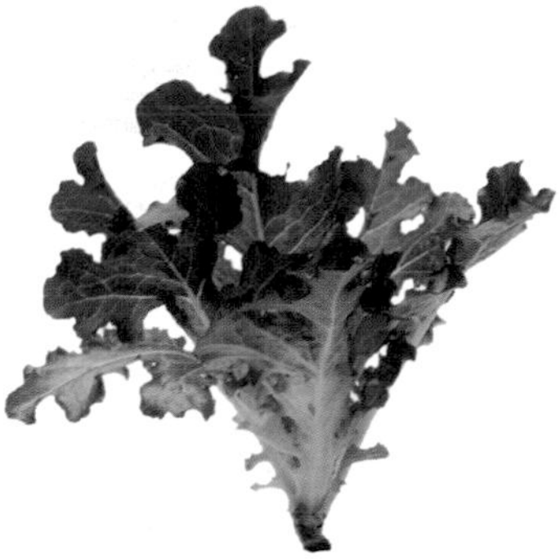

「橡葉萵苣」
主要做為沙拉生食用。

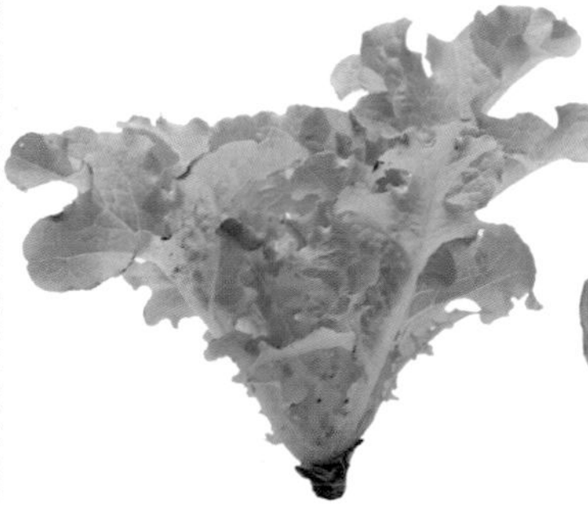

「紅萵苣」
主要做為沙拉生食用。

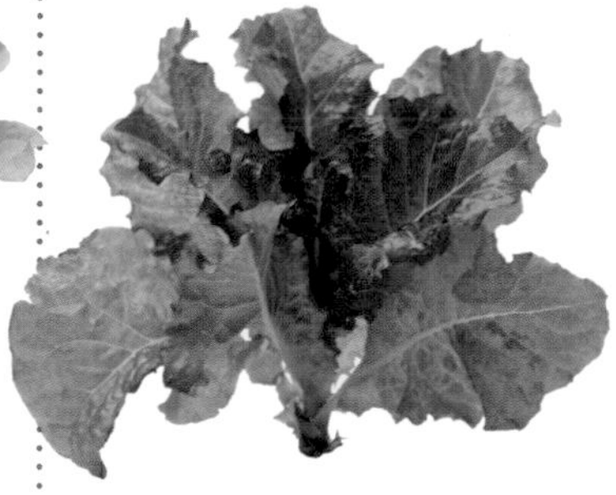

「皺葉綠橡萵苣」
主要做為沙拉生食用

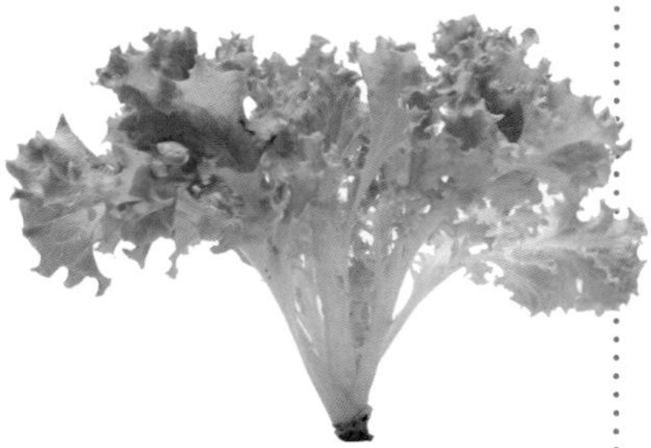

「尖葉綠橡萵苣」
沙拉生食或燙煮炒食皆宜

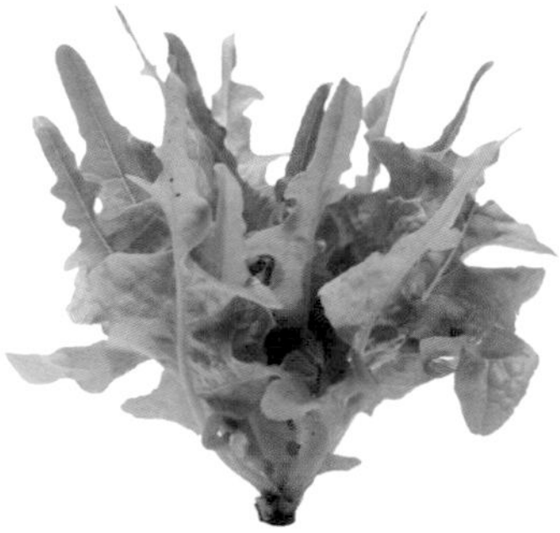

「皺葉紅橡萵苣」
主要做為沙拉生食用。

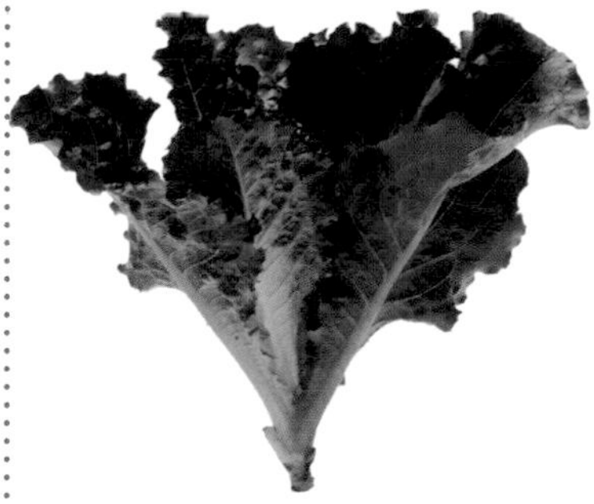

秋季後口感較好

福山萵苣是近幾年改良的新品種萵苣。萵苣一般多半屬於冬季作物，福山萵苣比結球萵苣耐熱，且栽培容易因此一年四季都可以買到，價格穩定，但以品質來說，還是秋冬之後的萵苣口感較佳。冬季的福山萵苣，一棵經常可以長到半斤重，因此市售常常將兩棵福山萵苣包在一起。

適合汆燙

改良過的福山萵苣，介於A菜和結球萵苣之間，有前者翠綠的大葉片，又有後者甜脆的口感，而且不容易變色。加上售價便宜，因此受到消費者的歡迎，甚至有取代了茼蒿和其他綠色蔬菜，成為吃火鍋時的主流了。雖然福山萵苣也能炒，但不如汆燙好吃，用於火鍋時只要把菜片剝開洗淨，一片片的排列好連切段都免了。因為質地脆，燙熟後直接食用，可以嚐到青菜原有的清甜與香氣，非常爽口。

曾幾何時，福山萵苣因為便宜又好吃，竟然被叫成「大陸妹」這樣的名字，如今到市場說買福山萵苣可能沒人聽得懂，說買大陸妹，賣菜的都知道。但即使如此，我們還是該有些堅持，福山萵苣才是真正的名字。

蘿蔓萵苣

別名：甜萵苣、圓葉萵苣 *romaine lettuce*

Data

性味：味甘苦、性涼

成份：蛋白質、醣類、膳食纖維、胡蘿蔔素、維生素A、B1、B2、C、菸鹼酸、鐵、鈣、磷等

主要產地：多半為有機農場小規模栽培

盛產季節：11～4月

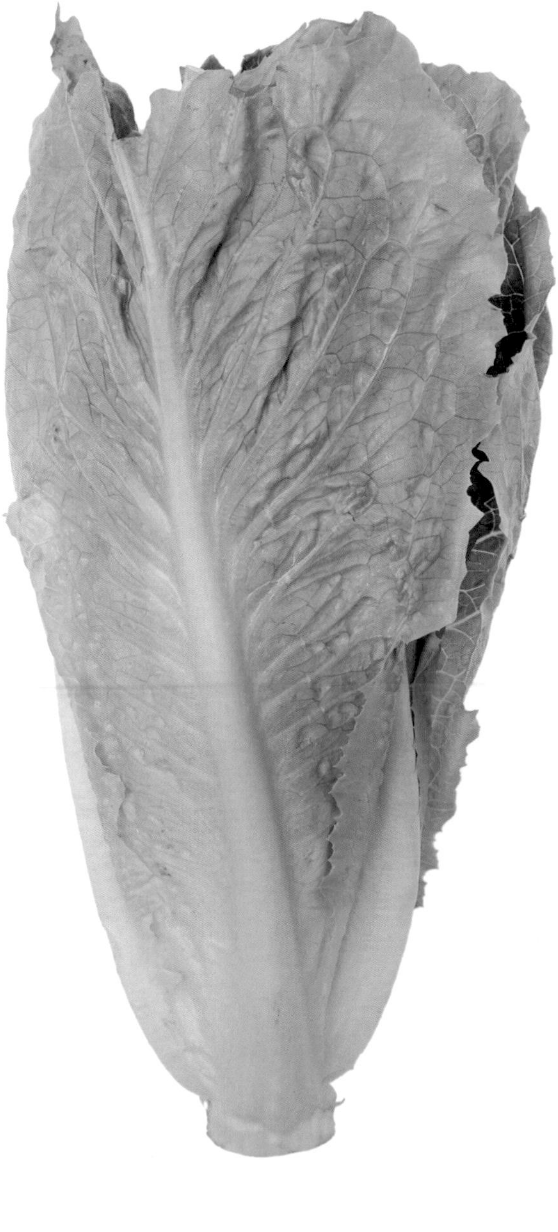

挑選新鮮貨 青

選購葉片完整光澤翠綠，沒有黃化或褐色斑點，拿起來可感覺葉片直挺飽滿，蘿蔓萵苣是屬於半結球的萵苣，因此中心會有層層包覆的嫩葉。

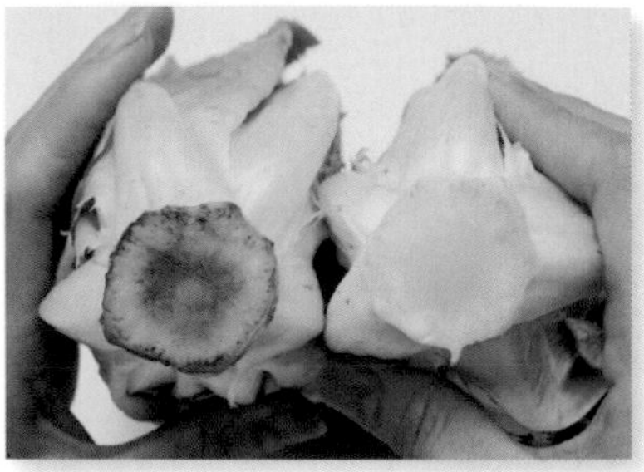

選購超市的包裝萵苣，可以看一下切口的部份，越黃的表示存放越久，如果有濕爛的感覺，表示新鮮度已差不要購買。

葉片成球狀

蘿蔓萵苣原名Romaine一般音譯為蘿美或蘿蔓，葉片寬闊，外葉開展，中心的葉片包卷成球狀，為半結球型態。如大白菜般外葉深綠，而被包覆的內葉為淺綠色，越往中心的葉片則為黃綠色或黃色。一般作為生食食材，主要以食用內部球葉為主，口感爽脆、鮮嫩多汁，而鮮綠的外葉纖維較發達，通常在高檔的凱撒沙拉中，不會採用此部份。不過自家烹調倒不必如此挑剔，其實綠葉的部份才是最營養的。

冬季盛產

以往的蘿蔓萵苣多為進口品，但近年來國內已有大規模栽培，產地集中在雲林與彰化一帶，但僅限於秋冬的冷涼季節。蘿蔓萵苣雖然生長強健，唯獨高溫的氣候，會使其纖維粗糙、口感變差、苦味明顯，因此也只有冬春兩季有省產的蘿蔓萵苣。家庭栽培蘿蔓萵苣其實很容易，因其不挑剔土壤，適合盆栽栽培，只須要充足的水份，尤其低溫生育更良好，陽台種上幾株隨時都可嚐鮮。

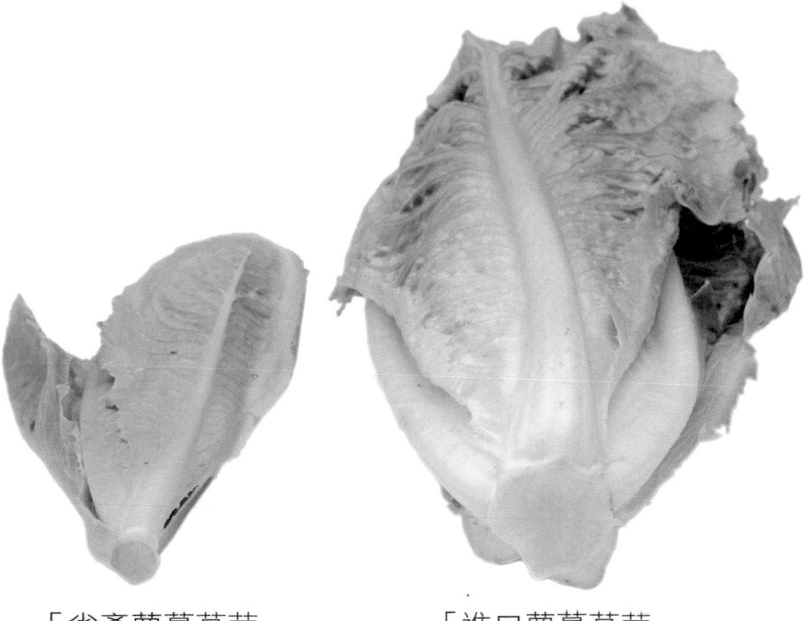

「省產蘿蔓萵苣」　「進口蘿蔓萵苣」

因氣候與土質的緣故，太早上市的蘿蔓萵苣，體型比進口小了許多，結球的情形較差。

果實蔬菜

這類蔬菜除豆角、南瓜、絲瓜、茄子外，最好生吃，以避免在烹調過程中破壞維生素。

大黃瓜
小黃瓜
冬瓜
四季豆
玉米
南瓜
扁蒲
秋葵
苦瓜
茄子
豇豆
隼人瓜
甜豆
甜椒
絲瓜
菱角
豌豆
蕃茄

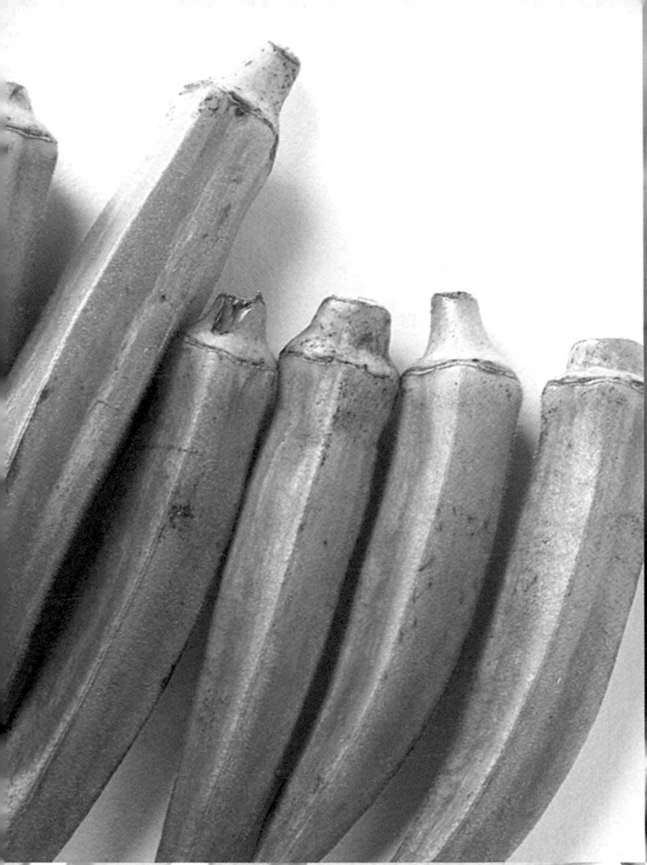
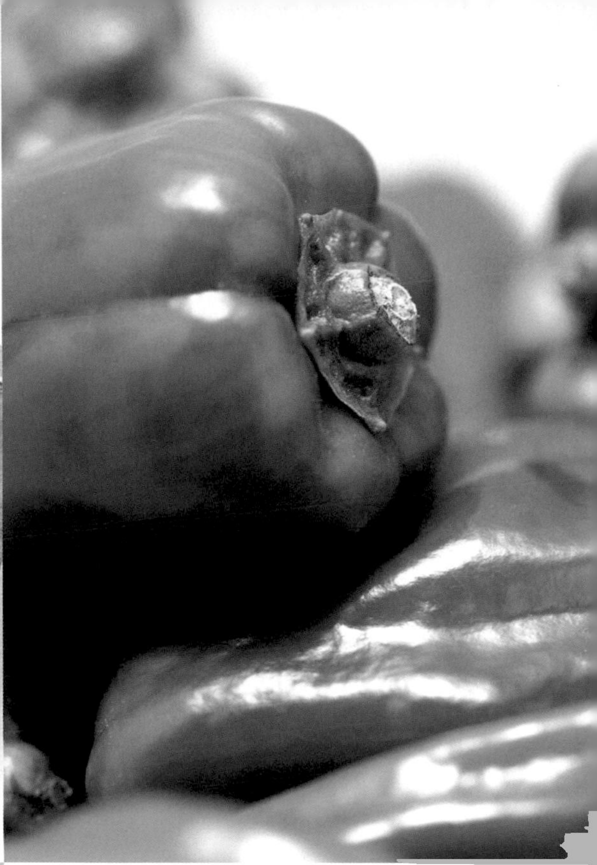
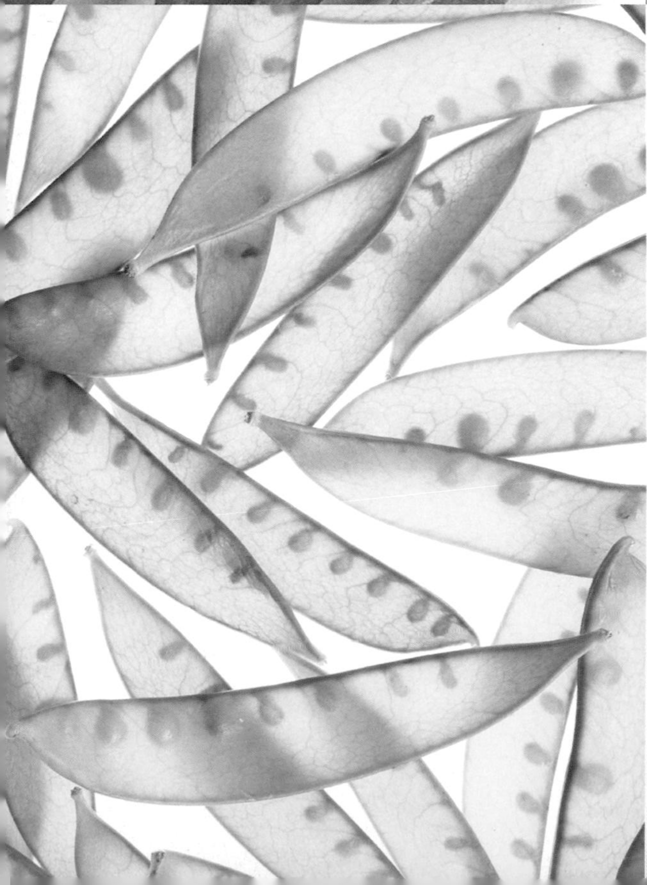
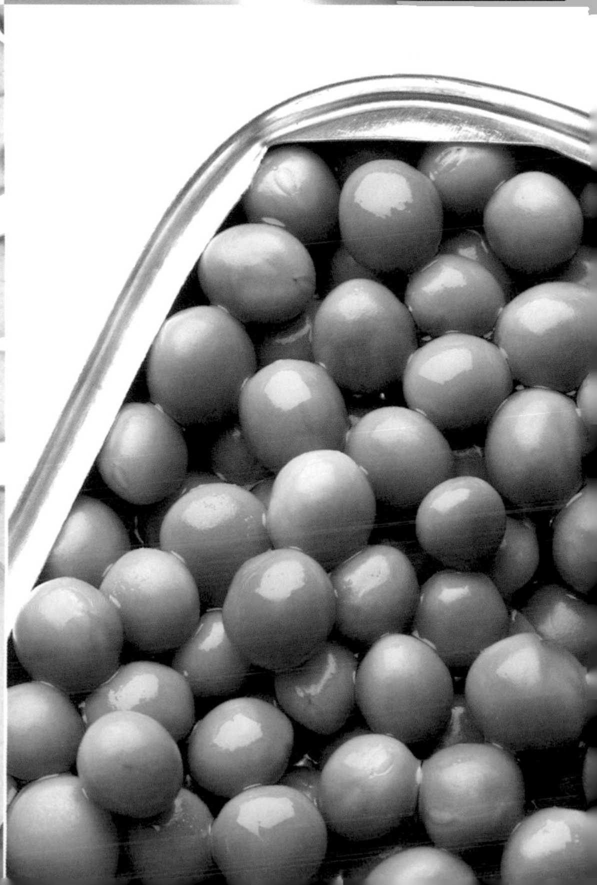

果 實蔬菜

大黃瓜

別名：刺瓜 *courgettes*

防止血管硬化，降低膽固醇

黃瓜是一種小型的攀爬植物，藤蔓纖細具攀爬特性，栽培時不需大型棚架，只需簡單的支柱即可，和小黃瓜一樣，極適合作為家庭栽培。相傳黃瓜是張騫出使西域時所帶回來的，故又稱胡瓜，只是究竟帶的是大黃瓜？抑或小黃瓜？已不可考。

大小黃瓜不同品種

許多人分不清大小黃瓜的差別，以為小黃瓜長大了，就是大黃瓜，其實卻是兩種不同的瓜。一般的大黃瓜也就是台語俗稱的「刺瓜」，小黃瓜則叫「瓜仔倪」。由於台灣的氣候非常適合瓜類生長，加上不停的引進以及改良品種的出現，瓜的種類越來越多，口感也比過去來得好。

Data

性味：味甘、性平

成份：蛋白質、醣類、維生素A、維生素B、維生素C、鈣、鐵、磷

主要產地：嘉義、台南、高雄、屏東、花蓮

盛產季節：全年；4～11月為主要季節

挑選新鮮貨 青

瓜身筆直，且頭尾徑略大於中段為佳，長度約30cm左右，表皮濃綠帶有刺疣，且瓜體飽滿硬實，具重量感。顏色不均、體型不良或軟化者應避免購買。

種子 一般越靠近尾端的種子會越明顯，料理前需用湯匙刮除乾淨。

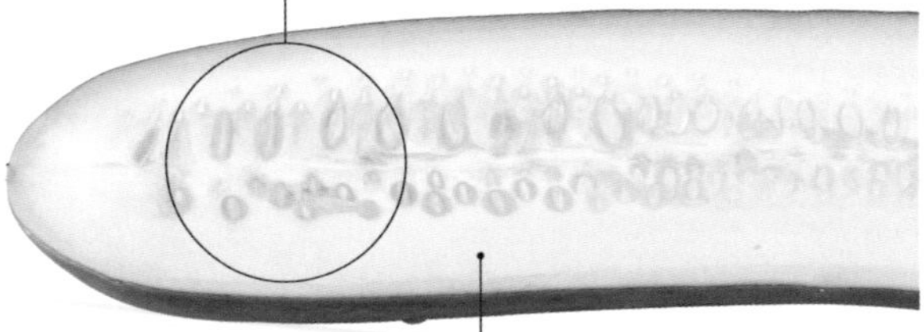

果肉 越厚實的表示越鮮嫩，口感較佳。

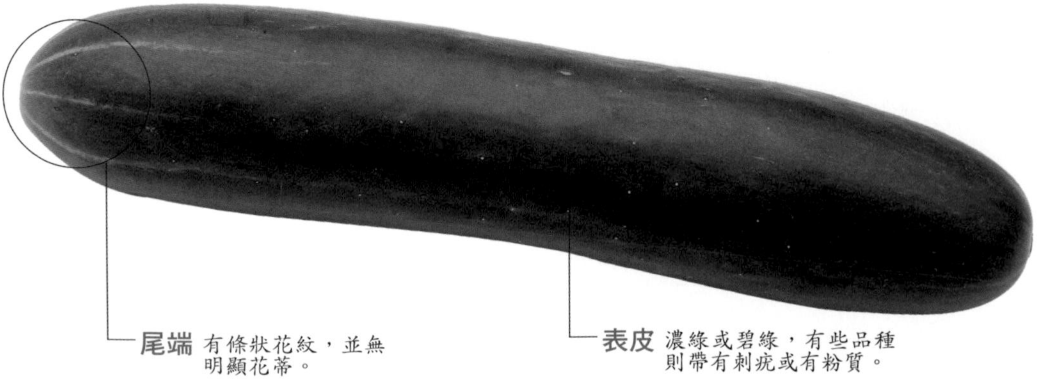

尾端 有條狀花紋，並無明顯花蒂。

表皮 濃綠或碧綠，有些品種則帶有刺疣或有粉質。

新手入廚房

處理

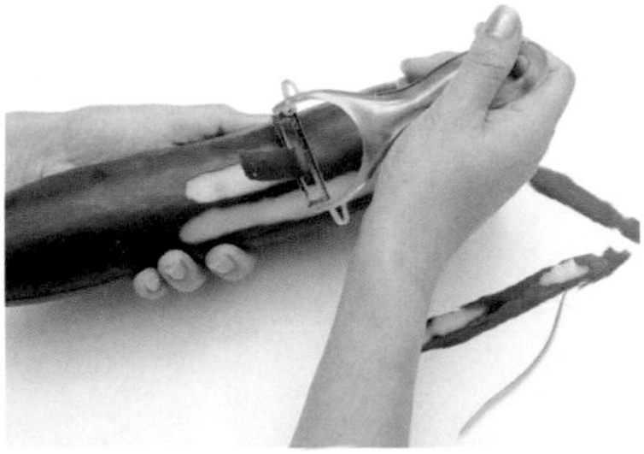

① 大黃瓜的外皮質地較硬，因此一般都是去皮之後再料理，需做兩次食用時，不妨將瓜切成兩半，另一半帶皮保存。

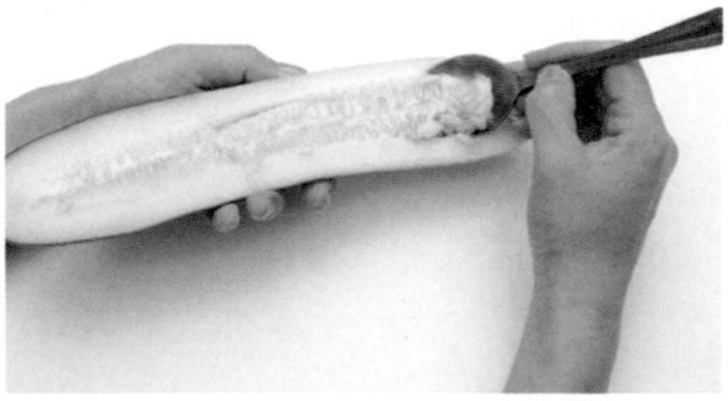

② 去皮之後剖半，將裡頭的種子用湯匙挖出。

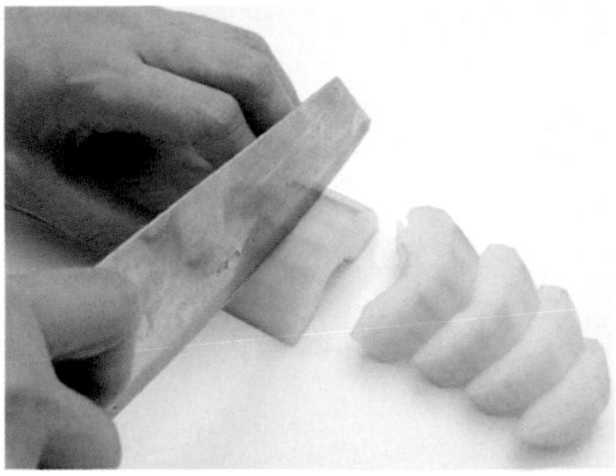

③ 視需要將瓜切成適當大小，一般做湯的料理都會切厚一些，快炒則以薄片為主。

熟食攝取含鉀多

大黃瓜一般多以熟食的方式料理，或煮湯或炒食，營養成份大同小異，差別只在大小和口感。黃瓜的藥用價值很高，含有相當豐富的鉀，能加速血液新陳代謝，經常食用可增進肌肉組織的生長發育，保持肌肉的彈性，防止血管硬化，瓜肉中含有較多的細纖維，可加速腸道中廢物的排泄，有助降低膽固醇。此外有些黃瓜頂端有些微苦味，因此在料理時多半會切除。

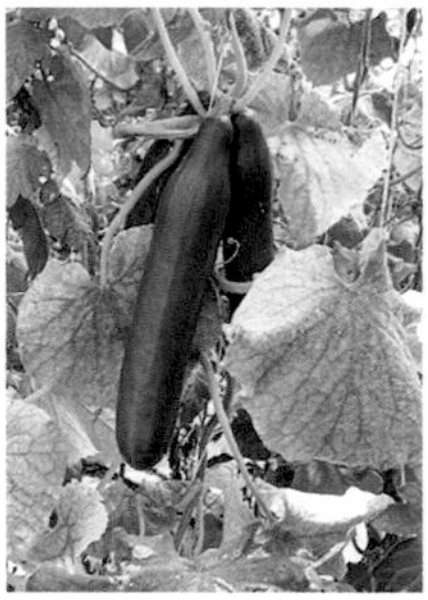

保存

買回來的大黃瓜如果表面有水，必須先擦乾再用乾淨的塑膠袋或牛皮紙包好，可冷藏七天左右。雖然耐儲存，不過還是要盡快食用，營養才不會流失。清洗後去皮對剖，用湯匙將種子刮除乾淨，有些料理會保留部份綠色的外皮，增加菜餚的美觀。

提振食慾

大黃瓜半條切薄片，優格一杯，薄荷葉3～5片用手撕碎，將三樣材料拌勻即可食用。可改善因炎熱而引起的食慾不振。

料理時間不宜過長

料理大黃瓜時，如希望能保有清爽的色澤，要切記別煮的太久，黃瓜是很容易熟爛的蔬菜，因此水沸騰後再下鍋，煮個五分鐘即可。切成薄片的話，只要炒熟即可，時間就更短一些了。

小黃瓜

別名：瓜仔倪 cucumber

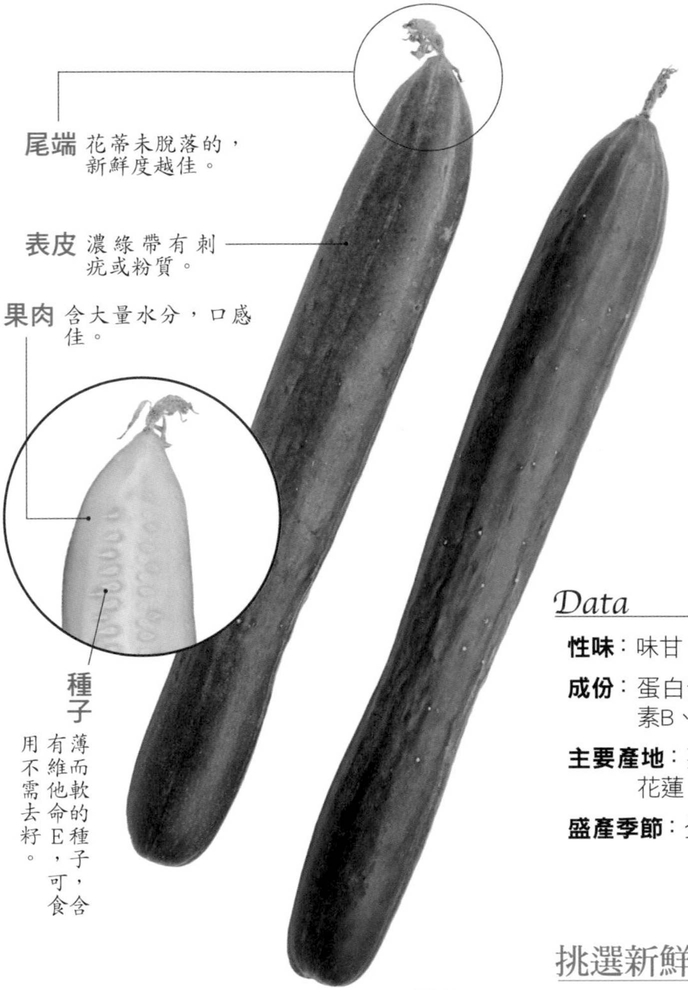
尾端 花蒂未脫落的，新鮮度越佳。
表皮 濃綠帶有刺疣或粉質。
果肉 含大量水分，口感佳。
種子 薄而軟的種子，含有維他命E，可食用不需去籽。

Data

性味：味甘、性平

成份：蛋白質、醣類、維生素A、維生素B、維生素C、鈣、鐵、磷

主要產地：嘉義、台南、高雄、屏東、花蓮

盛產季節：全年；4～11月為主要季節

挑選新鮮貨 青

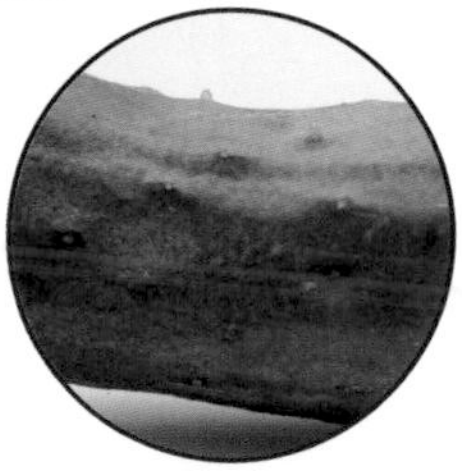

瓜身筆直，尾端帶有花蒂，長度約13～18cm左右，表皮呈濃綠色，刺疣明顯，瓜體飽滿硬實，無水傷。表皮泛黃的，有可能是太熟或鮮度較差，應避免購買。

品種

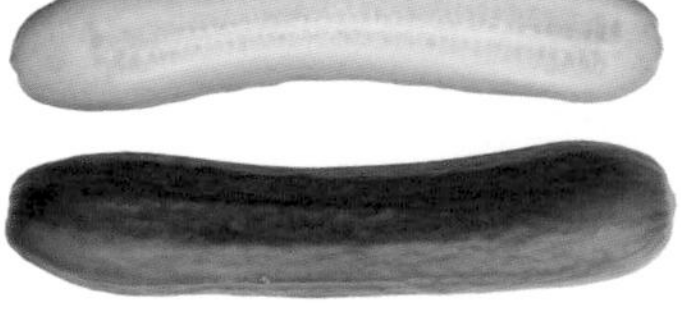

「沙拉黃瓜」

小黃瓜含相當豐富的鈣、磷、鐵、與維他命B、C，以及具有抗老化作用的維他命E。經常食用黃瓜，或用來敷臉可使皮膚柔嫩滋潤，此外黃瓜還有很高的藥用價值，它的礦物質中鉀的含量較高，鉀能加速血液新陳代謝，促使體內排除多餘鹽分。近代藥理研究則認為，鮮瓜中含有大量的丙醇乙酸

新手入廚房

醃漬保存

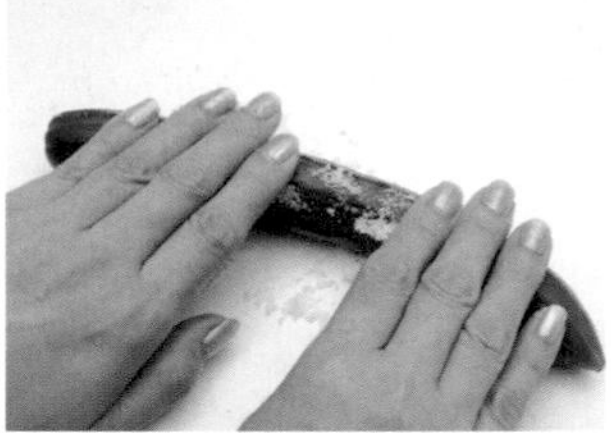

①在表面多撒一些鹽，一邊滾動一邊搓磨至表皮變軟。

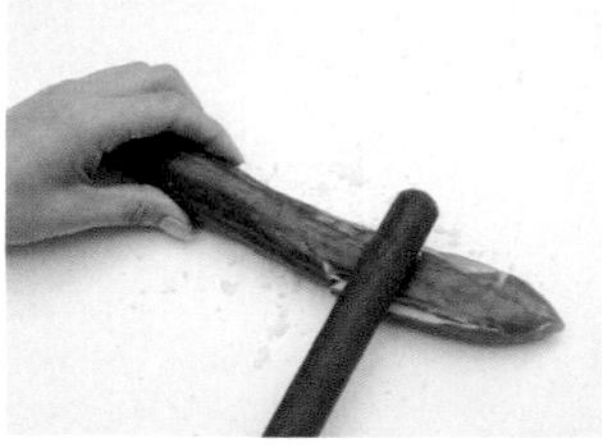

②用麵棍輕輕打碎。

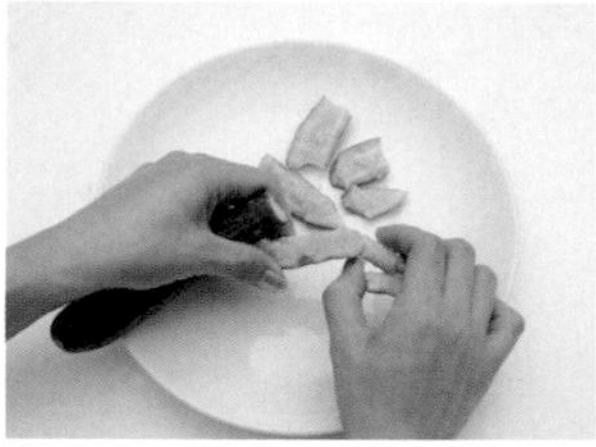

③用手將小黃瓜剝成適當大小，再加入蒜、糖、醋等調味料，就是一道開胃的小菜。

處理

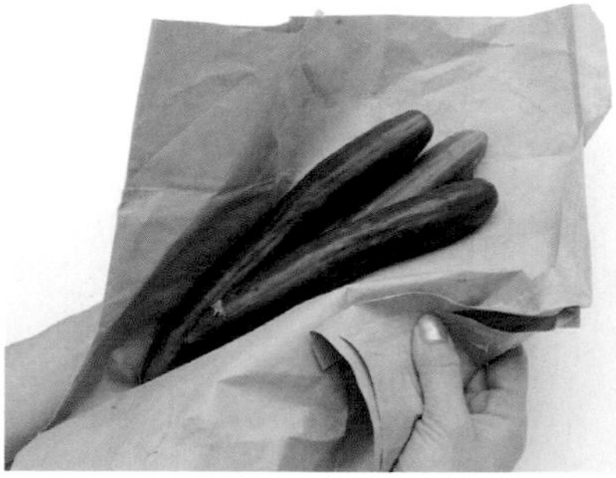

料理前才清洗。將瓜置於流動的清水中，用手將表面來回搓洗，再浸泡於流動的清水2～3分鐘。由於搓洗的過程中，表面難免會受損，因此清洗過的小黃瓜不耐存放，所以盡可能一次用完。使用牛皮紙或保鮮膜包好，因帶皮吃故勿使用報紙包裹，保鮮膜保存時要注意瓜的表面不可有水分，或將其擦乾再包，否則會很容易腐爛。新鮮度佳的可冷藏5～7天左右，小黃瓜因皮薄不如大黃瓜耐放，所以不要一次購買太多，亦可使用醃漬的方式做成小菜。

天然美白品

小黃瓜含有豐富的維他命C與大量的水分，切成薄片或是磨泥之後，加一點麵粉與蛋白敷在臉上，可舒緩日曬後的敏感皮膚，是許多愛美女性的保養聖品。

易吸收異味

小黃瓜極易吸收刀具上的異味，做為涼拌料理時，務必將菜刀清洗乾淨後使用，或用橫刀拍打的方式，再用手剝開，較能保持其鮮美原味。

等，有抑制醣類轉化為脂肪的作用，故也有多吃黃瓜可以減肥的說法，至於是否真的有效則因人而異。

姑且不論減肥功效如何，炎炎夏日來盤涼拌的小黃瓜清涼又解暑，不過也因為小黃瓜滋味清淡，在料理時常會被加重口味，因此反而易在不知不覺中，攝取過多的鹽分及調味料，購買外食時要格外注意，或儘可能在家自行料理。

有些黃瓜的頂端會有一點苦味，這是由於其中含有葫蘆素C所引起的，葫蘆素C有微毒，但它有較強的抗腫瘤作用，所以黃瓜盛產的夏秋季節，每天吃一點，具有保健的作用。

冬瓜

別名：東瓜 *wax gourd*

營養豐富，應用廣泛

俗話說「冬瓜渾身都是寶，夏秋常食身體好」！水分多熱量低，不含任何脂肪，自古以來便是減肥及美容的聖品。冬瓜之減肥功效在於其能減少水分滯留，阻止醣類轉化為脂肪，其所含有的礦物質中，鉀鹽含量高鈉含量低，是高血壓、浮腫、腎臟病患者的理想蔬菜，老年人常吃冬瓜可治咳嗽及小便不利。

冬瓜原產於我國及印度，栽培年代非常久遠，歐美各地則非常少見。成熟冬瓜體型巨大耐儲存且耐運輸，加上栽培容易，鮮少有病蟲害，因此冬瓜的應用可說是非常廣泛。除了日常鮮食之外，做為醃漬物的醬冬瓜，更是許多料理中重要的提味醬料。

Data

性味：味甘淡、性涼

成份：蛋白質、維生素C、維生素B_1、維生素B_2、鈣、磷、鐵、膳食纖維

主要產地：彰化、屏東、花蓮

盛產季節：4～10月

挑選新鮮貨 青

瓜體較大，一般都是切片販售，選擇瓜肉雪白緊實飽含水分，瓜囊空間大，內帶有種子，瓜皮深綠者。雖然冬瓜耐儲存，但如有些許出水且瓜肉泛黃的，則是切開過久且新鮮度較差的瓜，要避免購買。

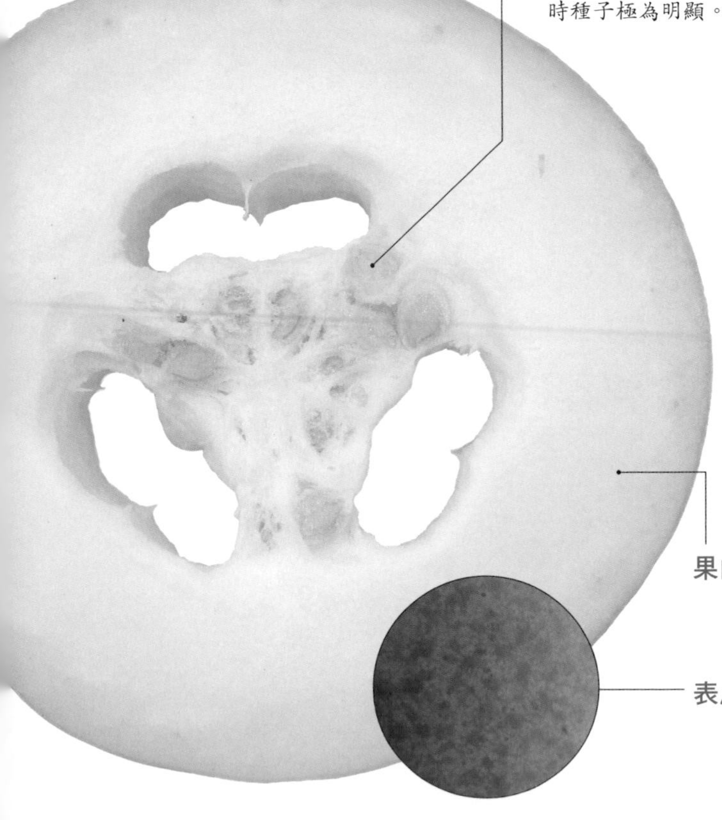
種子 冬瓜以採收成熟的果實為主，故切開時種子極為明顯。
果肉 果肉雪白緊實飽含水分，沒有膨鬆或空洞感，靠近皮的部份帶有一點淺綠色。
表皮 表皮淡綠色帶有淺色花紋，貼著地面瓜皮的部份則呈黃色，剛採收不久的瓜會有細毛。

新手入廚房

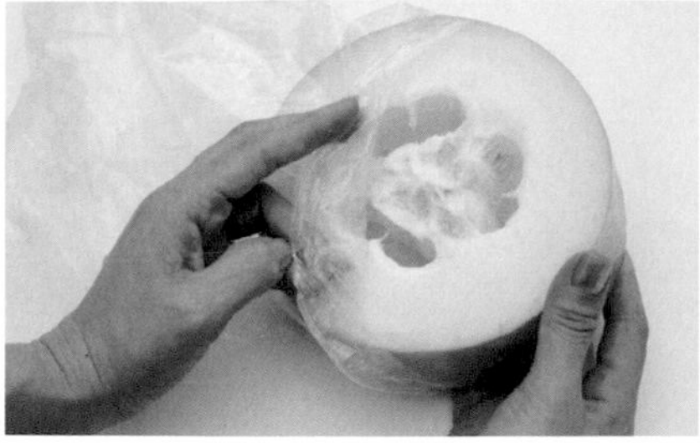

保存

整顆的冬瓜室溫可保存相當久的時間，但切開後，則需使用保鮮膜連同中間的瓜囊一起冰存。料理前才去皮去籽，如此可延長保存期限，但最好於7日內吃完。

加薑提味更鮮美

冬瓜一般多做煮湯食用，配料多半使用薑來提味。烹煮時加一些大薏仁可讓冬瓜的食療效果更加明顯，除此之外紅燒或炒食也很常見，將冬瓜切小丁和絞肉一起紅燒至軟爛，是一道老少皆宜又下飯的菜色。

清涼消暑古早味

冬瓜茶的原料冬瓜糖，為冬瓜與蔗糖熬煮而成的糖磚，在炎熱的夏天喝起來清涼又消暑，和現今隨手可得的飲料相比，讓人不禁佩服古人的智慧。而早期過年期間與喜慶宴會，常可見的白色條狀的冬瓜糖，則又是冬瓜的另一個歷史記憶。

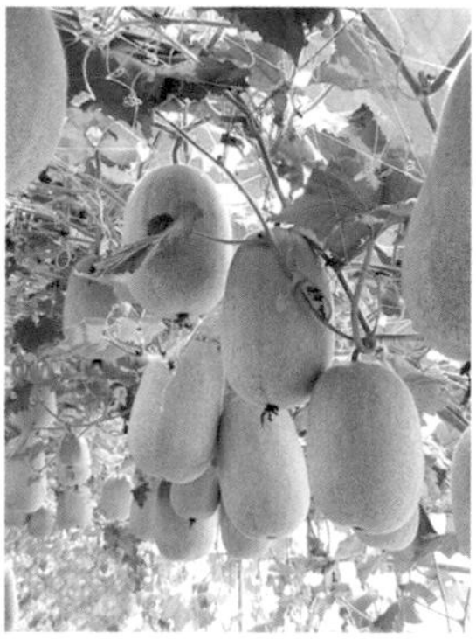

小型的冬瓜品種—芋頭冬瓜，可在棚架上栽培。

皮、囊、籽皆可入菜

冬瓜的皮與籽皆有清熱、消腫化痰等作用，做湯時不妨將外皮洗淨後，連同瓜囊和籽一起燉湯，之後再撈除，如此便可完整地攝取到冬瓜所有的營養。

處理

去皮

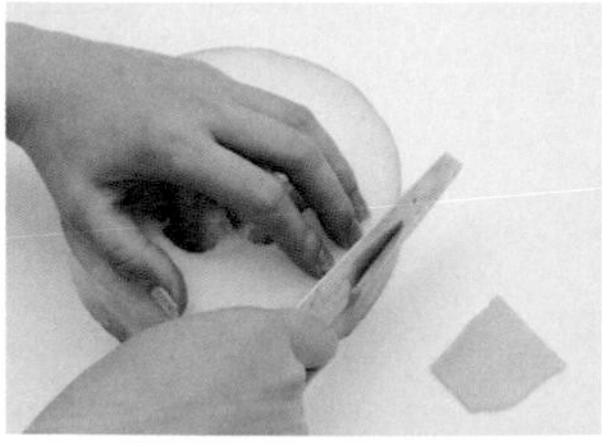

快速沖洗後，將外皮切除。

切塊

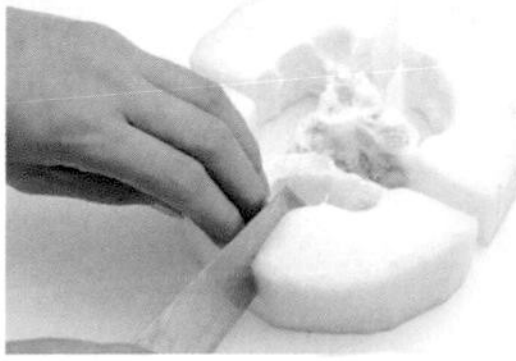

將瓜肉先分成四半。

去瓜囊

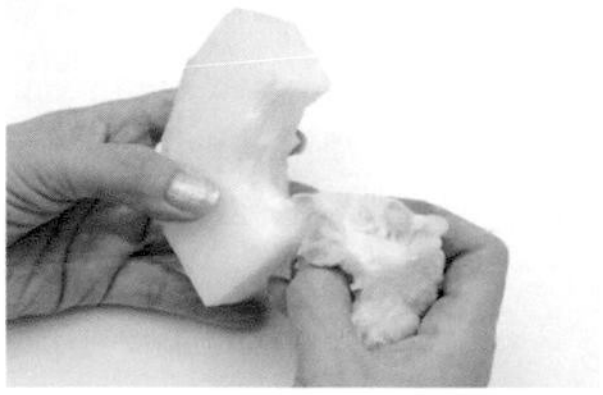

去除瓜囊的部份，如果是用來做湯或紅燒，建議可將瓜囊一同下鍋烹煮，可攝取到更完整的營養。

果 實蔬菜

四季豆

別名：敏豆 *string bean*

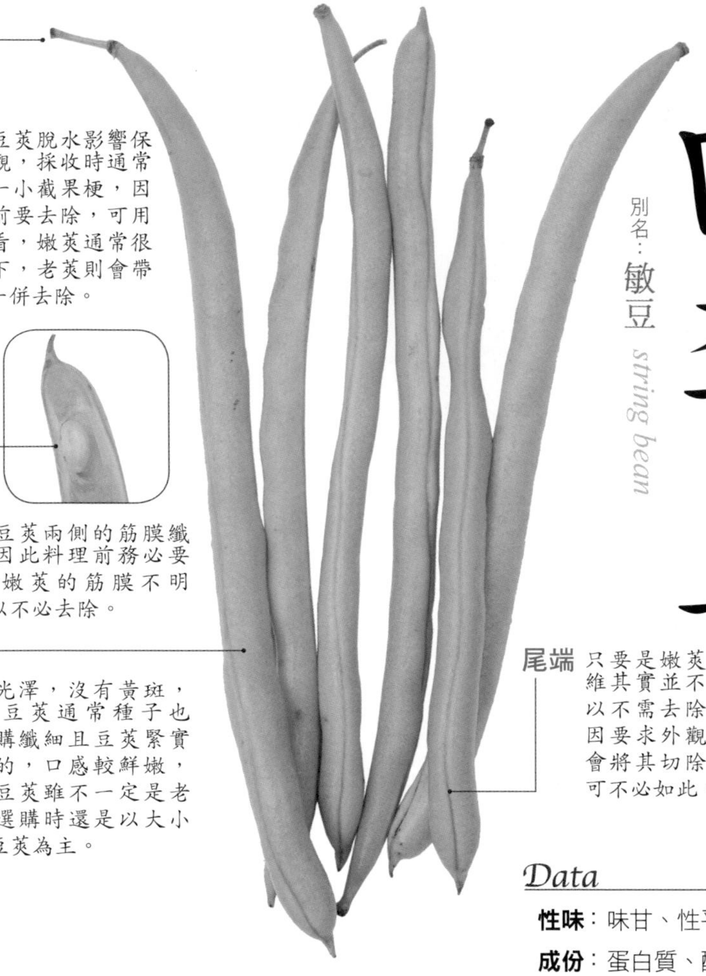

蒂頭 為避免豆莢脫水影響保存與外觀，採收時通常會留有一小截果梗，因此料理前要去除，可用手折折看，嫩莢通常很容易折下，老莢則會帶筋，可一併去除。

筋膜 較熟的豆莢兩側的筋膜纖維多，因此料理前務必要去除，嫩莢的筋膜不明顯，可以不必去除。

豆莢 表皮有光澤，沒有黃斑，細瘦的豆莢通常種子也小，選購纖細且豆莢緊實不蓬鬆的，口感較鮮嫩，肥大的豆莢雖不一定是老莢，但選購時還是以大小適中的豆莢為主。

尾端 只要是嫩莢，此部位的纖維其實並不明顯，因此可以不需去除，但有些菜色因要求外觀上整齊，因此會將其切除，家庭料理大可不必如此。

Data

性味：味甘、性平

成份：蛋白質、醣類、膳食纖維、維他命A、維他命B1、維他命B2、維他命C、鈣、鎂、鐵、磷、鉀

主要產地：集中在中南部，如彰化、雲林、高雄等地

盛產季節：全年皆有生產，盛產期為12月至翌年5月

挑選新鮮貨 青

選購四季豆時，可依個人喜好選擇，喜歡吃嫩的，要選豆莢細瘦的，快炒的滋味佳；喜歡吃厚實有豆仁的，要選肥胖的豆莢，但其兩側的纖維往往較粗，因此料理前要記得先去筋。

成長力強，生食有毒性

早期台灣人管四季豆叫敏豆，由於敏豆的適應能力很強，只要在溫暖的環境全年都可以栽培，也因其四季可見，就稱之為四季豆了。四季豆含有豐富的蛋白質，具有美膚、提高注意力、促進生長，對於成長中的孩童是非常好的蔬菜。

其中大量的鐵質有造血、補血的功效，此外富含纖維的豆莢，可促進排便通暢，防

新手入廚房

保存 豆類蔬菜一般都耐儲存，只要將其連同包裝袋一起放置冰箱下層的蔬果箱中，即可保存1～2星期。購買散裝的四季豆要注意表面不可淋過水，因有些菜販會在豆莢上淋水避免乾燥，像這樣接觸水分的豆子，表面很容易產生黃斑，要儘快在1、2天內食用完。在流動的清水中用手輕輕搓洗2～3次，再浸泡十分鐘左右即可，浸泡過久易導致養份與甜味流失。

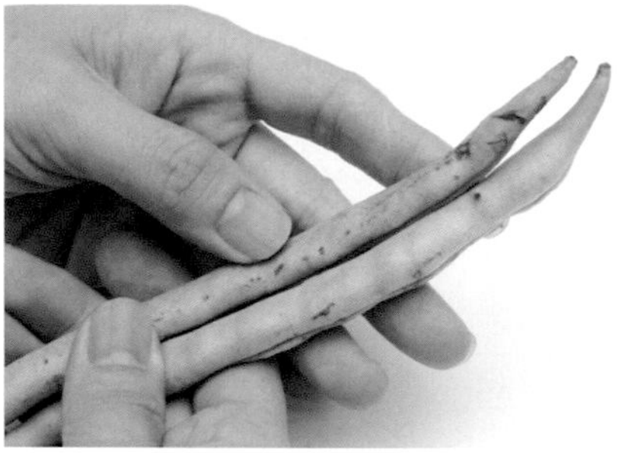

鹽酥四季豆

川菜中著名的乾扁四季豆用的就是細瘦的豆莢，才能突顯其美味，如果嫌其料理費事，不妨在熱油中加熱至熟透後撈起，趁熱灑上胡椒鹽食用，反而更受孩童喜愛。

瘦莢口感嫩

選購四季豆時，要選豆莢細瘦的才嫩，快炒的滋味佳，肥胖的豆莢纖維粗，口感會比較差一些。

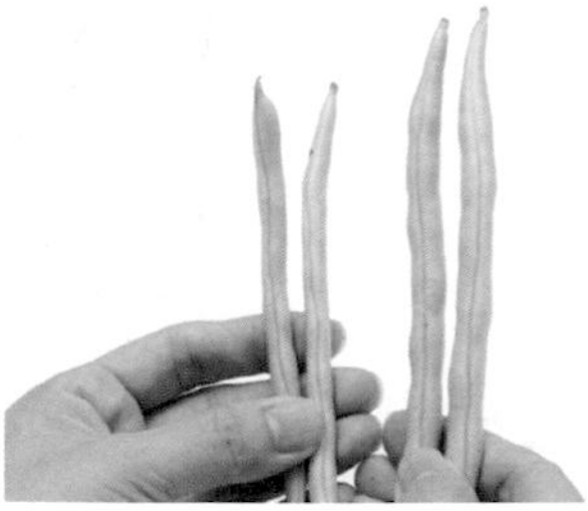

捏頭尾去筋

豆莢太老要去筋。

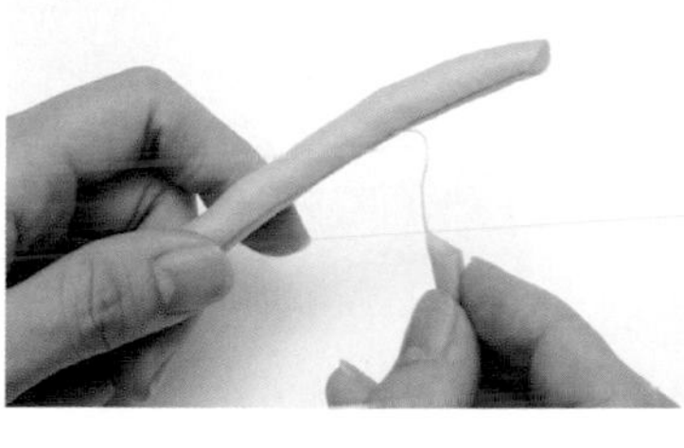

品種

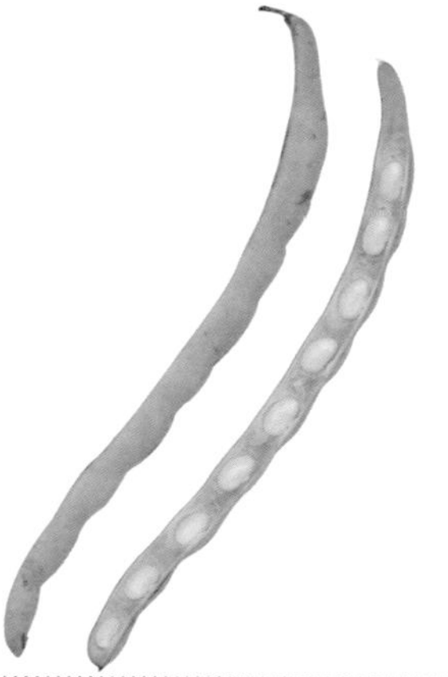

「粉豆」

粉豆體型寬扁，豆莢果肉厚實，口感鬆軟綿密，兩側筋膜明顯，料理前需將其去除。

止便秘。中醫則認為四季豆具有明目、助瀉、消水腫的功效，患有腳氣病以及腳部經常會浮腫的人，不妨多多食用。

唯一要注意的是生的四季豆含有皂素和豆素，皂素對黏膜具有強烈刺激性，並含有破壞紅血球的溶血素，豆素是一種毒蛋白，生食對人體有害，但煮熟後即可破壞有毒成份。

四季豆在學術上稱為「菜豆」，有趣的是，如果到了市場向菜販指名購買菜豆，他鐵定給你一把模樣長長的豆子，這正說明了學術和生活，畢竟是兩個不同的領域。所以到菜市場，務必指名四季豆或敏豆，才不會買錯了菜。

果實蔬菜

玉米

別名：玉蜀黍、番麥、包穀

sweet corn

抗老防癌的保健寶庫

玉米中所含的胡蘿蔔素，被人體吸收後能轉化為維生素A，具有防癌作用；鎂能抑制癌細胞發展，硒可結合體內致癌物質通過消化道排出體外；植物纖維素能加速致癌物質和其他毒物的排出；維生素E則有促進細胞分裂、延緩衰

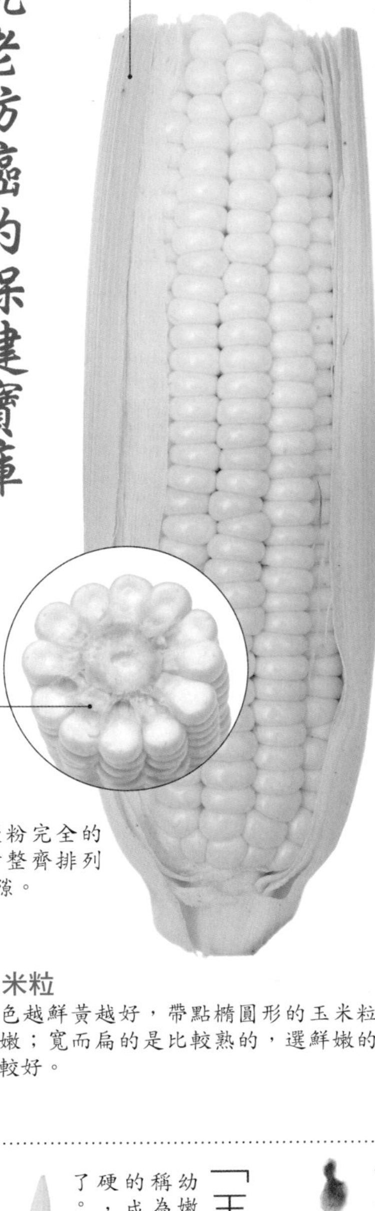

外葉
層層包覆著玉米的外葉，具有保護作用，選購時可依其鮮綠的程度，來判斷玉米的新鮮度。

玉米梗
玉米開花時授粉完全的玉米，米粒會整齊排列在梗上沒有空隙。

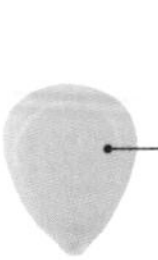

玉米粒
顏色越鮮黃越好，帶點橢圓形的玉米粒比較嫩；寬而扁的是比較熟的，選鮮嫩的口感較好。

Data

性味：味甘、性平

成份：蛋白質、澱粉、鎂、硒、鈣、鐵、磷、維生素E和脂肪酸

主要產地：中南部地區

盛產季節：1～3月；9～12月

挑選新鮮貨 青

外葉鮮綠的玉米，通常都是採收不久的玉米，選購時除注意外型飽滿具重量感之外，還要將外葉撥開來撿查裡頭的玉米粒是否飽滿有光澤。而外葉黃化乾萎的玉米，甜味早已流失，沒有購買的價值。

品種

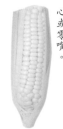

「糯玉米」
口感如同糯米般軟中帶Q，產量少季節短，適合蒸煮熟透之後做為點心或零嘴。

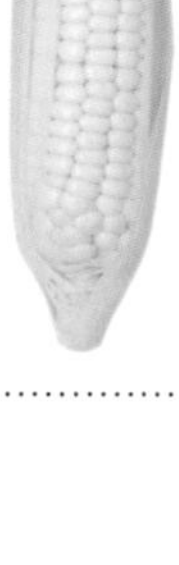

「紫玉米」

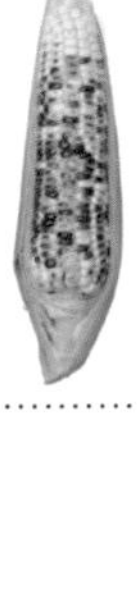

「玉米筍」
幼嫩的玉米連梗販售，稱為玉米筍。隨著玉米的成熟，梗會逐漸變硬，就不再適合食用了。

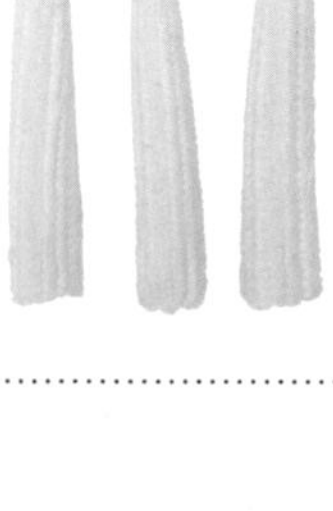

老、降低血清膽固醇、防止皮膚病變的功能，還能減輕動脈硬化和腦功能衰退。玉米含有的黃體素可以對抗眼睛老化，多吃玉米還能抑制抗癌藥物對人體的副作用，刺激大腦細胞，增強人的腦力和記憶力。

著名保健食物

大約二百多年前，美洲大陸偶然發現變種玉米，米粒金黃柔軟，甜度高，為現今市面上常見的甜玉米的始祖，而我們現在所食用的玉米，已經是多次改良後的成果。原產於北美洲的玉米，原為印地安人的主食，當時的米粒顏色有黑、黃、褐三色共生於一穗，且米粒硬實，甜玉米問世之後，這種硬質的玉米就改做為飼料用，而今也非常罕見。

本土的玉米主要為甜玉米及糯玉米，顏色則有黃、白、紫或混色等，但主要還是以甜玉米為大宗，糯玉米為少數零星栽培。在當今被証實的最有效的50多種營養保健物質中，玉米就含有7種。

新手入廚房

處理 燙熟或切塊冷藏

玉米的甜味很容易隨時間流失，因此不適合保存。買回來的玉米將外葉去除後，於流動的清水中清洗，並浸泡10~20分鐘，然後用熱水燙熟，或清洗切塊冷凍保存，如此一來才能保存其甜味。

汆燙去農藥

玉米的蟲害主要以玉米螟為主，玉米螟的幼蟲會在梗中鑽洞躲藏，啃蝕玉米。因此農藥施用方式，一般是在玉米還幼小時，直接將藥劑塞進尖端的部份，因此要將頂端的部份去除，除了清洗浸泡之外，務必汆燙之後再行料理。

玉米鬚可拿來泡茶

玉米鬚最廣為人知的是利尿、消水腫，與降血壓、血糖的功效，不過在使用前、尤其是非有機栽種的玉米、務必要徹底清洗乾淨才能使用。當成茶飲約3～5個玉米的鬚、加500cc的水煮沸後、小火滾個十分鐘即可。

煮前切除玉米頭

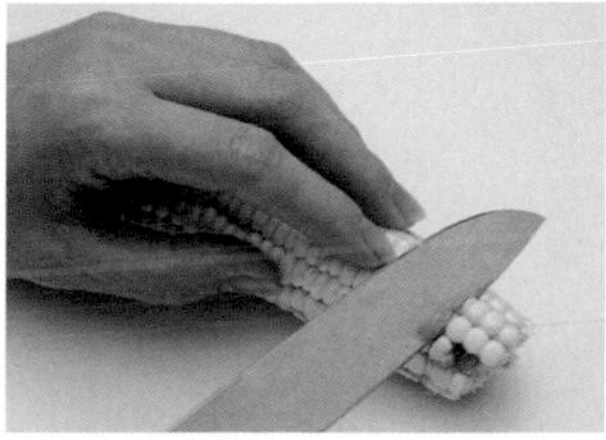

非有機栽種的玉米前端的部位易殘留農藥，料理時必須切除。

切塊法

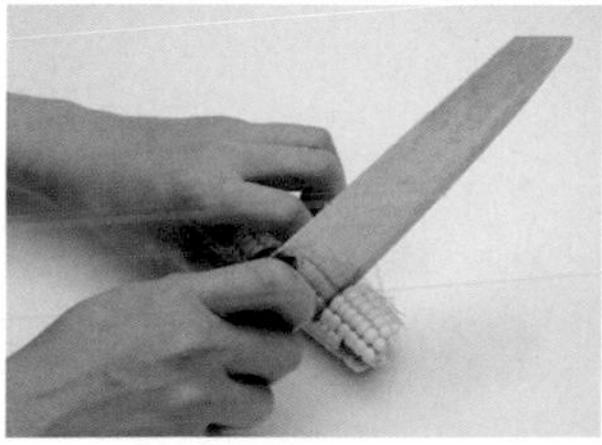

① 切玉米時要使用刀子的尾端而不是刀尖；用刀子的尾端慢慢施力切刻痕。

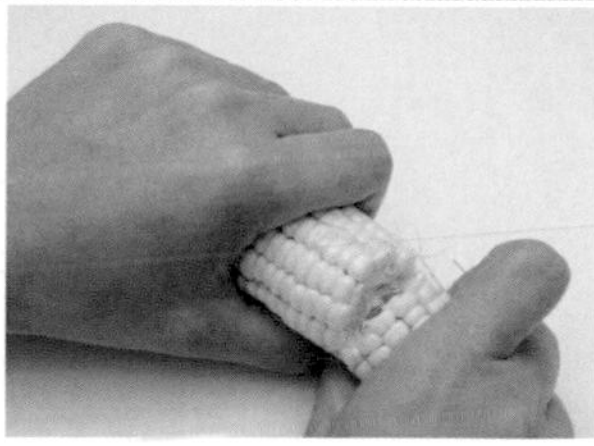

②再以兩手用力一折即可。

果
實蔬菜

南瓜

別名：金瓜、倭瓜

pumpkin

Data

性味：味甘、性溫

成份：蛋白質、脂肪、維生素A、維生素B、維生素C、鈣、鐵、磷、鉀、胡蘿蔔素、膳食纖維

主要產地：南投、花蓮

盛產季節：全年；4～10月為主要季節

挑選新鮮貨 青

瓜型整齊勻稱，外表完整無蟲蛀或黑點，表皮堅實具重量感，帶有瓜梗。

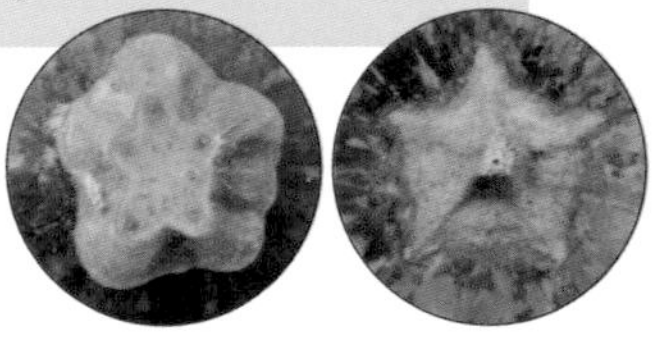

滋補肝腎功能

成熟的南瓜含有豐富的醣份、澱粉，吃起來又香又甜，此外還有蛋白質、脂肪、維生素ＡＢＣ、鈣、鐵、磷、鉀、胡蘿蔔素等，在瓜類植物中，可說是營養價值最高的。具有補中益氣、解毒殺蟲、營養滋補、抗老化、增強抵抗力、預防癌症等功效，對於肝腎功能較差的人來說，是很好的食品之一。

瓜梗
南瓜的梗可以調節果實中的空氣，因此要購買帶梗的南瓜。剛採收的瓜梗很新鮮，儲存一段時間後瓜梗就會萎縮或乾癟，但裡頭的果肉仍是完好的。

果皮
具光澤無蟲蛀或黑點，依品種之不同，有些較綠有些則呈橙黃或乳白色。

果肉
顏色越深甜度越高。

種子
由於南瓜多半是等成熟後才採收，因此裡頭的種子也可用來播種。成熟的種子肥大飽滿，煮食風味佳。

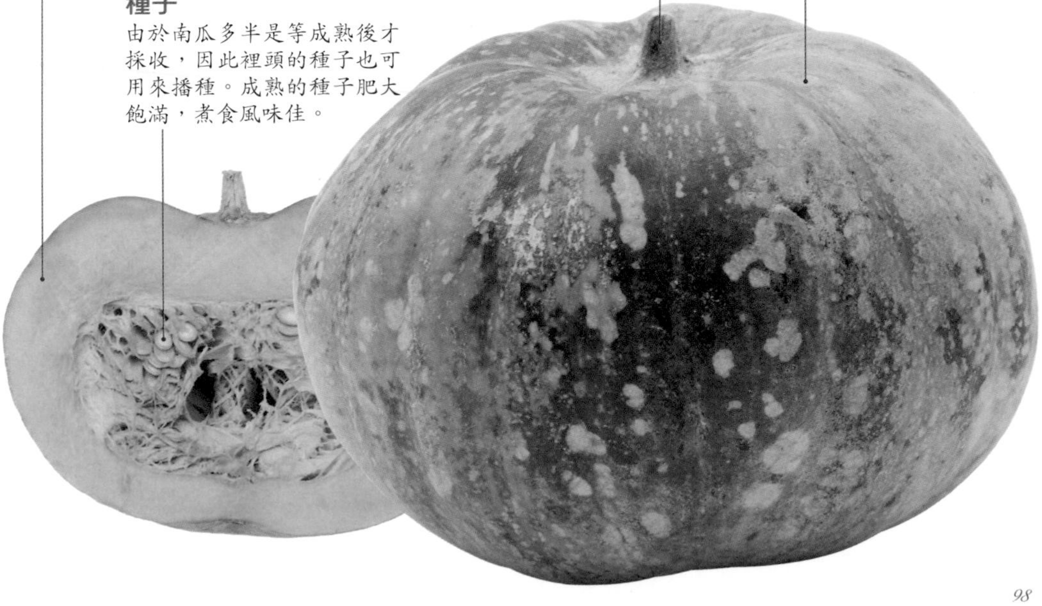

菜色變化多

屬於大型蔓藤植物的南瓜，具有發達的捲鬚，原產於美洲，直到十五世紀末，歐洲人發現了美洲，才傳播至世界各地。由於生長強健，且不必費心照料，一般農家多採放任生長。

在瓜果類蔬菜中，就屬南瓜的儲藏期最久，由於表皮堅實，因此不需冷藏，只要放在涼爽乾燥的地方。秋天之後採收的南瓜，可以一直保存到春天來臨，外型金黃美麗的南瓜，未食用前擺著欣賞相當討喜。光是南瓜就可以變出許多菜色，煎煮炒炸樣樣行，由此看來南瓜不只是救荒蔬菜，還是救急蔬菜。

小心食用禁忌

南瓜子含油量高達百分之五十，可以榨油也可以炒食，此外還含有豐富的鋅，可以預防攝護腺腫大。花則有清濕熱、消腫毒的功效。南瓜在本草綱目中的記載，從根、藤、葉、花、果、皮幾乎渾身是寶，而民間流傳關於南瓜的偏方也著實不少，外敷內服種類繁多。

南瓜的營養固然豐富，但在食用上仍有一些禁忌，例如老一輩的人會說不可與螃蟹同吃，又患有毒瘡者也不宜，因南瓜吃多了會助長濕熱，反而不利病情，不過還是因各人體質而異。曾經有人因連續且大量食用兩個月以上，而導致皮膚染黃，這是因為胡蘿蔔素未經吸收轉化，而由汗腺排出，對健康並無害，停止食用之後，便自然消退了。所以喜歡南瓜的人，還是可以放心食用，不過還是要注意營養均衡，可別只顧著吃南瓜，而忽略了其他食物的攝取。

新手入廚房

保存 買回來的南瓜不要洗水，只要放在涼爽乾燥的地方，可以保存相當長的時間。料理前，要將南瓜表面清洗乾淨，依需要去皮或去籽料理，表皮含有很強的抗氧化作用，最好能連皮帶籽食用。切開後的南瓜不要碰到水，並用保鮮膜包起來，放入冰箱冷藏約可保存7～10天，最好盡快食用。如果瓜太大，短時間無法食用完畢，不妨帶皮切塊入電鍋蒸熟，之後再壓碎成泥，分裝冷凍保存。

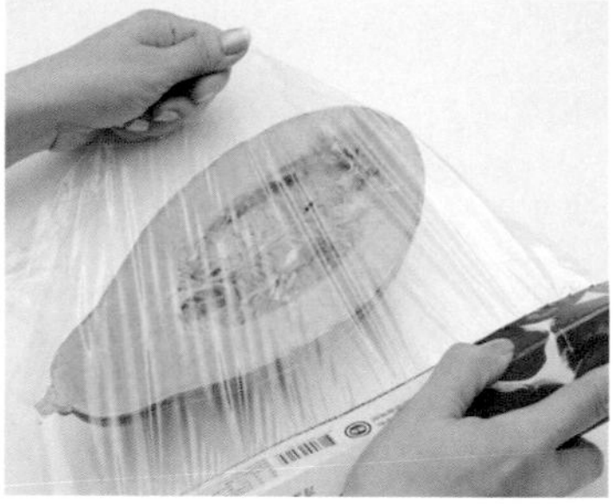

品種

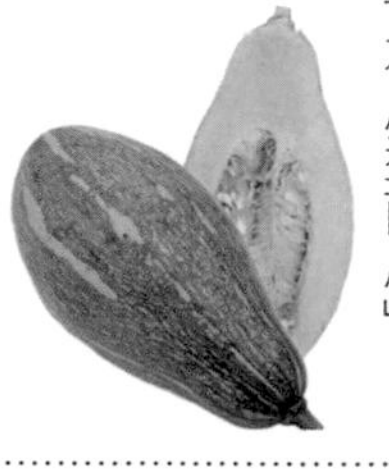

「木瓜型南瓜」

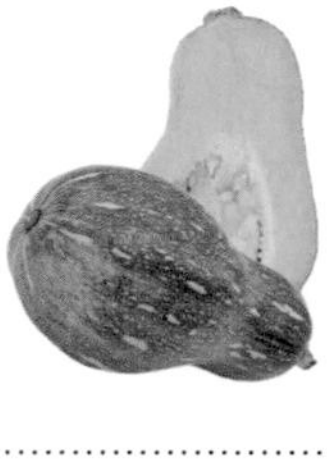

「葫蘆型南瓜」

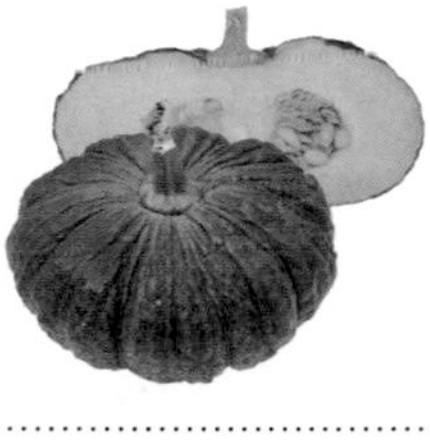

「燈籠型南瓜」

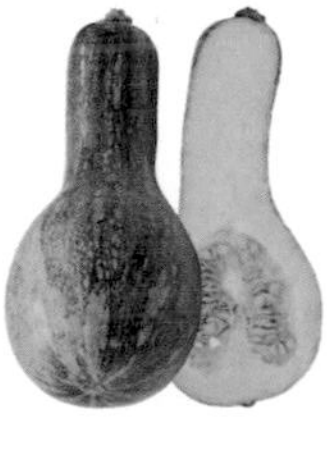

「燈泡型南瓜」

果 實蔬菜

扁蒲

別名：匏瓜、葫蘆瓜

bottle gourd

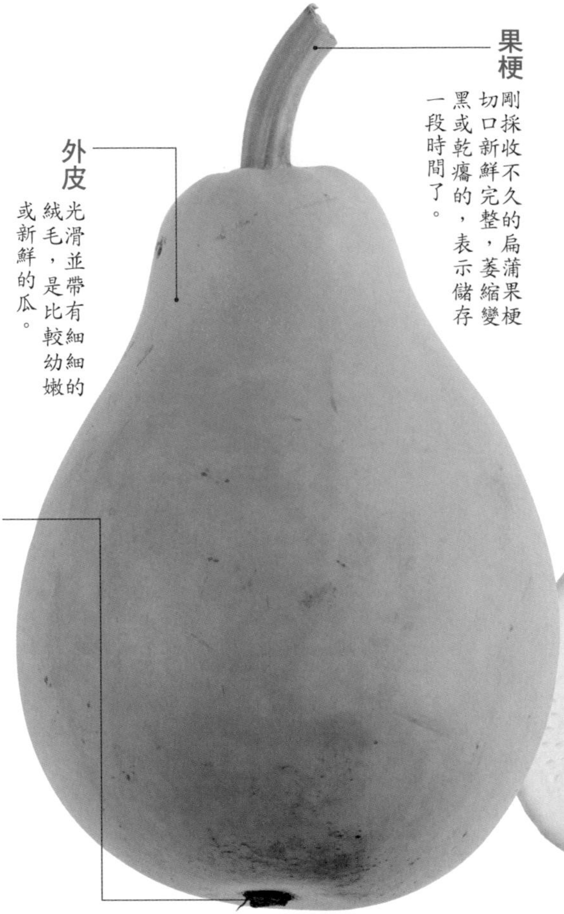

果梗

剛採收不久的扁蒲果梗切口新鮮完整，萎縮變黑或乾癟的，表示儲存一段時間了。

外皮

光滑並帶有細細的絨毛，是比較幼嫩或新鮮的瓜。

尾端

帶有花蒂的瓜，通常都是剛採下不久的，花蒂易隨著運送或儲存而脫落，因此消費者鮮少有機會見到。

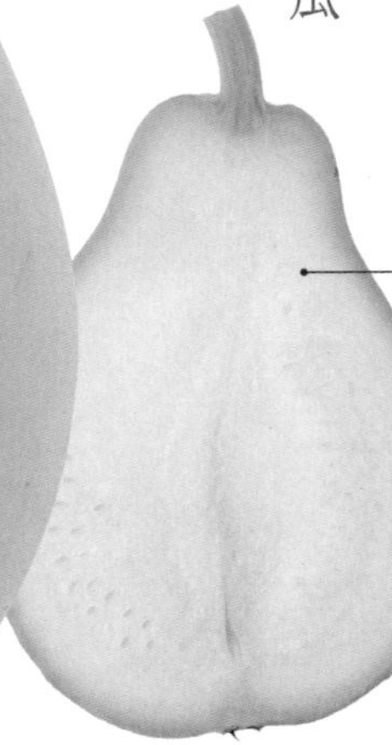

果肉

幼嫩的瓜雖然也有種子但不明顯，可連種子一起食用，過熟的瓜，種子會變硬影響口感，吃起來滋味也比較差。

嫩瓜食用，老瓜加工

學生時因打工而有機會，和一群開朗的婆婆媽媽們相處，有一次聽到一則關於扁蒲的笑話：一個新婚的媳婦第一次下廚，將外皮細緻的扁蒲連皮帶肉一起下鍋烹煮，表皮疙疙瘩瘩的苦瓜，卻費心去了皮，因而挨了婆婆一頓罵，真是冤枉。到底什麼蔬果要去皮？對於從未有下廚經驗的人，還真是無從辨別！大抵來說，去皮多半是為了去除不美味的部份，而並非是皮有什麼害處。笑歸笑，料理扁蒲前，還是要記得先去皮。

扁蒲為一年生草本植物，藤蔓粗壯，碩大的葉子帶有絨毛感。除了棚架栽培，也有放任地面爬行栽培的方式，但棚架品質較好收穫也多。清淡素雅

Data

性味：味甘、性平

成份：蛋白質、醣類、維生素B、維生素C、鈣、磷、鐵

主要產地：雲嘉南、屏東

盛產季節：全年皆產；4～10月為主要季節

挑選新鮮貨 青

選購時，表皮以帶有絨毛，且重量較重者為佳。如果絨毛脫落殆盡，且表皮受損失去光澤，新鮮度通常會差一點，但不至於不能食用。一般來說，傳統市場較能購買到新鮮的扁蒲。

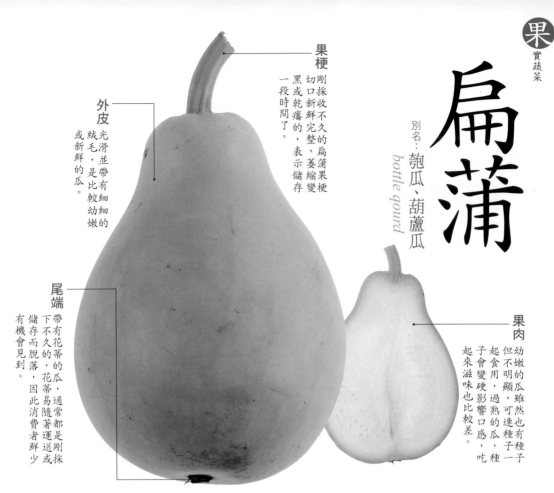

新手入廚房

料理時要去皮

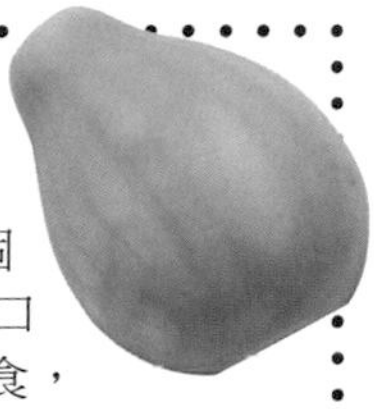

未切開前，使用報紙整個包起來放入冰箱。若因人口少，而必須切開後分次煮食，則需保留外皮再用保鮮膜包好，待要料理時清洗、去皮，再視烹調的需要切成適當大小，或刨成絲狀。

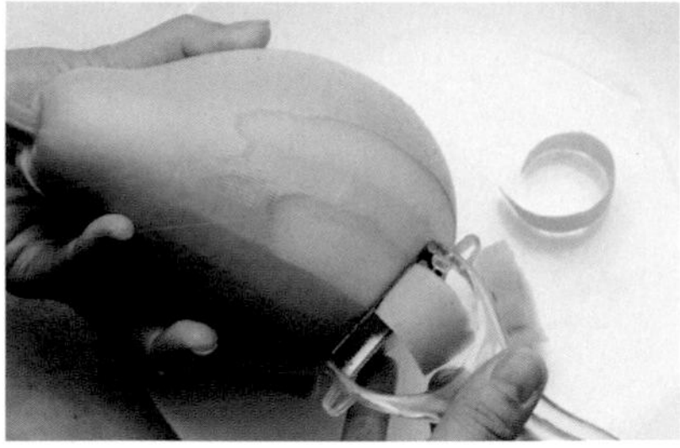

清洗之後去皮再料理，一次食用不完可切為兩半，另一半使用保鮮膜包起放冷藏。

處理

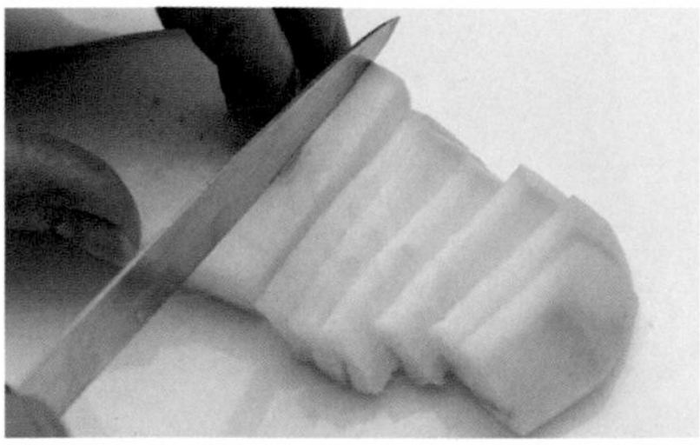

切片將瓜對切再對切，再將1/4瓜身切片狀料理。

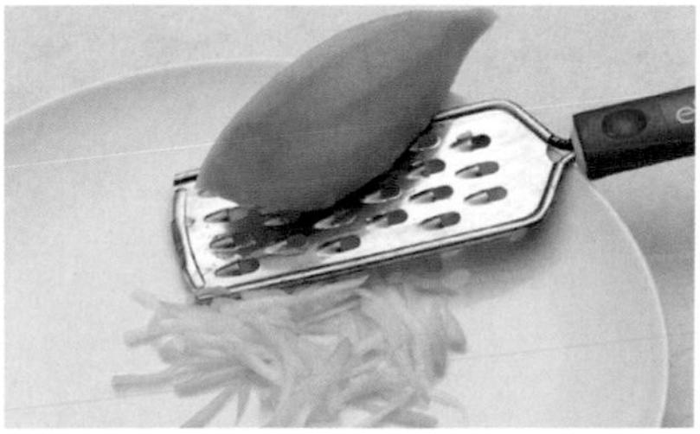

刨絲口感較受小孩喜愛。

品種

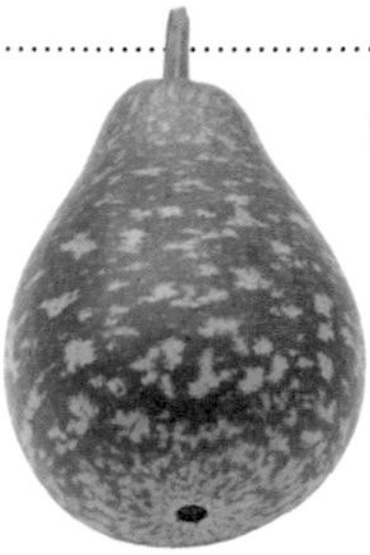

「花色匏瓜」

表皮有淡綠色或深綠色花紋，兩種口感大同小異，購買時選擇小果，通常都較嫩些。

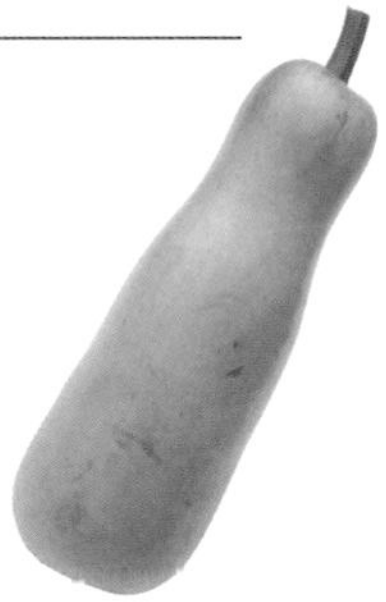

「長條形匏瓜」

表皮多為淡綠色，被有纖維絨毛，常見的加工匏乾，即為此品種。

的白花於夜間開，清晨閉合，因此要見到扁蒲開花還得抓對時間。扁蒲的品種極多，果實的大小形狀也不相同，作為食用蔬菜的是未成熟的嫩果，老熟的瓜表皮堅硬，早期用來做水瓢，或中醫處方中的蒲殼。現在則多於外皮雕刻或加工做為工藝品取「蒲」為「福」之諧音，頗受歡迎。

味道清淡消水腫

扁蒲又名蒲蘆或葫蘆，主要為利尿作用。可治水腫、消臟脹。種子有潤腸及消炎等作用。此外還含豐富的水份，熱量極低，對於水腫虛胖的人非常適合，炎熱的夏天令人心浮氣燥火氣上升，不妨多吃扁蒲。

市場上常見的以小葫蘆形和長條形為主，扁蒲的滋味雖然清淡，但只要善加料理，柔軟多汁的扁蒲容易消化，非常適合成長中的孩童或年長者食用。

秋葵

別名：黃秋葵 *okra*

Data

性味：味甘、性平

成份：蛋白質、碳水化合物、維生素A、維生素B、鈣、鐵 、磷、鉀、胡蘿蔔素

主要產地：嘉義縣、中南部也有零星栽培

盛產季節：5～9月為盛產期

挑選新鮮貨 青

表皮有細毛、顏色翠綠、長度在6～8cm(大約是中指的長度)者最鮮嫩。如表皮多損傷呈褐色斑點的，是新鮮度較差的，太大的莢果通常表皮都已硬化，滋味差不適合食用。

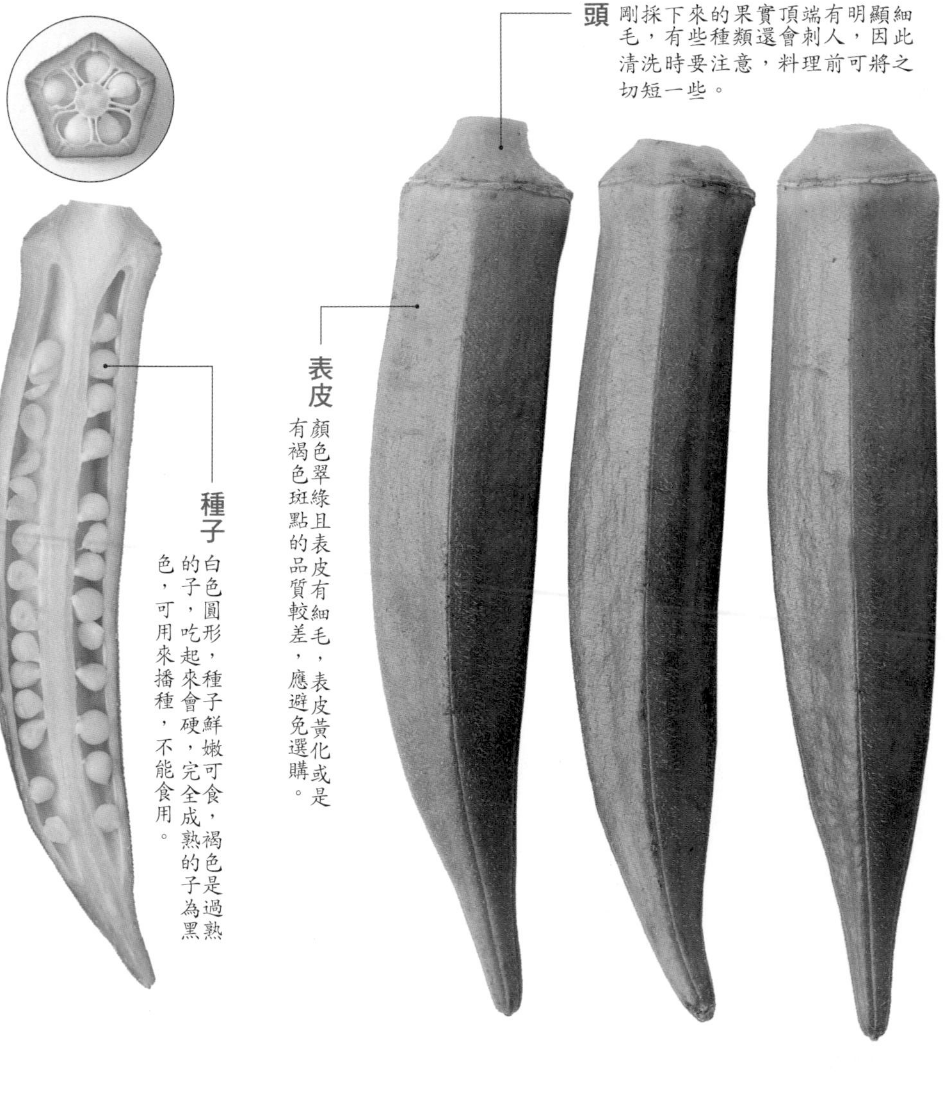
頭
剛採下來的果實頂端有明顯細毛，有些種類還會刺人，因此清洗時要注意，料理前可將之切短一些。
表皮
顏色翠綠且表皮有細毛，表皮黃化或是有褐色斑點的品質較差，應避免選購。
種子
白色圓形，種子鮮嫩可食，褐色是過熟的子，吃起來會硬，完全成熟的子為黑色，可用來播種，不能食用。

新手入廚房

淋醬生吃或汆燙加鹽

使用保鮮袋裝好冷藏，於2～3日內吃完，食用前才清後。清洗時，用一點鹽將表面的細毛搓去，再以清水沖洗。秋葵可生吃，因此可以直接切小段，淋上醬汁食用。

熟食一般都會在滾水中放點鹽，再汆燙約一分鐘左右，不要燙太久，否則顏色會變得不好看。燙好的秋葵迅速放入冰水中，可藉由急速冷卻保持鮮綠的色澤。

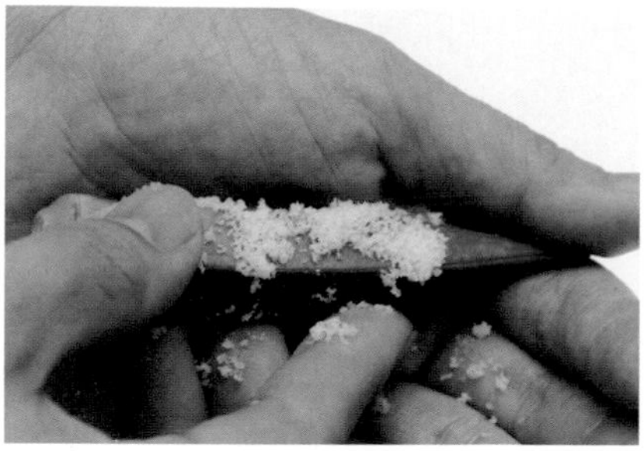

料理前先清洗，用鹽先搓去表面的細毛，再汆燙即可。

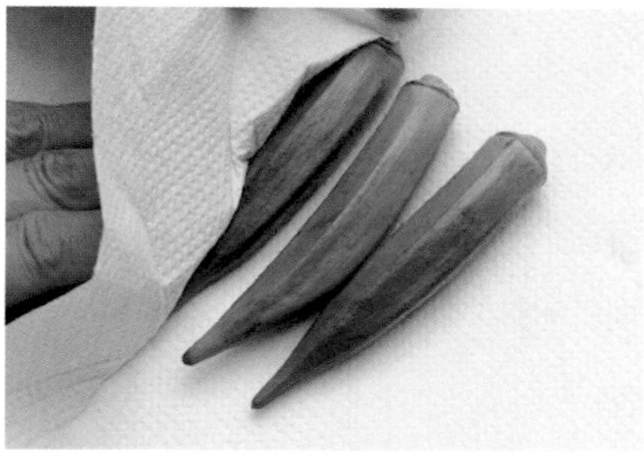

喜歡生食者，則用紙巾將鹽擦去即可。

增加肌膚與血管彈性

秋葵為錦葵科一年生草本植物。其營養極其豐富，蛋白質、維生素及礦物質的含量高於一般蔬菜，能迅速消除疲勞、恢復體力，特別對青壯年和運動員有益。此外維生素A、B、C，微量元素以及豐富鈣、磷、鐵、胡蘿蔔素等可保護眼睛，及維持皮膚的健康。秋葵所含的大量維生素C對皮膚很有好處，維生素C是人體合成膠原蛋白所必需的，膠原蛋白可以使肌膚保持光澤和彈性，還可以增強血管彈性，防止老化。

粘蛋白安定胃腸

秋葵豐富的黏液屬於一種醣蛋白質的粘蛋白，能治療胃炎和胃潰瘍，對因刺激或壓力而出現過敏的腸道膜有安定效用，豐富的鈉則對關節僵硬有治療效果。

對愛美的女性來說秋葵高蛋白、高營養、低脂肪、低熱量、無膽固醇因而成為備受矚目的減肥與健康食品之一，豐富的膳食纖維食用後具有飽足感，黏液裡的果膠還可以減低人體對其它食物脂肪和膽固醇的吸收，並幫助排除毒素。

果 實蔬菜

苦瓜

別名：錦荔枝

bitter melon

苦瓜鹼降血糖、抑腫瘤

照理說苦味的食物應該是乏人問津的，可是苦瓜的苦，食後能生津止渴、化濕清熱，反而

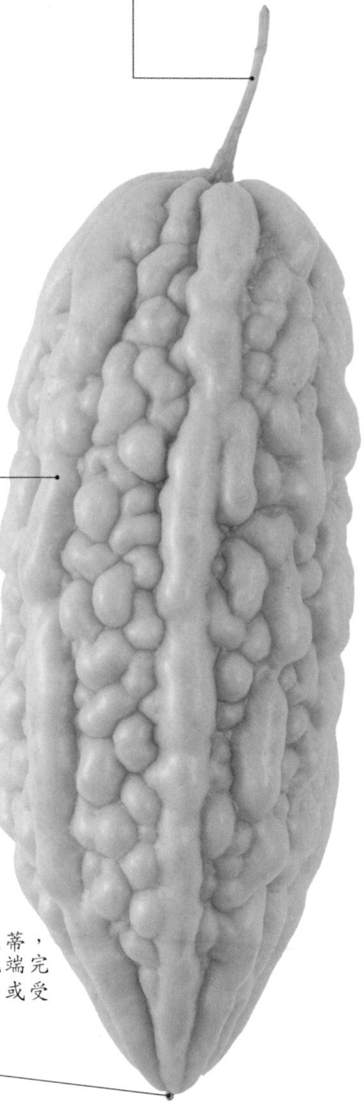

果梗 剛採收不久的苦瓜，果梗切口新鮮完整，萎縮或乾癟的，表示儲存一段時間了。

外皮 表皮果粒突出，飽滿結實有光澤，顆粒越大越好。顏色白裡透紅，是過熟的瓜，口感鬆軟，滋味較差，要避免選購。

尾端 通常不會帶有花蒂，但新鮮的苦瓜尾端完整，不會有萎爛或受傷等情形。

Data

性味：味甘苦、性寒

成份：蛋白質、醣類、維生素B、維生素C、鈣、磷、苦瓜鹼

主要產地：雲嘉南、屏東

盛產季節：全年皆產；5～10月為主要季節

挑選新鮮貨 青

選購苦瓜時雖然品種略有不同，但以皮色光鮮瓜體硬實果粒突出，飽滿結實有光澤，顆粒越大越好，且沒有受損為採買原則。通常細心栽培的苦瓜採收後，會多用一層網狀材質做為保護。在傳統市場採買時，建議早上購買，因為夏天的天氣炎熱，苦瓜鮮度會降的很快，買回來的瓜也要盡快冷藏，以免因高溫而繼續催熟。

品種

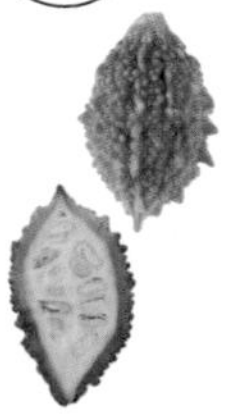

「山苦瓜」

屬於一種野生的苦瓜，體型雖小但卻具有強烈的苦味，食療效果較為顯著，因此常被加工乾燥，作為茶飲販售。

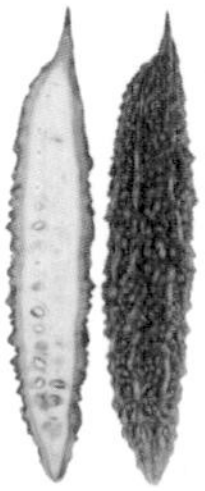

「青皮苦瓜」

青皮苦瓜因苦味較明顯，深受喜歡苦味的消費者青睞，也有人認為青皮種口感較脆。

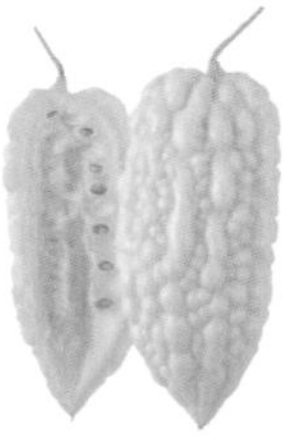

「白玉苦瓜」

果實潔白晶瑩剔透，因苦味較少，較受市場歡迎，因此市面上常見。

讓人回味再三。近年的研究顯示，苦瓜所含的苦瓜鹼，對許多腫瘤有抑制作用，是很好的抗癌蔬菜。而苦瓜的汁液有良好的降血糖作用，含有的維他命C是番茄的七倍，蘋果的十七倍，多吃苦瓜有益調節體內代謝，增強免疫功能、促進皮膚癒合，為此想要不喜歡苦瓜也難。

口感脆嫩微苦

苦瓜和絲瓜一樣皆為一年生草本植物，藤蔓纖細具攀爬特性，喜歡炎熱的溫度。苦瓜的花雖小且沒有食用價值，但香氣迷人，而迷你的幼瓜，一旦花謝後必須及早套袋，也常叫栽培者費心尋找。苦瓜一般多以露天棚架栽種，現在也有改良式的溫室栽種法，免去了套袋的手續，也可減少農藥的使用。

相傳苦瓜原是觀賞用植物，原產於印度。十六世紀時隨歐洲人的足跡來到我國，其果實外表晶瑩剔透，成熟之後轉為緋紅色，果實裂開之後露出裡頭鮮紅的種子煞是美麗，因而吸引許多文人雅士，而有了「錦荔枝」、「紅姑娘」等美名。作為食用的苦瓜，是尚未完全成熟的果實，主要食其脆嫩和些微的苦味，因此一般消費者很難見到成熟的紅苦瓜。

新手入廚房

刮去種籽及內膜可減少苦味

因為是連皮吃的蔬果，所以不要用報紙包，以免表皮沾上報紙的油墨。2～3日之內就會料理的話，可裝入牛皮紙袋內保存。需要放超過三日的，要用保鮮膜整個包好。不過苦瓜並不耐久放，即使冰著也會繼續熟化，而使果肉變得鬆軟，失去鮮度，因此可汆燙冷卻後存放於保鮮盒，可保留其口感，爾後再視須要料理。清洗後不需去皮，將瓜對剖之後，用湯匙將瓜囊內部種子以及內膜刮乾淨即可。

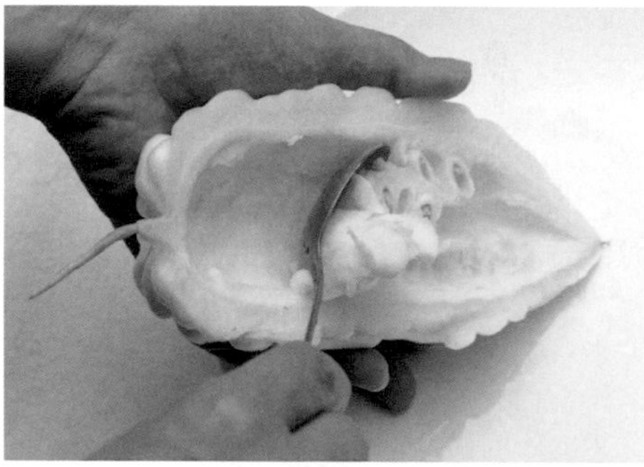

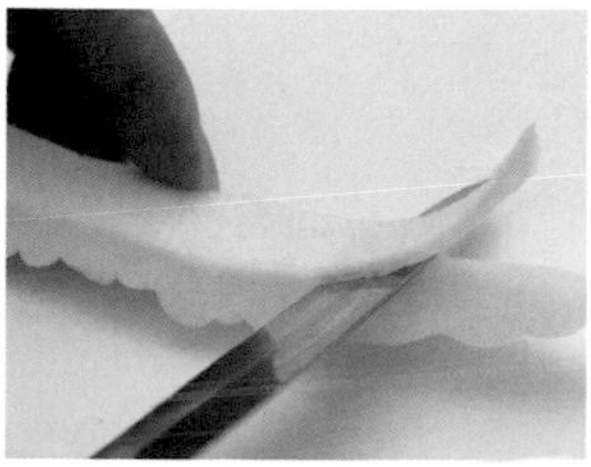

條狀去苦法

切成條狀之後，再用水果刀將內膜切除乾淨。

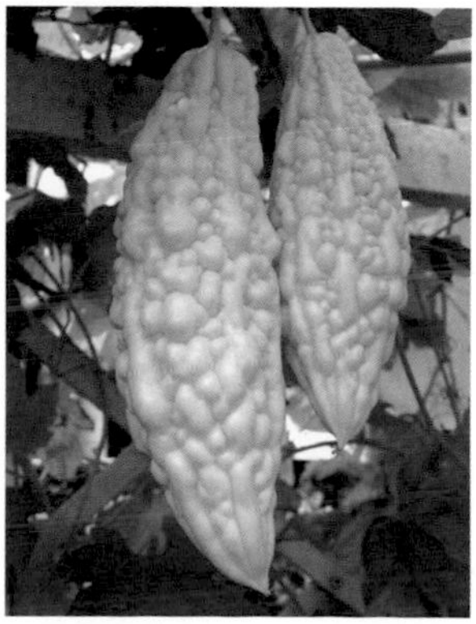

汆盪可降低苦味

苦瓜的苦味，可以使用滾水汆燙來減輕，作為涼拌料理的話，要記得燙一下就好，並迅速用冷開水將其冷卻，吃起來才會脆。過熟的苦瓜苦味較少，不妨帶籽做為燉煮料理，可完整的攝取全部營養，別有一番滋味。

果實蔬菜

茄子

別名：落蘇 *eggplant*

Data

性味：味甘、性寒

成份：蛋白質、礦物質、維生素、葉酸

主要產地：彰化、南投、高雄、屏東

盛產季節：全年；5～12月為主要季節

挑選新鮮貨 青

果蒂新鮮，表皮深紫有光澤，果實飽滿有彈性，尾端呈圓形，這樣的茄子最新鮮且口感好。用手拿起來感覺鬆軟表面有皺痕的，通常已存放多日。

保護微血管

茄子含多種維生素及礦物質，尤其是紫色的茄子，含有維生素P，能增強細胞間的粘著力，提高微血管對疾病的抵抗力，對微細血管具保護作用，有預防壞血病及促使傷口癒合的作用。茄子纖維中所含皂草甙，有降低血中膽固醇的功效，對於高血壓、動脈硬化的患者來說，是非常好的食物。

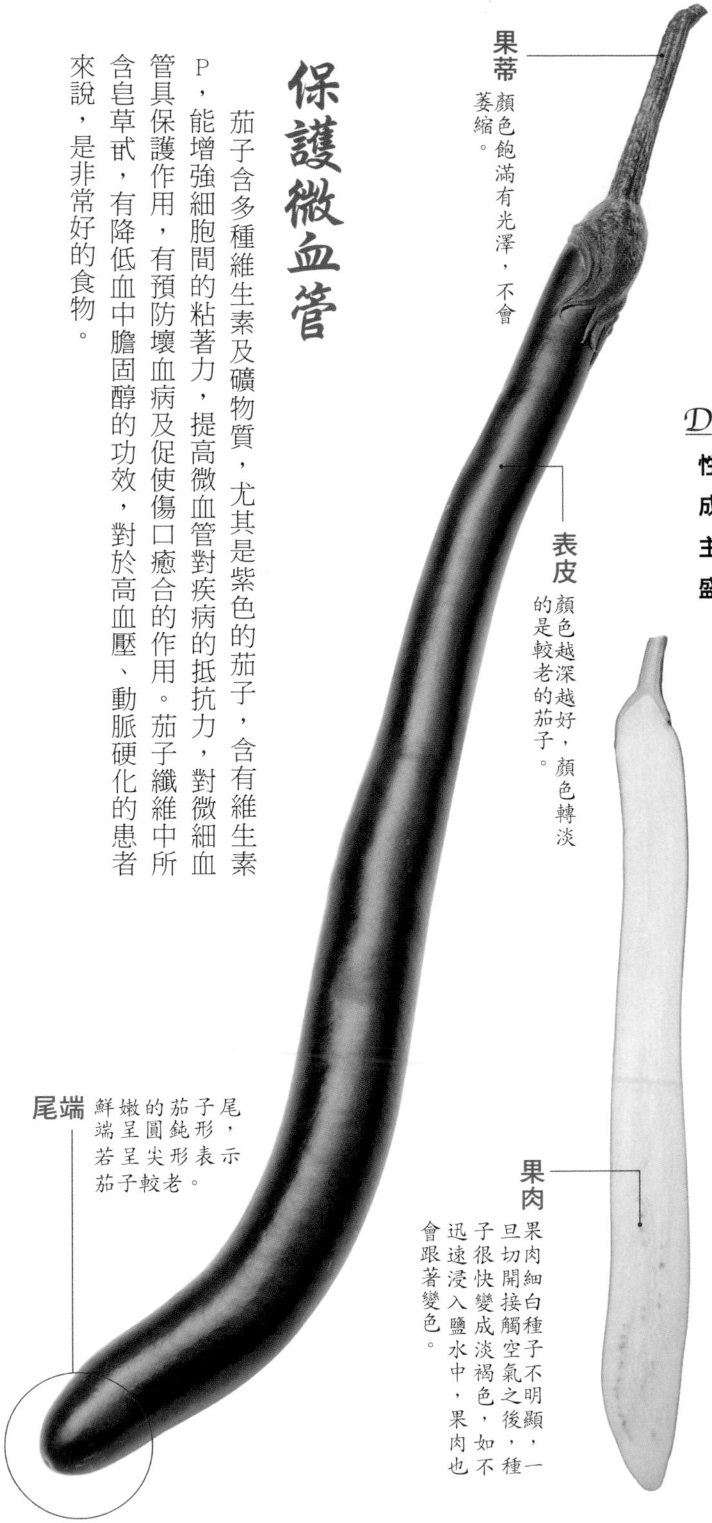

果蒂 顏色飽滿有光澤，不會萎縮。

表皮 顏色越深越好，顏色轉淡的是較老的茄子。

尾端 鮮嫩的茄子尾端呈圓鈍形，若呈尖形表示茄子較老。

果肉 果肉細白種子不明顯，一旦切開接觸空氣之後，種子很快變成淡褐色，如不迅速浸入鹽水中，果肉也會跟著變色。

品種

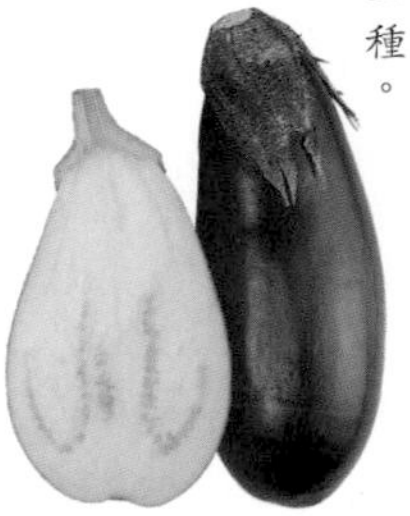

「美國茄子」 外型呈橢圓形，口感硬實，因此適合長時間燉煮的料理，如西式常見的紅酒燉牛肉或義式燉蔬菜用的就是這一種。

茄子性喜溫暖、濕潤的氣候，可連續多次採收，盛產期為5－12月。一株茄子的採收期長達6個月以上，故台灣一年四季皆有生產，不妨依照季節的不同而變化適合的當季料理。文學上關於茄子料理的記載，首推紅樓夢裡的「茄鯗」，將茄去皮切成細丁，佐以瘦肉新筍豆干等材料。這樣手續繁複的作法，我想應該連討厭茄子的人也吃不出來吧！

茄肉綿密細緻

由於茄子口感綿密細緻，受到消費者喜愛，因此世界各地幾乎都可發現茄子的蹤跡，且種類極多，單單表皮的顏色就有紫、紅、黃、綠、白、花等。其形狀千奇百怪，因此也是許多愛好園藝者熱衷收集與改良的蔬果之一，不過這些特殊品種，多半用來觀賞，並不適合食用。

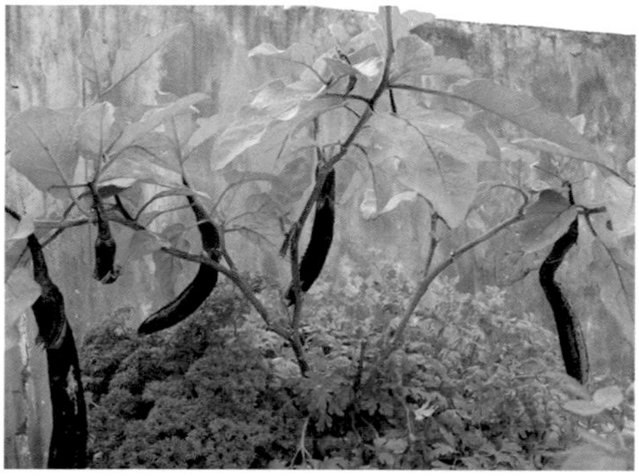

處理 切口易變色

由於茄子的表面光滑，一般來說由市場買回來的表面都很乾淨，因此用手在流動的清水中來回搓洗即可。因為切口容易變色，所以料理前再切，如果需要事先切好，可浸泡在鹽水中。

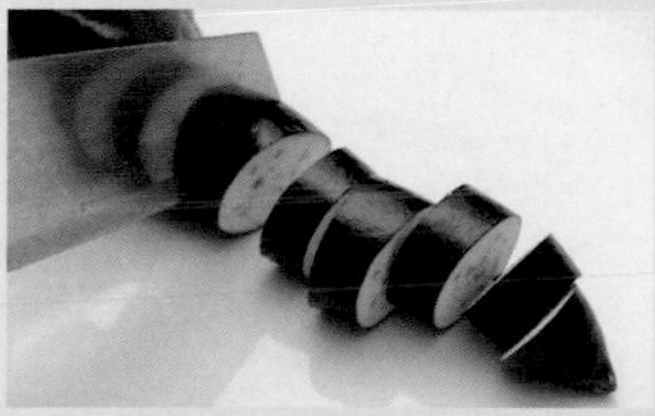

① 切開後的茄子切口極易變色，不妨等到要料理之前才切開。

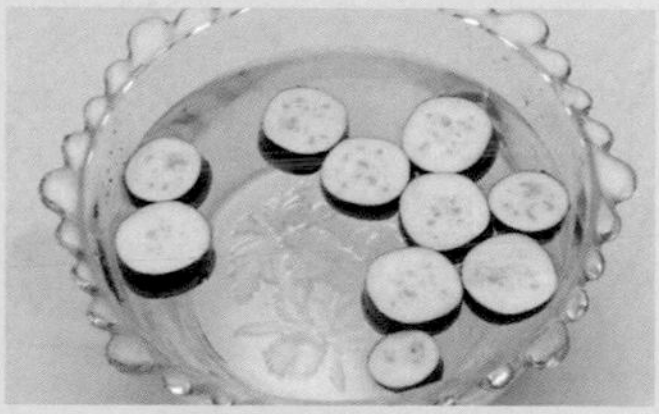

② 迅速浸入鹽水中可防止變色。

新手入廚房

保存

買回來的茄子若一次吃不完，可以用保鮮膜包起來，放入冰箱冷藏避免脫水。新鮮的茄子大約可以保存3－5天

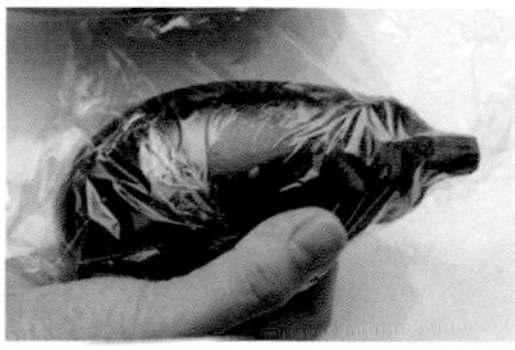

過油處理

早期的茄子品種因較有澀味，因此有浸泡在鹽水中以去除澀味或防止切口變色的做法。但幾經改良，現在的茄子口感和品質已經非常好，只要把握在下鍋前才切開的原則，實際上是可以不必浸泡鹽水的。如果想在料理後仍保持茄子的紫色，處理時就必須經過過油的手續，泡過水之後再過油，會因表面有水份而導致油到處噴濺。

果實蔬菜

豇豆

別名：菜豆、長豆

asparagus Bean

滋味特殊、益智健腦

豇豆台語叫菜豆，菜市場也多半稱其為菜豆。關於菜豆的身份還真有些曖昧不明，因為

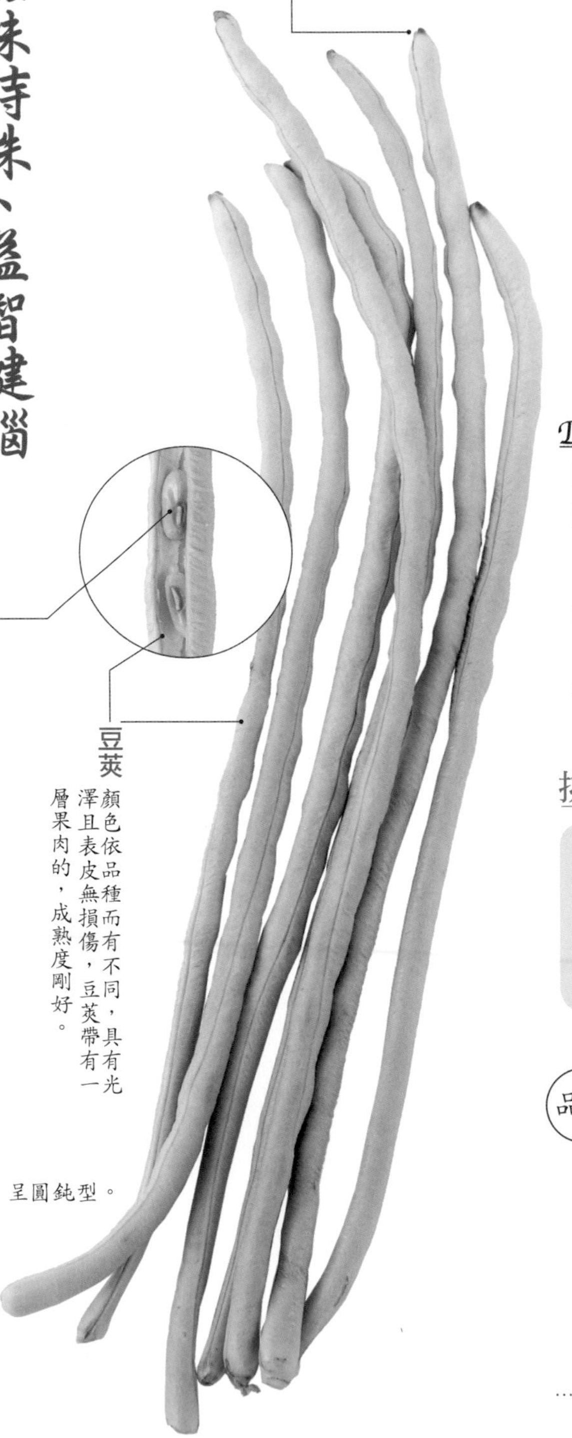
豆莢尾端 細尖完整不萎縮才新鮮。
豆仁 大小適中時口感最好，太大的豆仁表示過熟，豆莢纖維多，因此必須剝下豆仁料理，將豆莢丟棄。豆仁非常細小則表示太幼嫩，但也有人視為珍饈。
豆莢 顏色依品種而有不同，具有光澤且表皮無損傷，豆莢帶有一層果肉的，成熟度剛好。
豆莢上端 呈圓鈍型。

Data

性味：味甘、性平

成份：蛋白質、醣類、維生素A、B_1 B_2、C 鈣、鎂、鐵、磷、鋅

主要產地：彰化、嘉義、南投、高雄、屏東

盛產季節：4～10月為主要季節

挑選新鮮貨 青

豆夾飽滿但柔軟有彈性，拿在手上會自然下垂，表面可見到豆仁隆起的感覺，口感最好。蓬鬆豆莢表示豆仁過熟，應避免購買。

品種

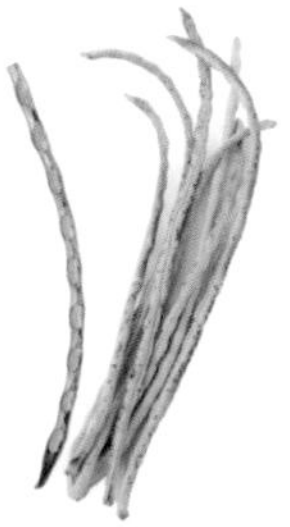

「花菜豆」

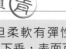

學術界也管四季豆叫菜豆。豇豆有蔓性和矮性兩種，蔓性品種需要立支架供其攀爬，雖然較為費事，但果實的品質和產量優於矮性，專業栽培也多以此為主，矮性菜豆則多見家庭及小規模栽培。美麗的蝶形花朵朝開暮謝，顏色依品種而異，每一朵花都有雌雄蕊，因此都會結果。

古人稱豇豆為豆中上品「嫩時充菜，老則收子。可豆，可果，可殼，備用最多。」其營養價值與其他蔬菜相比毫不遜色，蛋白質、鈣、磷及維他命均高於四季豆，胡蘿蔔素的含量比毛豆高三倍。豇豆不僅鈣、磷含量豐富且不含草酸，所以鈣磷很容易被人體吸收，有助於防止骨質疏鬆，還能促進大腦發育，有益智健腦之功效。

物美價廉

由於菜豆生長快速，產量多價格低廉，是許多人童年的饑餓美食。切碎的菜豆用點油和蝦皮肉絲等炒香，加了鹽和白米煮成飯是一餐，剩下的水多加一點變成稀飯，當成兩餐間的點心。以前的孩子就這麼簡單吃，卻各個頭好壯壯。菜豆可以治療脾胃虛弱，補中益氣，對於食慾不佳的孩童，菜豆是很好的食材，只是有些孩童不喜歡它特有的豆味，料理時不妨多發些心思。

新手入廚房

選豆

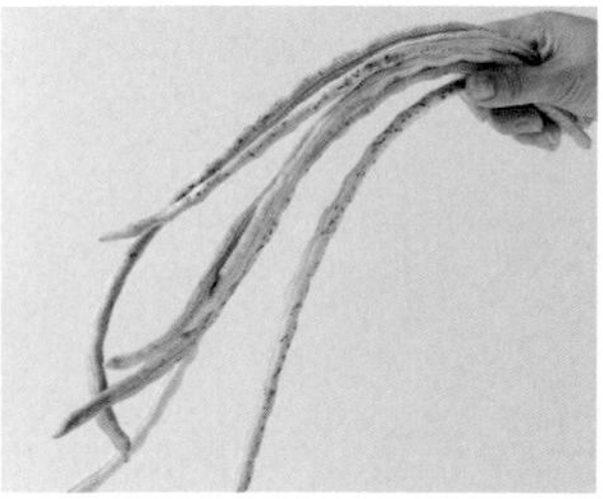

選購柔軟有彈性的菜豆，橫抓時豆莢會自然下垂者佳。

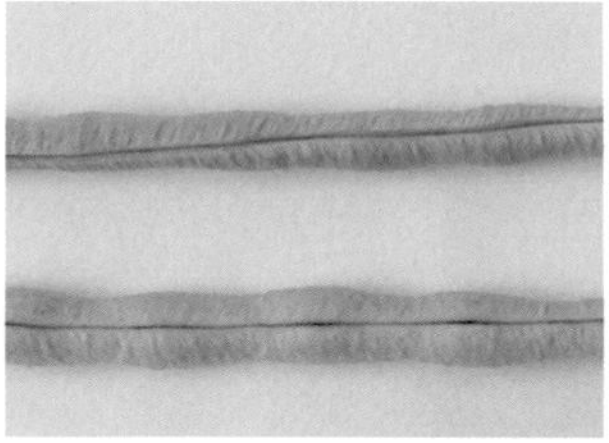

過老的菜豆豆莢成蓬鬆狀，豆仁和莢會摸起來會有明顯的分離狀態。

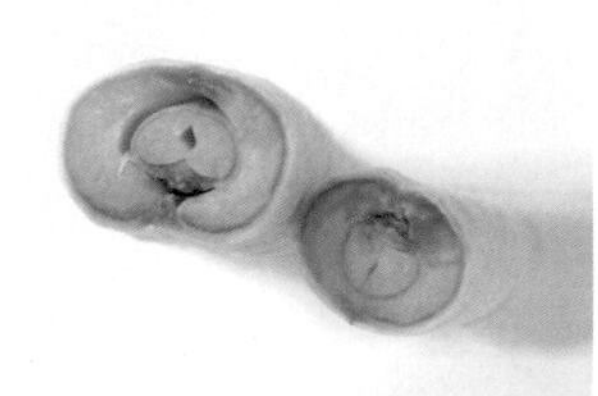

豆莢飽滿的裡頭豆仁也較肥大，喜歡吃口感鬆軟綿密的要選擇豆仁飽滿的。

汆燙再冷凍

2～3日內食用的，以牛皮紙或塑膠袋裝好放冰箱，需保存4～7天時用保鮮膜包好。料理前以流動的清水仔細搓洗約一分鐘，再泡水3～5分鐘後使用。放太久豆夾會繼續老化，若因一次採買太多，可切成適當長度汆燙後冷凍保存。

乾貨適合燉煮或紅燒

盛產期時可購買到農家自製的乾品，由於經過太陽曝曬而有特殊的香味，適合用來燉煮或紅燒。

菜豆不需經過去筋的手續，洗淨之後直接切成適當大小即可料理，一般多會煮的久一點，等湯汁收乾，讓其變得鬆軟、綿密。至於配料則依個人喜好，有人偏愛用薑爆香，有人喜歡大蒜，或兩者都加也可以。

果
實蔬菜

隼人瓜

別名：佛手瓜、梨瓜 *chayote*

Data

性味：味甘、性平

成份：蛋白質、脂肪、碳水化合物、粗纖維、鈣、鋅

主要產地：南投縣、嘉義縣、高雄縣、屏東縣、花蓮縣等淺坡山地生產較多，北部則多為農家零星栽培

盛產季節：8～11月

挑選新鮮貨 青

色澤淺綠，表皮細緻光滑，無蟲叮咬的痕跡，或因磨擦受損，飽滿有光澤。用手拿起時，表皮結實，不能有鬆軟、乾癟或脫水的情形，體型大約比拳頭大一些即可。

表皮
淺綠色有光澤，嫩瓜皮薄可連皮料理，成熟的瓜皮纖維多，故要削皮才能食用。

果實
果實上端小，下端大，呈梨形狀，外型和蕃石榴相近，鮮採的瓜蒂切口不會變黑或脫落。

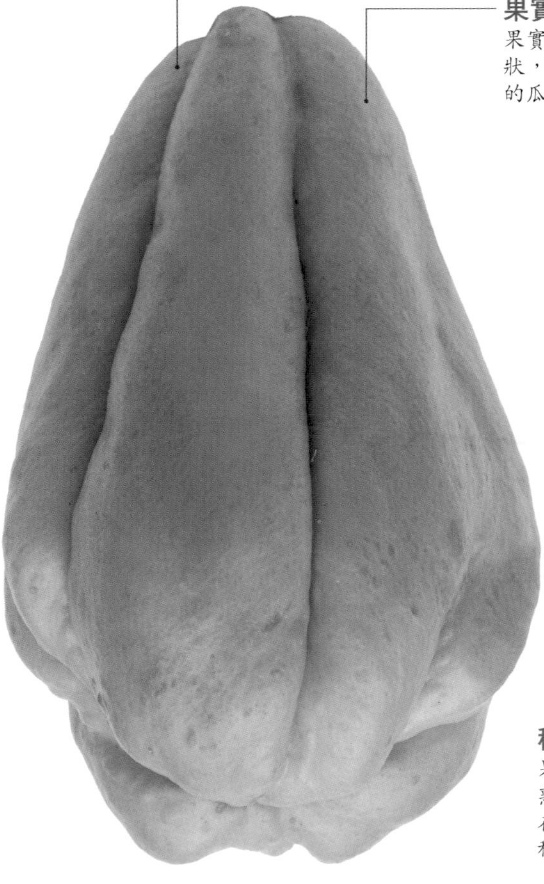

果肉
淡綠色，有淡淡的清香味，切口的地方很容易分泌汁液，接觸空氣後會變色，故等到料理時才切。

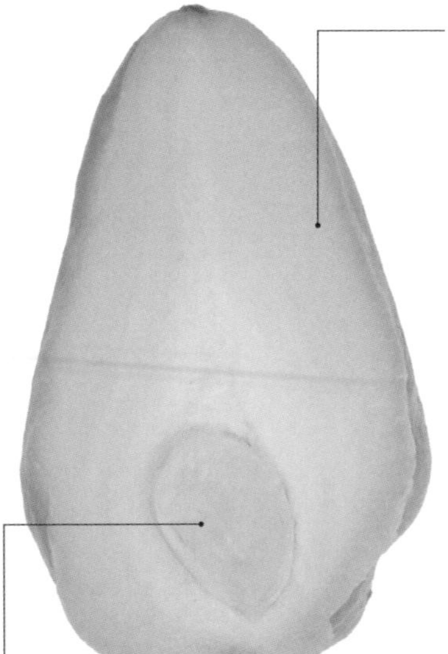

種子
果實內僅有一顆種子，略帶透明感。成熟的瓜，除了皮較硬之外，種子也較熟在室溫下儲存過久會發芽，長出的芽又稱龍鬚菜。

形狀似佛手

隼人瓜其瓜形底部有數道凹陷的紋路，乍看之下酷似佛像手彎曲的樣子，故又名佛手瓜。另一個有著佛手別稱的，則是柑橘類的水果佛手柑，這些蔬菜水果的別稱，為了讓人容易記憶，總會依著其外型有些趣味的名稱，因此同一種蔬菜經常因所在地不同，而有不同的稱呼。

隼人瓜原產於南墨西哥及中美洲、西印度群島等地，本省的隼人瓜則是由日本引進種植，在瓜類蔬菜中非常營養，只是其滋味稍嫌不足，較不受孩童青睞，因此在料理時可將其煮軟一些，如此一來更適合老人與孩童食用。

龍鬚菜的果實

隼人瓜就是龍鬚菜的果實，一年四季皆可採收，嫩芽作為蔬菜食用，果實則於夏秋收成。常食隼人瓜對增強人體抵抗疾病的能力有益。有利尿排鈉、擴張血管、降血壓功能。據醫學研究報告，隼人瓜所含有的礦物質鋅，有助於兒童智力的發展，缺鋅兒童智力低下，常食含鋅較多的隼人瓜，可以提高智力。

處理

老瓜、嫩瓜料理方式不同

想用果實栽培出龍鬚菜必須選擇表皮已經變黃的老瓜，只要放在涼爽乾燥處，待其發芽後再移到戶外栽種即可。嫩瓜適合用快炒或汆燙涼拌的方式料理，可保留其特殊的清香味，久煮則會消失。較熟的瓜可去皮或帶皮紅燒，或搭配豬肉與香菇，是一道可口的佳餚。

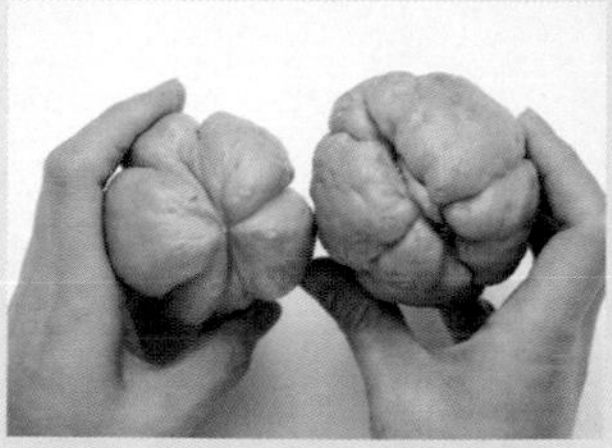

嫩瓜(圖左)的底部不會裂開。圖右的瓜是放置過久而發芽的瓜，風味已差，盡量避免購買，不過可以當成趣味盆栽觀賞。

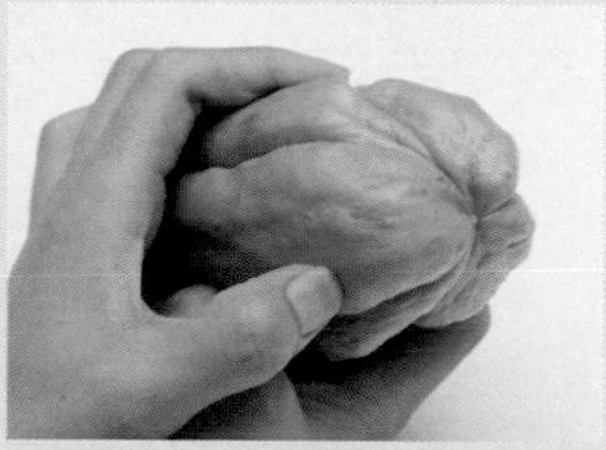

幼嫩的瓜底部可被指甲輕易穿透，像這樣的瓜可以連皮料理，不需去皮。

新手入廚房

保存

室溫存放會繼續熟化，最好使用保鮮袋裝好冷藏，於7－10日內吃完。清洗時，帶皮吃的瓜，用手在水龍頭下搓洗乾淨即可，表面凹痕可用軟毛刷洗淨，之後如需要去皮、去籽再做處理。

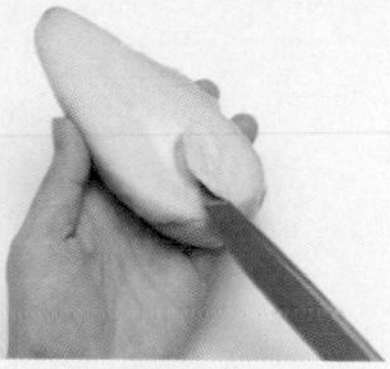

果 實蔬菜

甜豆

別名：甜豌豆 *green bean*

Data

性味：性甘、味平

成份：

豆莢：蛋白質、醣類 維生素A、維生素B、維生素C、鈣、磷、鐵

豆仁：蛋白質、醣類 維生素A、維生素B_1、維生素B_2、維生素C、鈣、鐵、鎂、鉀、鋅

主要產地：彰化、雲林、台中

盛產季節：11～3月

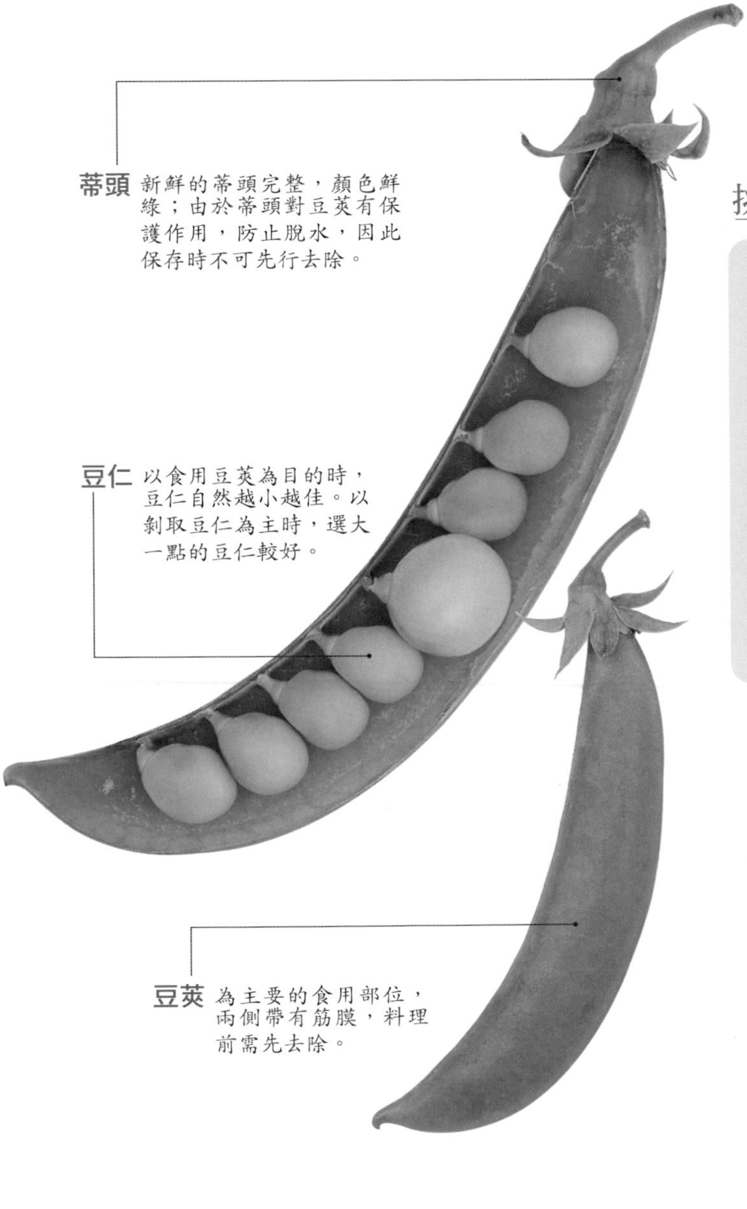

蒂頭 新鮮的蒂頭完整，顏色鮮綠；由於蒂頭對豆莢有保護作用，防止脫水，因此保存時不可先行去除。

豆仁 以食用豆莢為目的時，豆仁自然越小越佳。以剝取豆仁為主時，選大一點的豆仁較好。

豆莢 為主要的食用部位，兩側帶有筋膜，料理前需先去除。

挑選新鮮貨 青

選購豌豆莢時，以豆莢厚約0.5～0.7cm左右，顏色翠綠，表皮完整，無損傷或斑點，拿起來感覺飽含水份，不會軟軟的或乾癟，最是可口。選購以剝取豆仁為主時，豆莢越大越好，當然這樣的豆莢因纖維老化，看起來表皮較乾癟，選購能清楚摸到豆仁的豆莢就可以了。不過也有些料理偏好未成熟的小豆仁，因此可依自己的需要來選擇。

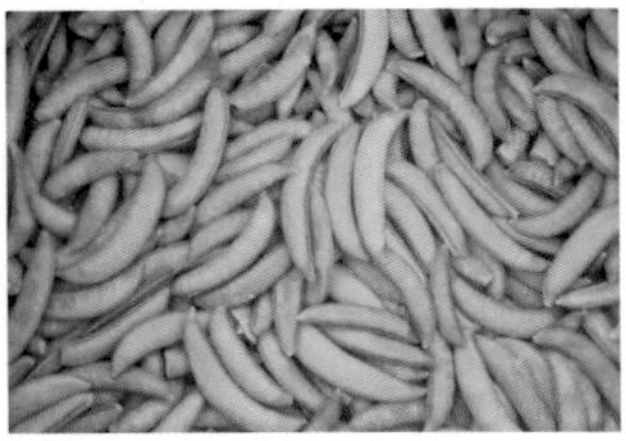

口感甜脆、腥味少

甜豆生長需要較低的氣溫，適宜在冬季種植，晚稻收成後、次年早稻播種前，是甜豆的種植期。種甜豆能有效利用冬季閒田。但豆莢類的蔬菜，需由人工逐莢檢視其成熟度非常耗時，加上現在人工昂貴，因此多半採小面積栽培。

至於營養的成份，其實甜豆和豌豆是差不多的，只是因其口感甜又脆，且少了豌豆的豆腥味，很受消費者喜愛，反而有後來居上之勢。

食用豆仁為主

甜豆與豌豆可以說都是同一種豆，以品種先後來說，早期台灣的豌豆屬於扁平形 也就是 般人俗稱的荷蘭豆。不過在十多年前培育出一種新品種，豆夾厚實呈肉質狀，在未成熟時豆仁就已飽滿，因此豆夾顯得圓圓的，最大特色是甜度很高，可生吃無豆腥味，稱之為甜豆。也因其甜度較高，成熟後的豆仁品質也好，因此在春節前後可見成熟的豆莢販售，不過成熟的豆莢主要食其豆仁，老化的果莢是不食用的。

新手入廚房

處理

購買散裝的豆莢時，要注意不可浸泡過水，將表面乾爽的豆莢連同塑膠袋一起放冰箱，可保存7～14天。新鮮豆仁不耐放，所以購買帶莢的最好，料理前再去殼。清洗時，在流動的清水中輕輕搓洗2～3次，然後浸泡10～15分鐘，撈起後將頭尾及兩側筋膜去除。

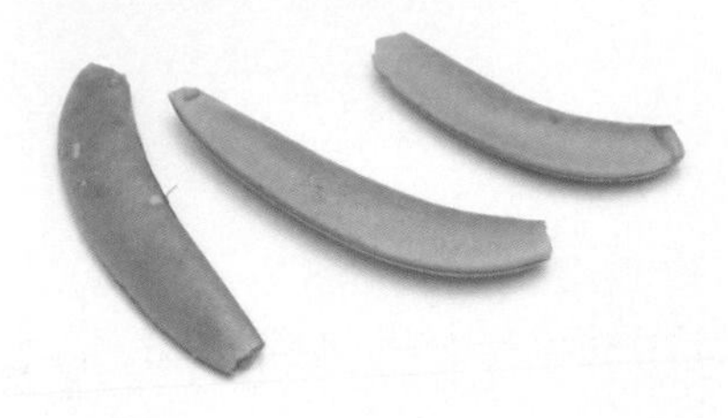

即使是嫩莢，仍需將兩側的筋膜去除再料理。

生食易腹脹

用豌豆仁炒蝦仁、火腿薄片是一道色、香、味俱全，且營養豐富的菜餚，特別適合成長中的孩童食用。甜豆的豆莢雖然甜度高可生食，但裡頭的豆仁還是有可能引起腹脹的問題，喜歡吃翠綠的豆莢，可將甜豆快速汆燙10秒鐘，即可同時保有口感與色澤。

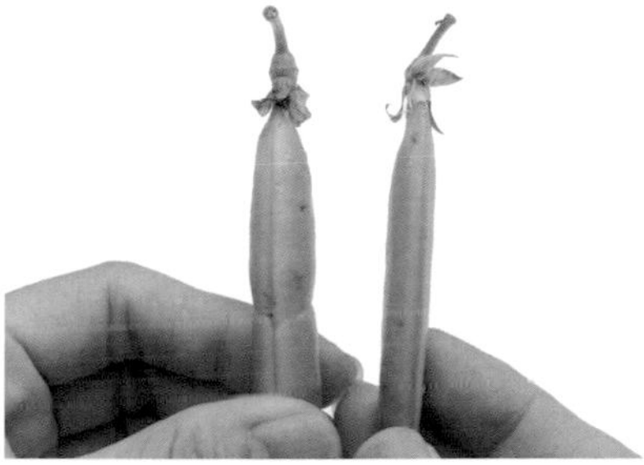

甜豆的老莢(左)與嫩莢(右)，可依所需用途來選購。

甜椒

別名：青椒、大同仔

sweet pepper

Data

性味：味甘、性平

成份：蛋白質、醣類、膳食纖維、維他命A、維他命B、維他命K、維他命C、鉀、磷、鐵

主要產地：雲林縣、嘉義縣、台中縣、花蓮縣等

盛產季節：全年皆有生產、12月至翌年5月為盛產期

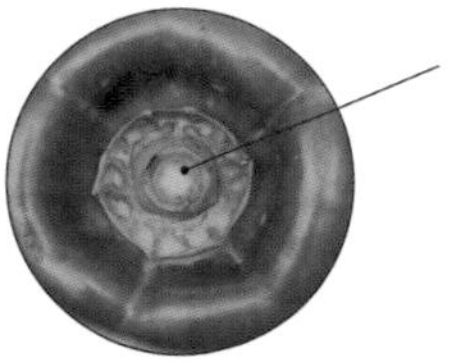

頂端 新鮮的甜椒果蒂完整不萎縮，頂端凹陷的部份容易殘留農藥，除有機栽種之外，一般都會整個切掉不要。

種子 青椒食用的是未成熟的果實，所以裡頭的種子為米白色，本身沒有食用價值，料理前要將種子與內膜去除乾淨。

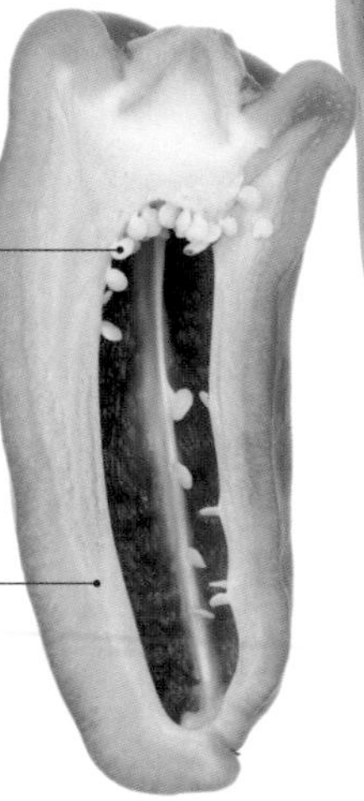

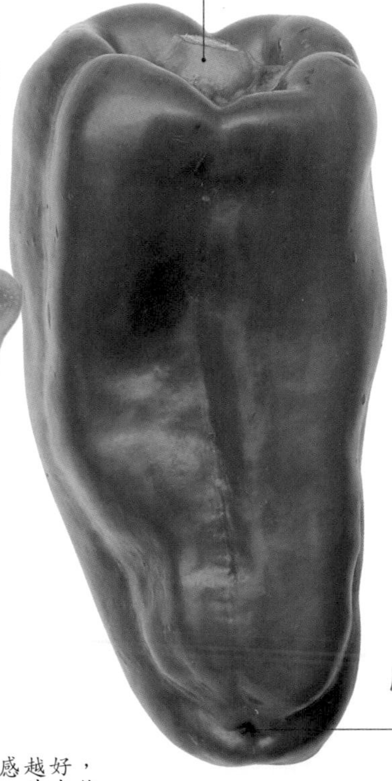

尾端 甜椒的體型頭大尾小，雖然尾端看起來也呈凹陷狀，但由於生長的方向是向下的，因此不會像頂端的部份有農藥殘留的問題。

果肉 果肉越厚吃起來口感越好，選購時用手捏捏看，外皮越結實的通常果肉也厚，肉薄的捏起來比較軟。

挑選新鮮貨 青

選購甜椒時，選擇體型勻稱而完整，果實飽滿結實，表面光滑，顏色鮮艷有光澤，果蒂無腐壞，果皮無外傷或褐斑的。

品種

甜椒 一般多為深綠色，完全成熟之後雖然會轉紅，但顏色分佈不均勻，和甜椒中的紅色品種並不相同。

彩色甜椒 早期的彩色甜椒多半仰賴進口，因此價格昂貴，現今農業技術的進步，彩色甜椒已可在台灣栽培，只是體型上比起進口的小一些。

「紅甜椒」

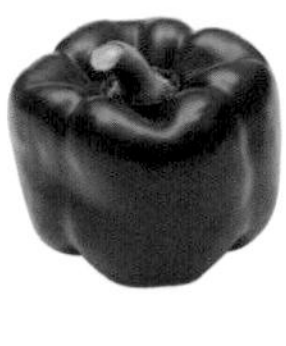

「黃甜椒」

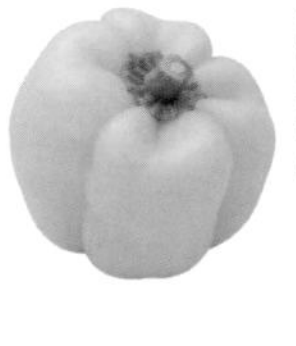

「青甜椒」

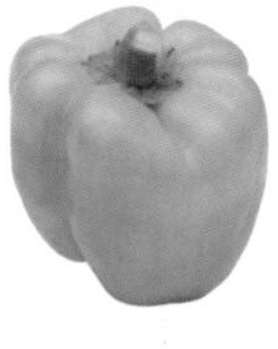

淨化汗腺，代謝脂肪

甜椒含有豐富的維他命A、B、C、K與鐵、磷、鉀等，有助於造血及促進新陳代謝。維他命B比番茄多，維他命C也比檸檬多，除了抗癌還能美白。維他命A、C都可增強身體抵抗力、防止中暑、恢復體力，所以夏天多食用甜椒，可促進脂肪的新陳代謝，避免膽固醇附著於血管，能預防動脈硬化、高血壓、糖尿病等症狀。

除此之外甜椒含有促進毛髮、指甲生長的矽元素，常吃能強化指甲及滋養髮根，且對人體的淚腺和汗腺產生淨化作用。對黑斑、雀斑都具療效。而所含的胡蘿蔔素與維他命D有增進皮膚抵抗力的功效，防止產生面皰和斑疹。

不管是為了健康，還是愛美，多多食用甜椒就對了。一般用油炒或炸的方式，可增進維他命A的功效，但時間則不宜太長，快炒、快吃才能得到最大的效果。

不辣的椒類

甜椒原產於熱帶美洲，西方人發現新大陸後將其帶回歐洲，此後成為其飲食中不可或缺的菜餚，許多的料理中均可見甜椒的蹤跡。歐洲人依當時的習慣，以其帶有辣味的稱辣椒，不具辣味的為甜椒，如此而已，並不是真有甜味。早年栽培的甜椒，甚至還有一股濃厚的特殊氣味，並不受消費者青睞，隨著農業技術的進步，加上品種的改良，甜椒不良的氣味消除了，果肉更加厚實且帶有甜味，成了名符其實的「甜椒」。

新手入廚房

處理 購買回來的甜椒如不當天食用，要連同塑膠袋一起冰存，以免果實的水份蒸發而變軟。保存前外皮如有水份，最好也將其擦乾，以免影響保存期限，新鮮的甜椒約可保存7～10天左右。清洗時，在流動的清水中，將外皮搓洗乾淨後，再將頂端凹陷的部份連同蒂頭一併切除。

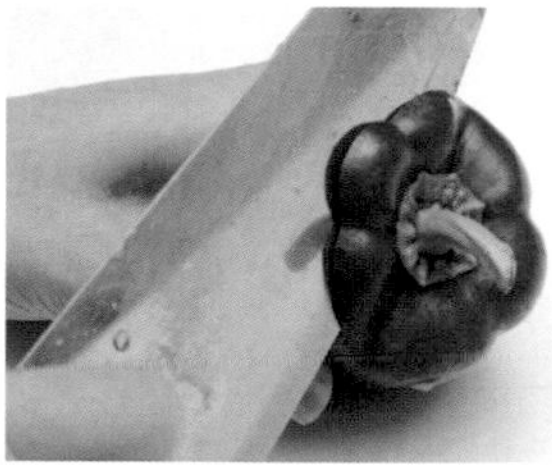

頂端的凹陷容易殘留農藥，整個切掉。

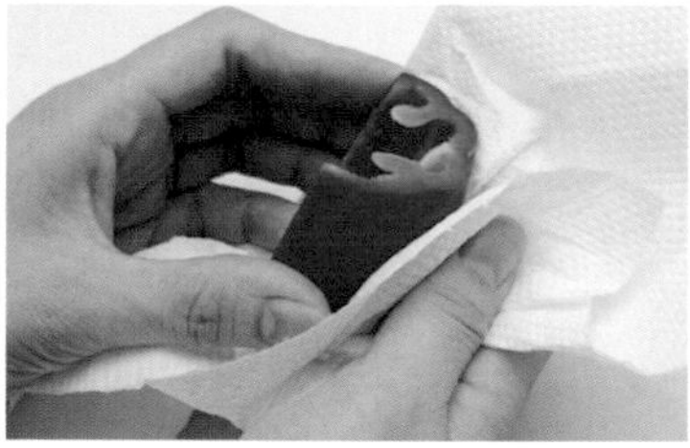

切開來的甜椒最好一次用完，剩下的將水份擦乾，用保鮮膜包好冷藏。

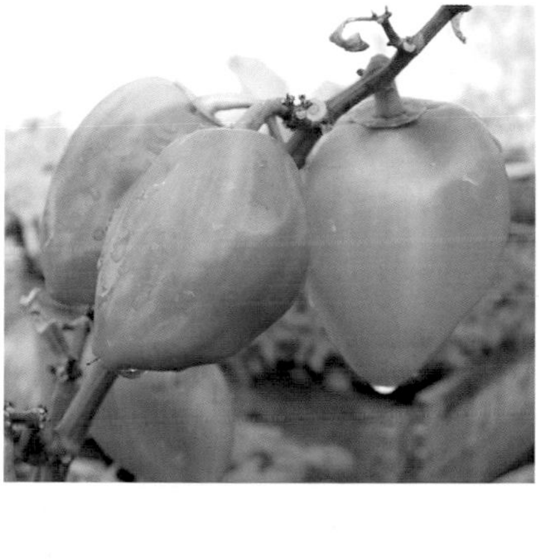

絲瓜

別名：菜瓜 *vegetable sponge*

化痰解毒

絲瓜的營養成份和黃瓜相去不遠，其中蛋白質、纖維素、鈣、磷、鐵、胡蘿蔔素、維他命B2的含量，在瓜類蔬菜中名列前矛。此外絲瓜還含有較多植物黏液脂、木糖膠、瓜氨酸等成份，藥用價值很高。具有去風化痰、涼血解毒、通經絡、行血脈等功效。早期農家在瓜藤老化產量

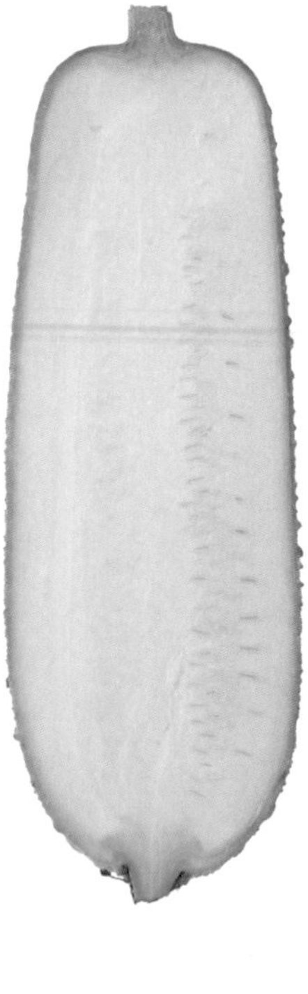

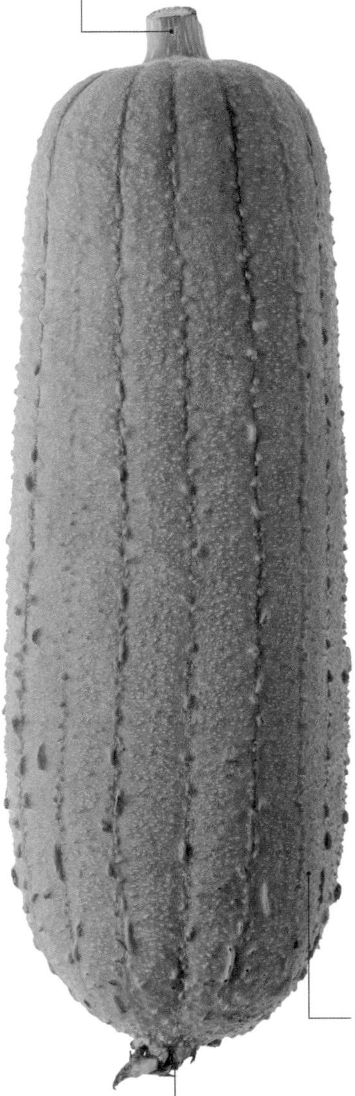
果梗 剛採收不久的絲瓜果梗切口新鮮完整。
外皮 表皮紋路凹凸、顆粒粗糙，顏色的部份因品種的緣故，而有鮮綠及淺綠的不同。
花蒂 尾端殘留著花蒂，表示越鮮嫩。

Data

性味：味甘、性涼

成份：蛋白質、鈣、磷、鐵、胡蘿蔔素、維生素B

主要產地：中南部

盛產季節：全年皆產； 5～9月為主要季節

挑選新鮮貨 青

剛採收不久的絲瓜，果梗切口新鮮完整，尾端殘留著花蒂，表皮紋路凹凸、顆粒粗糙的是嫩瓜。顏色的部份，因品種的不同而有鮮綠淺綠，只要看起來有光澤表皮完整，最後用手拿拿看，重量重的含水份多，口感也較好。

減少之後，會在劃除前，收取瓜藤裡頭的絲瓜水，作為婦女的美容用品，或是中暑以及發燒等的急救用水，而今坊間標榜絲瓜水或露等製品，多為加工及合成品，實為可惜。

老瓜可做為絲瓜絡

絲瓜為一年生草本植物，具攀爬特性喜歡炎熱。雖然全年皆有生產，但以夏季高溫時開花多，果實的品質最好，價格低廉，待天氣轉涼時供應的量就減少了。未熟的絲瓜肉質細嫩，甘甜可口，具有清熱、化痰、涼血、解毒的功效，非常適合在夏季食用。老熟的瓜果肉纖維發達，且裡頭的種子變硬不堪食用，但可做為絲瓜絡，也是俗稱的菜瓜布，在早期是非常好的洗滌用品，一般都是留在藤蔓上待其乾枯再採收，裡頭黑色的種子則作為來年播種之用。

絲瓜花朵也可食用

絲瓜的花有雌雄之分，為數眾多的雄花亦不失為美味的蔬菜，只是必須於早晨花朵張開時現採，才能維持其新鮮美味，食用的方式以油炸或煮湯為主。早年糧食較為短缺時，也有人摘採其嫩瓜藤食用，但因具有苦味並不討喜，因此現已鮮少人食用。

品種

「澎湖角瓜」

或稱稜角絲瓜，果實細長外表有稜線，早期主要栽培於澎湖，故亦稱澎湖絲瓜。由於果實形狀特別，因此在削皮時較費時，口感富彈性，餐廳裡常見的蛤蜊炒絲瓜，即使用此品種。

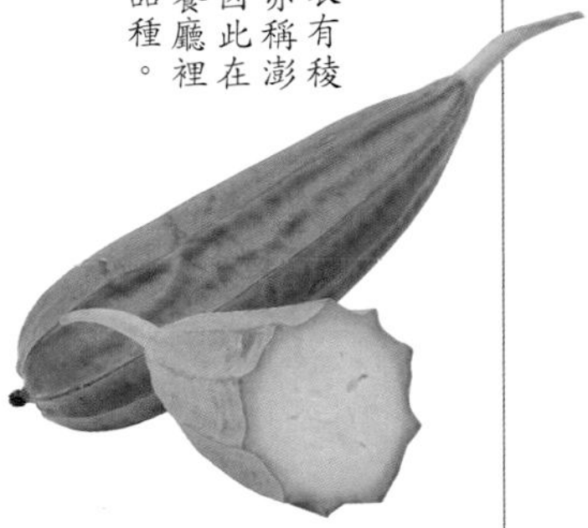

美容絲瓜水

切下來的絲瓜頭，會有少許的絲瓜液，可以用來塗抹保養手背或臉部，但皮膚敏感的人要小心使用。不小心買到纖維粗糙的老瓜時，也別急著丟棄，可以用來煮出高湯後撈除，再加些材料如丸子或肉片等。或者用果汁打成泥，做為濃湯食用，這樣就吃不出纖維粗糙的感覺。

新手入廚房

保存

整條用報紙包好，可在冰箱內存放1～2周，切開過的可用保鮮膜包好，並於一周內吃完 。清洗之後去皮，再視烹調的需要切塊或片狀。

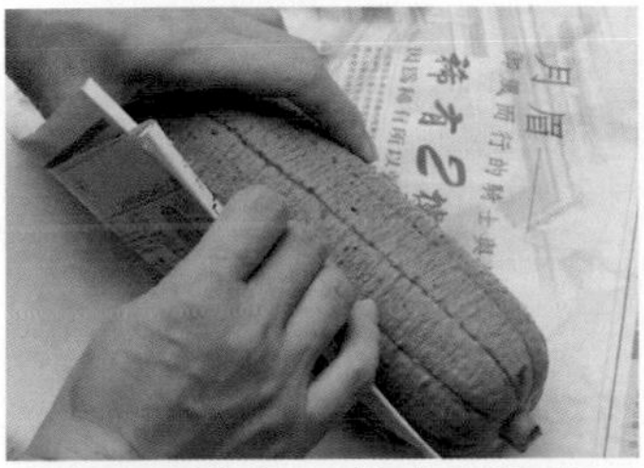

使用報紙包好，放在冰箱底層的蔬果箱中保存。

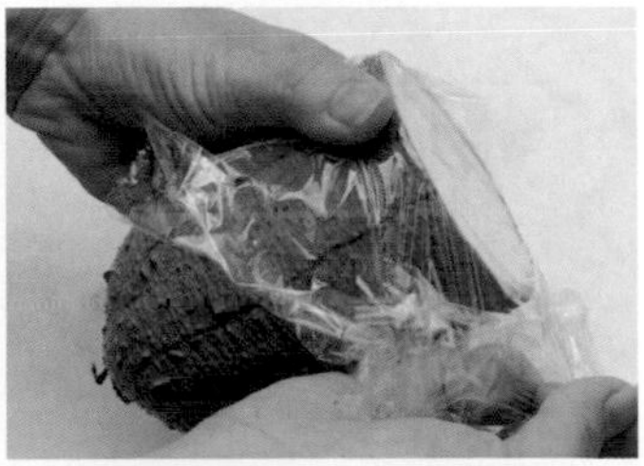

切開來的絲瓜，因報紙的油墨會沾染切口，故要使用保鮮膜來包裹。

菱角

別名：紅菱 *water caltrops*

Data

性味：味甘、性涼

成份：澱粉、蛋白質、維生素B2、維生素B6、維生素C、維生素E、鐵、鈣、磷、鋅、菸鹼素等

主要產地：台南、嘉義、屏東

盛產季節：9～12月為盛產期

挑選新鮮貨 青

果實兩端具有尖角，挑選時要小心，以免刺傷。挑選時用手壓壓看，堅硬的果實熟度夠澱粉質較多，色澤也較深，果實體型飽滿；反之為嫩果，口感不如成熟的好。

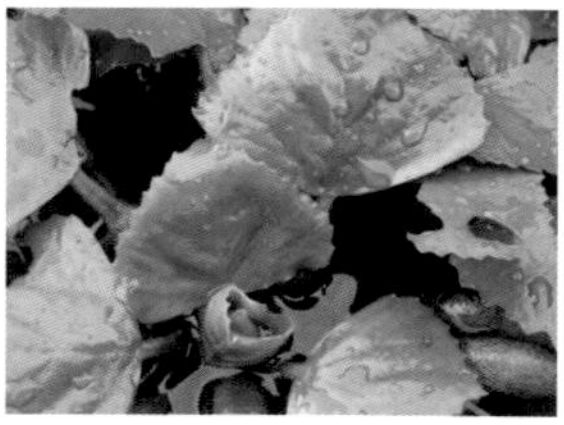

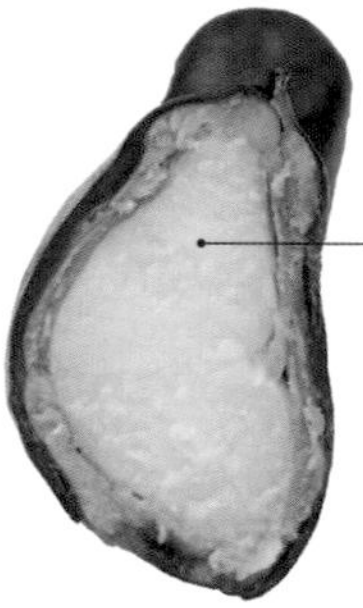

果肉

果肉粉白，含有豐富的澱粉。

表皮

暗紅或淺紅，顏色深淺不一。

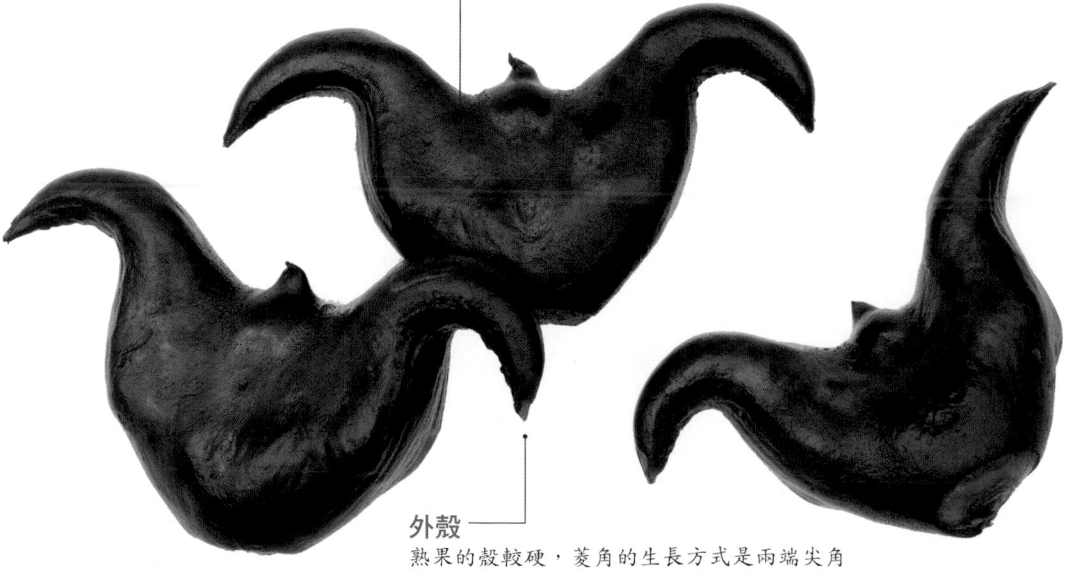

外殼

熟果的殼較硬，菱角的生長方式是兩端尖角朝下，食用的方式是雙手握著兩個角先用牙齒啃一下，再用力向下掰開。

通暢氣血、滋補五臟

成熟後的菱角，外殼轉為紫黑色，果肉含豐富的澱粉，蒸煮熟透之後可做為糧食或零嘴。研究顯示，菱角具有抗癌作用，此外還可補益腸胃、增強體力。根據中醫的說法，吃菱角對五臟、脾胃有溫和的滋補效果，食用後有助氣血通暢，身體也會變得比較健康與輕鬆。

秋季成熟池塘採收

每年的秋天，南部許多池塘都有菱角採收，早年較具規模的栽培要屬高雄市區的蓮池潭，近年來因觀光產業的發展，台南縣官田鄉則後來居上，每年10月菱角成熟時，所舉辦「官田菱角節」，結合產業與周邊景點，所推出的一系列活動，讓遊客在愜意的秋天吃菱角，體驗南台灣田園的美麗風光。

狀似綿羊頭

菱角的原產地在歐洲與亞洲的溫帶地區，是少數幾種本省固有的果菜之一。菱角在台灣的栽培歷史相當久遠，早期的品種樣子有點像綿羊頭，兩隻角向下微微彎曲，未成熟的果實偏紅，裡頭的肉質鮮嫩水份多，一般是供做蔬菜食用，在市場上都是先行去殼後販賣。

處理

鮮品保存期限短，故買回來的菱角要先行水煮或蒸熟再冷藏，並於一周內吃完。由於果實主要成份為澱粉，所以可冷凍保存一段相當長的時間。清洗時，用流動的清水清洗2～3次即可，因兩端具有尖角，因此可先用廚用剪刀將尖角先行剪去少許，清洗時較為方便，食用時也比較安全。

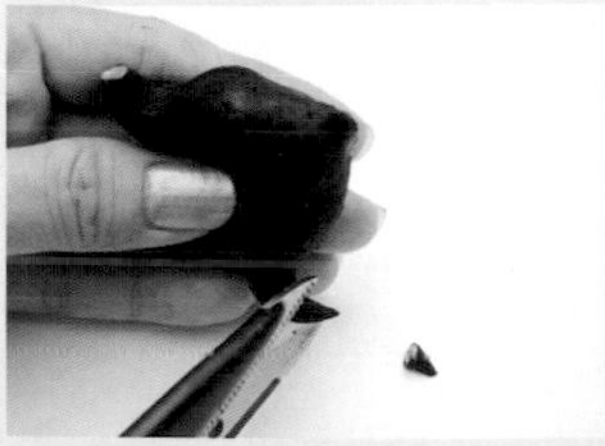

使用廚房用剪刀，先將兩端尖角剪去少許再清洗，比較不會刺傷，食用時也較安心。

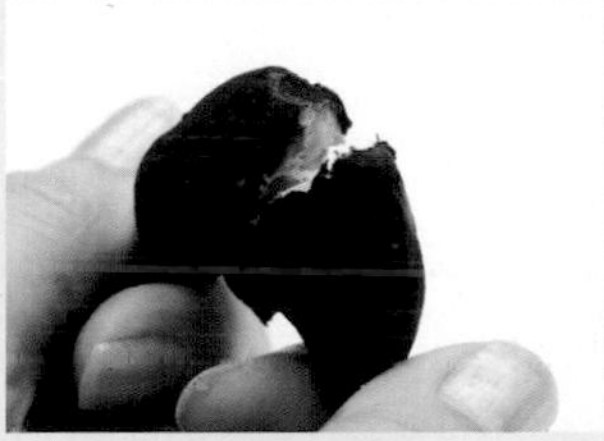

用電鍋蒸熟或水煮皆可，食用的方手法是先用牙齒在中間的部位啃一下，然後握著兩個角用力向下掰開。

澱粉質含量多

有些人的體質吃多了澱粉容易脹氣，要注意食用的份量。烹調時，可使用電鍋把菱角蒸熟；將洗淨的菱角瀝乾，用內鍋裝好，外鍋放一杯水即可。

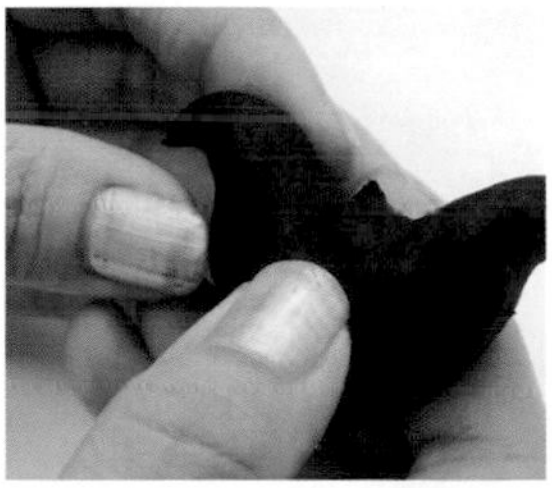

判斷方式可按一下菱角的中間，越成熟的越硬。

果 實蔬菜

豌豆

別名：豌豆莢、荷蘭豆　*pea*

Data

性味：性甘、味平

成份：

豆莢：蛋白質、醣類、維生素A、維生素B、維生素C、鈣、磷、鐵

豆仁：蛋白質、醣類、維生素A 、維生素B1、維生素B2、維生素C、鈣、鐵、鎂、鉀、鋅

主要產地：彰化、雲林、台中、嘉義、南投

盛產季節：全年皆產；11～3月

挑選新鮮貨 青

選購豌豆莢時，以豆莢扁平種子不明顯，顏色翠綠表皮完整，無損傷或斑點，拿起來感覺飽含水份，不會軟軟的或乾癟。

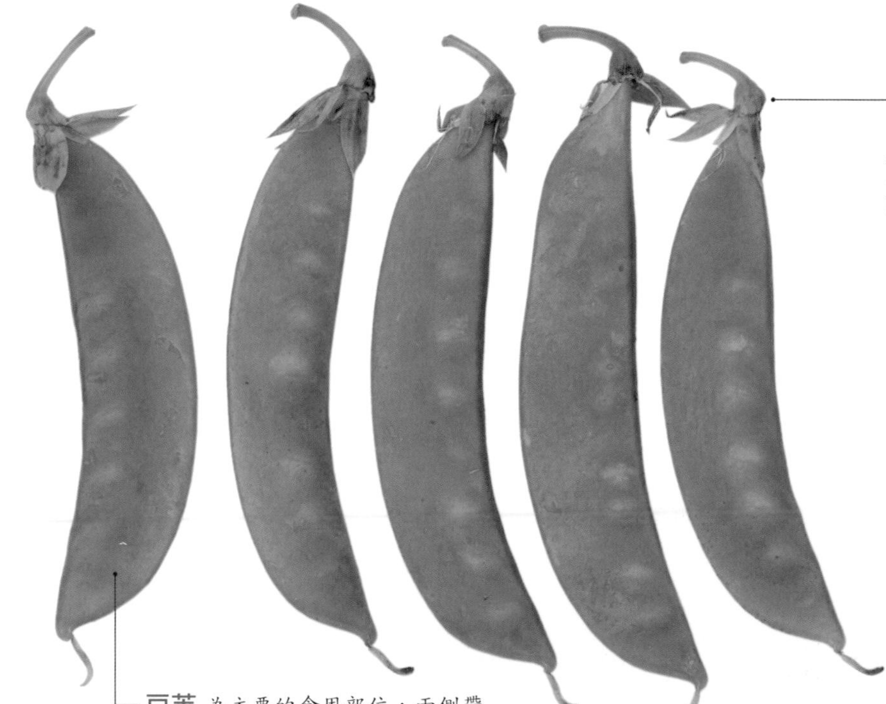
蒂頭
新鮮的蒂頭完整，顏色鮮綠；由於蒂頭對豆莢有保護作用，防止脫水，因此保存時不可先行去除。
豆莢 為主要的食用部位，兩側帶有筋膜，料理前需先去除。

品種

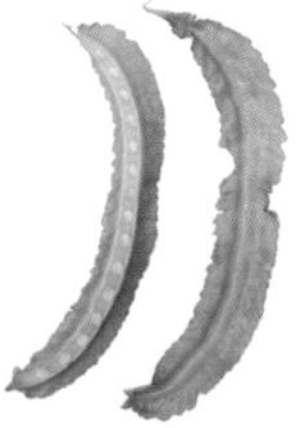

「翼豆」

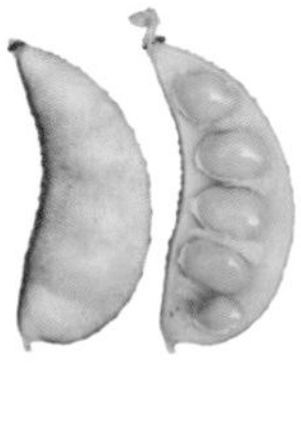

「紅花鵲豆」

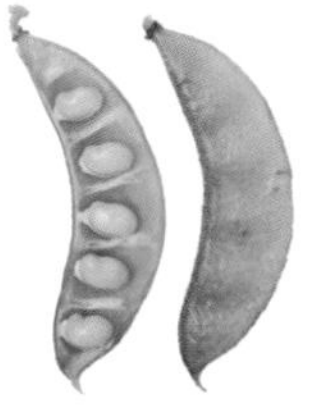

「白花鵲豆」

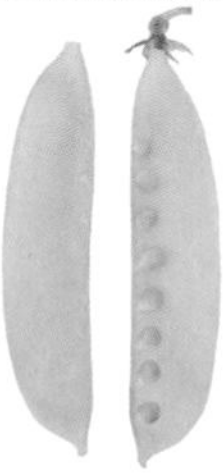

「大豌豆」

婦女保健良品

豌豆性喜冷涼不耐熱，主要的產季都集中在十一月以後三月以前。我國栽培豌豆的歷史非常悠久，不過關於豌豆莢的料理記載，則遠不如裡頭的豆仁多樣化。豌豆的新芽豌豆苗，是豆類蔬菜中唯一可食用其葉片的。除此之外，幼嫩的果實豌豆莢，爾後還有成熟豆莢裡頭的豌豆仁，以及美麗的白色豌豆花。

豆類蔬菜含豐富的蛋白質、脂肪及維他命B，豌豆也不例外，豌豆莢以快炒為佳，且能保存豐富的維他命C。豆仁可降低血液中的膽固醇，對心血管很好，其中的植物動情激素，對於更年期的婦女有保健的作用。除煮湯、炒食外，亦可用鹽水煮熟，撈出後拌入少許香油。

去油助消化

豆苗含大量的維他命C，常吃可潤膚、美顏，尤其吃多油膩食物，胃腸不適，吃了豆苗自能開胃助消化。事實上由於豌豆莢的採收，完全仰賴人力非常費工，因此反而是四季皆可生產的豌豆苗較為普及。在食療方面，久瀉、久痢或腸膜吸收不良，可用豌豆煮熟磨泥食用，能促進腸部消化作用，使糞便凝結。

新手入廚房

保存 購買散裝的豌豆莢時，要注意不可浸泡過水，表面乾爽的豆莢，可連同塑膠袋一起放冰箱可保存7～14天，當然盡早食用還是最好的。

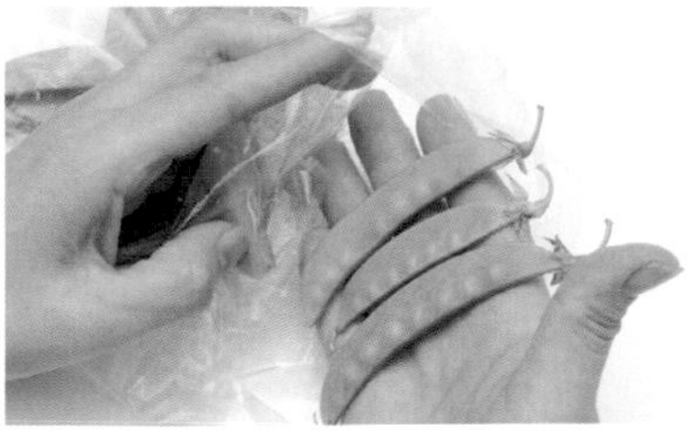

一般購買豌豆莢時，外表不會有水份，因此直接以塑膠袋保即可，不要去莢。

處理 新鮮豆仁不耐放，如一次食用不完，可冷凍保存較能保鮮。清洗時，在流動的清水中輕輕搓洗2～3次，然後浸泡10～15分鐘，撈起後再將頭尾及兩側筋膜去除。

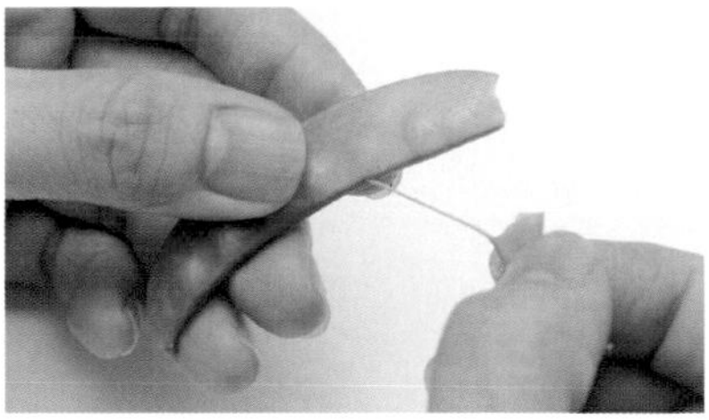

豆莢的前後均有筋，洗淨後再用手摘除乾淨。

生活小偏方

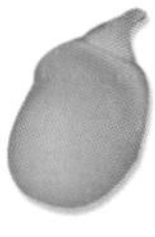

將新鮮的豆仁搗成泥，加入少許的蛋白與麵粉，就是天然的敷面劑。每周敷一次，對於容易出油的皮膚，可以消炎又美白。烹調時的小秘方：製作豌豆泥時可使用冷凍豌豆仁，將豆仁入滾水中燙熟撈起後，再加入高湯用果汁機打成糊狀即可。

果 實蔬菜

蕃茄

別名：西紅柿、柑仔蜜 *tomato*

Data

性味：味甘酸、性微寒

成份：纖維素、維他命A、維他命C、維他命E、蕃茄紅素、鐵、鈣

主要產地：台南、嘉義、雲林

盛產季節：全年；盛產期 12～5月

挑選新鮮貨 青

挑選蕃茄時，如果是要當日食用要選擇顏色愈紅的愈好；因為愈紅的蕃茄，茄紅素的含量愈高、營養素也愈完整，不過這樣的蕃茄保存期限通常較短。而黑柿品種主要看底部有一點紅點，表皮顏色黑綠帶紅，顏色鮮明，此種蕃茄風味最佳，耐儲存可置於室溫直到整個變紅。

低醣高纖維

曾有一段時間常聽到坊間流傳「吃大蕃茄可以減肥」或「糖尿病患者可多吃大蕃茄」等說法，蕃茄因而成為熱門的蔬果。似乎只要是和減肥沾上邊的，總會有人趨之若鶩。依照大蕃茄所含的食物營養成份，屬於低醣且高纖維的蔬菜類，由於熱量低，當然可做為體重控制者的最佳點心，糖尿病患者也可將其視為較易準備的蔬菜來食用。只是減肥這種事因著個人體質的不同，效果

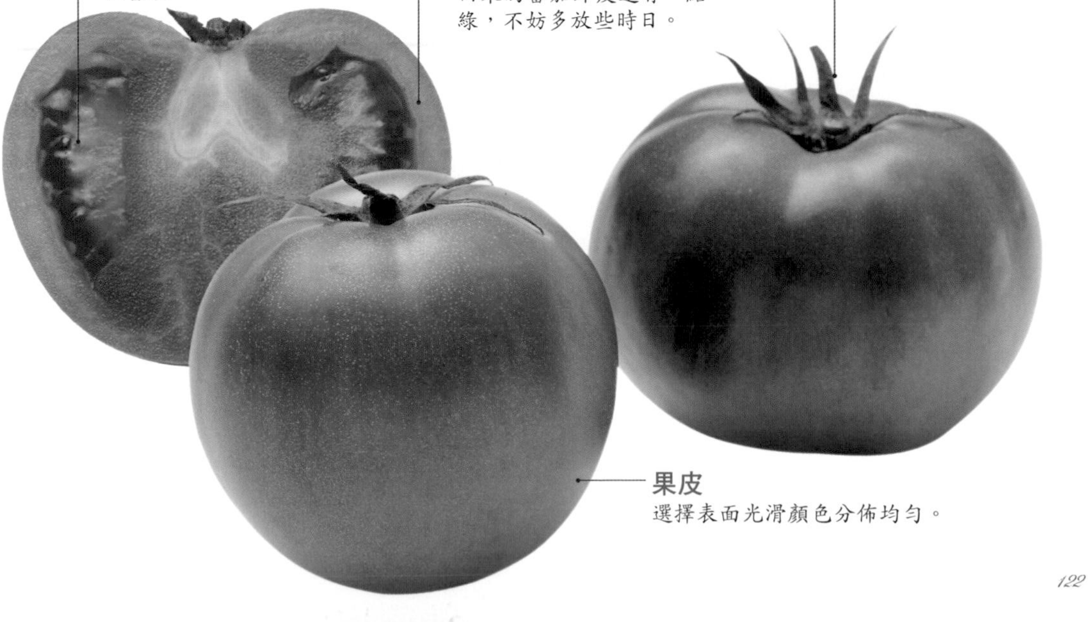
種子
為數眾多的種子，事實上也是營養的一部份，因此不須去除，盡可能完整地食用整個蕃茄。
果肉
成熟的蕃茄果肉會完全變成紅色，水份多。如果買回來的蕃茄外皮還有一點綠，不妨多放些時日。
果蒂
新鮮的蕃茄果蒂完整，如果已呈萎縮乾燥的樣子，多半都是已經採收下來許多時日的。
果皮
選擇表面光滑顏色分佈均勻。

自然也不同，因此並不一定非得吃大蕃茄，才對體重或血糖控制有好處！

天然抗氧化劑

蕃茄含有非常豐富的天然抗氧化劑，除了維生素C，還有蕃茄紅素，可以預防感冒、治療壞血病。而蕃茄紅素是一種讓蕃茄變紅的天然色素，也是很強的抗氧化劑，可防止自由基和保護血管。蕃茄紅素還有抗癌、防癌的作用，蕃茄越成熟的或經烹煮過的，蕃茄紅素含量會較新鮮生蕃茄多，因此吃煮熟的蕃茄比生吃蕃茄好處更多。

沒成熟的青蕃茄不可食用

最好的蕃茄，是在完全成熟變紅之後再進行採摘，也就是「樹上紅」，可是這麼一來就不利運送，因此大蕃茄都是在開始成熟之際採收，然後再讓蕃茄自行變紅熟透。尚未成熟的蕃茄所含有的酸性成分，會增加腎臟的負擔，同時對人體健康也有不良影響。此外沒成熟的青蕃茄是有毒的，不可食用。

品種

「桃太郎蕃茄」

口感細緻帶有粉質，剛採收的果實呈粉紅色，爾後會慢慢轉為紅色，建議變紅後再吃，口感更好。

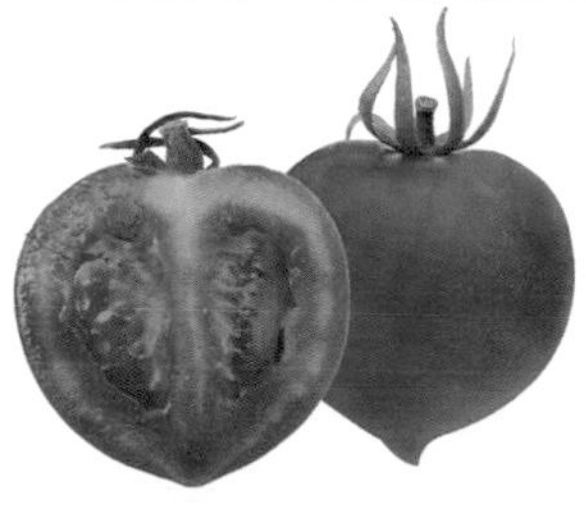

「牛蕃茄」

屬於較耐熱的品種，夏天於高冷地栽培，果肉偏硬，購買時要選擇整顆都是紅色的。

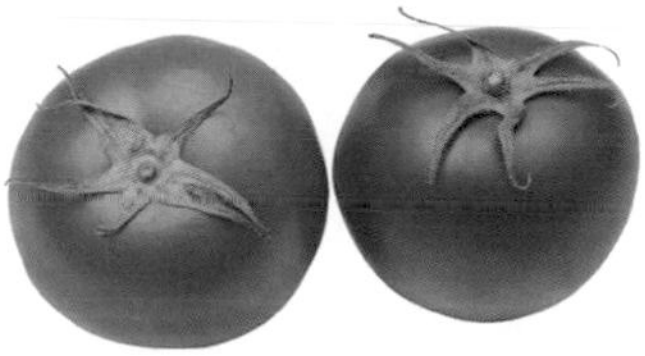

新手入廚房

去皮方法

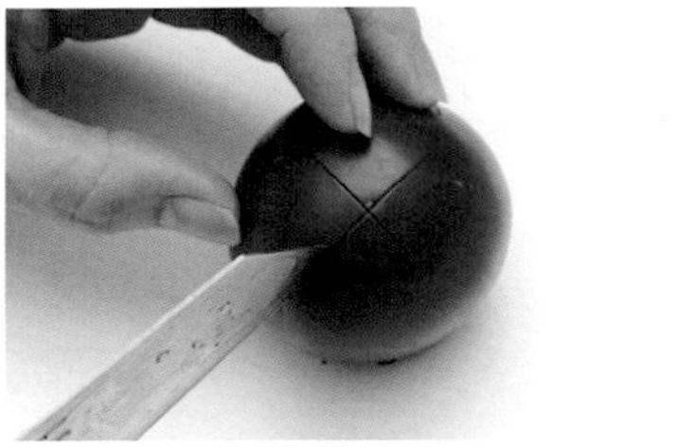

①先將蕃茄去除果蒂的部份，再於底部劃十字。

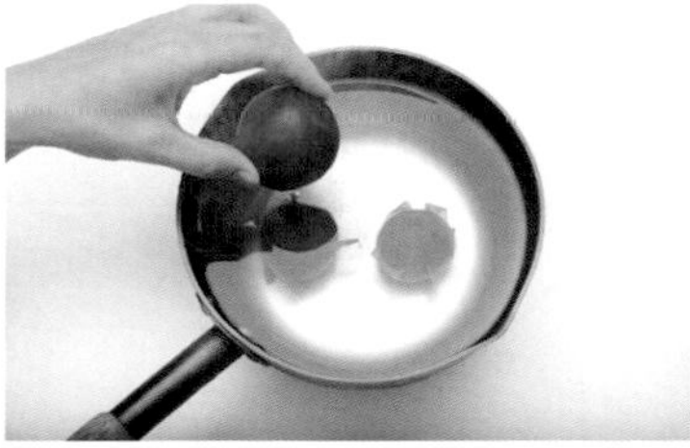

②將水煮沸放入蕃茄後，立即熄火加蓋悶五分鐘。

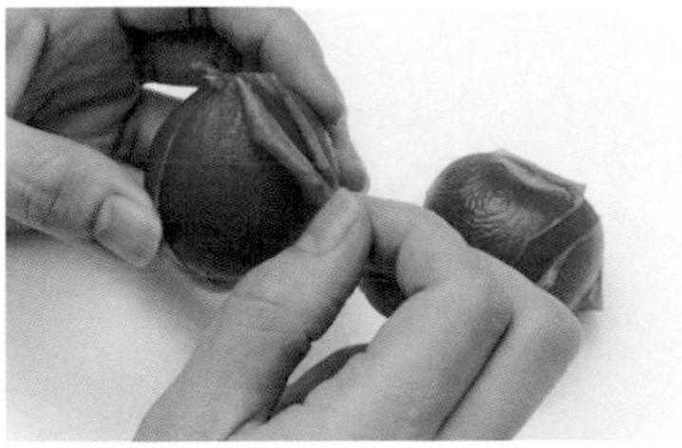

③燙過的蕃茄外皮，很容易就可以用手剝下。

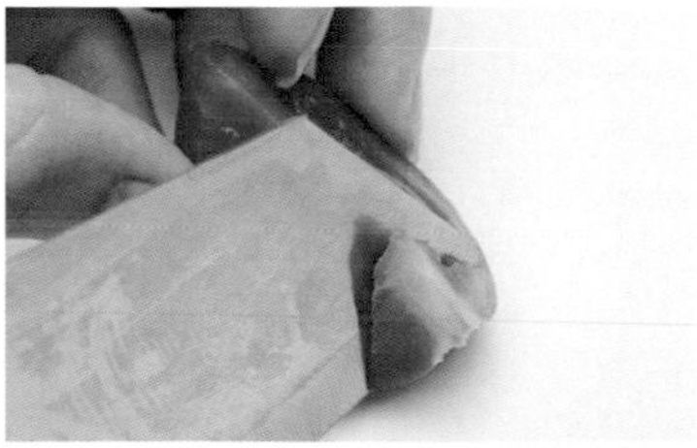

④果蒂的凹槽處容易殘留農藥，要切除至白色的部份。

水果

色彩繽粉，水份與纖維質多，具有各種香氣與風味，水果營養與蔬果類似，但食用法不同，蔬菜多烹煮，水果則生食居多。

蕃茄
百香果
木瓜
火龍果
甘蔗
西瓜
芒果
金棗
柿子
柚子
柳橙
香蕉
草莓
棗子
溫帶梨
楊桃
葡萄
葡萄柚
鳳梨
柑橘
香瓜
番石榴
檸檬
蘋果
釋迦
龍眼

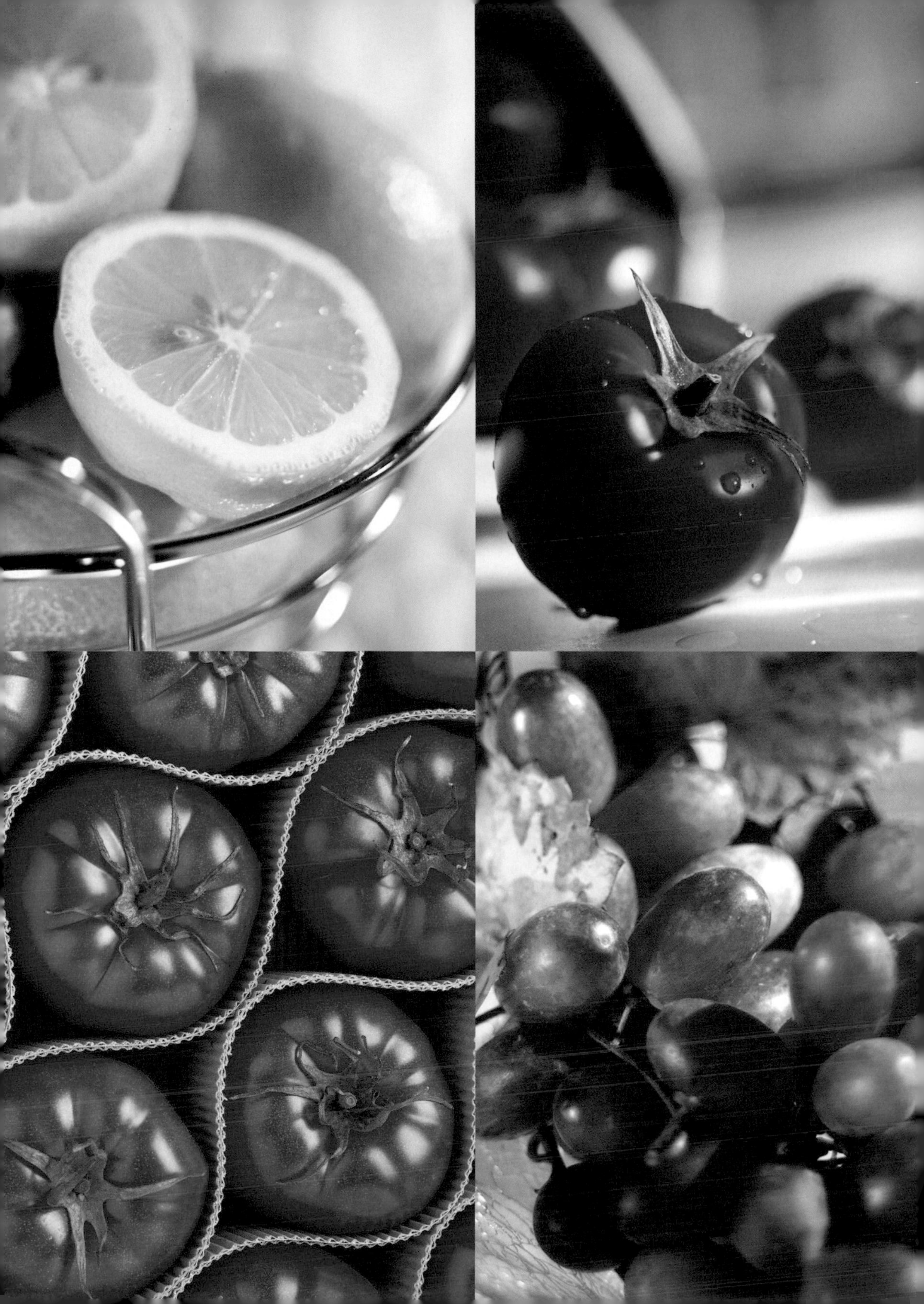

水 果

蕃茄

別名：小蕃茄 *tomato*

茄紅素含量豐

蕃茄和其他綠色蔬菜打成綜合的蔬菜汁，具有很好的淨化腎臟的作用。此外蕃茄適合和蛋白質食物一起食用，也可以和其他的蔬菜水果拌成沙拉一起食用。蕃茄最廣為人知的是其中所含有的茄紅素，究竟茄紅素有什麼神奇的力量，讓消費者趨之若鶩呢？

蕃茄紅素具有較優越的捕捉自由基的能力，因為此種抗氧化的能力，可使得細胞免於自由基的傷害，茄紅素因而具有極佳的抗癌的效果。且茄紅素在飲食中，主要為蕃茄與蕃茄製品，越紅的蕃茄其茄紅素含量越高。然而單獨一次飲用大量的蕃茄汁，或生吃蕃茄，並不能使血清中茄紅素的濃度上升。

Data

性味：味甘酸、性微寒

成份：纖維素、維他命A、C、E和蕃茄紅素、鐵、鈣

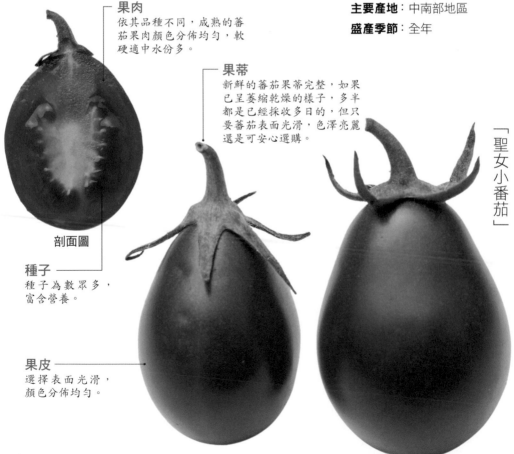

主要產地：中南部地區

盛產季節：全年

果肉
依其品種不同，成熟的蕃茄果肉顏色分佈均勻，軟硬適中水份多。

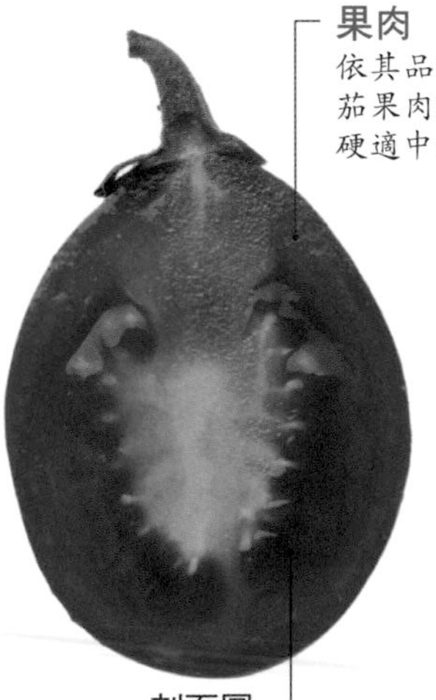

剖面圖

種子
種子為數眾多，富含營養。

果蒂
新鮮的蕃茄果蒂完整，如果已呈萎縮乾燥的樣子，多半都是已經採收多日的，但只要蕃茄表面光滑，色澤亮麗還是可安心選購。

「聖女小番茄」

果皮
選擇表面光滑，顏色分佈均勻。

新手入廚房

保存

夏季氣溫高，因此買回來的小蕃茄要放冰箱冷藏，並於3～5天內食用完畢。冬、春季節的小蕃茄室溫保存即可，保存期間如發現蕃茄出現腐壞的現象時，應馬上和其他蕃茄分開，否則腐壞的部分很快就會蔓延到其他的蕃茄。

處理

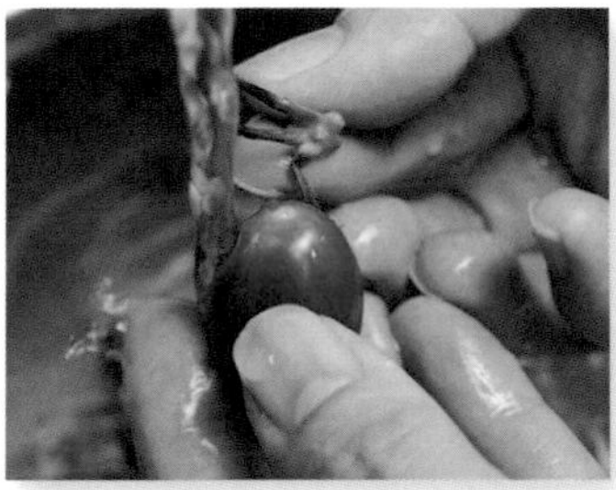

在流動的清水中，先將蒂摘除並清洗果蒂的周圍。

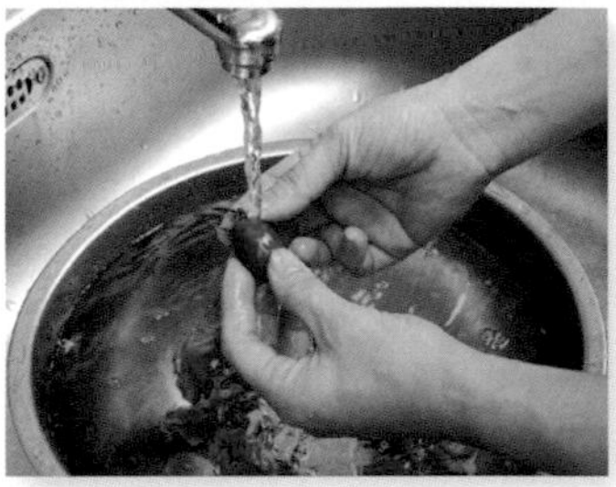

仔細搓洗每一顆蕃茄的表面，並在流動的清水中浸泡10至15分鐘。

挑選新鮮貨（青）

蕃茄依品種不同，顏色有粉紅至深紅、橙黃或黃色等。一般來說色澤越深，表示受到的日照越充足，因此甜度也會較高。購買時以表面光滑、顏色鮮艷，沒有受傷或腐壞，同時應避免選購太軟的蕃茄。

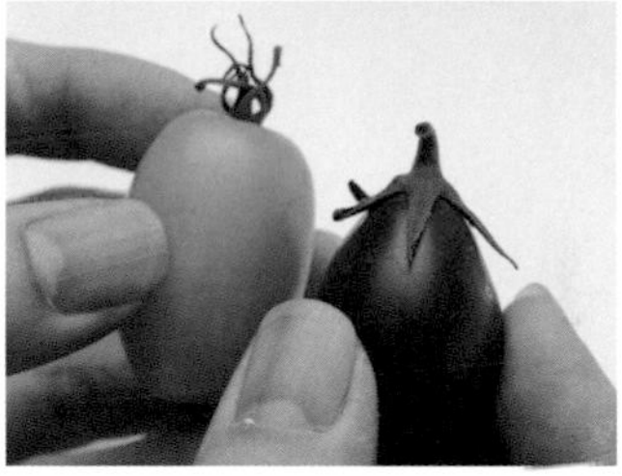

剛採收的小番茄(右圖)蒂頭還很新鮮，放了幾天後蒂頭會萎縮乾燥是正常現象，只要外表良好即可。

簡易開胃菜

小蕃茄30顆洗淨切半，果糖一大匙冷開水一大匙，梅子粉一小包混合均勻即可，先冷藏食用前才取出。

加熱後才能釋出

茄紅素在烹調的過程，或食品加工的過程中損失極少，研究顯示，茄紅素和油脂同時烹煮，是較容易吸收的，因為茄紅素本身為脂溶性的化合物，且在加熱的過程中，導致細胞壁的破壞，使得茄紅素更容易釋出。也因此，市面上一些蕃茄的加工食品，會一再強調其茄紅素是新鮮蕃茄的3至5倍。由於茄紅素是脂溶性的化合物，因此在飲食中同時攝取蕃茄、蕃茄製品和油脂，會使茄紅素的吸收率增加。

皮薄汁多糖份高

小蕃茄和大蕃茄除了外觀和大小的不同以外，營養成份幾乎是一樣的，只是在料理上，我們習慣使用大蕃茄，而小巧可愛且甜度較高的小蕃茄，則主要用來做為水果食用。蕃茄雖然含有大量的檸檬酸，但在人們的血液裡卻鹼性的反應，新鮮蕃茄含有豐富的維他命成分，不但能夠淨血，能增加血液的鹼度，有助於清除人體系統內的毒素，同時促進排泄系統的功能。

「黃金小聖女番茄」

表皮橙黃。

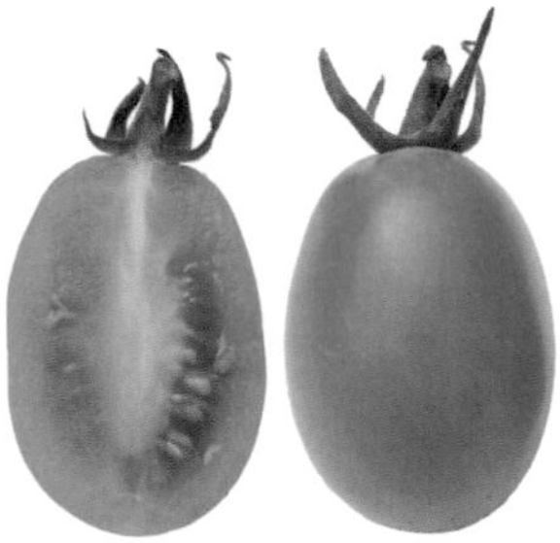

「淑女小番茄」

溫室栽培，表皮圓潤光滑。

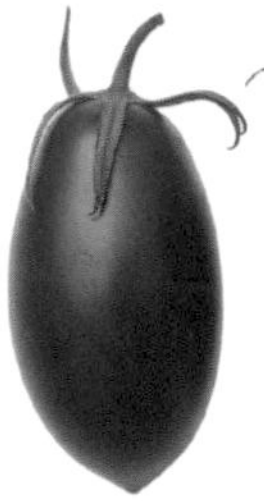

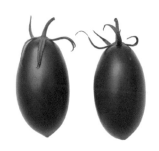

「秀女小番茄」

是近幾年的改良種，表皮薄而柔軟，果肉細緻。

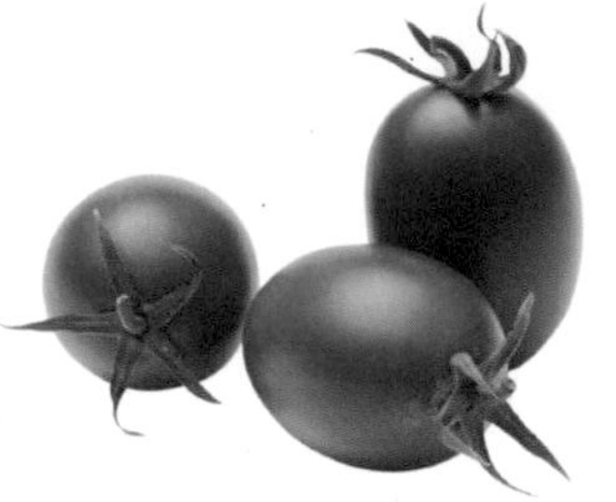

「荷蘭芝麻綠番茄」

果肉綠且帶有黃綠色的斑點含較多有葉酸。

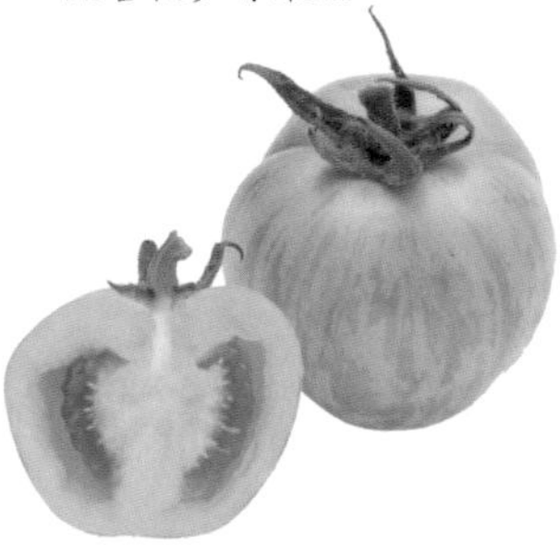

「荷蘭檸檬番茄」

果實金黃形狀如成熟的檸檬口感脆。

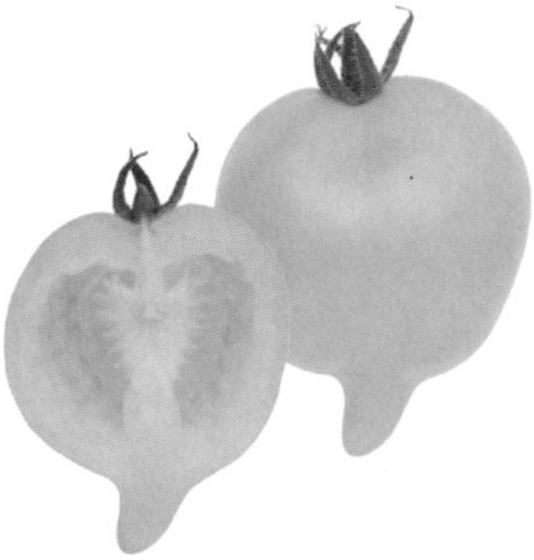

「歐洲甜椒番茄」

形狀、顏色和口感與甜椒相似難以區分，但沒有甜椒的氣味。

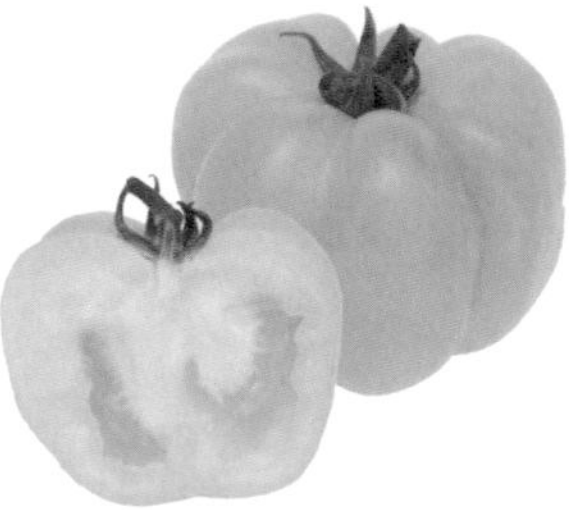

「番茄乾蜜餞」

加工乾燥後的小番茄乾。

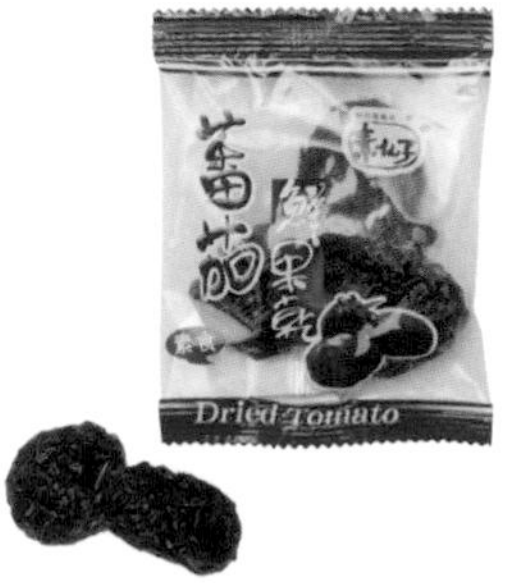

「荷蘭奶油番茄」

果實乳黃色澤如奶油，皮薄、果肉細膩香甜。

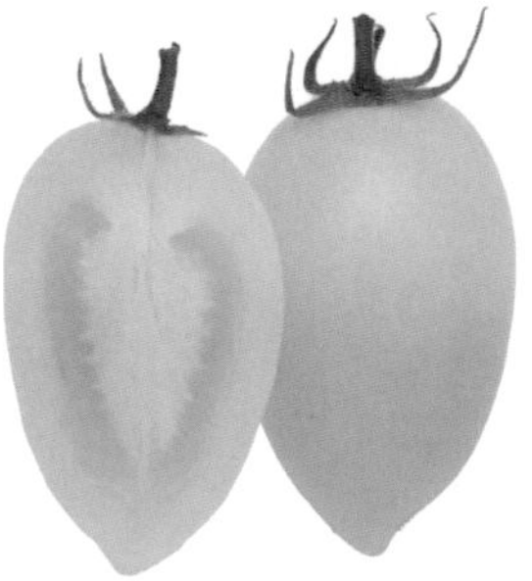

「非洲棕杞番茄」

喜歡炎熱的氣候，天氣越熱果實越黑。

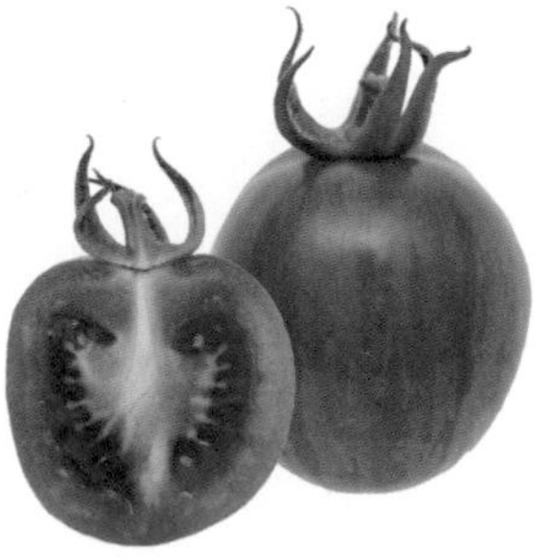

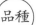

百香果

別名：時計果、時鐘果 *passion fruit*

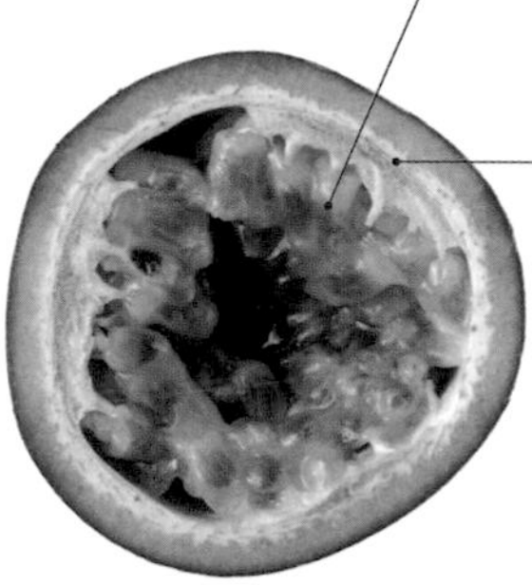

種子與果肉

橙黃色的果肉，其實是保護種子的種衣，又稱為假種皮。由於種子不易消化，因此胃腸不好的人最好飲用濾渣後的果汁。

側膜

白色的側膜與凸起的胎座相連，雖無特殊滋味但富含營養，可和果肉一起食用。

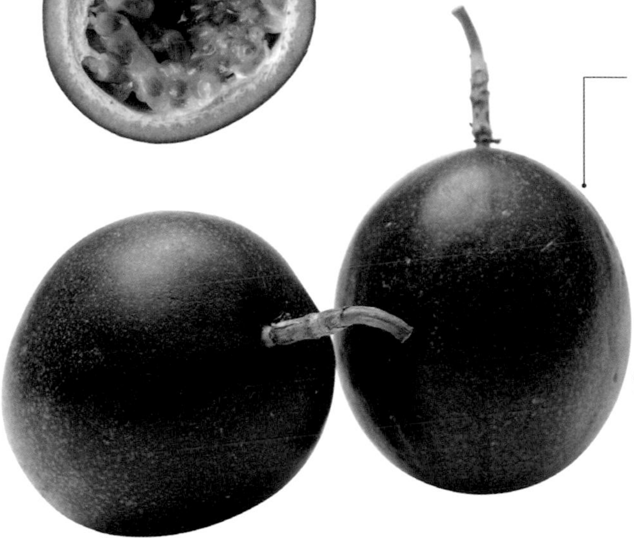

果皮

厚實的外皮依品種的不同，顏色由淺褐色至深褐色。

Data

性味：味甘酸、性平

成份：蛋白質、醣類、膳食纖維、胡蘿蔔素、維他命A、B、C、鉀、鎂、磷、鐵等

主要產地：中南部

盛產季節：6～12月

挑選新鮮貨 青

選購百香果時以顏色深、具有光澤，拿起來有重量感、外皮飽滿硬實，果梗新鮮不脫落。如外皮有乾皺情形的百香果，是因存放較久而產生的脫水現象，但裡頭的果肉多半都是完好的。

含多種水果香味而冠名

因具有菠蘿、香蕉、芒果、番石榴、草莓、西瓜等多種水果綜合的特殊香味，才被稱為百香果。原產於南美巴西，台灣引進的時間約在一九〇一至一九〇七年，日人治台期間引入紫色種，只是起初接受度並不普及，因乏人照顧而成為野生植物，逐漸在山林野地蔓延開來，目前已成為本省低海拔山區的野果。野生的百香果通常在6至9月間成熟，當果皮由綠轉成紫紅，再變成暗紫紅時，就可採收了，登山時如巧遇百香果，可千萬別錯過。但要注意的是，由於百香果枝葉繁茂，最受蛇類喜愛，常成為聚集之地，採擷時要特別小心。

保存

百香果的硬殼非常耐儲存，只要室溫存放即可。但當表面出現乾皺的情形時，最好快點食用，如因存放過久而導致外殼有發霉現象時，就不能吃了。食用前，在流動的清水中，將外殼搓洗乾淨。切開後使用湯匙挖出果肉食用或打成果汁飲用。

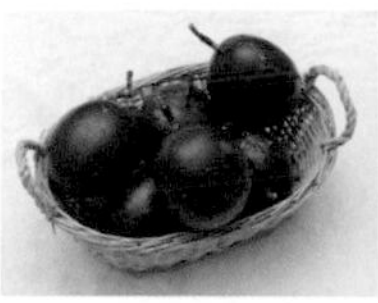

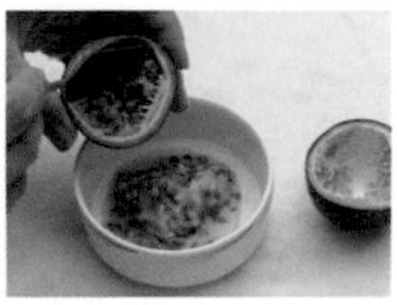

水
果

木瓜

別名：番木瓜 *papaya*

果味濃郁

目前市面上木瓜依其形狀大致可區分為兩類。一種是長橢圓形的雌果，一般又稱為春瓜，體型較小。另一種是長梨形的兩性果，體型較大，又叫母瓜。春瓜的果肉厚種

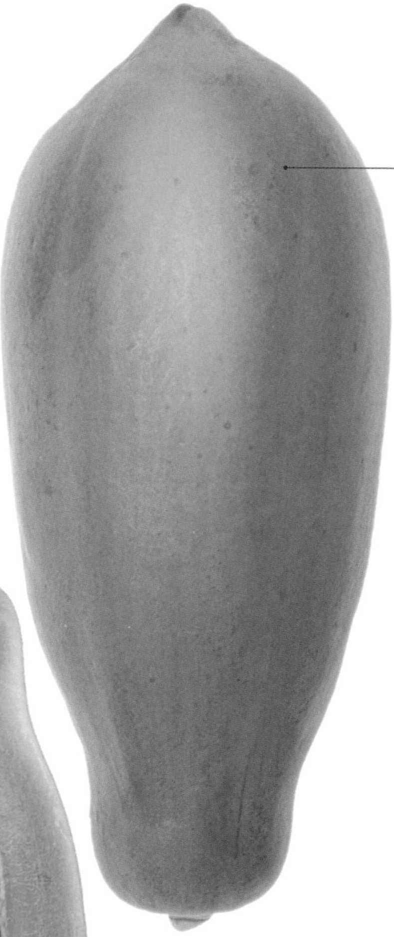

果皮
成熟的表皮具有香氣，顏色為金黃至橙黃色，並帶有少許綠色。

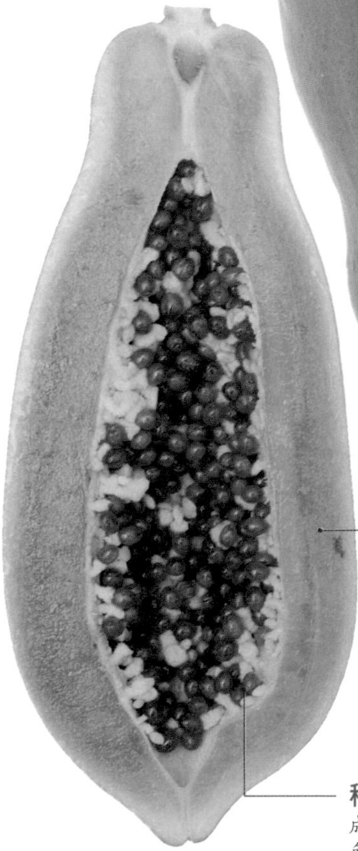

果肉
橙黃色。切開時會有少許白色或透明的汁液。

種子
成熟的木瓜裡頭的種子是黑色，且具有發芽的能力。

Data

性味：味甘、性平

成份：醣類、膳食纖維、蛋白質、維生素A、B、C、鈣、鉀、鐵、木瓜蛋白分解酵素等

主要產地：屏東、台東、花蓮、南投、雲林

盛產季節：全年；盛產期11～1月

挑選新鮮貨 青

選購木瓜以果皮細緻光滑，綠中帶黃或橙，果實具有重量感，外表無瘀傷或霉斑、腐爛等。成熟的木瓜，靠近果梗的地方會先行軟化，因此能作為是否可立即食用的依據。

子少，母瓜的種子囊較為發達，種子較多，果肉比起春瓜要薄些，價格也便宜些。原產於熱帶美洲的木瓜，因喜歡炎熱氣候，主要在夏秋季節開花，冬季果實成熟上市。不過一株木瓜往往有許多的花蕾，而果實成熟的順序也不一，因此全年都有木瓜收成，只是風味略有不同，大抵上來說秋冬之際的木瓜品質好、甜度高。

木瓜酵素功效多

木瓜除生食或製果汁外，尚可加工醃漬或製蜜餞。果實營養高而含熱量甚低，是最佳之減肥水果。木瓜的乳汁含木瓜酵素，能分解蛋白質，有幫助消化的作用。果汁可潤滑肌膚、防止壞血病的功用。依民間經驗，婦女產後乳汁不足，可用木瓜加草魚片煮湯食用，有增加乳汁的功效，而以木瓜酵素做為食療可治療胃疾。此外木瓜酵素在工業上亦有重要之用途，在釀酒可做為安定劑，提煉魚肝油時則可增加二倍提取量。紡織及皮革工業上，能去除絲上的膠質及皮革上的蛋白質，使皮革變軟。

品種

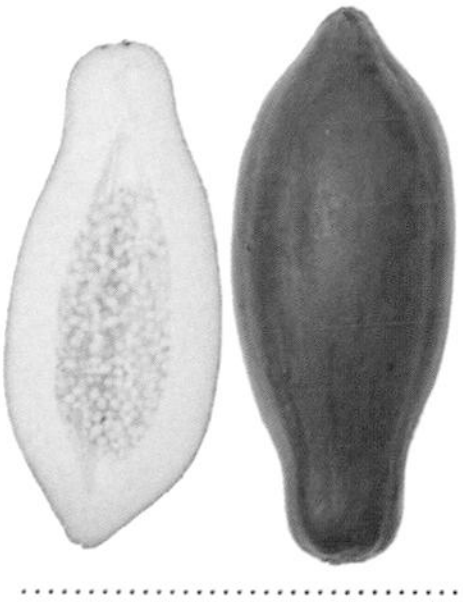

「青木瓜」

是尚未成熟的木瓜，口感脆主要用來醃漬做為小菜或烹煮。

催熟

外皮青綠的木瓜，可使用報紙包裹至表皮轉黃。

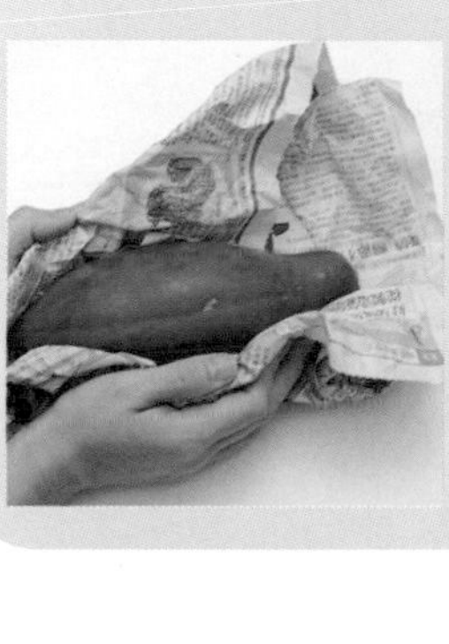

新手入廚房

保存：外皮尚有青綠顏色的木瓜，可使用報紙包裹或室溫存放，至表皮轉黃。如發現靠近果梗的地方已軟化，就該盡快食用，或用報紙包好冷藏。

清洗：食用前需在流動的清水下，將外皮輕輕搓洗乾淨再切開。

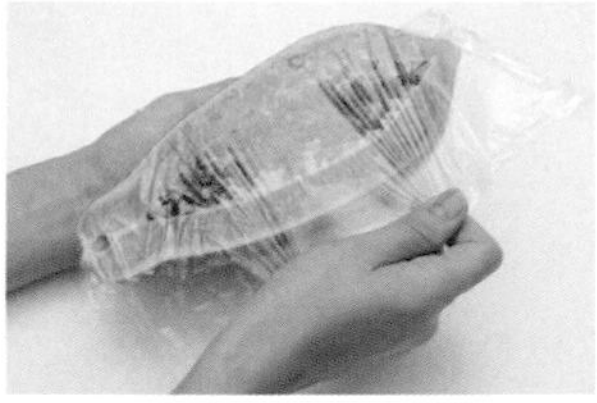

切開來的木瓜用保鮮膜包好，先不要去籽，以利保存。

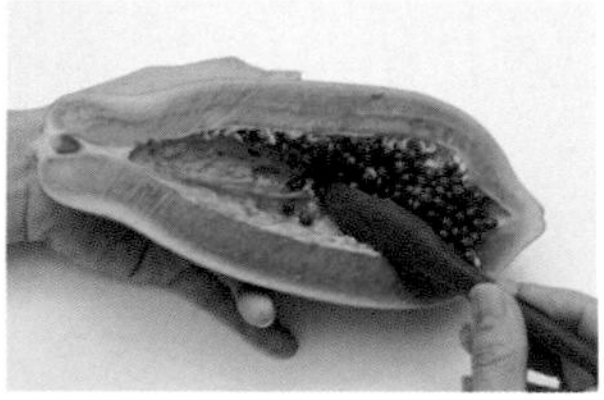

食用前，用湯匙挖去種籽。

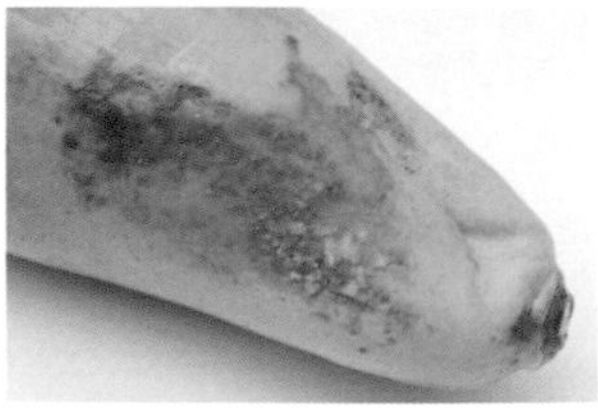

當木瓜表面出現霉斑時，務必立即食用或取出果肉冰存。

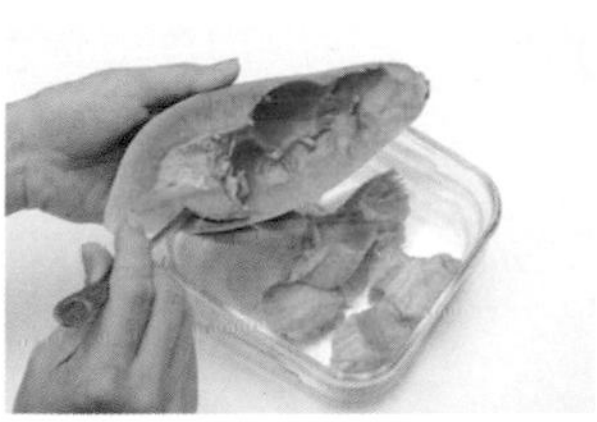

太熟的果肉，用湯匙挖出放保鮮盒冷凍。

火龍果

別名：仙蜜果、芝麻果 *pitaya*

挑選新鮮貨 （青）

選擇果實外型飽滿、具有重量感，苞片之間的距離越大越好。表皮越紅越好，綠色的部分也要越綠的越新鮮，若是綠色部分變得枯黃，通常是存放過久的新鮮度也差了。

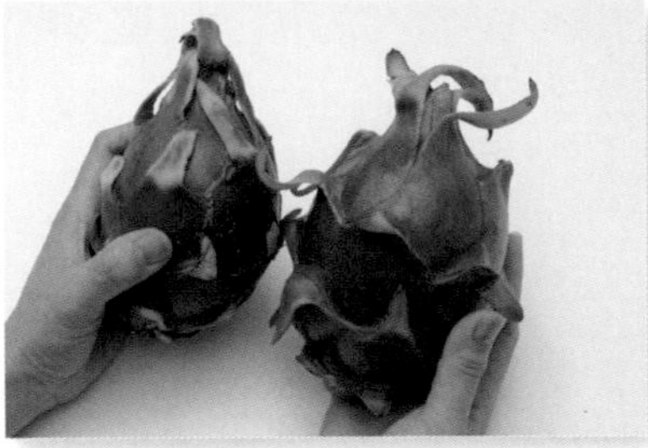

國產的火龍果(右)和進口的火龍果(左)外觀明顯不同。

含稀有植物性蛋白

火龍果除了碳水化合物及蛋白質外，還含有濃度很高的維他命及鈣、磷、鐵等礦

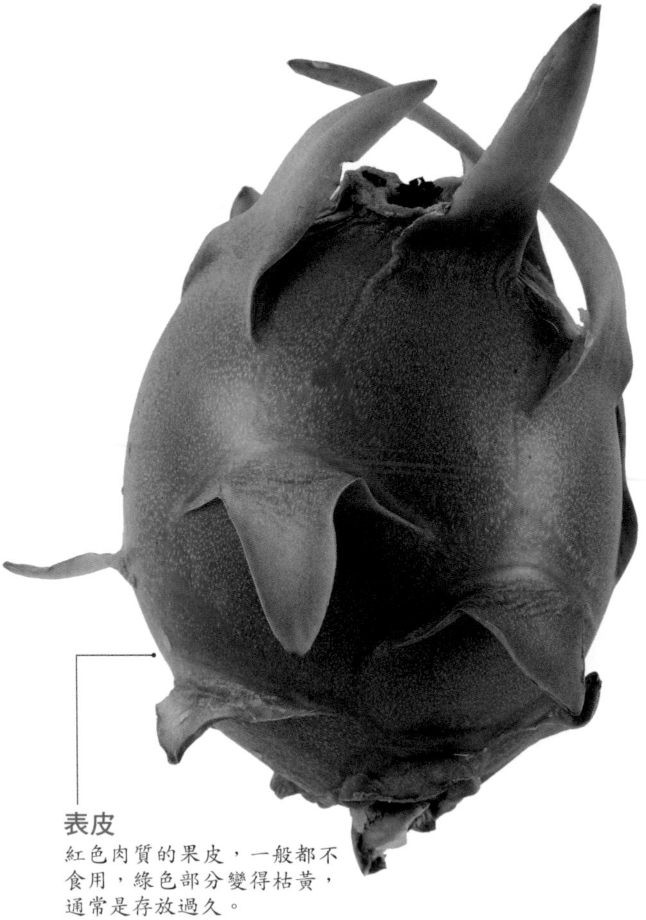

表皮

紅色肉質的果皮，一般都不食用，綠色部分變得枯黃，通常是存放過久。

Data

性味：味甘、性寒

成份：胡蘿蔔素、鈣、磷、鐵、維他命B_1、B_2、B_3及C等

主要產地：台中、彰化、台南、屏東等南部地區

盛產季節：全年皆產；盛產期5～10月

品種

「紅肉火龍果」

紅肉的花青素含量較白肉更多。

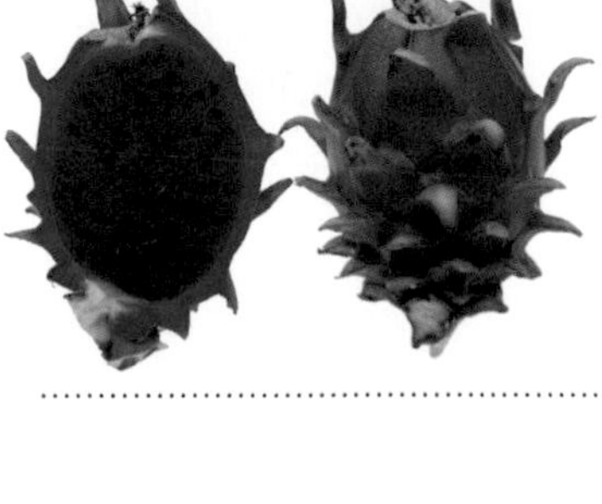

物質，為最佳的天然維他命來源。火龍果的花及果，有明目、降火及良好的養顏美容效果。此外還有一般植物少有的植物性蛋白、花青素和豐富的水溶性膳食纖維。植物性蛋白是一種具有黏性和膠質性的物質，白蛋白在人體內遇到重金屬離子時，會自動與重金屬離子結合，由排泄系統排除體外，達到解毒的作用，對胃壁也有保護作用。花青素則有抗氧化、抗自由基和抗衰老的作用，水溶性膳食纖維有助於潤腸，對於容易便秘的人來說，是很適合的水果，更是糖尿病患少數可攝食的水果之一。

火龍果的種子內富含不飽和脂肪酸、抗氧化物質及各種等營養素。火龍果富含天然色素，尤其以紅肉的品種花青素含量最豐富，非常適合女性食用。只是食用過多排出的尿液或糞便會偏紅，但並不會對人體造成危害。此外容易腹瀉的人，或體質虛寒的人不要吃太多火龍果。

據一位栽培火龍果的朋友透露，火龍果要在樹上紅的，吃起來才會香甜。但基於儲存與運送的考量，火龍果的果實大多在六分熟的時候即進行採收，由於成熟度不夠，果實的甜度與風味自然大受影響。

新手入廚房

保存 購買新鮮的火龍果較耐儲存，可放在室溫下催熟，較為成熟的火龍果，需使用報紙包好，放入冰箱冷藏並於2～3日內食用。

處理
清洗後再切開

雖然火龍果屬於低農藥水果，但還是要先使用大量的清水，沖洗火龍果的外皮之後，再進行削皮、去蒂或切半等手續，不要還沒清洗就先削皮，這樣容易使果皮上的農藥滲入果肉，危害人體健康。不管任何水果，最好每次只切下食用的量，剩下的用保鮮膜或盒保存，不要一次全切開，可避免養份流失太快。

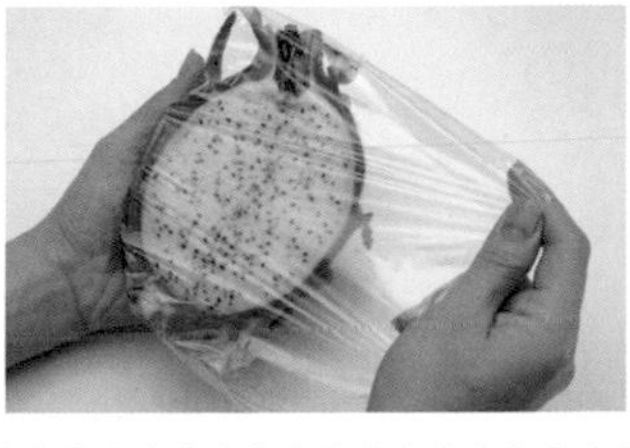

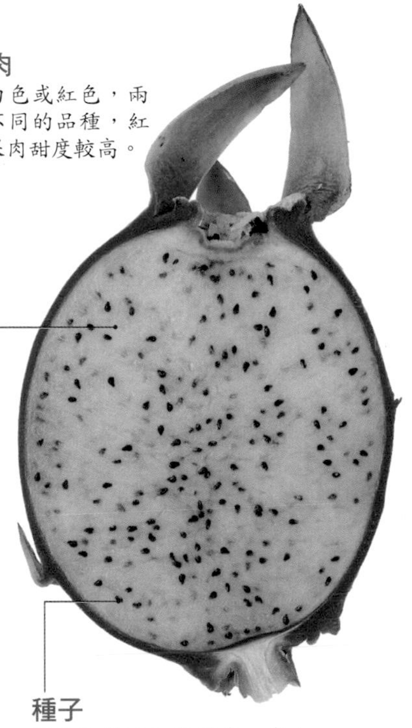
果肉
有白色或紅色，兩種不同的品種，紅色果肉甜度較高。
種子
黑色的種子為數眾多，有人專門收集種子做為播種迷你盆栽之用。

甘蔗

sugarcane

表皮
又硬又厚的外皮不適合食用，食用前需先去除，但做為燉煮材料時則可保留。

甜脆多汁

關於甘蔗的滋味，詩人余光中有一首詩叫埔里甘蔗，「無論是倒啖或者順吃，每一口都是口福……直到嚥下最後的一口，還舔著黏黏的手指頭，像剛斷奶的孩子」。早期民生物資貧乏，糖對於人們的魔力可想而知，據說當台糖那又長又慢吞吞的載甘蔗車經過時，後面總是尾隨著一大群，等著撿拾掉落甘蔗的人，而某些膽大的，甚至就攀上去直接抽取，由此可見甘蔗讓人瘋

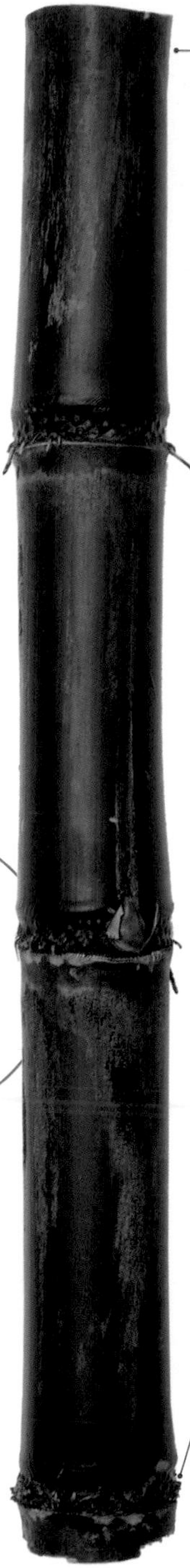

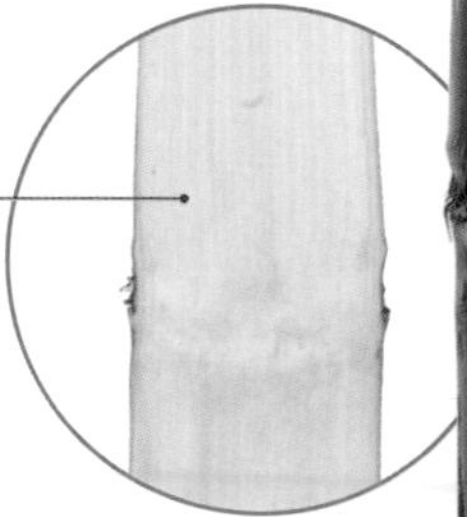

果肉
為主要的食用部份，甘蔗是使用咀嚼的方式吸取其含糖的汁液，渣滓的部份不能消化，因此要吐掉。

節間
甘蔗的節間口感硬、滋味較差、甜味淡。

Data

性味：味甘、性平

成份：蛋白質、醣類、維生素B群、氨基酸、鐵、鈣、磷等

主要產地：南投、高雄、屏東

盛產季節：全年；盛產期11～5月

挑選新鮮貨 青

選購帶皮甘蔗時以莖幹筆直、節間長、莖粗大些較好，一般小販皆會代為削皮切段處理好。甘蔗頭的部位不要丟棄，可用來做為燉湯或紅燒的配料增加甜味。

品種

「白甘蔗」

外皮綠色，質地粗硬，含糖量高不適合生吃，主要做為製糖原料。

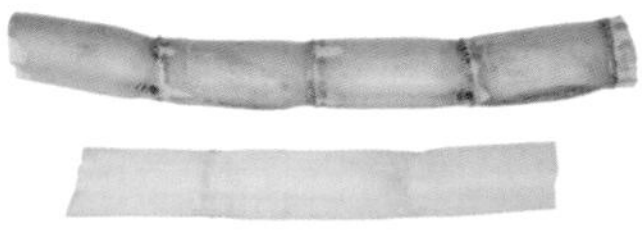

狂的程度了。

平常我們吃的甘蔗，外皮紫紅色，稱為紅甘蔗，莖比較粗大，吃起來比較脆，水分多糖分較低，適合生吃。做糖用的甘蔗，外皮青白色，一般稱為白甘蔗，所含的水分雖然比較低，但糖分高，所以適合做糖。紅甘蔗是埔里重要的農產，莖幹筆直，節間長，脆、甜、多汁是埔里紅甘蔗享譽全台的特色，不僅可以削皮直接食用，還可以榨甘蔗汁。除此之外也衍生出烤甘蔗的吃法，熱呼呼且散發出焦糖香味的甘蔗，又是另一番滋味。

秋日甘蔗賽過蔘

甘蔗汁多味甜，營養豐富，被稱作果中佳品，水分占甘蔗的84％。甘蔗含糖量最為豐富，主要為蔗糖、葡萄糖及果糖。中國古代醫學家則將甘蔗列入「補益藥」。甘蔗入肺、胃二經，具有清熱、生津、下氣、潤燥、補肺益胃的特殊效果。甘蔗可治療因熱病引起的傷津、心煩口渴、反胃嘔吐，以及因肺燥所引發的咳嗽氣喘。此外，甘蔗還可以通便解結，飲其汁還可緩解酒精中毒。甘蔗雖是果中佳品，但患有胃寒、嘔吐、便泄、咳嗽、痰多等症的病人，暫時不宜食用或少吃，以免加重病情。

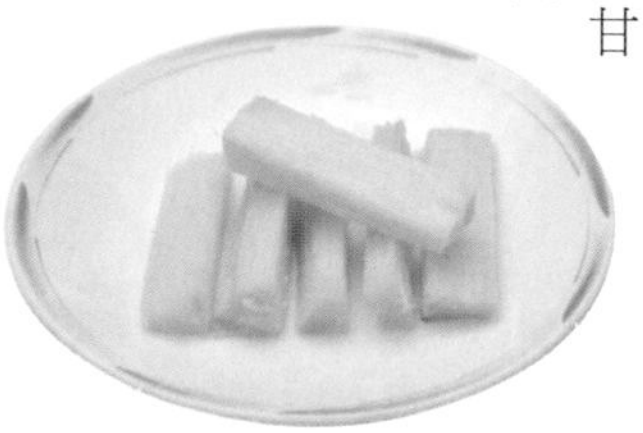

新手入廚房

保存 由於甘蔗去皮不易，因此最好是委託小販代勞。已經去皮的甘蔗，不需再清洗即可食用。整枝未切開的甘蔗，可在室溫下保存數周不壞。去皮後的甘蔗，買回家後要連同袋子放冰箱冷藏，並於1～3天內食用完畢，冷藏期間袋口要確實封好，以免甘蔗脫水或吸收冰箱的異味。

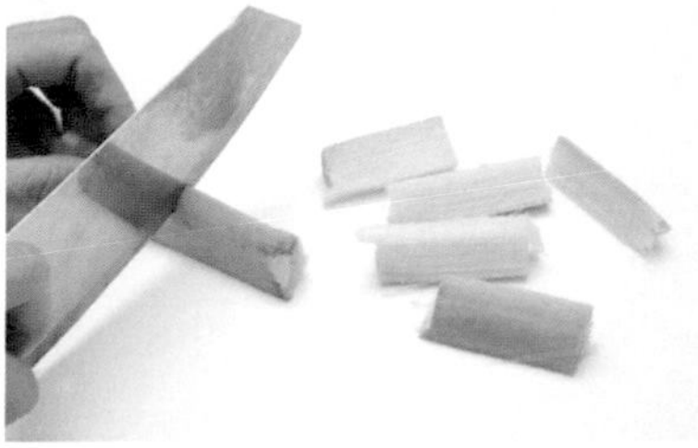

帶皮切小段冷凍保存，做湯燉肉可增加甜味，是非常天然又健康的調味劑。

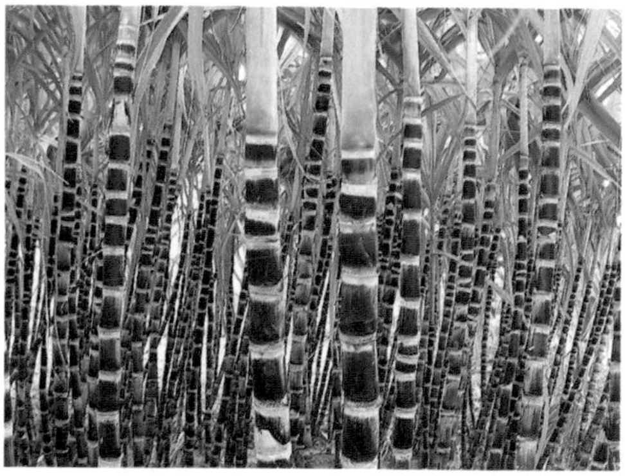

果肉有斑要切除

甘蔗的外皮如有裂痕，切開來可見紅褐色或黃色斑紋時，需將此部份去除乾淨再食用，以免中毒。

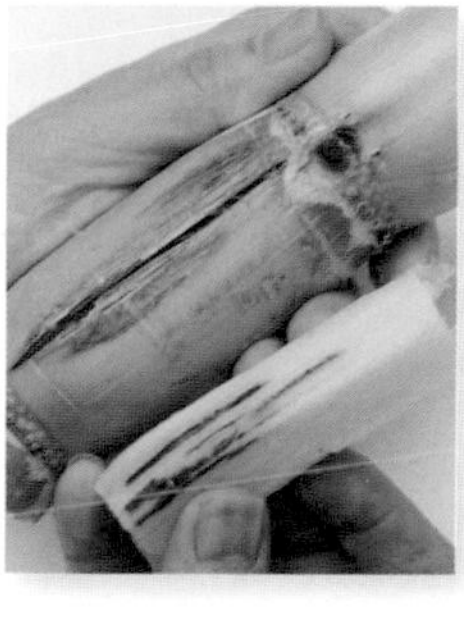

西瓜

watermelon

Data

性味：味甘、性寒

成份：蛋白質、胡蘿蔔素、蛋白酶、葉酸、以及豐富的維生素和礦物質

主要產地：雲林、台南、花蓮、屏東、嘉義、彰化、苗栗

盛產季節：5～8月間

挑選新鮮貨

西瓜頭尾兩端勻稱，具有重量和結實感者為佳，臍部和瓜蒂凹陷較深、瓜身飽滿的是好瓜。其次是表皮顏色鮮明具有光澤，綠色的條紋寬些，用手輕拍有如擊鼓的清脆聲音。

聽聲辨瓜

如何挑選好吃的西瓜是一門大學問，種瓜農友有個簡單易學的辨別法。未熟的瓜，

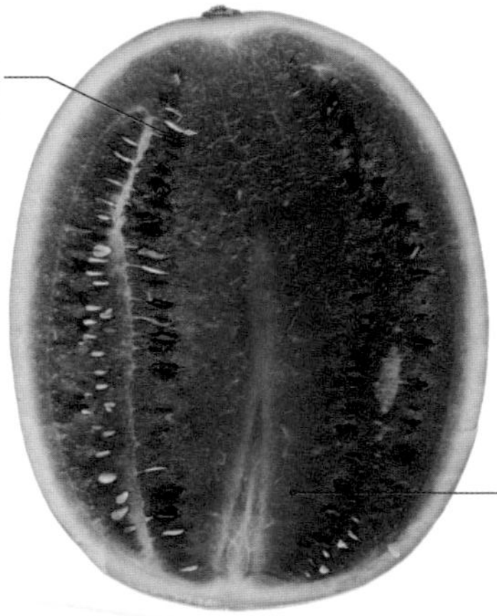

種子
黑色的種子雖然也可以食用，不過口感不佳。

果肉
含有豐富的水份，依品種有紅或黃等顏色。

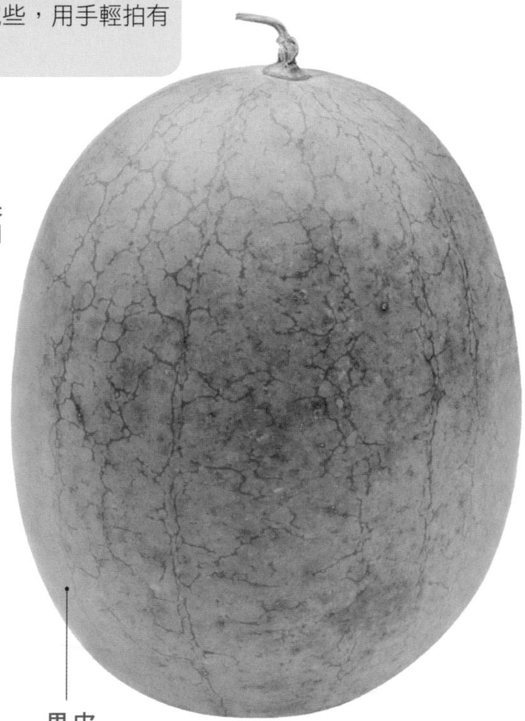

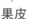

果皮
綠色的表皮之下，有一層厚實的白色瓜皮，含有的豐富的維他命C，可用來涼拌或醃漬小菜。

品種

「黃西瓜」

果實球型至高圓球型，綠底帶深綠條紋，肉質細嫩，甜美多汁皮薄而籽少，品質極優。

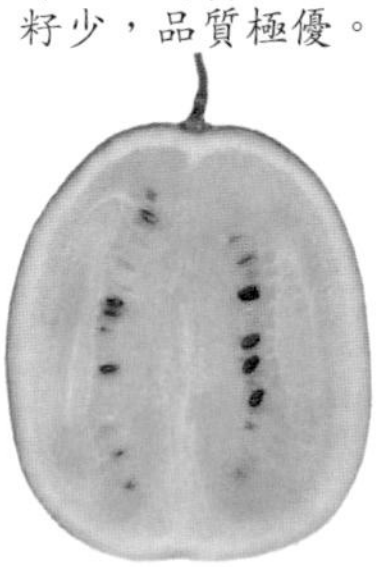

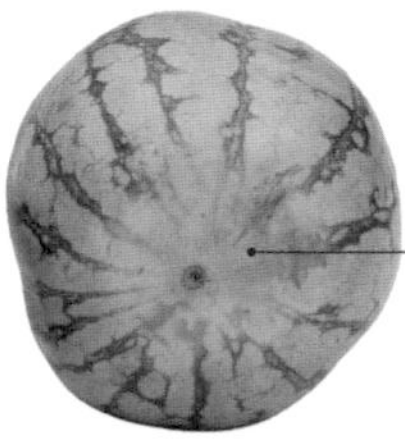

購買西瓜時會發現，瓜皮的外表總會有一個黃色的部份，其實是西瓜的果實貼著地面生長的部份，因為沒有接觸到太陽，所以不會變綠，其實這個部位是甜度較高的。

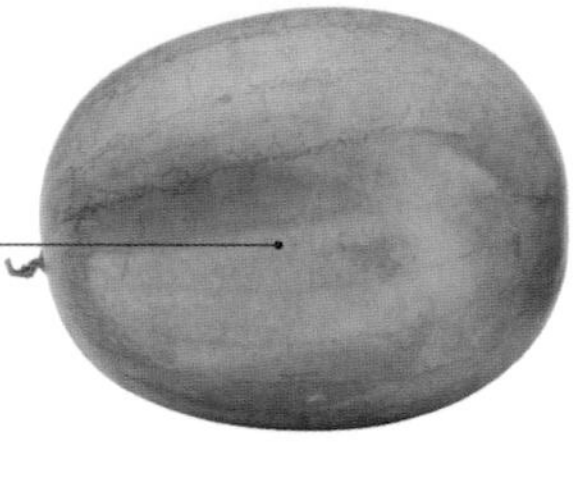

肝、腦血管疾病、糖尿病患者，都不宜吃芒果。

盛夏黃金果實

芒果喜歡高溫、乾燥的天氣，在荷蘭人統治台灣時引進，至今已有三百多年的歷史。由於早年農業科技並不發達，果樹的繁殖是取用種子播種法，但種子繁殖的方式，極易導致品質劣化，是以荷蘭人最初所引進的優良品種，一代不如一代，有些就野化成了今日的「土芒果」。土芒果未成熟時表皮綠色，成熟後果皮轉為黃綠色，香氣濃郁，但缺點是果形小、果肉纖維多，主要採收其未成熟的嫩果，加工做成「芒果青」。

芒果由於樹型高大，新葉緋紅非常美麗，持續的時間也很長，早年曾是優良的行道樹之一。目前全省仍有多條保存的完整芒果樹隧道，如位於梅山附近的舊3號省道，古坑的綠色隧道等，道路兩旁種植著約五十年歷史的芒果樹，綠蔭如棚，美不勝收。

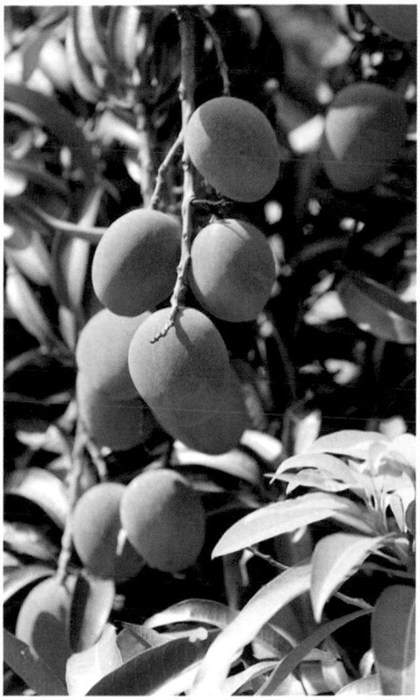

新手入廚房

保存 新鮮芒果室溫約可保存約3～5天，由於夏季氣溫高果實容易繼續催熟，如欲延長保存時間，可先用報紙包好再冷藏。

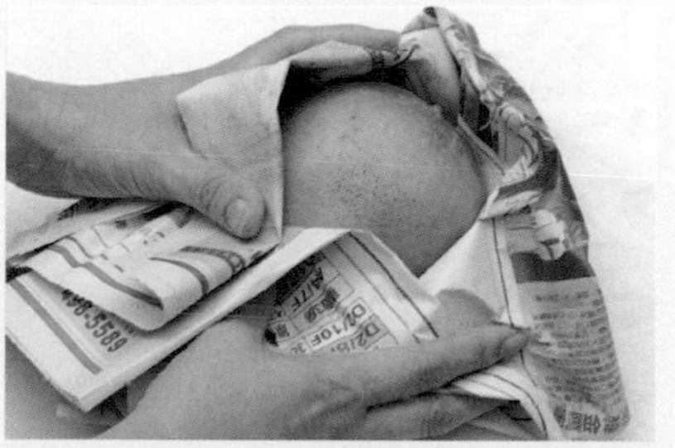

處理

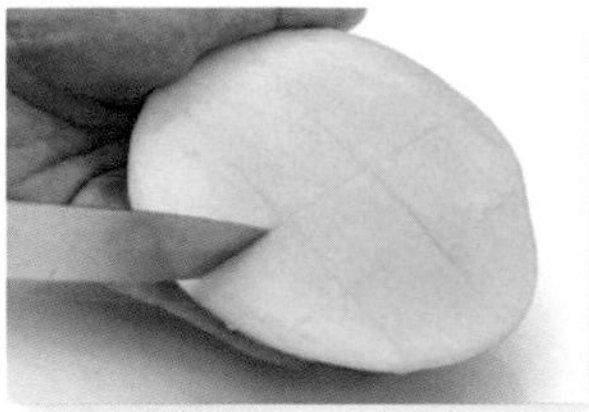

芒果果肉柔軟，因此可先帶皮切下來後，在果肉上劃出格子狀。

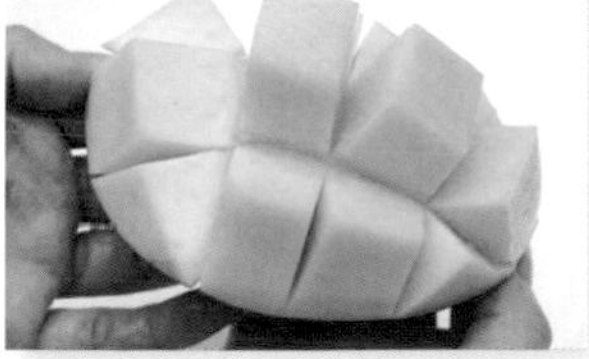

雙手一掰，即可很容易地用刀取下一塊塊的果肉。

芒果皮膚炎

對芒果會過敏的人，多數是在食用芒果的時候，皮膚接觸到芒果的汁液，導致嘴唇紅腫，乾裂，並且會在耳朵，脖子等處也出現紅腫疼痛等癥狀。為避免或減輕過敏癥狀，可以將芒果切成小塊，使用牙籤或叉子來取食，可避免芒果汁液接觸表皮。

金棗

別名：金柑、金桔

cumquats

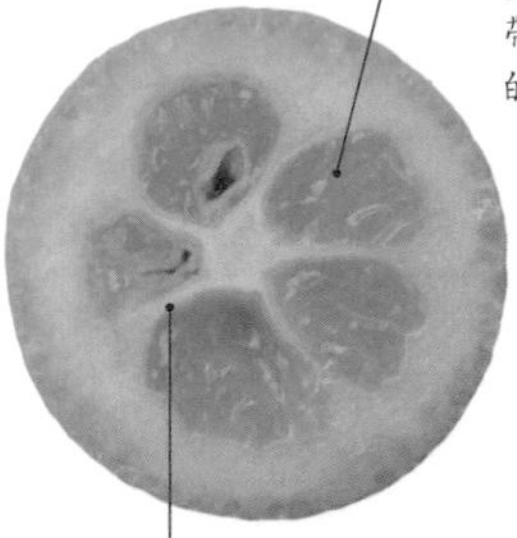

果肉
橙黃色的果肉汁多，帶有酸味，含有大量的維生素C。

內膜
豐厚的白色內膜具有甘甜味，可下氣消痰。

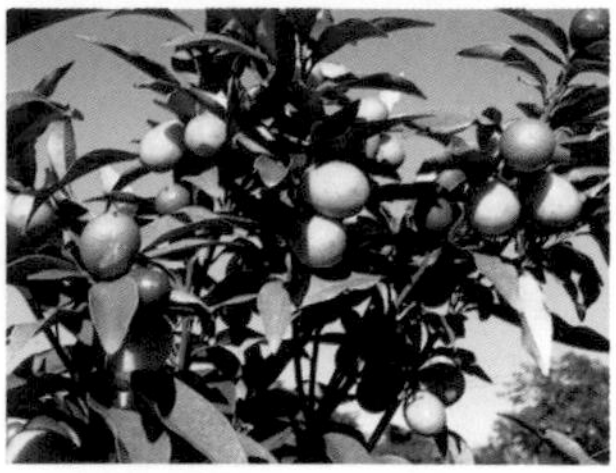

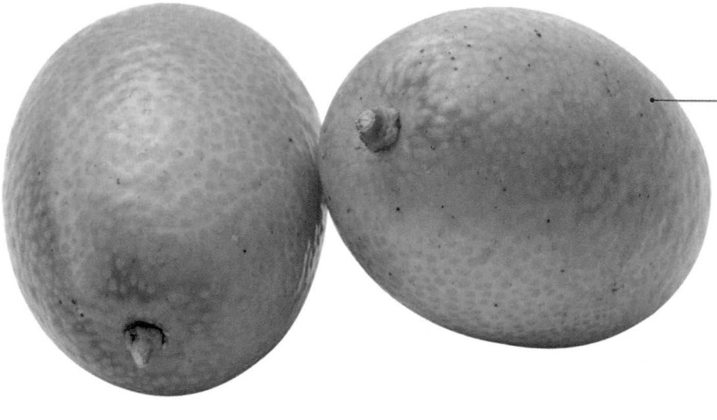

果皮
果皮之油包富含精油，味甜且香氣濃郁，除了生食外亦可用於糕點的烘焙。

Data

性味：味甘酸、性溫

成份：維生素C及檸檬酸、β-胡蘿蔔素、果膠質

主要產地：宜蘭

盛產季節：12～翌年2月

挑選新鮮貨

果形勻稱結實且略帶彈性，顏色金黃帶有鮮豔的光澤。果皮油胞細緻無病蟲害及其他傷害。

酸甜生津

橢圓形的金棗雖因形似棗子而得名，但實際上是屬於柑橘類的一種，食用時需連皮帶肉，果皮甜、果肉酸，一口咬下時酸甜正好中和。尤其是在年節期

品種「金桔」

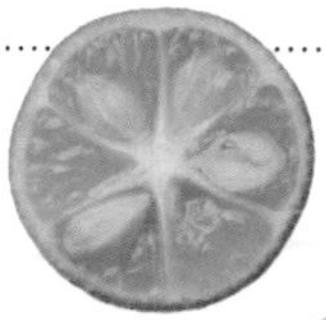

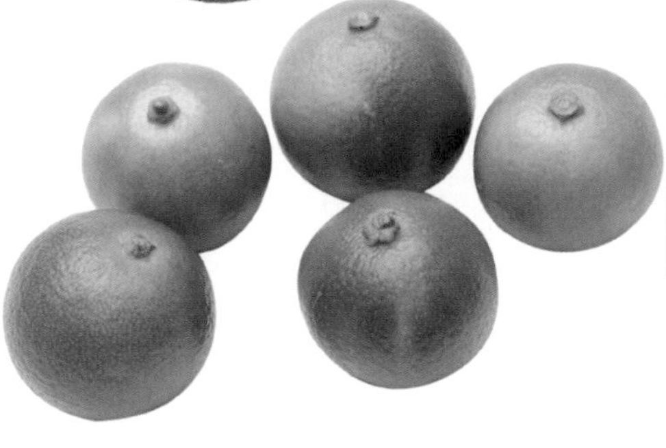

間，大魚大肉吃多了，來顆金棗更可去油解膩。

金棗雖然屬於水果，但由於果肉太酸了，很難像一般的水果大量食用，不過金棗富含維生素C及檸檬酸，能生津止渴並幫助消化，具有止咳潤喉去痰的養生效果，有益人體健康，但因生食不易入口，主要還是加工製成蜜餞。金棗變身為蜜餞的原因，傳說是因清代噶瑪蘭通判見當地盛產金棗，但少人食用而任其腐爛，於是引入皇室的蜜餞製法。傳說雖然有待考究，但金棗因製成蜜餞而提高接受度，確是事實。

新年討喜的應景水果

此外尚有一種外型似迷你橘子的金桔，和金棗同樣也是過年的應景盆栽，金桔又名「四季桔」因四季皆能開花結果。惟果皮與果肉皆酸。因此主要用來泡茶，或為料理添香，市面上常見的金桔檸檬茶，用的就是這個。金桔同時也是觀賞及食用皆宜的保健植物，果實可製成蜜餞、桔醬、桔茶等，食用金桔有化痰止咳、補中解鬱、消食散寒、止渴解酒、除口臭、醒酒等功效。

在台灣可說是非常注重俚語與諧音，東西好固然重要，取個好名稱，尤其是吉祥的名字更是不可少，金棗和金桔便是其中之一。俗話說「拜金棗年年好」！金棗由於果實金黃植株矮小，再加上盛產期正值農曆春節前後，因此常用來當作過年期間的家庭擺飾，也是少數能當成盆栽栽培的水果之一。金棗在全台各地均可栽種，惟數量多寡不同，目前主要產地以宜蘭縣為大宗，果園分布在礁溪鄉、員山鄉等雨水充沛的丘陵地。

金棗蜜餞

／材料：金棗700g，冰糖300g，水1.5杯。

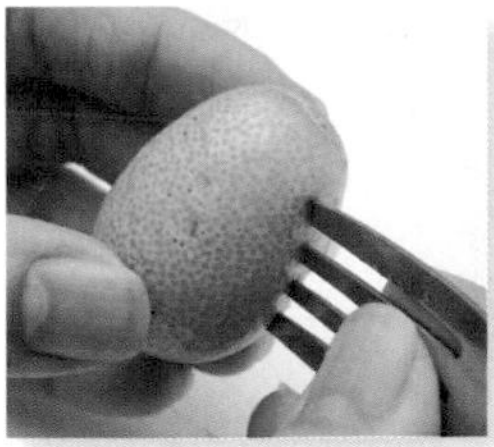
①用叉子在果皮上戳一圈約3～4下。

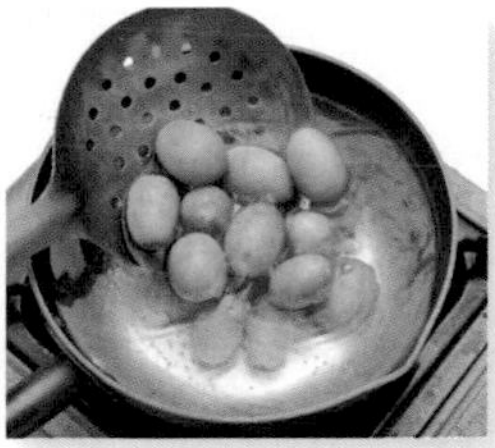
②放入沸水中燙煮約5分鐘去酸澀。

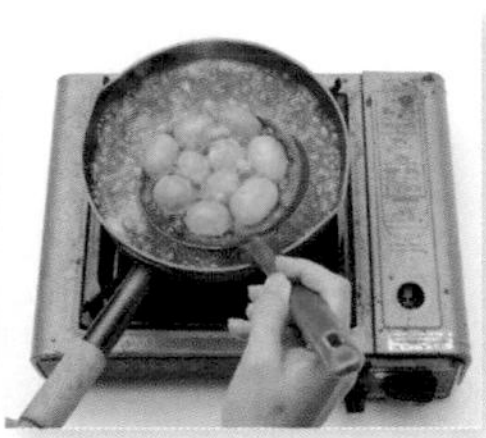
③撈出金棗後將煮過的水倒掉。

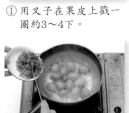

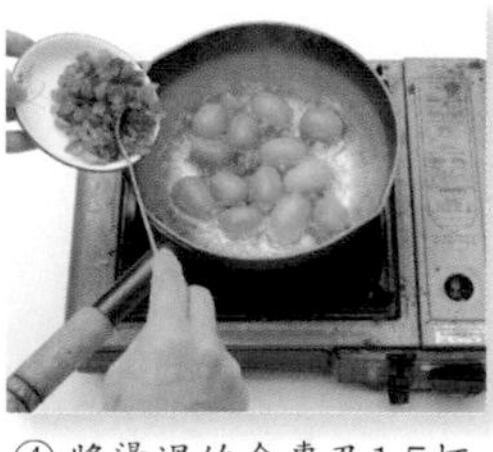
④將燙過的金棗及1.5杯的水、冰糖300g。

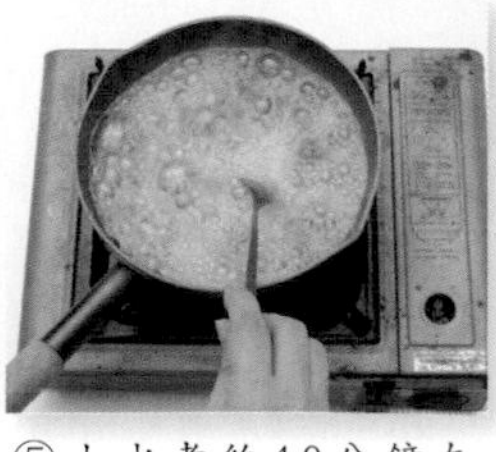
⑤小火煮約40分鐘左右，糖水會成泡沫狀而金棗呈透明狀，即可熄火。

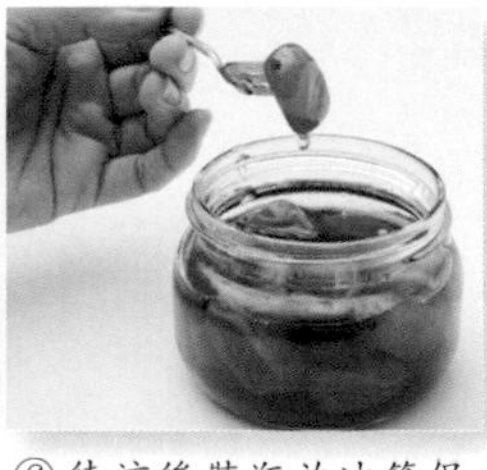
⑥待涼後裝瓶放冰箱保存。

保存

金棗上市的時間在冬季，天氣寒冷，因此和其他柑橘類的水果一樣，室溫保存即可不須冷藏，食用前才清洗。此外保存期間如有腐壞的金棗，必須予以除去，以免感染其他完好的果粒。

柿子

別名：脆柿、水柿 *persimmon*

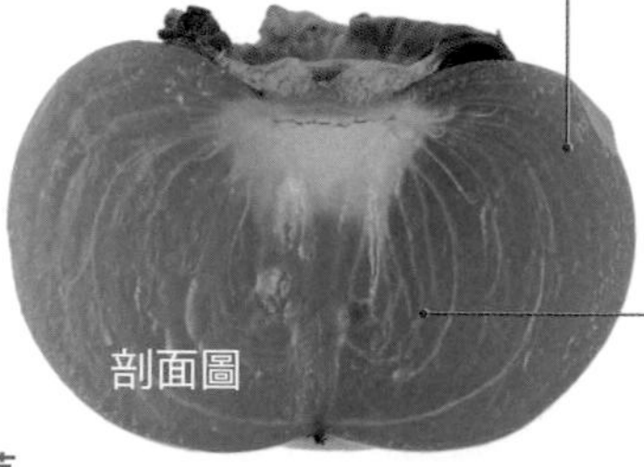

果肉
色澤橙紅柔軟多汁。

種子
種子為褐色，被一層透明的種皮包覆著，種皮可食，吃起來有Q感。

果蒂
暗綠色的柿蒂。

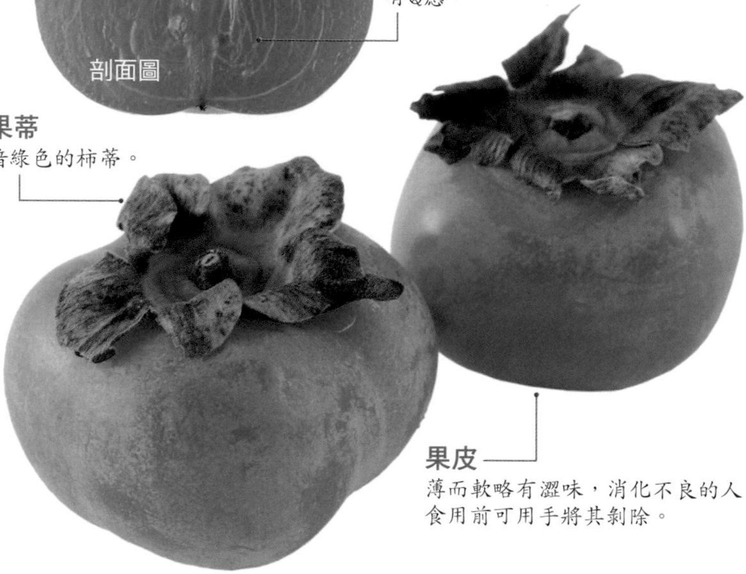

果皮
薄而軟略有澀味，消化不良的人，食用前可用手將其剝除。

品種

「富有柿」

屬於甜柿的一種，果實大外型扁圓，果皮完全成熟時為橙紅色，果肉黃紅肉質脆嫩糖度高，無澀味。

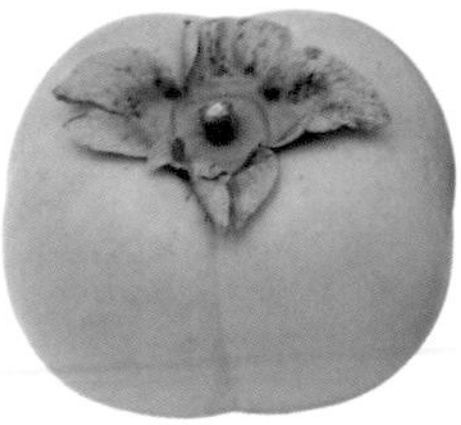

「柿餅」

柿乾上泛出來的白粉，並不是黴，而是柿子內部葡萄糖所轉化出來的柿霜。

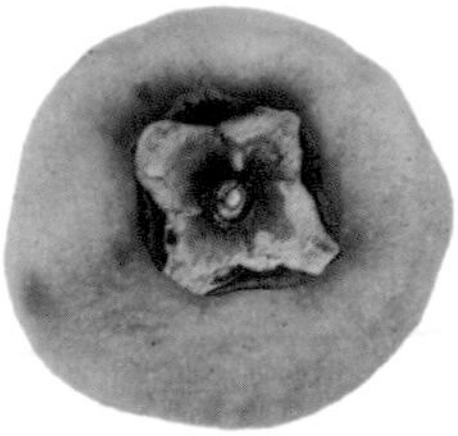

「牛心柿」

又稱為脆柿或水柿需先進行脫澀的處理主要作為脆柿食用。

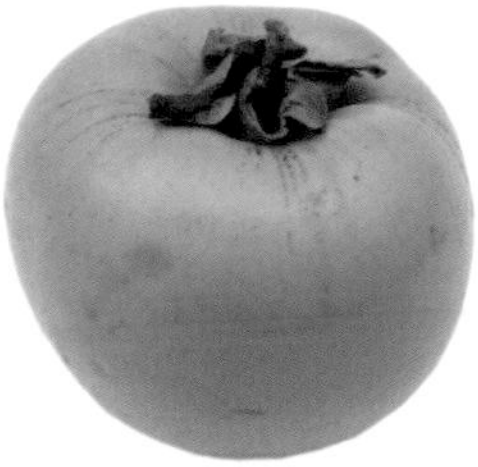

「筆柿」

外型似毛筆而得名，可鮮食亦可加工為柿餅。

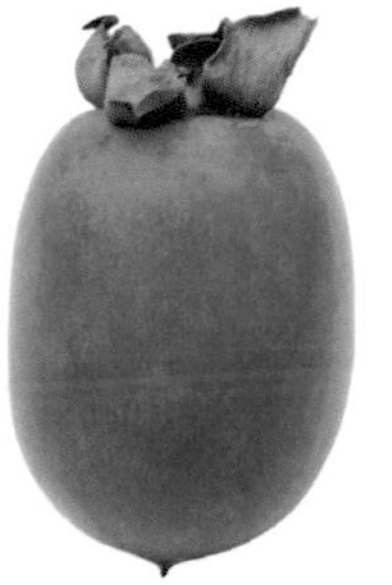

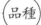

挑選新鮮貨

1. 選購盒裝軟柿時，要注萼片與蒂窪之間是否緊密，果實要飽滿，顏色要鮮艷有光澤。
2. 挑選水柿時要選硬的，因表皮上常留有石灰粉，要注意是否有酸敗的味道，或水傷、壓傷等情形則勿購買。
3. 選購甜柿最好選擇果形均勻完整，顏色橙紅有光澤且具有重量感。

Data

性味：味甘、性寒

成份：蛋白質、澱粉、脂肪、醣類、維生素A、B、C、磷、鐵、鈣、胡蘿蔔素、菸鹼酸和碘等

主要產地：新竹、苗栗、台中、南投及嘉義等地區

盛產季節：9月至12月

甜柿直接吃，澀柿先脫澀

柿子的品種很多，一般依果實在樹上成熟時能否自然脫澀，而分為澀柿與甜柿兩大類。其中澀柿又可分為紅柿和水柿，都須經人工脫澀處理，而甜柿在成熟過程中有自然脫澀作用，可直接食用。

由於澀柿在採收之後，果肉依然酸澀不堪入口，因此必須先行脫澀，早期脫澀的方法是選用果形較差的澀柿，予以打碎浸泡在水缸之中，再將澀柿泡入，幾天之後就可以脫澀。遵從古法脫澀的柿子，畢竟較為費時費工，爾後又有人發現了使用石灰水脫澀的方法，只需一兩天就能完成，因而被廣為使用，但仍有一部份的柿農，依然堅持著古老的方法。

脫澀後的柿子除了供鮮食之外，有一部份則用來去皮加工，利用秋季乾燥的北風，進行天然除濕與烘乾，再用手工捏壓，除去柿子內的水分，再繼續曝曬，製成柿餅。此外市面上還有一種柔軟的紅柿，是將澀柿以人工處理脫澀後而成的。

目前國內所栽培澀柿品種有石柿、牛心柿以及四周柿，早年的柿餅多是使用石柿居多，現在則多以牛心柿為主，因為石柿的體型較小，賣相不如果實較大的牛心柿來得討喜。此外近幾年也引進採下來即可食用的甜柿，一般又稱為「富有柿」，其特點為果實大外型扁圓，果皮紅黃色，成熟後則為深紅色肉質爽脆多汁。

有句老話說「柿子紅了，醫師的臉就綠了」，意指柿子是對身體十分有助益的水果。但是最好不要和海鮮、酒類、以及其他寒性食物一起食用，吃的時候要剝皮。空腹、開過刀、腸胃不好、屬陰寒虛體型者和產婦也不建議食用。

新手入廚房

保存 軟柿不耐儲存，購買回來後若不當日食用，就要冷藏可保存1～5日。
水柿屬於浸泡脫澀的柿子，因此買回來後要立即冰存，食用前才取出。
甜柿儲存於0～-2℃，可保存4個月以上。

處理 在流動的清水中將外皮清洗乾淨，再進行去皮、去蒂或切半等手續。

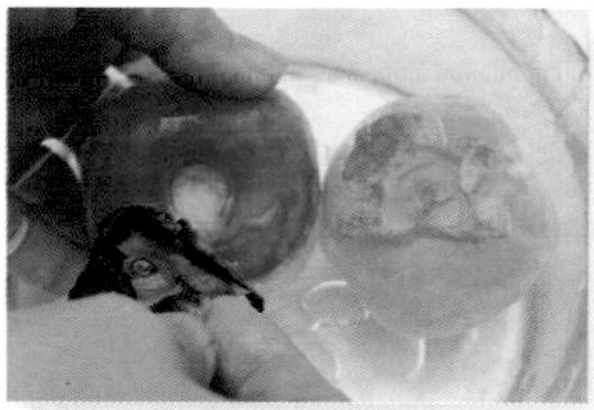
將果蒂去除後輕輕地清洗。

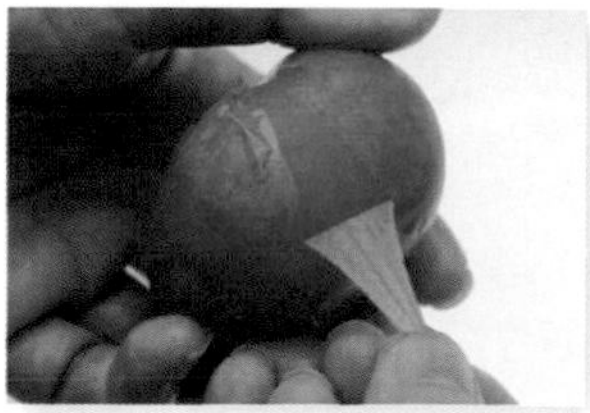
成熟的紅柿可直接用手剝去外皮。

不與蟹同食

我國民間流傳柿蟹相剋，同食時會致死，乃因蟹肉富含蛋白質，遇柿中的的單寧物質，會凝結而不易消化，多食易引起腸胃疾病。柿子卻向來與螃蟹勢不兩立，若硬是同時一塊下肚則易引起腹瀉不適。

水 果

柚子

別名：文旦柚 *pomelo*

Data

性味：味甘酸、性寒

成份：維他命C、檸檬酸及礦物質(鉀、鈣、磷)。

主要產地：台南縣、苗栗縣、花蓮縣

盛產季節：8月～12月
(依品種不同有差異)

挑選新鮮貨 青

以果皮油胞細緻光滑，顏色略呈淡黃色為佳。果形呈洋梨型，體型小果實有沉重感、略帶彈性、不要太硬。

水份散失，甜度增加

早期的果農將柚子採收下來後，並不馬上上市，而是會先儲藏個七至十天，使原本淡綠色的果皮，逐漸轉為黃白色，多餘的水份在儲藏的過程中蒸散消失，果肉漸軟，甜度也提高許多，此過程稱為「辭水」。不過也因為中秋節前價格較高，有些為著價格而搶先上市的柚子，表皮仍是淡綠色，並沒有經過「辭水」的過程，購買此種

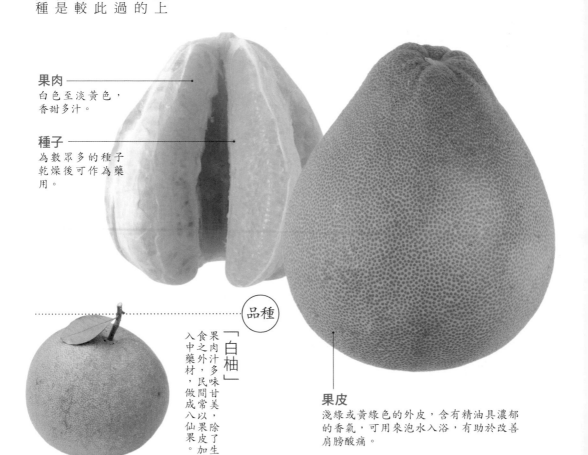

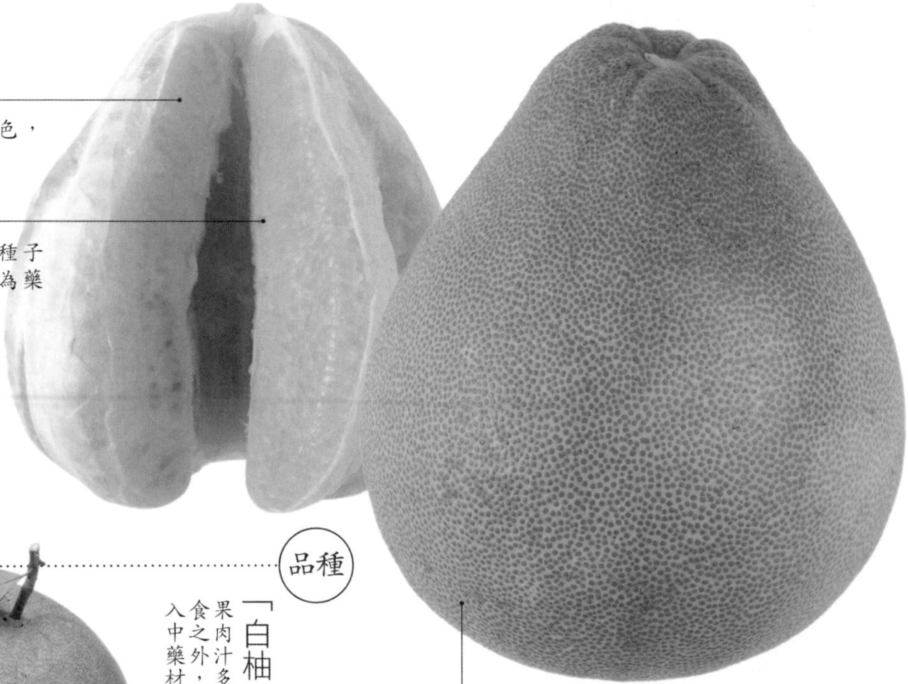

果肉
白色至淡黃色，香甜多汁。

種子
為數眾多的種子乾燥後可作為藥用。

果皮
淺綠或黃綠色的外皮，含有精油具濃郁的香氣，可用來泡水入浴，有助於改善肩膀酸痛。

品種

「白柚」
果肉汁多味甘美，除了生食之外，民間常以果皮加入中藥材，做成八仙果。

柚子就只好自行再儲藏一段時間。

成熟果實愈小愈甜

柚子果實的品質最主要與樹齡大小有關，幼年生植株生長勢強，其結果數少且品質較差，是以栽植初期主要以培養樹形擴大樹冠，將植株養壯。待樹齡達十年以上時，才能生產出品質良好的果實，植株四十年時生產量與品質為最高峰。因此樹齡越老，果實愈小，皮愈薄，香甜多汁，且果實品質較穩定，是以選購柚子愈小愈好，和一般水果不同。

吃柚子過中秋

柚子為「佑子」的諧音，含有吉祥之意，中秋節前後又適逢盛產期，柚子便成了中秋節的應節食物。柚子主要消費期在中秋節前後，尤以中秋節前價格較高。文旦的採收期和農曆的節氣有著重要的關係，通常在「白露」過後開始採收，由於每年中秋節之國曆日期均不同，與白露日期相距日數長短不一，果實如太早採收則糖度低果汁少，過晚採收則果皮易黃化，且採後果肉易褐化，甚至產生酒精味道而無商品價值。加以每年夏秋颱風頻繁，採收前如遇颱風侵襲，常導致即將收成的果實掉滿地，一年的辛苦也會化為泡影。

研究顯示，血液中膽固醇濃度偏高的人，連續四個月食用可有效降低膽固醇。柚子含有豐富的水份和纖維素，可以幫助腸胃蠕動，有效去除油膩、清腸整胃，這也是它為什麼成為中秋節不可或缺的食物原因。最近幾年也流行喝柚子茶，不過柚子茶並不是我們一般所食用的柚子，其原料是生長於韓國的柚子，中文命名為「黃金柚子」，體型比葡萄柚來的小些，果肉不多，表皮金黃香氣濃郁。

處理

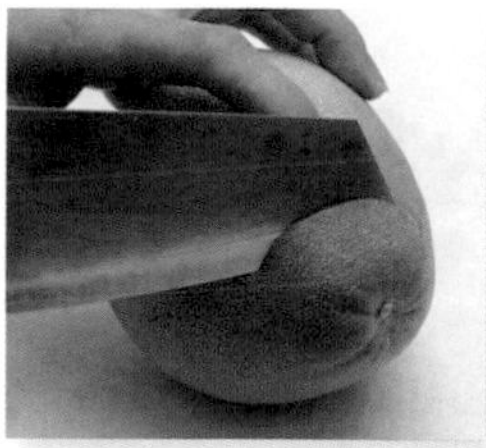

① 先將頂部切除。

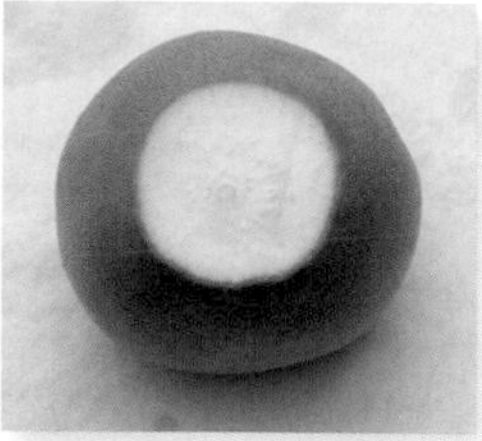

② 將外皮用刀劃出四份(切到白色的外膜即可 深度大約1cm)。

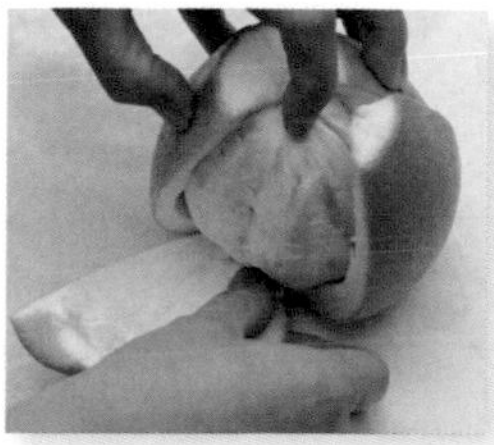

③ 用手將皮剝下。

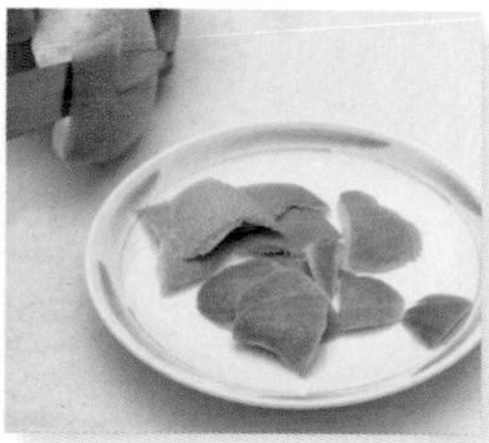

④ 柚子的綠色表皮芳香，可置於冰箱，具有除臭的功效。

柚子皮妙用多

把剝下來的柚皮放在冰箱的角落，柚皮的清香可以消除冰箱中的異味，並散發淡淡的柚子香。收集起來煎成汁液，打掃家裡時塗抹於木製家具或拖地板，可使木頭發出亮光和香味，還可防霉。

柳橙

別名：柳丁

orange

Data

性味：味甘酸、性平

成份：纖維質、維生素A、B、C、及鈣、磷等礦物質。

主要產地：嘉義縣、台南縣、南投縣、雲林縣

盛產季節：10月至翌年2月

挑選新鮮貨 青

果實呈橢圓型、果皮油胞細緻光滑，顏色以橙黃色，香氣濃郁者最佳。

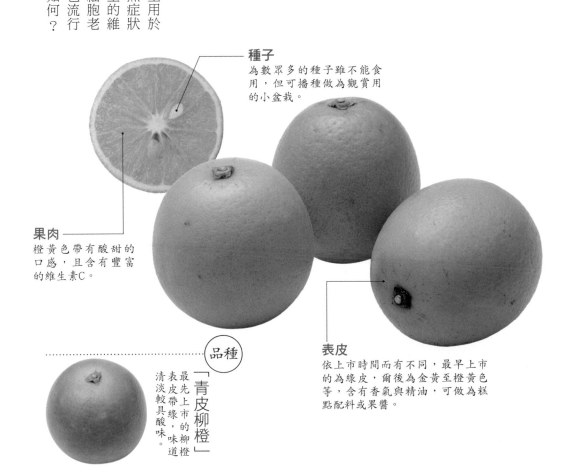

鮮食榨汁兩相宜

柳橙在盛產時價格非常便宜，因此大量用於榨汁食用，經常飲用柳橙汁，對於長期發熱症狀有改善的功效。果皮內的白色絨層含有多量的維他命P，具鎮咳及預防感冒的效果，防止細胞老化，維持良好的血液酸鹼度。因此近年來也流行連皮帶籽打成果汁的食用方式，至於滋味如何？就留待自己去體驗了。

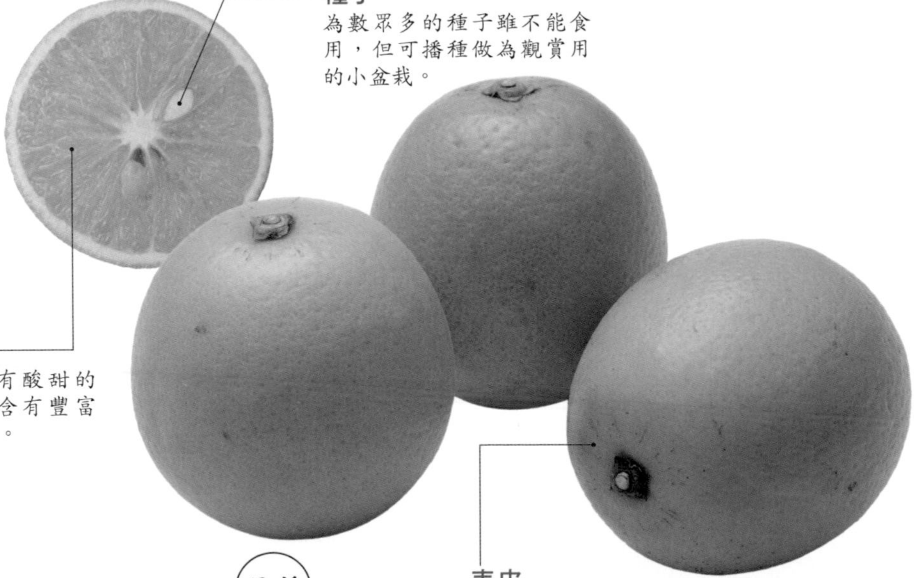

種子
為數眾多的種子雖不能食用，但可播種做為觀賞用的小盆栽。

果肉
橙黃色帶有酸甜的口感，且含有豐富的維生素C。

表皮
依上市時間而有不同，最早上市的為綠皮，爾後為金黃至橙黃色等，含有香氣與精油，可做為糕點配料或果醬。

品種

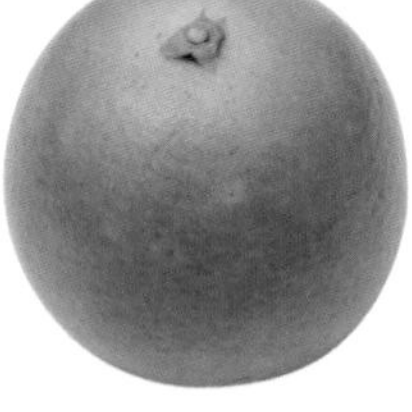

「青皮柳橙」
最先上市的柳橙表皮帶綠，味道清淡較具酸味。

柳橙原產於東南亞，因所在地的不同，柳橙的品種也極多，現今我們所看到的柳橙，是後來與其他品種混合改良而成的。在福建與廣東交界處的丘陵地，盛產各種柑橘，因此國內多數的柑橘包括柳橙，都是早期移民所帶來的。只是柳橙雖然攜帶方便，但剝皮卻較為費事，常是沾了滿手汁液，而果肉遍體鱗傷。起初並不如柑橘受歡迎，也因此栽培數量並不普及，直到經濟起飛之後，國人生活改變，適合切片與榨汁食用的柳橙，其甜美多汁、酸味低的風味，逐漸受消費者青睞。因而栽培面積也不斷擴充，成為冬季最重要的水果之一。國內的柳橙有多個品系，但主要還是以卵形柳橙的小型果，也就是一般俗稱「雞蛋丁」，皮薄汁多氣味芬芳，甜度高而帶點微酸口感佳，數量多也最受歡迎。

勿與牛奶共食

柳橙除了一般當成水果食用，在中醫上運用也極為廣泛，果肉、種籽和果皮，各有不同的運用法。橙皮的香氣則具有舒緩緊張情緒的效用。柳橙有抗癌功能及解酒功效，還能降低膽固醇，經常食用可以預防膽囊方面的疾病。盡量多吃柳橙的纖維，有治療便祕的效果。如果是將整個柳橙連皮一起打汁，應先將橙皮刷洗乾淨。食用柳橙前後一個小時，請勿飲用牛奶，以免蛋白質和果酸作用，影響消化吸收。

橙皮浴鹽

將柳橙皮乾燥後，放入浴鹽中，可以用來泡澡。

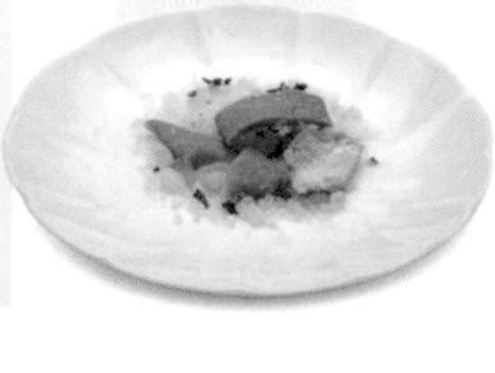

柳橙丁香茶

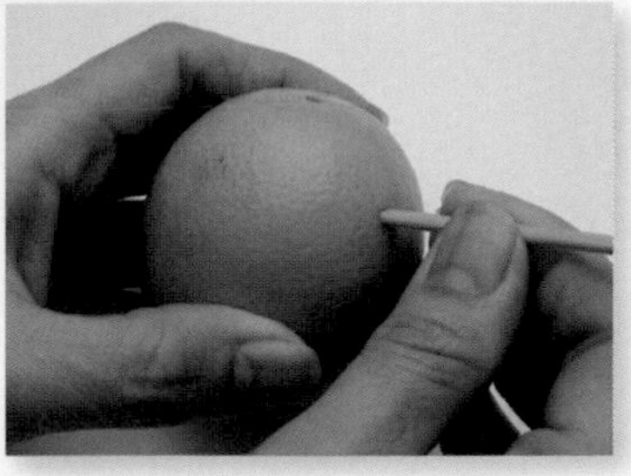

① 將表皮洗淨擦乾，用牙籤刺出洞。

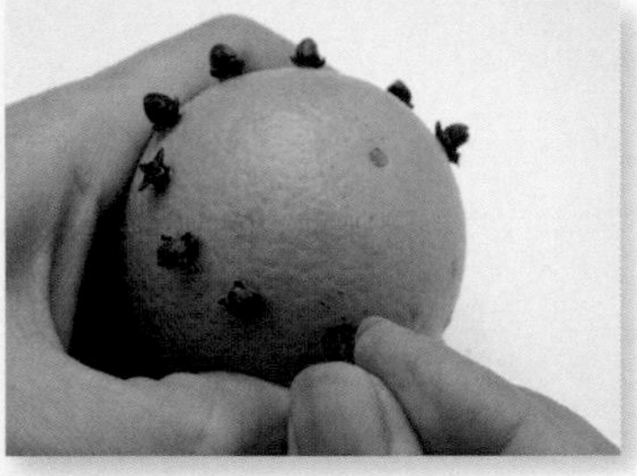

② 在洞中鑲滿丁香(丁香可在中藥行購買)。

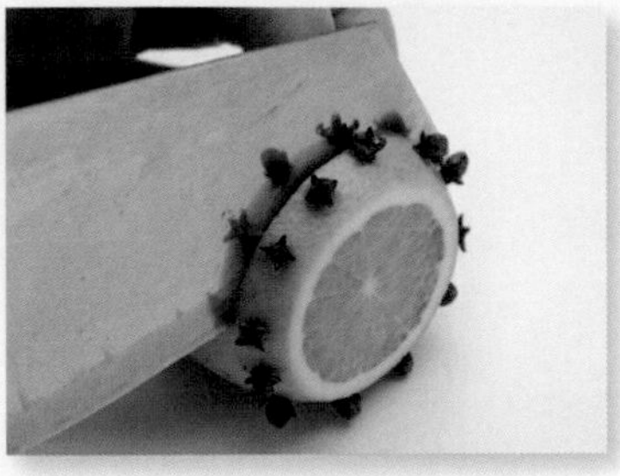

③ 鑲滿一圈後，環切柳橙。

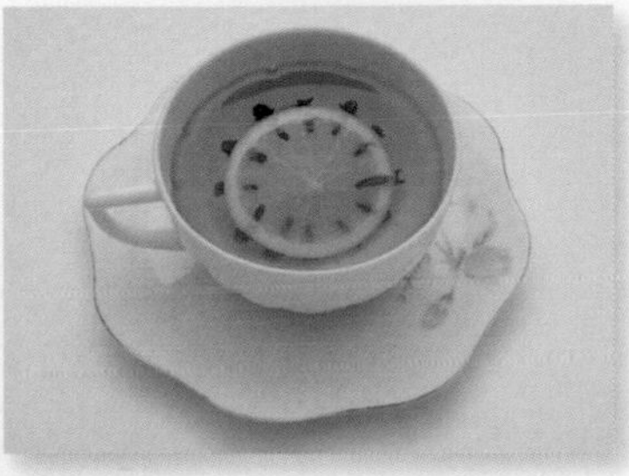

④ 將柳橙片放入杯中，沖下熱紅茶，靜置兩分鐘後再飲用。

水果

香蕉

別名：芎蕉、甘蕉 *banana*

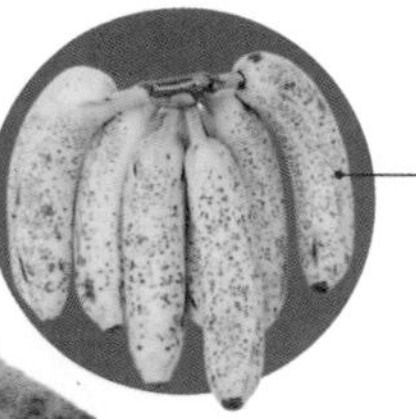
隨著存放的時間越久，表皮會出現斑點，又稱為芝麻蕉。根據醫學報告，這樣的香蕉具有抗癌作用。

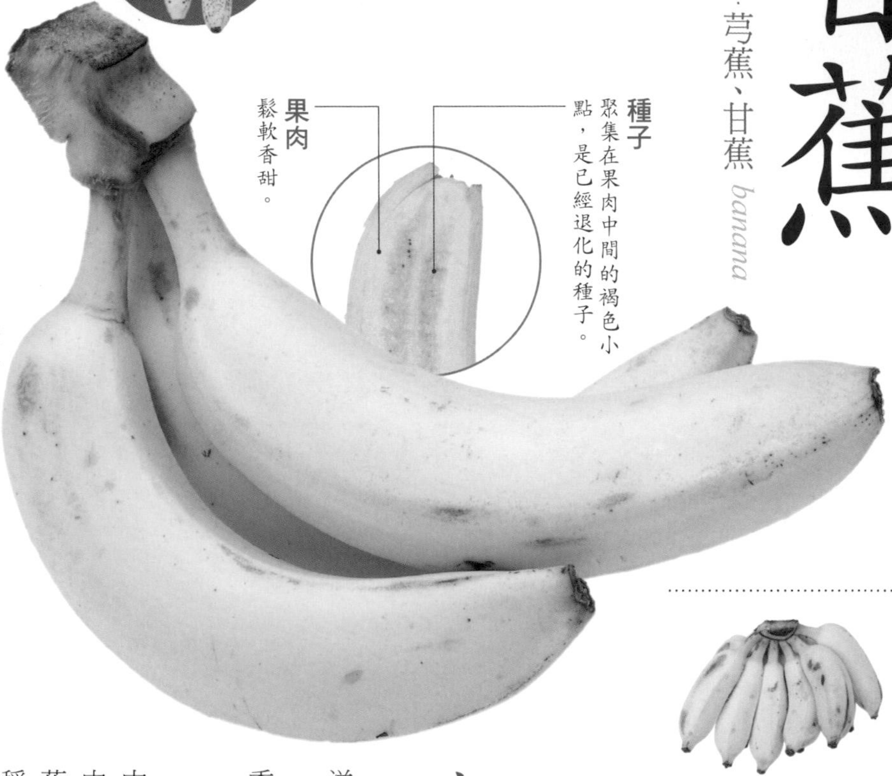
果肉
鬆軟香甜。
種子
聚集在果肉中間的褐色小點，是已經退化的種子。
果皮
剛上市的新鮮香蕉，表皮為金黃色。

品種

「芭蕉」

Data

性味：味甘、性寒

成份：蛋白質、果膠和鉀、鈣、磷、鐵等礦物質及維生素A、B、C、E、F、胡蘿蔔素等。

主要產地：高雄、屏東、台南及南投

盛產季節：全年

挑選新鮮貨 青

選購香蕉時以形體肥厚渾圓，果實稜線較不明顯，且尾端圓滑的，才是發育良好的香蕉。喜歡微酸口感的，宜趁表皮金黃時食用，喜歡軟熟香甜者，可選擇表面帶有芝麻斑點的。

外銷日本廣受歡迎

香蕉原產地在我國大陸的南方，印度以及大洋洲等地。台灣的香蕉是早期移民，自大陸廣東一帶所帶來的矮性種象牙蕉。因為環境的適宜，香蕉生長極佳，曾經是外匯收入的重要來源之一，而獲得了香蕉王國的美稱。

目前國內的香蕉主要以高雄、屏東以及台中為主要產地，高雄的旗山鎮位於楠梓仙溪溪谷中，由於溪水清澈氣候溫暖，是全台灣最佳的香蕉生產地區。旗山所產的香蕉外形較為細長，俗稱為田蕉，除了供應國內所需同時也外銷日本，雖然在數量上比不上菲律賓，但是品質卻更勝一

籌。如今，香蕉外銷的數量不如以往，但是來到旗山鎮，還是處處可見到綠油油的香蕉園。

味美價廉

除了一般大家所熟悉的田蕉之外，尚有引自南洋地區的短指蕉，也就是「芭蕉」，芭蕉的果肉較具彈性，滋味甜中略帶微酸，其果實較為肥胖，上市時表皮多為綠色或黃綠色主，要在南投一帶栽培。另有一部份品種的果皮為紫紅色，俗稱「紅皮香蕉」因產量少，多半在產地附近販賣，北部較為少見。

香蕉具有提高免疫力、預防癌症等效果，而一天吃兩根香蕉，就能有效地改善體質。香蕉含有相當多的鉀和鎂。鉀能防止血壓上升及肌肉痙攣，而鎂則具有消除疲勞的效果。香蕉可以提供劇烈運動時所需的能量，因此許多世界知名的運動員都以香蕉為必須水果。

有研究顯示經常食用香蕉的人，患高血壓以及其它相關的心血管病變都比較少。香蕉的維生素B含量高，可幫助舒緩神經系統，對於有抑鬱傾向的人，食用香蕉有助於舒緩情緒。因為香蕉含胺基酸，會轉化成血清促進素，令人鬆弛、提升情緒。且容易消化吸收，無論是小孩或老年人，都能安心地食用。豐富的膳食纖維可幫助腸胃正常活動，消除便秘。香蕉不單只提供能量，還可以幫我們克服或治療許多病症和改善身體狀況。

蕉皮可擦鞋

將香蕉皮內側用來磨擦皮鞋後，再用乾布擦淨，可使皮鞋潔亮如新。

新手入廚房

保存 買回來的香蕉不要以塑膠袋保存。只要將其放置於室溫之下，就會繼續自然催熟，因此當外皮佈滿芝麻般的斑點時，就要盡快食用。此外香蕉冷藏後表皮會變成黑褐色，因此除非必要否則不要放冰箱。

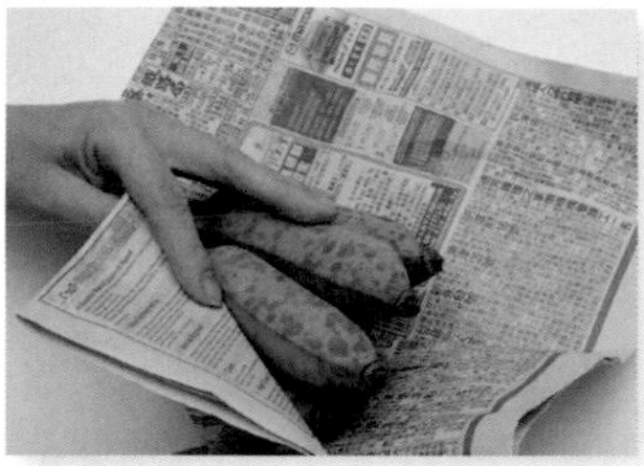

表皮綠色的香蕉不可食用，可先用報紙包裹摧熟。在東南亞國家，會將綠色的香蕉蒸熟食用，吃起來有點像馬鈴薯。

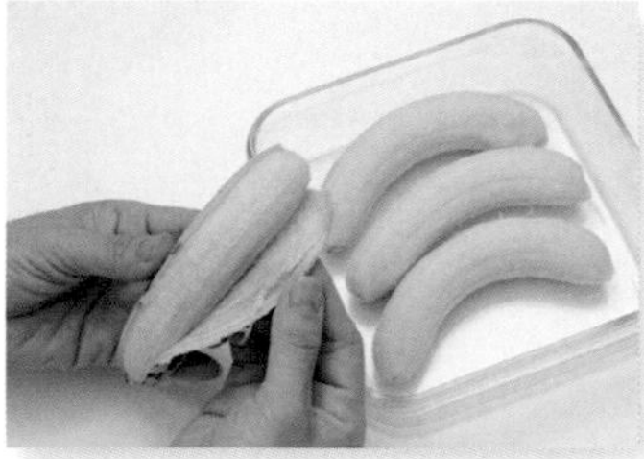

表皮已經變黑的香蕉，通常裡頭的果肉還很新鮮，不妨去皮後冷凍保存，可作為果汁的材料。

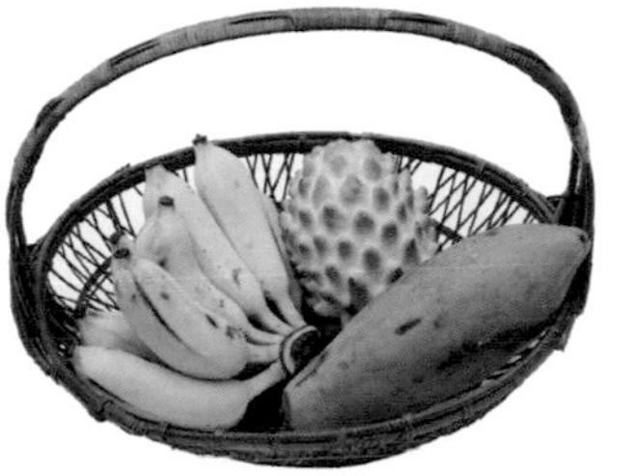

室溫保存時，將同須要催熟的水果放在一起，例如釋迦、木瓜、香蕉。但不宜和蘋果一起，以免蘋果因催熟作用，而影響口感。

水果

草莓

strawberry

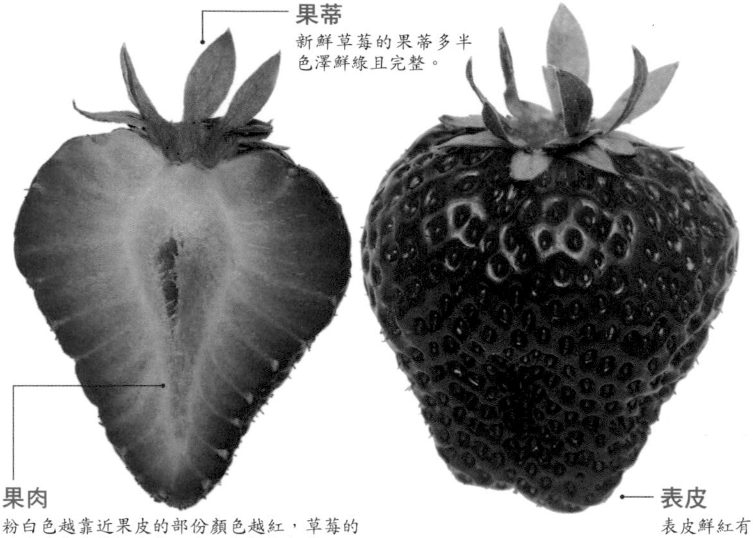
果蒂
新鮮草莓的果蒂多半色澤鮮綠且完整。
果肉
粉白色越靠近果皮的部份顏色越紅，草莓的果肉其實是花托發育而成的肉質聚合果。
表皮
表皮鮮紅有光澤。

果實鮮紅欲滴

國內草莓的栽培，主要以苗栗和南投等地為主，每年的十二月至隔年四月是草莓生產旺季，雖然草莓的產季長達半年，不過唯有1月中旬至2月下旬所生產的草莓品質是最好的。

草莓是鞣酸含量豐富的食物，在體內可吸附和阻止致癌化學物質的吸收，具有防癌作用。而其中所含果膠和有機酸可分解食物中的脂肪、促進食慾及加強腸胃蠕動；國外還有研究報告指出，草莓可去除體內的重金屬。草莓果肉細膩，容易被人體消化、吸收，多吃也不會受涼或上火，但草酸鈣較多，因草酸鈣而引起的尿路結石病人，不宜食用過量。

Data

性味：味酸、性涼

成份：蛋白質、脂肪、醣類、維他命B1、C、磷、鈣、鐵等

主要產地：苗栗、南投

盛產季節：12～4月

挑選新鮮貨 青

草莓果實皮薄，不耐搬運，稍有碰撞擠壓或與手接觸，即會受損腐爛，因此主要以盒裝方式出售。選購時要仔細檢查是否有壓傷或發霉變黑等情形，1~2天內採收的草莓果實飽滿，色澤鮮紅有光澤，果蒂的部份呈現鮮綠色。

新手入廚房

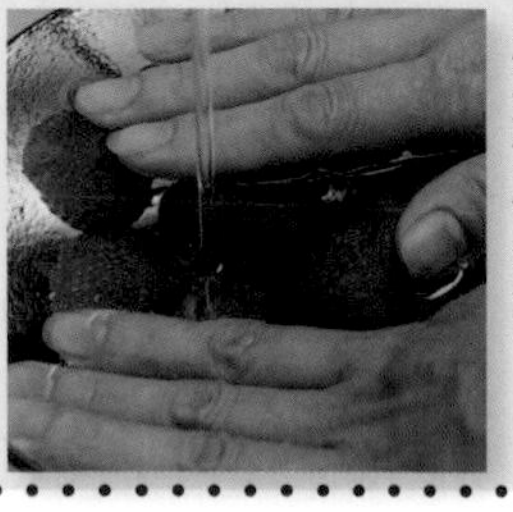

①清洗時草莓要用手將其輕壓入水中。

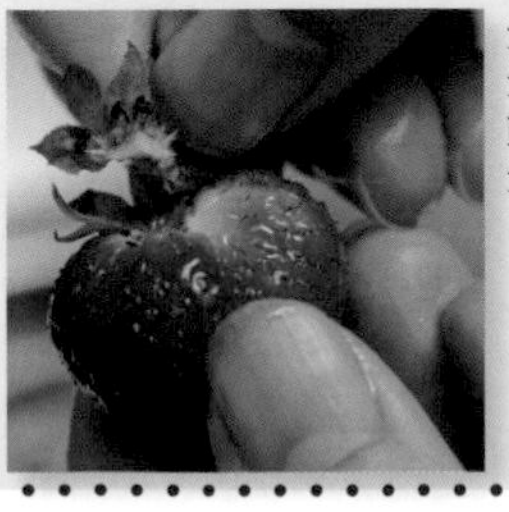

②綠色的蒂頭要仔細洗淨乾淨。

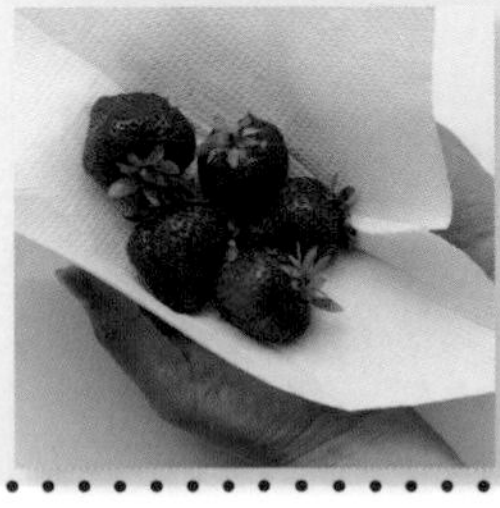

③洗淨後的草莓用紙巾拭乾，以免因含水而容易濕爛。

棗子

別名：蜜棗 *date*

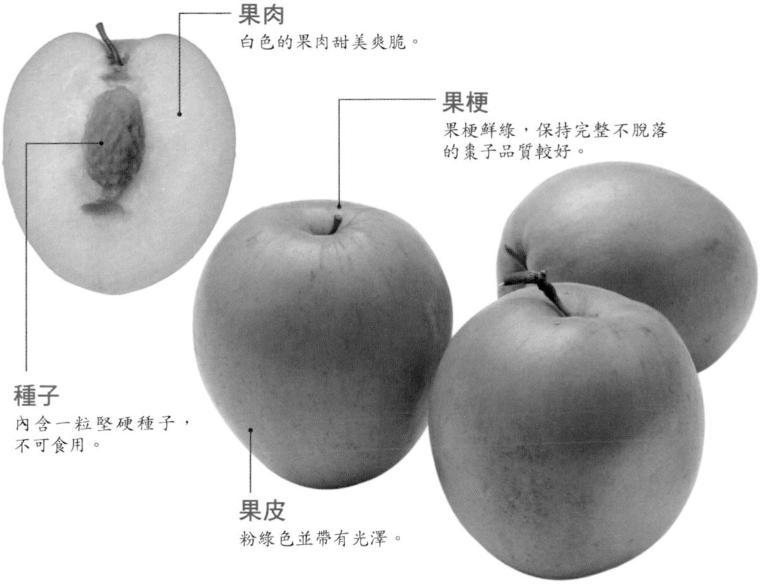
果肉
白色的果肉甜美爽脆。
果梗
果梗鮮綠，保持完整不脫落的棗子品質較好。
種子
內含一粒堅硬種子，不可食用。
果皮
粉綠色並帶有光澤。

Data

性味：味甘澀、性平

成份：蛋白質、脂質、醣類、維生C、B_1及B_2、膳食纖維、鉀、鈣、鎂、磷等離子

主要產地：高雄、屏東

盛產季節：12～3月

挑選新鮮貨

果型端正完整，果皮光滑圓潤有光澤，果粒大，具重量感，避免瘀傷及破裂。成熟度恰好的棗子，色澤較為粉綠或黃綠，太過青綠的反而有澀味。

吃棗年年好

由於台灣地處亞熱帶，棗子生理特性極易突變，多年來農業專家與學者不斷研究，生產優良棗子的方法。加以農民投資如網室、套袋或天敵防治等之技術，除有效防治病蟲害以外，亦大幅減少農藥的使用，所生產之棗子品質不斷提昇，棗子因而有「台灣蘋果」的美譽。棗子主要於每年的春節前後上市，圓滿的果形及香甜的風味，也是節慶送禮的最佳選擇。

棗子含有豐富的維他命C，不但生津益胃、養顏美容，更可以治療便祕、利尿的輔助食療。台灣的棗子很多，有蜜棗、天蜜、翠蜜……等。此外棗子雖然清脆可口但屬於酸性，因此空腹不宜多吃，易傷胃並導致消化不良或脹氣等情形。

新手入廚房

保存

購買後，以塑膠袋包裝緊縛，置放在冰箱冷藏，約可保存10日，食用前才取出清除。若放置於室溫僅能存放1～2日。

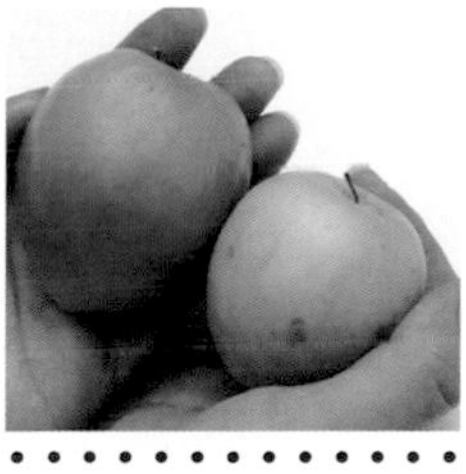

太過青綠的棗子吃起來有澀味(圖左)，顏色變黃的內部鬆軟風味差(圖右)。

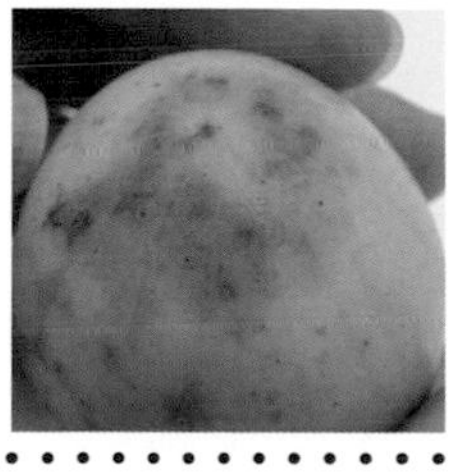

產生褐斑的棗子會有酸敗的氣味，不可食用。

水果

梨

別名：溫帶梨 *pear*

Data

性味：味甘、性寒

成份：蛋白質、脂肪、維生素A、B_1、B_2、C、鉀、鈉、鈣、鎂、硒、鐵，錳等無機成分及膳食纖維素等。

主要產地：宜蘭、新竹、苗栗、台中、南投及嘉義等地區

盛產季節：橫山梨8～9月、高接梨6～8月、溫帶梨9～12月

粗皮細肉水份多

記得在我很小的時候，有一種表皮深褐色體型非常小的梨，果肉和現今的梨比起來，只能說是既生澀又粗糙，當時人們管它叫「鳥梨」，也是台灣的原生梨。秋天鳥梨成熟採收後，會先行糖漬加工再上市，因而表面總是有一層白色的粉質。早期台灣所栽植的梨種，主要為生長於低海拔的橫山梨，表皮褐色有果斑，果肉粗糙，故又稱「粗梨」。

挑選新鮮貨（青）

選購果形端正完整，體型越大的果肉越厚實口感較好，一般在300～500公克左右即可。此外果皮光滑、無外傷、曬傷等；色澤均勻、果梗粗壯，成熟度夠的梨底部的臍越開，越往果梗方向的斑點越大。

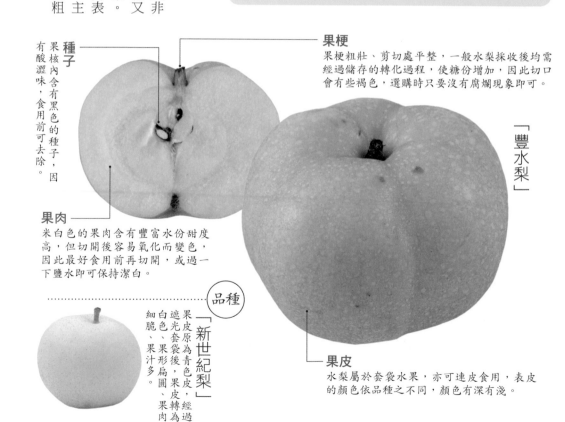

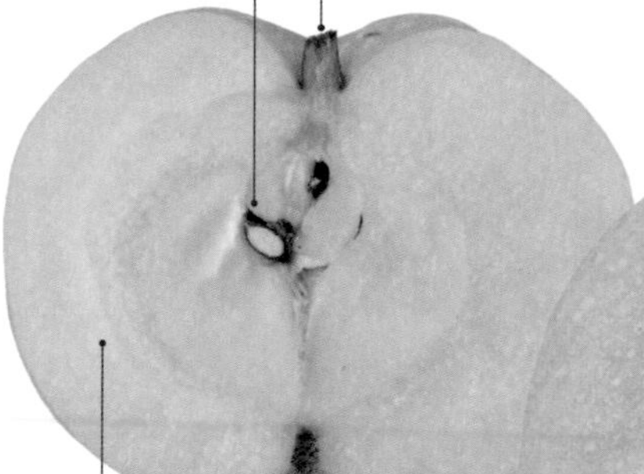

種子

果核內含有黑色的種子，因有酸澀味，食用前可去除。

果梗

果梗粗壯、剪切處平整，一般水梨採收後均需經過儲存的轉化過程，使糖份增加，因此切口會有些褐色，選購時只要沒有腐爛現象即可。

果肉

米白色的果肉含有豐富水份甜度高，但切開後容易氧化而變色，因此最好食用前再切開，或過一下鹽水即可保持潔白。

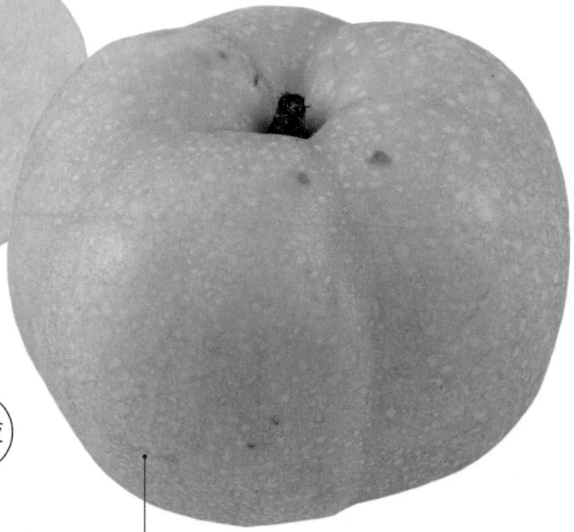

「豐水梨」

果皮

水梨屬於套袋水果，亦可連皮食用，表皮的顏色依品種之不同，顏色有深有淺。

品種

「新世紀梨」

果皮原為青色皮，經過遮光套袋後，果皮轉為白色、果形扁圓、果肉細脆、果汁多。

而現今市面上常見的水梨，則是民國五十年以後，由日本引進的世紀梨品系，世紀梨是日本農業改良史上最成功的品種之一，具有果肉細緻、脆甜又多汁、果核細小等優點，從開始結果便以套袋保護，果皮上的葉綠素因此消失成為淡黃色。也因其性喜冷涼的環境，主要以高海拔如梨山等地區栽培。而低海拔地區除生產橫山梨外，另外亦生產高接梨。

由於溫帶梨具有較高的經濟價值，台灣除少數高冷地區外，並不適合栽培。於是有人就想出了，將溫帶梨之花芽嫁接在橫山梨枝條上，此接穗上所結出的溫帶梨果實，即為「高接梨」。只是這些接穗的樹種，需在高冷環境中才能分化出花芽，因此每年都需重新進行嫁接的工作。

梨的含水量非常高，可說是一種天然優質的飲料，並有促進大腸代謝的生理作用，所以不用擔心食用後會囤積脂肪量或熱量，還有增加胃酸分泌、幫助消化和增進食慾等作用。

新手入廚房

保存

為了保持口感的爽脆，避免表皮脫水，購買回來的水梨務必冷藏保存，好的水梨可保存7至15大，因此可算是相當耐儲存的水果。

蒸梨養喉

將梨蒸熟了吃，可以保養咽喉、增加津液，喜歡歌唱者常以此做為養聲的保健食品，有助於舒神暢氣，更勝潤喉糖及枇杷膏。選用大一點的梨，挖去果核後，填入川貝母約二克，放入碗中，於電鍋中隔水蒸煮一小時食用，每日食用一只。除了川貝母之外，亦可再加入少許蜂蜜。

處理

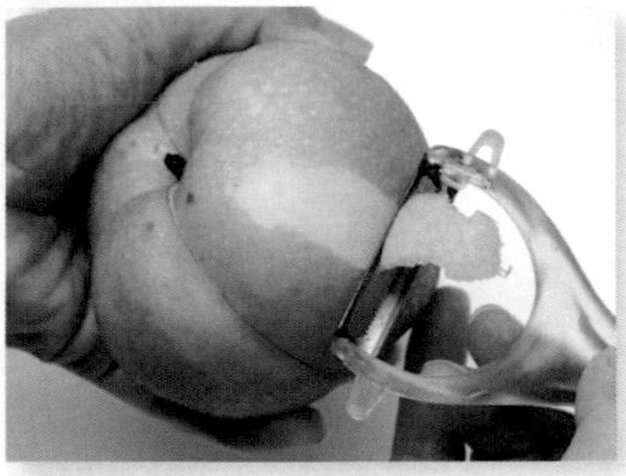

① 水梨皆為套袋栽培，如不去皮，亦可洗淨後連皮一起食用。

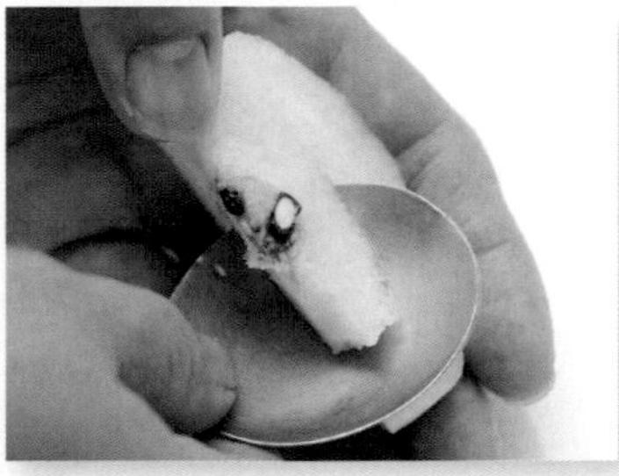

② 使用薄的湯匙可以很容易的挖出梨心。

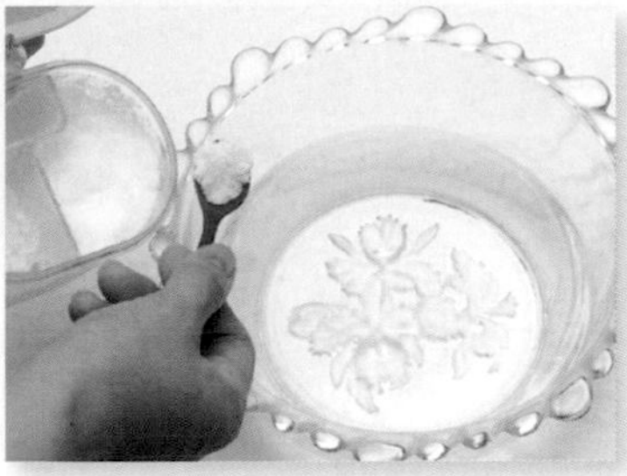

③ 冷開水中加些鹽。

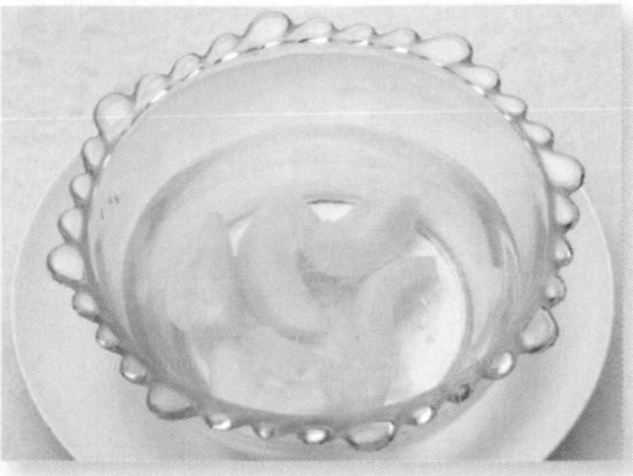

④ 切好的梨迅速浸入鹽水中撈起，可以防止變色。。

楊桃

別名：五斂子、洋桃、羊桃

starfruit

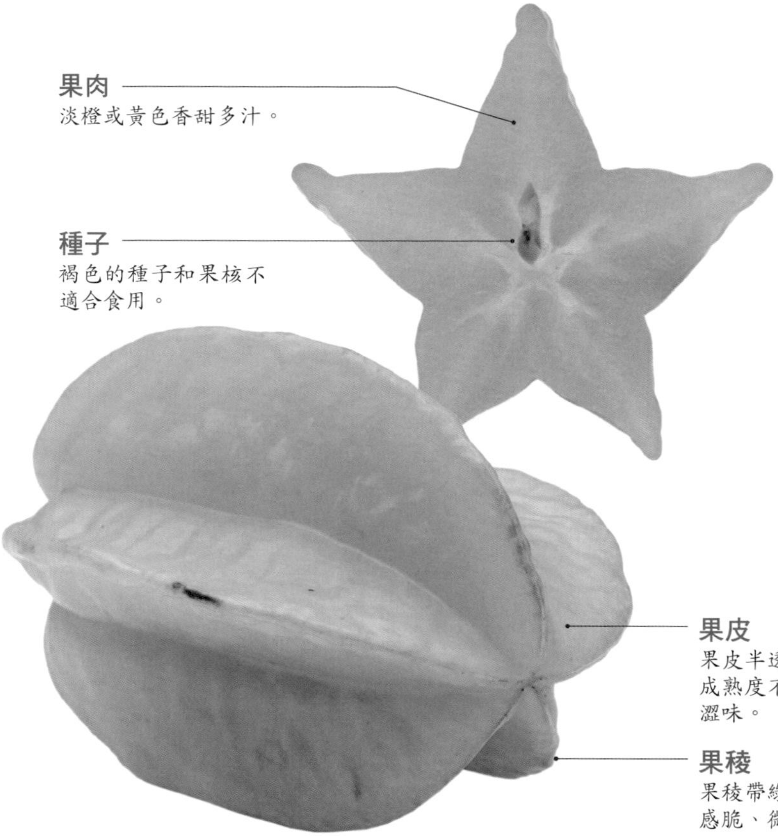
果肉
淡橙或黃色香甜多汁。
種子
褐色的種子和果核不適合食用。
果皮
果皮半透明薄而軟，當楊桃成熟度不夠時，皮會有些許澀味。
果稜
果稜帶綠的楊桃，吃起來口感脆、微澀。

澄黃星星果

目前國內的楊桃栽培主要有酸味種與甘味種，酸味種楊桃果實小，甜度低而味酸，成熟後果肉為深黃色具香氣，主要栽培於中南部，做為果汁蜜餞等加工用途，為早期移民自福建所帶來的品種，在野外也可發現其野生的蹤跡。甘味種楊桃，大約在四十多年前由南洋地區，引進優良品種加以改良馴化，其特點為果實大，果肉細緻無渣、甜度高，主要做為水果食用。

楊桃原產於熱帶亞洲，在晉代我國已有其記載，只是當時以其來自大西洋之外，故稱呼其「洋桃」。又因果實外表有五稜，故又有「五斂

Data

性味：味甘酸、性涼

成份：維生素A、B1、B2、B6、C、E、H、葉酸、菸鹼酸、纖維、鈣、鐵、磷、鉀、鈉、銅、鎂、鋅、硒、醣類、蛋白質、蘋果酸、檸檬酸。

主要產地：苗栗、台南、屏東

盛產季節：7月～4月

挑選新鮮貨

選購表皮完整無外傷、果肉厚實略帶透明感，顏色淡橙或黃色，果稜帶點綠色為佳。雖然愈熟愈香甜，但太熟的不耐保存，適合立即食用。

子」之稱，以後又改稱為楊桃。楊桃橫切之後狀似星星，英文名稱則為「星星果」。

含微量草酸

楊桃具特殊清香味道，能解食物的腥羶味，醃漬後的楊桃也廣泛運用於料理之中，用來煮鮮魚湯或燉雞可使湯的味道更鮮美。楊桃汁清涼可口，解渴消暑，更有獨特的風味，特別適合講師，或需長時間說話的人食用。楊桃所含的檸檬酸、蘋果酸可促進食物的消化。楊桃性涼，生食具利尿作用，又能生津止咳對降血壓、驅暑降火有顯著的效果。此外楊桃含有微毒物質草酸，部份腎病病人進食楊桃後，無法將草酸排出體外，因而有腎臟炎者，應禁食。楊桃吃多會造成腹瀉，腸胃功能不佳者，不宜食用過量。

楊桃果醬

材料：楊桃500g洗淨後去邊、去籽切小丁，加水100g麥芽糖150g冰糖100g。

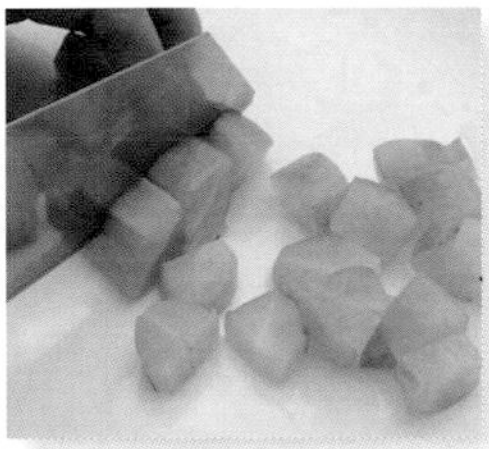

① 過熟的楊桃可以切成小丁，用來製作果醬。

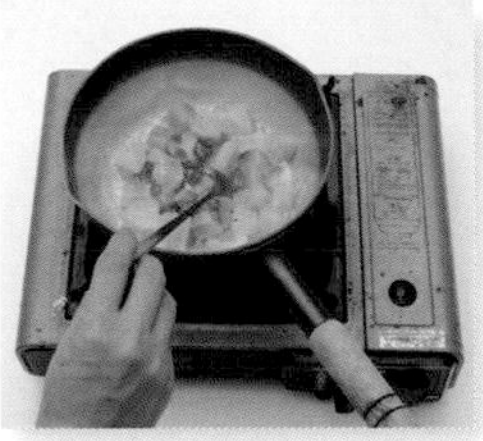

② 放入鍋中，大火煮滾轉小火，邊煮邊攪拌。

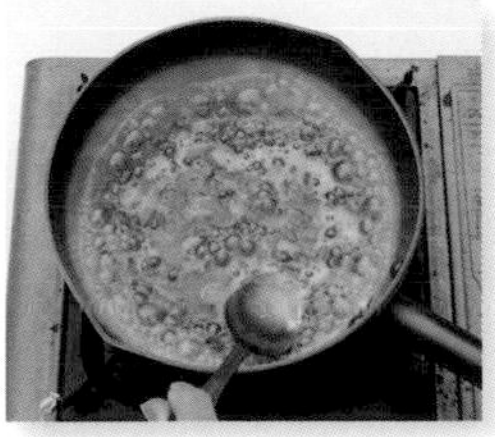

③ 製作的過程中會產生泡沫，要撈除。

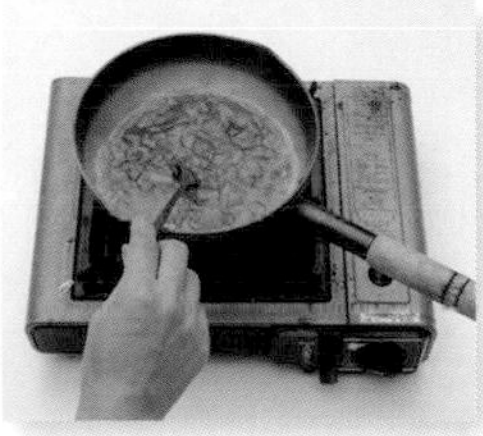

④ 約35分鐘後呈透明狀，待冷卻後裝瓶再冷藏，可用來塗抹麵包或沖茶飲用。

新手入廚房

保存

室溫保存時會繼續催熟，因此不耐久存，當果實顏色轉深，且發出濃郁香氣時，即要盡快食用，或放置冰箱中冷藏。

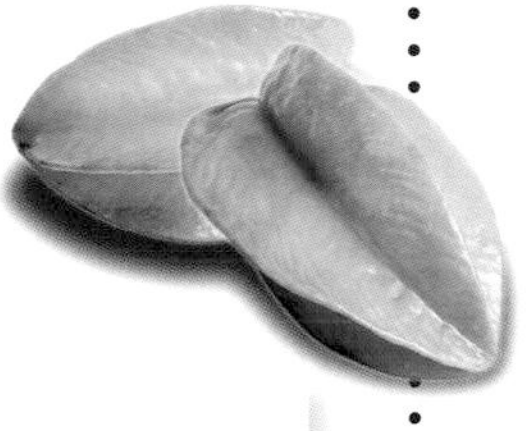

處理

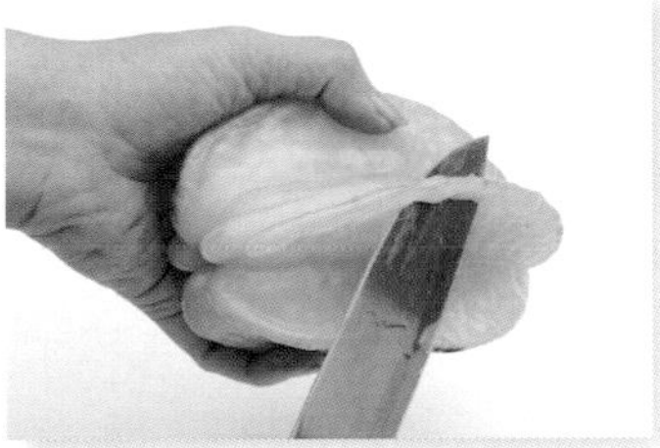

楊桃的果肉邊緣通常較酸澀，因此洗淨後可去邊。

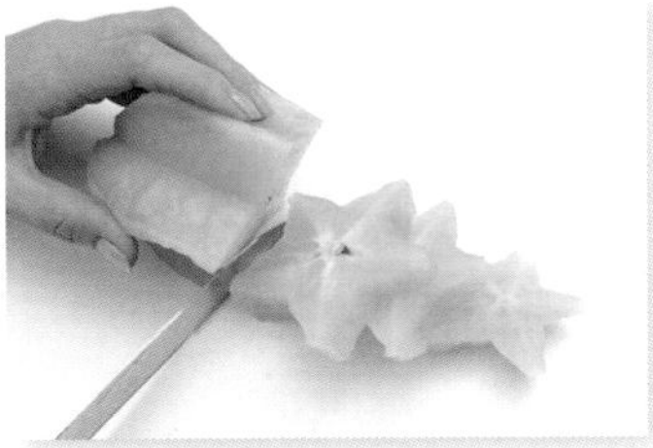

橫切時會有如星星般美麗的形狀，是最常見的切法。

果肉極易變色，因此一切開就要迅速浸入鹽水中，並迅速撈起即可避免變色。

水 果

葡萄

grapes

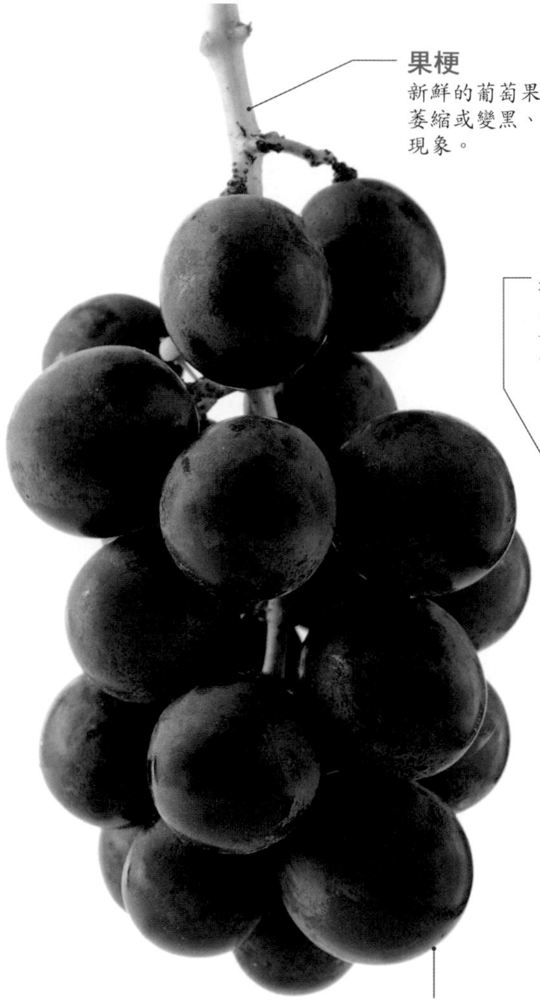

果梗
新鮮的葡萄果梗為綠色，無萎縮或變黑、變褐及發霉的現象。

果肉
果肉香甜多汁，含有大量的葡萄糖，是人體不可缺的營養。

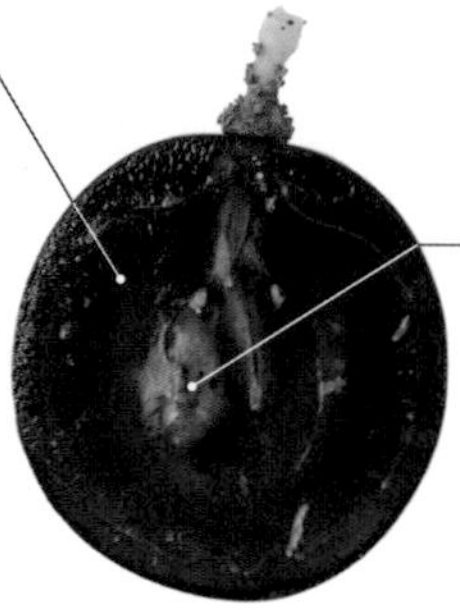

種子
葡萄籽中的多酚類為天然的抗氧化劑，含量或種類都比葡萄皮和葡萄果肉豐富。

果皮
含有多酚類與花青素，葡萄所含營養素多在皮上，因此要連皮一起食用。

Data

性味：味甘澀、性平

成份：維他命A、B_1、B_2、C、蛋白質、氨基酸、脂肪鈣、磷、鐵、鉀、鈉、鎂、錳等

主要產地：苗栗、台中、彰化及南投等地區

盛產季節：夏果6～8月，秋果9～10月，冬果12～2月

抗氧化力排名第一

以前人們習慣吃葡萄時去皮吐籽，現今的營養研究則顯示，我們所丟棄的是最營養的部份。葡萄的保健成分主要存在於皮與籽之中，以多酚類與花青素為主，已知的保健功效包含抗氧化與

品種

「青葡萄」
做為釀酒用途。

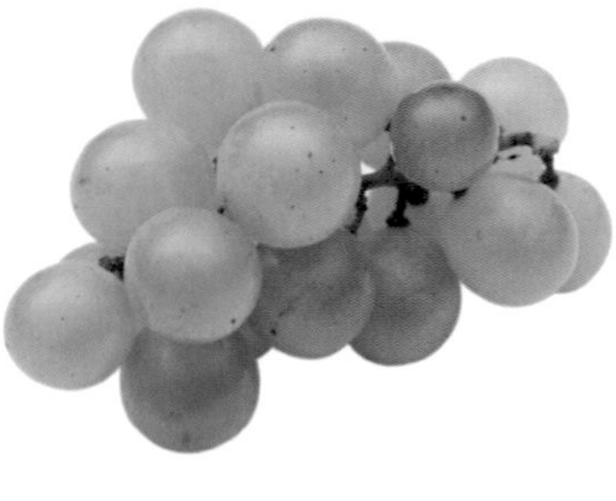

挑選新鮮貨 青

果粒大小均勻、色澤黑紫、或紫紅、堅實飽滿，無脫粒及軟化、裂果等情形。果粉均勻一致，無藥斑附著。試吃葡萄時，要摘最下端的果粒，若連最下端都是甜的，便可肯定整串葡萄粒粒皆甜。

果粉與藥斑辨別方式不同，果粉為分佈在果面上之一層微細的白色蠟質，輕擦即可拭去；藥斑則呈塊狀或斑點狀，色澤呈淺黃色或淺藍色不易脫落。

抗癌的效用。根據國外研究，葡萄的總抗氧化力，在水果類中幾乎獨占鰲頭，此外花青素的含量也非常高。

高熱量水果

葡萄含有大量的葡萄糖及果糖，較易為人體所吸收，可迅速轉為熱量能恢復體力並消除疲勞。葡萄果肉還可以釀成葡萄酒、曬成葡萄乾及製成果汁，葡萄乾、葡萄汁富含醣分、熱量高並含豐富的鐵質，有補血滋養的效果。

平常多吃葡萄，有助於改善筋骨風濕痛，小便澀疼、記憶力減退、老人癡呆、氣喘、白內障等。若因膀胱或尿道發炎而引起的頻尿，只要持之以恆食用葡萄，便能獲得明顯改善，但必須是連皮帶籽完整食用。葡萄原汁可以改善血管彈性，同時可清除壞的膽固醇、改善狹心症、防止心肌梗塞。葡萄酒更是暖身活血的聖品，睡前飲用30至50cc，便能有效改善手腳冰冷、貧血等，使氣色紅潤提升免疫力。

日本改良紫黑種

葡萄可說是一種古老的水果，世界上的葡萄可分為原產於小亞細亞的歐洲屬，而另一種是原產於美國的美洲屬。早期引進台灣栽培的葡萄屬於歐洲屬，果粒小酸味重，加以當時的農業科技並不發達，使得品質不斷劣化，所生產出來的葡萄幾乎僅能用來釀酒。

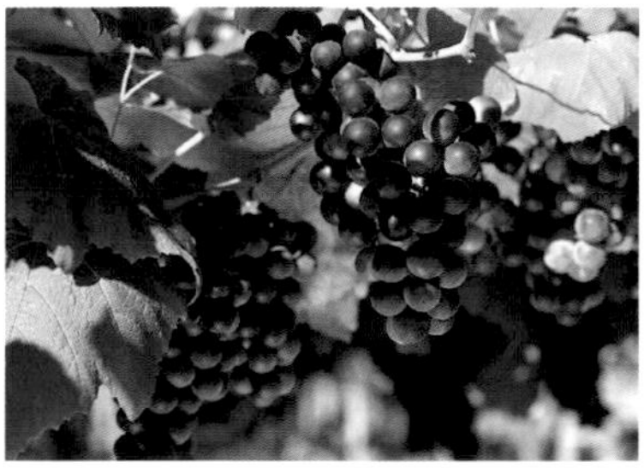

現今市面上所見的紫黑色葡萄，十之八九都是巨峰葡萄，巨峰葡萄可說是日本園藝界重大的成就之一。主要是由歐洲屬，和美洲屬雜交而成，其特點是果粒巨大，果皮為紫黑色、果肉緊實、甜度高。葡萄一年可收成兩次，但由於現今農業技術的發達，有些農民刻意將產期延後，因此全年幾乎都有葡萄上市，只是產量多寡罷了。

保存

需要低溫保存，才能維持其鮮度，因此購買後要盡快冷藏，食用前才取出。含糖量極高的葡萄容易發酵，若放置於室溫僅能存放1至2日。

新手入廚房

處理

果實依培植的方式不同，分為套袋和不套袋兩種，食用前將葡萄帶梗一粒粒剪下，仔細清洗表面並在流動的清水中浸泡5至10分鐘。此外洗過的葡萄最好當日食用，並以保鮮盒冷藏。

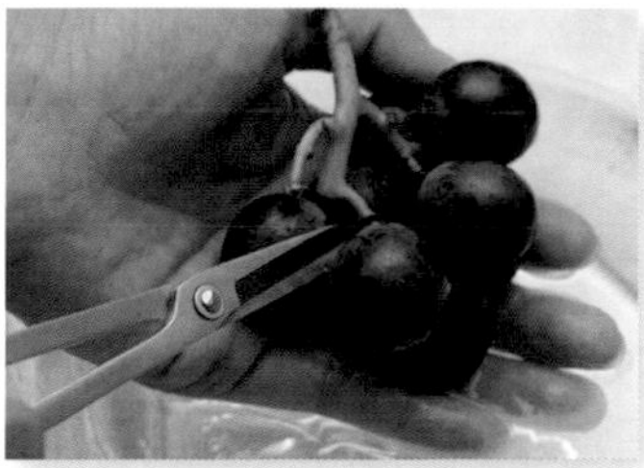

將葡萄一粒粒剪下，在流動的清水中清洗3～5分鐘。

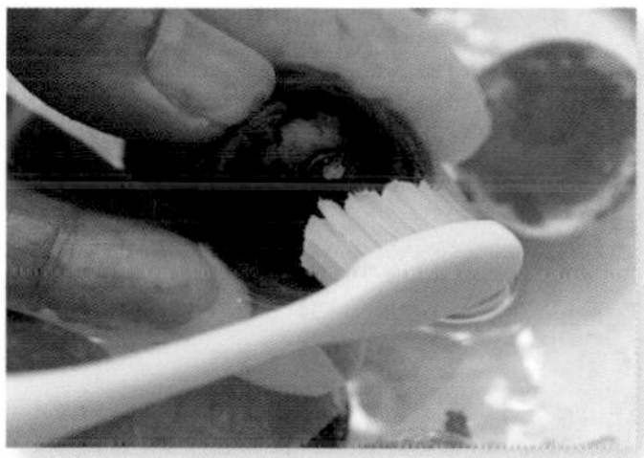

果蒂的地方可用軟刷子刷乾淨，就可以安心地帶皮食用。

水果

葡萄柚

別名：黃金蜜柚、牛奶蜜柚、葡萄蜜柚

grapefruit

Data

性味：味甘酸、性涼

成份：蛋白質、醣類、維生素A、B、C、E、葉酸、菸鹼酸、檸檬酸、鈣、鐵、磷、鉀、鈉、鎂、鋅、硒等

主要產地：屏東

盛產季節：9～12月

挑選新鮮貨 青

選購時以皮薄有光澤，重量越重越好，愈重表示水分愈多；果形勻稱結實且略帶彈性，太硬的果實表示成熟度不夠，水份較少，吃起來滋味差。

果粒色澤透亮

柑橘類依其外型和風味，大致可分為欒、橙、柑、桔四大類。欒類是其中最大的品系，欒是柚子的俗稱，而在各種柚子之中，葡萄柚則是最小的，葡萄柚因果實密生在同一個枝條，成串如葡萄，因而有葡

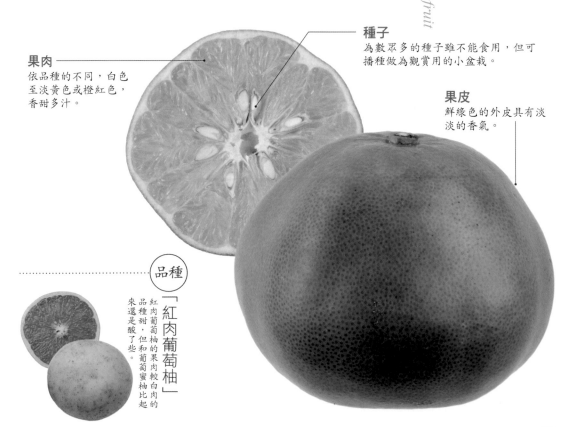

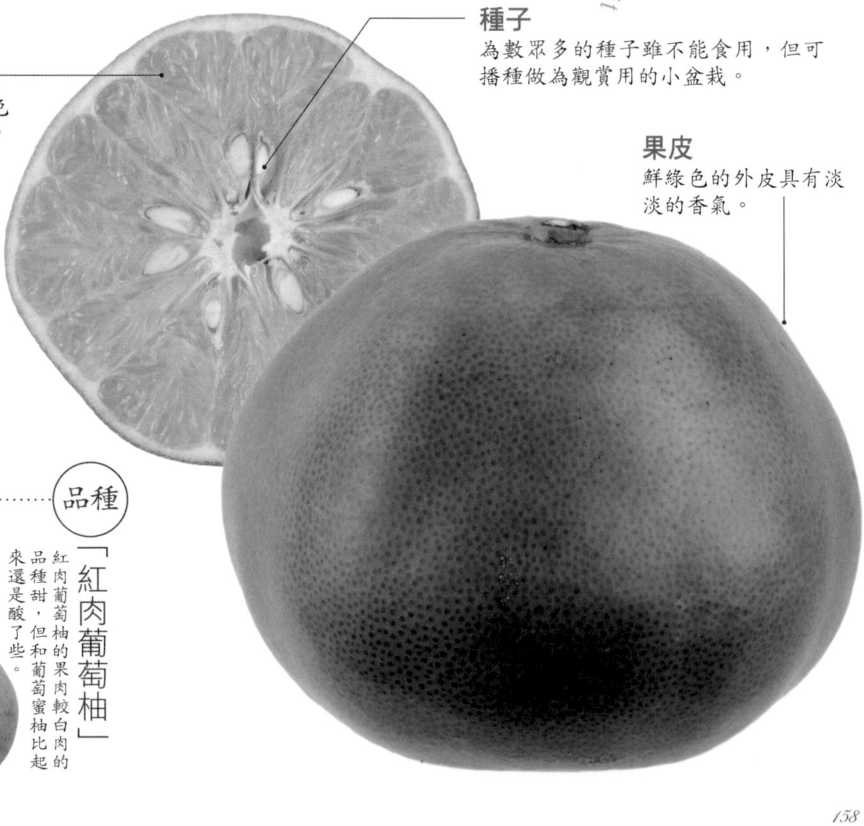

果肉
依品種的不同，白色至淡黃色或橙紅色，香甜多汁。

種子
為數眾多的種子雖不能食用，但可播種做為觀賞用的小盆栽。

果皮
鮮綠色的外皮具有淡淡的香氣。

品種

「紅肉葡萄柚」

紅肉葡萄柚的果肉較白肉的品種甜，但和葡萄蜜柚比起來還是酸了些。

萄柚之稱。雖然說國內許多的柑橘類，品種多半來自中國的嶺南地區，而葡萄柚卻是自夏威夷引進的，其特點是果實具有特殊芳香，果肉多汁，但略帶苦味與酸味。

目前國內所栽培的葡萄柚，主要區分為白肉與紅肉兩種，紅肉種的果實甜度較白肉種高，雖然香氣差些，但市場上多以紅肉為主。由於農業技術發達，近年來研發出新種葡萄柚，市場上稱為黃金蜜柚，或葡萄蜜柚。是以葡萄柚與柚子接枝而來的，表皮鮮綠的葡萄蜜柚，口感香甜汁多味美，才一上市就擄獲消費者的心，加以產期短產量少，想吃到還得手腳快些。

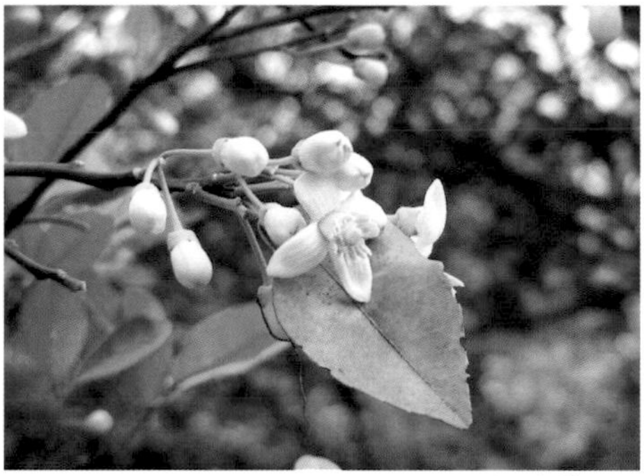
柚子花。

服藥不宜食用

一個葡萄柚所含的膳食纖維約有十公克，是一般水果的兩倍，或是一份燕麥的3倍。葡萄柚的優點，不只低脂、高纖等，還有無鈉、高鉀、高葉酸。新鮮的葡萄柚汁，含有豐富的維他命C，具有抗氧化劑作用、防止血液凝塊作用及抗病毒作用。葡萄柚的果肉含有獨特的果膠，可降低膽固醇，也有抗癌的作用。不過食用上還是有些禁忌的，如正在服藥期間，就不要食用葡萄柚或其果汁，以免發生不良的藥物交互作用。而尿毒症或是洗腎病患也不宜食用。

新手入廚房

保存

室溫保存即可不用放冰箱，是非常耐儲存的水果。不過室溫存放過久，會導致表皮脫水而乾皺，但裡頭的果肉還是完好無缺的，只是外表不好看。

軟化醃肉

葡萄柚帶酸，雖不像木瓜，但同樣具也有軟化肉質、增加彈性的效果，醃肉排時試著加一點或將葡萄柚汁做為糖醋中的配料，會有美妙的新滋味喔！

切片灑鹽

在流動的清水中將外皮搓洗乾淨後，再如柳丁般切片，灑上少許的細鹽，吃起來更加美味。

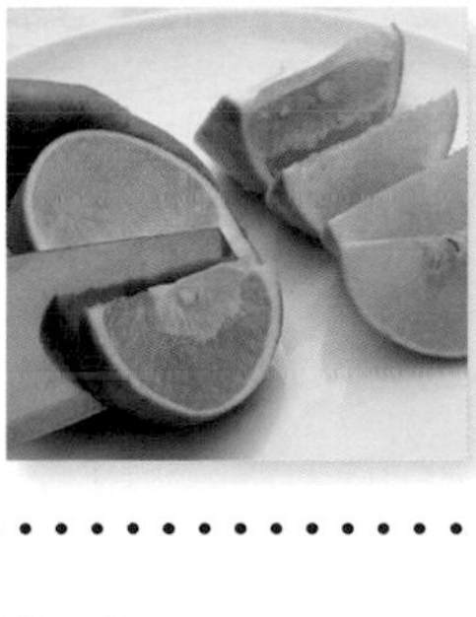

水果

鳳梨

別名：菠羅、鳳來 *cumquats*

Data

性味：味甘酸、性平

成份：蛋白質、醣類、膳食纖維、維他命B_1、B_2、C及鎂、鈣等

主要產地：屏東、高雄、台南、嘉義、雲林、彰化、南投等縣

盛產季節：依品種不同全年皆有上市

酸酸甜甜的多花果

鳳梨喜歡炎熱的氣候，因此主要以南部地區為主要產地，台南的關廟鄉，與高雄的大樹鄉，是全台有名的鳳梨之鄉，所栽種的鳳梨種類繁多。雖然鳳梨全年都可採收，仍以春夏季節所產品質最佳，因為日照充足所產的鳳梨甜度高、風味佳。

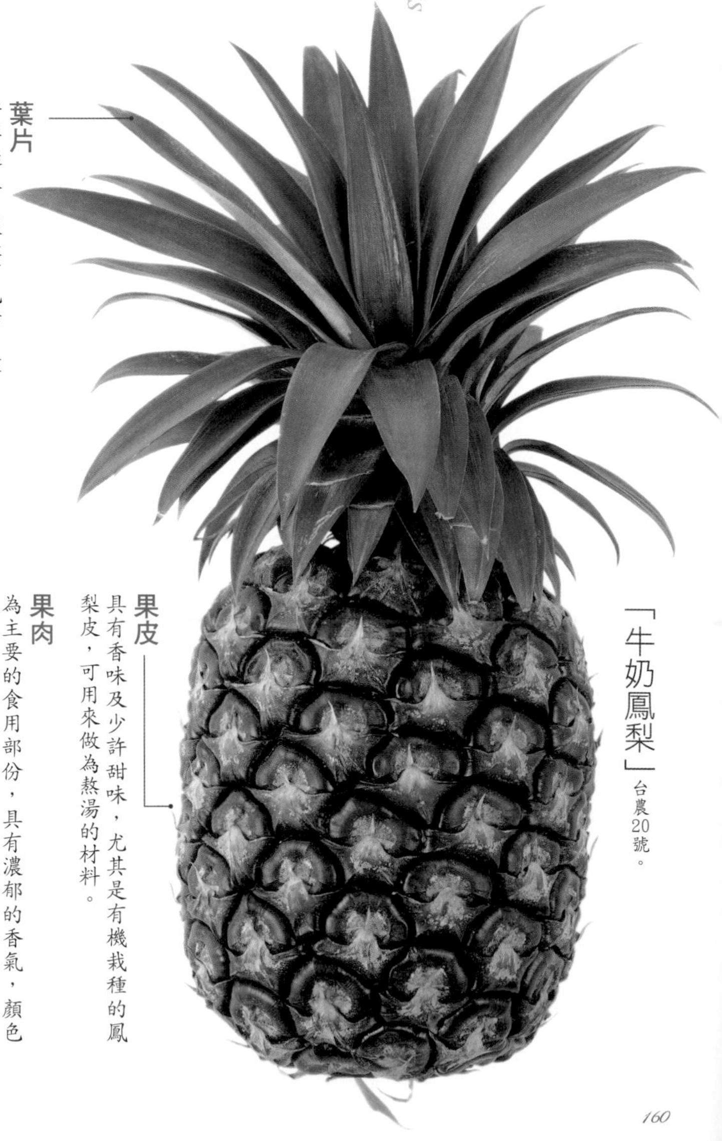

葉片

新鮮挺拔、濃綠有光澤，葉片如容易折斷或乾脫，表示已存放較久或過熟。

果皮

具有香味及少許甜味，尤其是有機栽種的鳳梨皮，可用來做為熬湯的材料。

「牛奶鳳梨」台農20號。

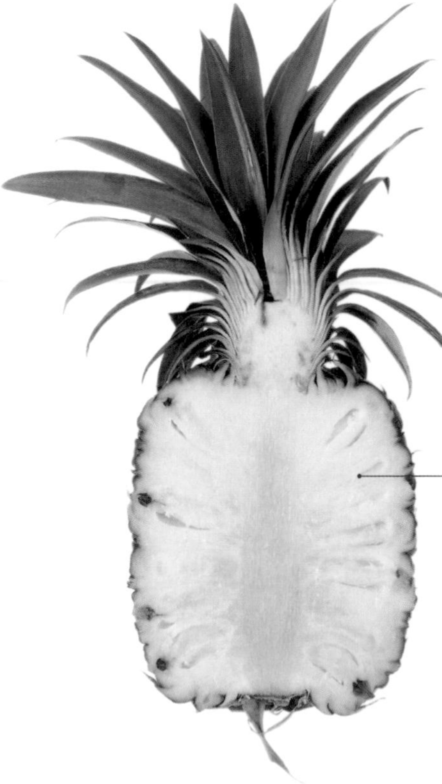

果肉

為主要的食用部份，具有濃郁的香氣，顏色則依品種的不同，由乳白至黃色等。

鳳梨原產於南美洲，早在鄭成功來到台灣之前，已有人帶了一些南洋種的鳳梨，種在今日的鳳山一帶。最早的鳳梨品種，果實並不大，食用時除了去皮之外，尚需將果目中心的尖刺挖乾淨，非常不便。爾後又有新的品種引入，並經多次改良，新的品種除了果實變大風味更佳，也少了果目中的尖刺，稱為「開英種」。早期鳳梨產業主要以罐頭等加工為主，曾經是極重要的外匯來源之一，從日據時代自夏威夷引進開英種，到東南亞引進的沙勞越種，都是製作罐頭的優良品種。

酵素助消化

除了生食之外，鳳梨也常用來入菜，此外也適合和乳製品或是優酪乳搭配做為果汁飲用，因為乳品含有豐富的蛋白質，可以隔絕鳳梨對舌頭的作用。鳳梨能幫助消化，非常適合做為孩童的飯後點心。而生鮮鳳梨不適用作果凍或涼糕等甜點的材料，會因為鳳梨脢的分解而無法凝膠或使口感產生變化，如果要做鳳梨口味的甜點，要使用罐頭鳳梨。

處理

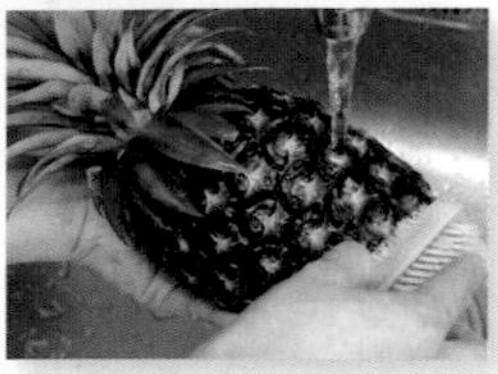

① 在水龍頭下用刷子將表面刷洗乾淨。

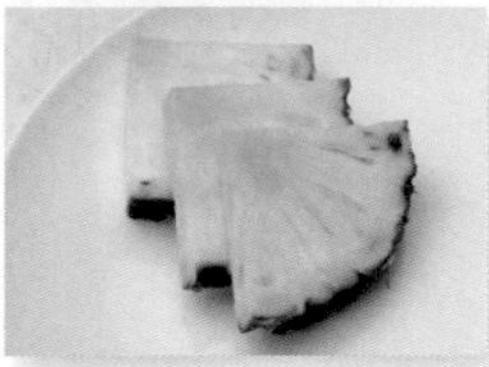

② 將鳳梨切成1/4食用時可拿著皮。

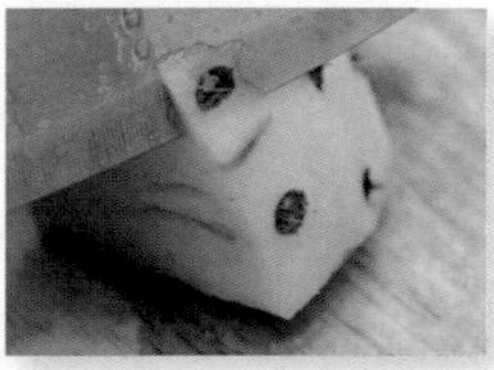

③ 習慣去皮再食用時，表皮上的目要切除乾淨。

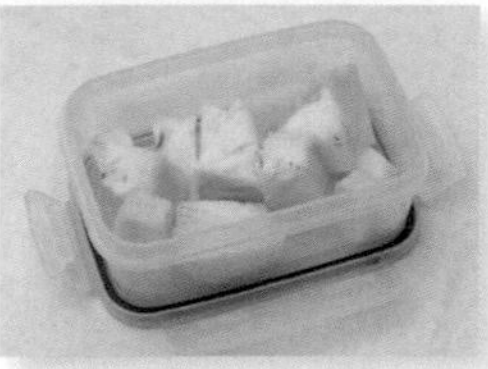

④ 切開來的鳳梨使用保鮮盒保存，切開後的鳳梨會一直出水，要盡快食用完畢。

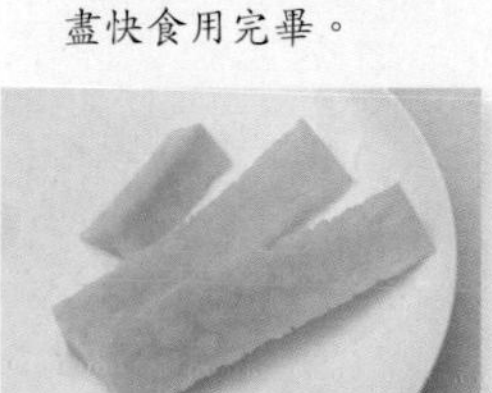

⑤ 鳳梨的心不要丟棄，切開來的鳳梨可以切絲，和肉絲及木耳同炒，是一道美味可口又高纖的菜餚。

挑選新鮮貨 青

選購體型勻稱結實、大小適中；果實飽滿、越重越好。成熟的鳳梨香氣濃郁，果梗略萎縮，而外觀是否轉黃則要視品種而定。一般開英、台農6、11、13、17、21號可外觀略轉黃再選購；台農18、19、20需外觀仍綠時採購。如果發現葉片容易折斷或乾脫，表示已過熟。

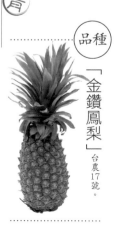

抹鹽去澀

有許多人不喜歡吃鳳梨，原因是害怕鳳梨「咬舌頭」，讓舌頭感覺澀澀的不舒服。可試試塗抹少許鹽巴在生鳳梨上再食用，或是將鳳梨稍微加熱，就可以安心享用。鳳梨刺痛舌頭的原因是鳳梨脢，這是一種蛋白質分解酵素，在果肉與果皮中都有，鳳梨脢對皮膚及口腔黏膜具有刺激性，食用後口腔會覺得癢，但對健康並無直接危害。

品種

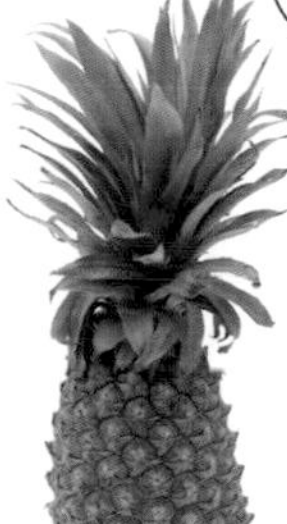

「金鑽鳳梨」台農17號。

柑橘

別名：柑桔

mandarin orange

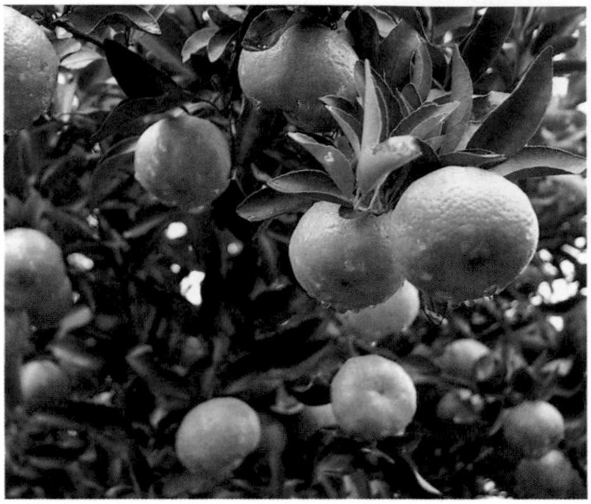

清新柑橘香

每當秋風吹起，第一個上市的柑橘就是青皮椪柑，不過青皮椪柑其實是果實才剛開始成熟的椪柑，因此甜度低而酸味重，但對於喜歡酸味水果的人來

Data

性味：味甘酸、性涼

成份：蛋白質、維生素A、B_1、B_2、C、E、胡蘿蔔素、膳食纖維、鈣、磷、鉀、鈉等

主要產地：新竹、苗栗、台中、嘉義、台南

盛產季節：9～2月

「椪柑」

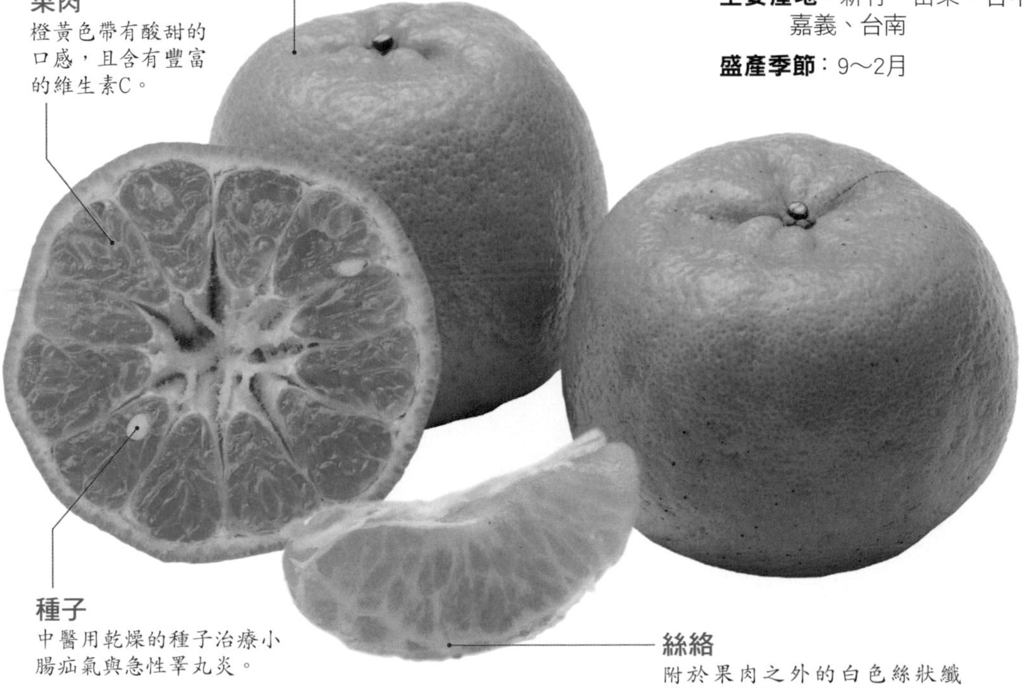

表皮

金黃至橙黃色不等，含有香氣與精油，曬乾後的橘子皮，在中藥裡稱為陳皮，具有降氣及消氣的作用。

果肉

橙黃色帶有酸甜的口感，且含有豐富的維生素C。

種子

中醫用乾燥的種子治療小腸疝氣與急性睪丸炎。

絲絡

附於果肉之外的白色絲狀纖維，具有化痰幫助喉嚨黏膜分泌的功能。

說，那才真是好滋味。尤其在經過炎熱的夏天之後，剝開青皮椪柑的橘子皮，又酸又香的氣味瞬間瀰漫在空氣中，也唯有那種特殊的香味，才能勾起屬於橘子的記憶。

由於氣候合適，全省各地均有栽培，青皮椪柑主要生產自嘉南地區，日照充足，到了九月底果皮還青綠的時候，就已有些許甜味。由於秋季之後南部地區很少下雨，椪柑採收晚了，果實中汁液將會被枝幹反吸，也就是「倒吊水」的情形出現。此外青皮椪柑不能貯藏，因此到了十二月左右就沒有了，也許是因為嚐鮮期短，才格外令人懷念。爾後接著上市的是金黃色的椪柑，主要產地在東勢與卓蘭一帶，其特點是果皮蓬鬆果肉甜，每年十二月採收完畢之後，可以貯藏再慢慢上市，因此在三、四月的時候還可以看到椪柑。

白色皮膜最營養

柑橘類的水果是全球栽培最為廣泛的水果，種類繁多，且依其生產地的不同，外型和口感也有所差異，和進口的柑橘比起來，省產的柑橘就是多了一股清香。柑橘含有豐富的醣類和多種維生素，尤其是維生素C的含量最高，且攜帶方便食用又容易，柑橘幾乎可說全身是寶！除了果肉之外，其皮、膜、核、葉等均能入藥。柑橘果皮中含有柑橘類黃酮，為很好的抗氧化劑來源，此營養成份在果皮或果皮與果肉間的白色內膜層含量最豐富，對健康有很大的益處。

「青皮椪柑」

10月至12月為「青皮椪柑」，選擇果實大小適中，重量越重表示水份多，底部已轉黃的酸味較低。

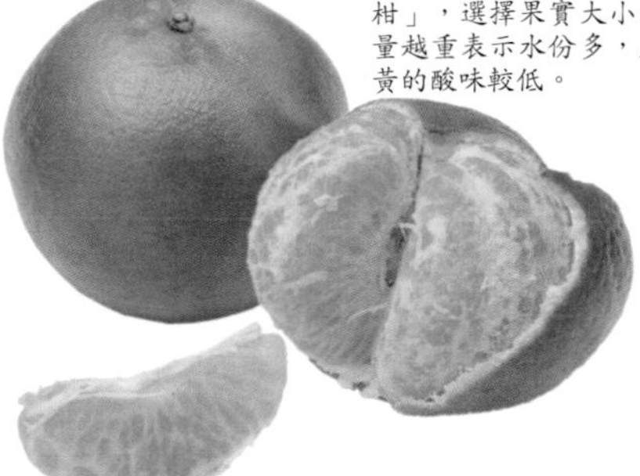

「茂谷柑」

春節前上市的茂谷柑為扁圓形皮薄汁多。

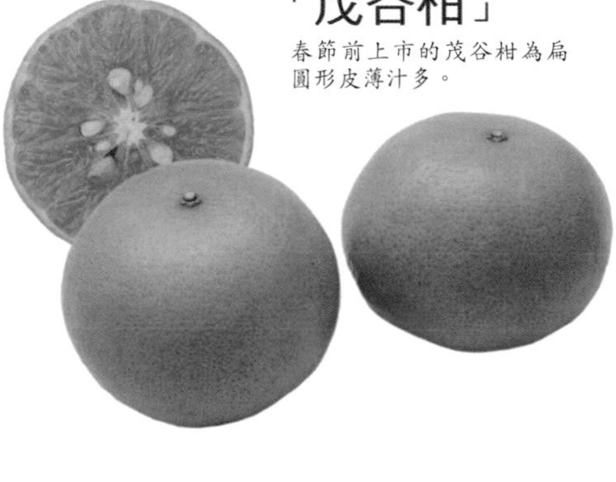

「桶柑」

果形勻稱結實且略帶彈性，太硬的果實水份可能較少；具有重量感表示水份充足，果皮油胞細緻，顏色金黃帶有鮮豔的光澤。

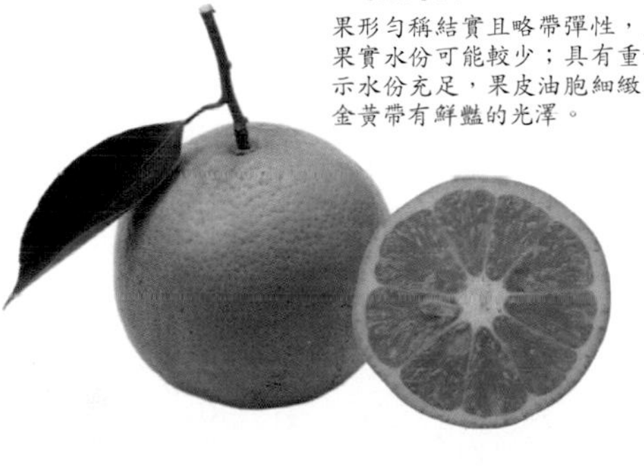

「椪柑」

1月至4月為「貯藏柑」供應期，選擇果梗處寬平、果底稍凹者。果型整齊、果皮色澤橙黃亮麗、果實具重量感者為佳。

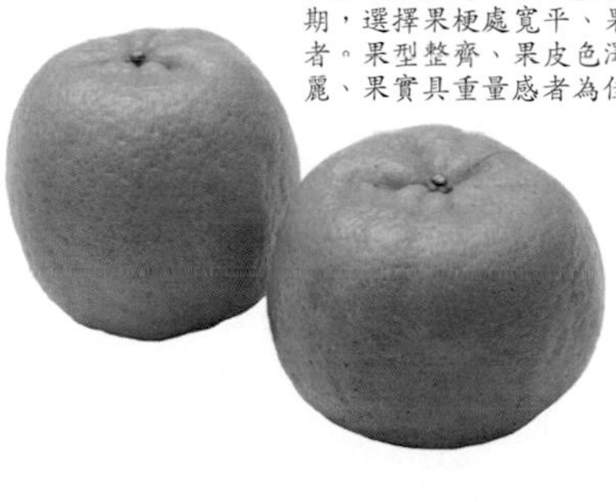

新手入廚房

陳皮

柑橘類水果皮中含有柑橘類黃酮，因此吃完橘子後，不妨將果皮收集起來曬乾冷藏，一整年都可以用來泡茶，或是製作甜點的材料。

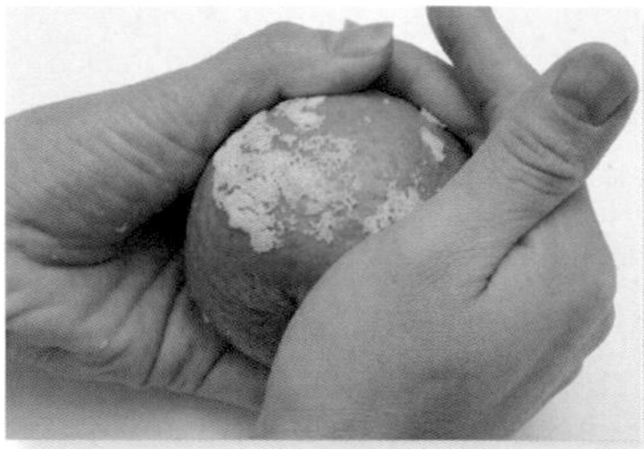

①橘子外皮用鹽搓洗後靜置乾燥。

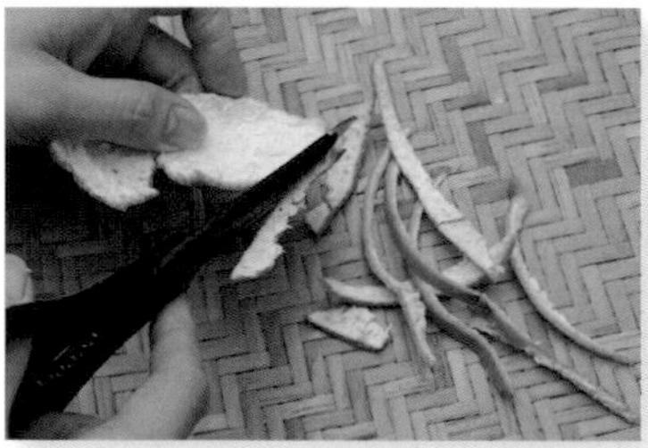

②剝下來剪成絲。

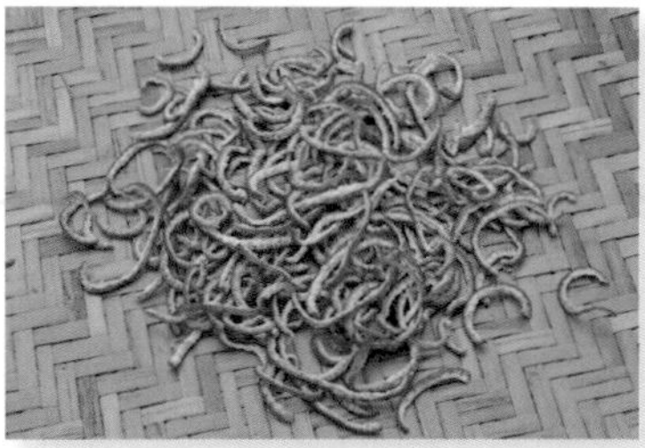

③曬乾後冷藏保存。

保存

柑橘類的上市時間在秋冬季節天氣寒冷，加上其表皮厚實耐儲存，因此室溫保存即可，不必冷藏。

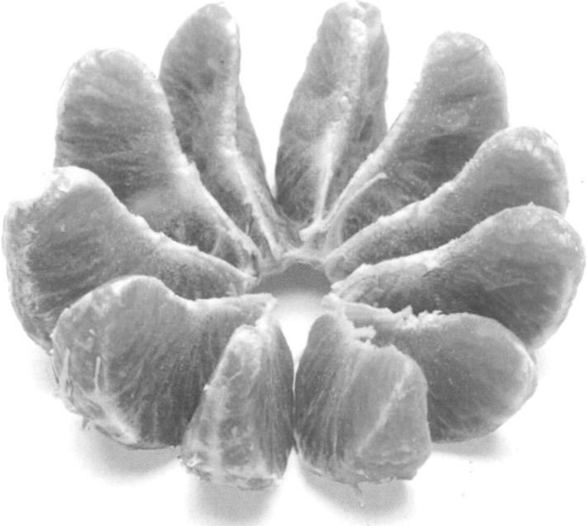

烤橘子

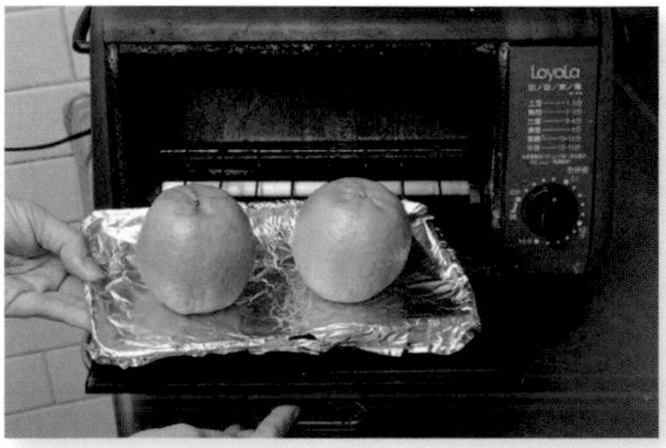

趁熱食用可治療咳嗽。

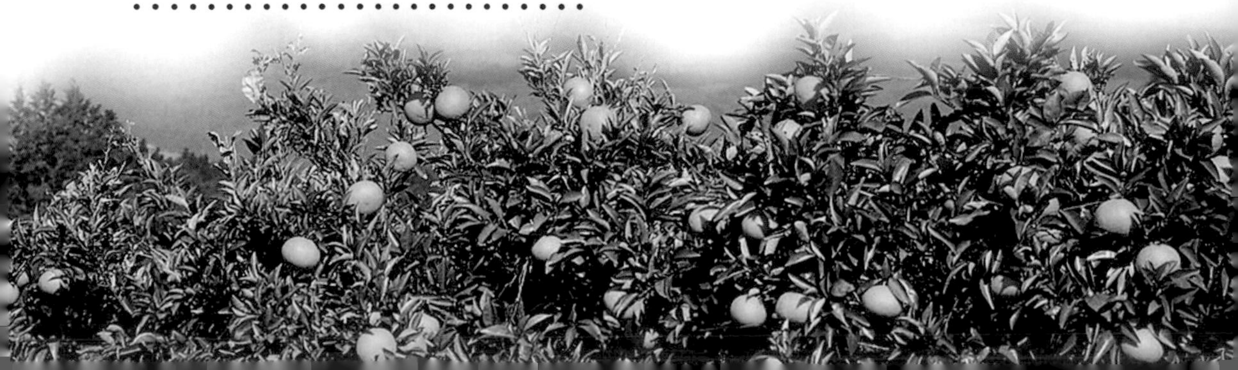

香瓜

別名：甜瓜、美濃瓜

muskmelon

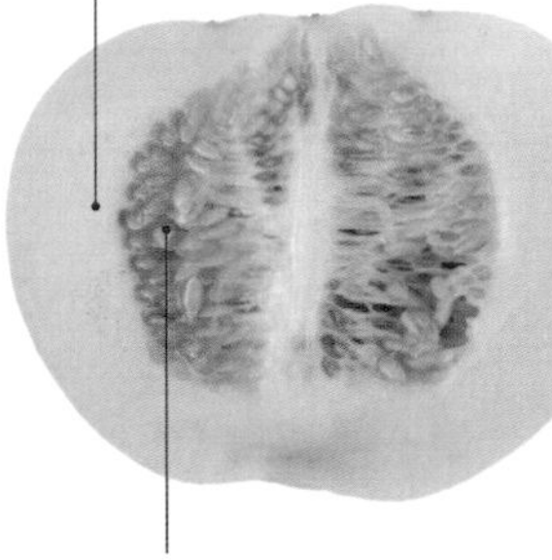
果肉
淺綠色至粉白色，
具有濃郁香氣。
種子
為數眾多的種子雖然不易消化，
不過也有人特別喜愛，但長期累
積容易造成腸胃不適。

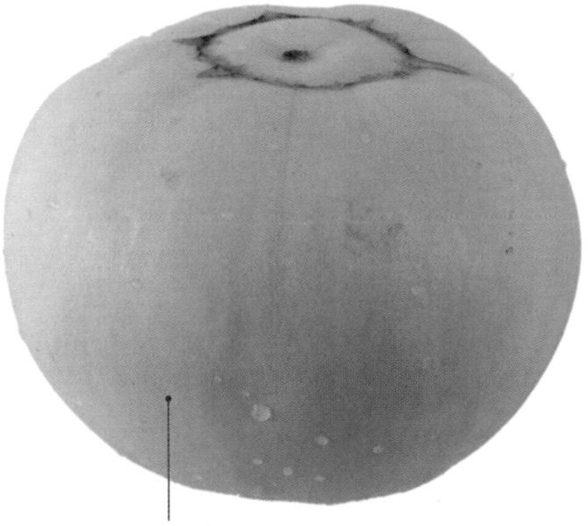
果皮
表皮細緻因此也適合帶皮食用，
但礙於農藥殘留的問題，一般還
是以去除後再食用較安心。

瓜如其名清香襲人

臺灣早期最常見的香瓜，並非現今所見綠皮圓型瓜果，而是黃皮略呈圓柱形的黃香瓜又稱為梨仔瓜。「梨仔瓜」論香氣論甜度，均可稱得上是果中佳品，缺點就是果肉薄了些，於是多數果農紛紛改種外型較圓的美濃瓜，黃色的梨仔瓜產量也就十分稀少了。很多人以為美濃瓜的產地是高雄縣的美濃鎮，而事實上這兩者其實是沒有關連的，美濃瓜是以其英文原名Melon直接翻譯而來。目前國內所栽培的香瓜，除了梨仔瓜與美濃瓜之外，還有一種遠自異國引進的瓜，體型較為碩大，也是香瓜家族的一員，坊間稱其為洋香瓜。

香瓜可一年可收成數次，從四月份天氣回暖美濃瓜便開始少量上市，一直到秋初。

Data

性味：味甘、性寒

成份：維生素B_1、B_2、B_6、葉酸、菸鹼酸、纖維、鈣、鐵、磷、鉀、鈉、銅、鎂、鋅、硒

主要產地：雲林、台南、桃園、宜蘭

盛產季節：4～10月；盛產期為夏季

挑選新鮮貨 青

表皮光滑、果型完整且飽滿，具有重量感；香瓜為後熟水果，購買時最好選擇果肉稍有彈性不要太硬，果蒂略帶香氣，這樣的瓜買回去，放個一兩天吃起來剛剛好。此外盛產於夏季的香瓜，最怕雨水，每逢大雨後，挑選香瓜時也要多加留意，避免挑到淡而無味的瓜。

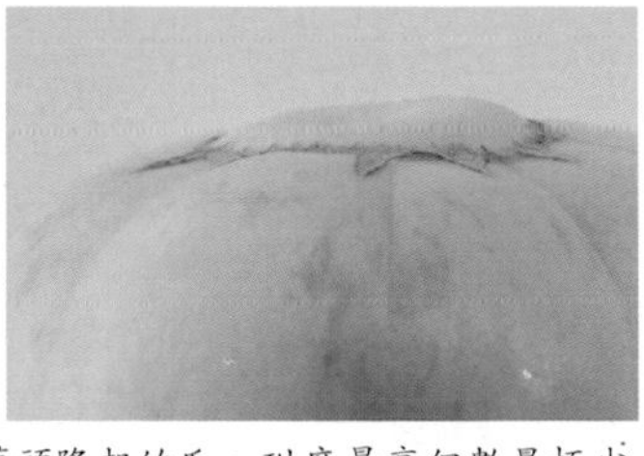

蒂頭隆起的瓜，甜度最高但數量極少。

品種

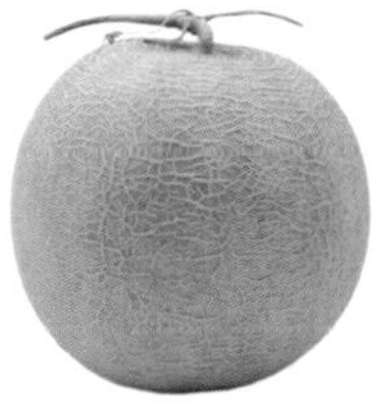

「綠皮洋香瓜」

果肉爽脆香氣較淡。

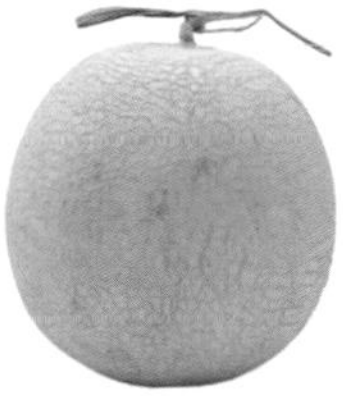

「黃皮洋香瓜」

果肉較軟，香氣較綠色濃些。

番石榴

別名：芭樂、拔仔

guava

Data

性味：味酸澀、性溫

成份：維他命C為各種水果之冠、亦含有維他命A、B、膳食纖維、礦物質

主要產地：彰化縣、台南縣、高雄縣

盛產季節：全年；盛產期9～4月

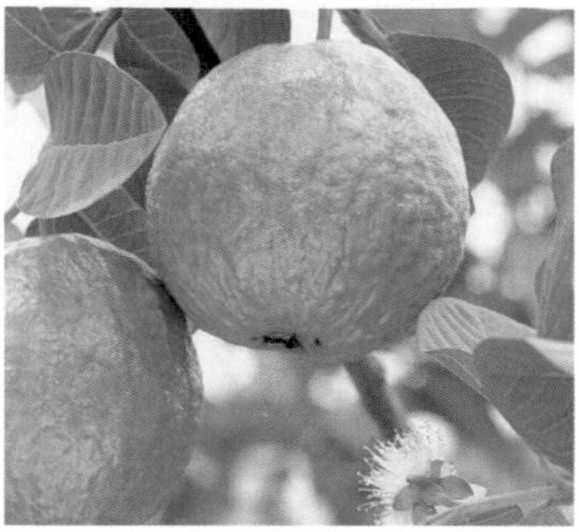

挑選新鮮貨 青

果實表面凹凸明顯、色澤粉綠，果臍緊密、果形勿太長。喜歡軟熟果實者，可選擇果皮已呈黃綠色。喜愛脆感者，選擇硬實為佳。

果梗

果梗鮮綠完整不脫落的番石榴，較耐儲存。

果肉

白色的果肉甜美爽脆。

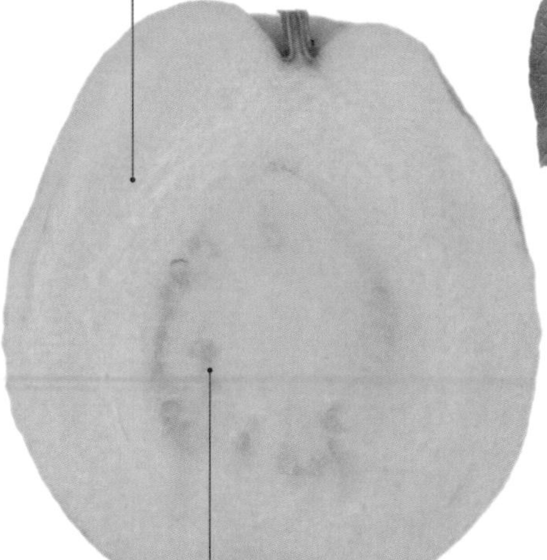

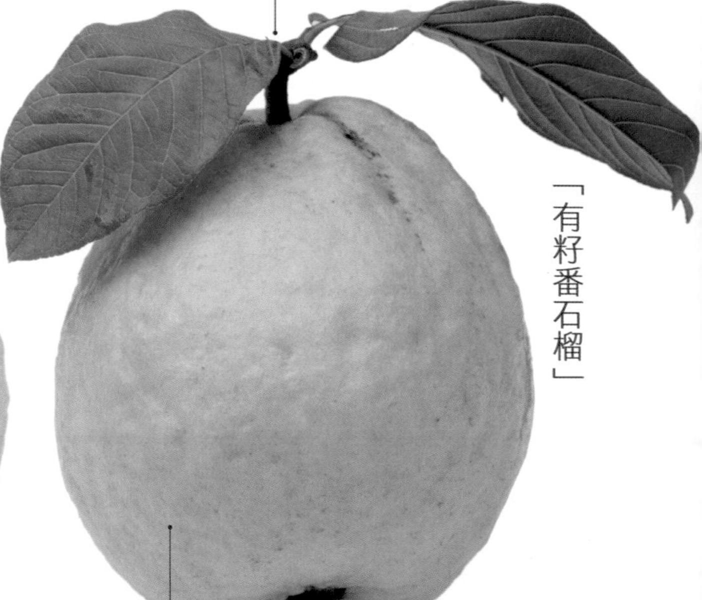

「有籽番石榴」

種子

帶有種子的果核是甜度最高的部位，鐵質含量高但不易消化。

果皮

粉綠色並帶有光澤。

保存 需要低溫保存，才能維持其脆度。若放置於室溫僅能存放1～2日，且表皮易產生褐斑，果肉會變得鬆軟。

果實多籽，狀似石榴

台灣的番石榴幾經品種改良，早年以「梨仔拔」和「世紀拔」為主，樹勢強健生長旺盛，果肉白色清脆，不必套泡棉袋便可以生產，也適合加工。民國七十年以後由泰國引進大型的番石榴，又稱「泰國拔」，其特點是果實大，果肉脆，切開後不變黑，較耐貯藏，雖然一年四季開花，但不具拔仔風味，甜度低且對疾病的抵抗力弱。常因整枝、修剪及摘心機率頻繁，導致立枯病由缺口入侵而整棵枯死。爾後「珍珠拔」的品種上市，其果肉白至黃色肉質細緻，為目前品種中最甜的，具有特殊甘味與芳香。此外還有使用特殊栽培法而產生的「牛奶拔」兼具脆、香、甜、多汁，品種不斷推陳出新。番石榴的產量目前僅次於木瓜與鳳梨，是國內重要的熱帶水果之一。

此外民間拜拜有不能使用番石榴與番茄的禁忌，其原因乃因番石榴又名「雞矢果」。在從前生活不富裕的時代，人們為了供神拜拜，會摘下路旁的水果樹的果實來當供禮，因而這兩種經過人體消化後仍然可以生長開花結果的水果，被認為拿來供神是不敬的。現今專業生產的番茄與番石榴早已普及，所以傳統的問題應已不存在。

品種

「無籽番石榴」

並不是真的無籽，只是種子少些，而果肉較厚。

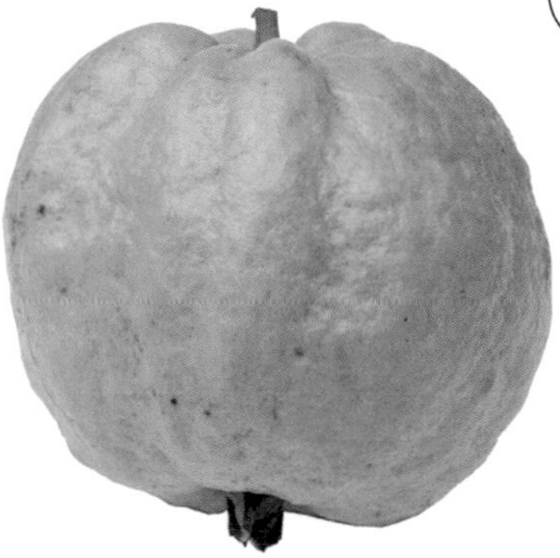

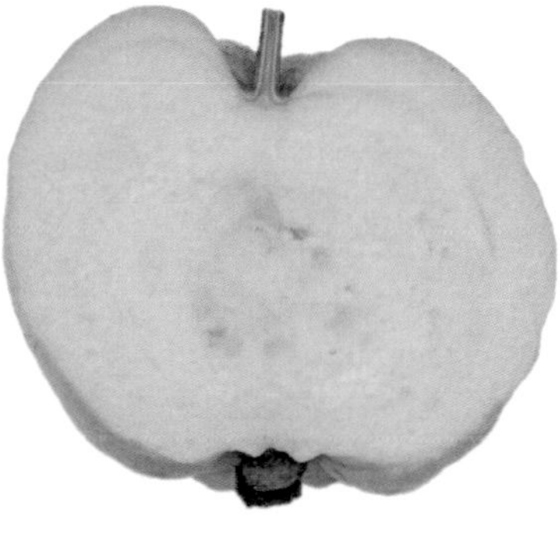

新手入廚房

處理

①握住果實後，用水果刀將果肉一片片取下，此方法可省去挖除種子的手續。

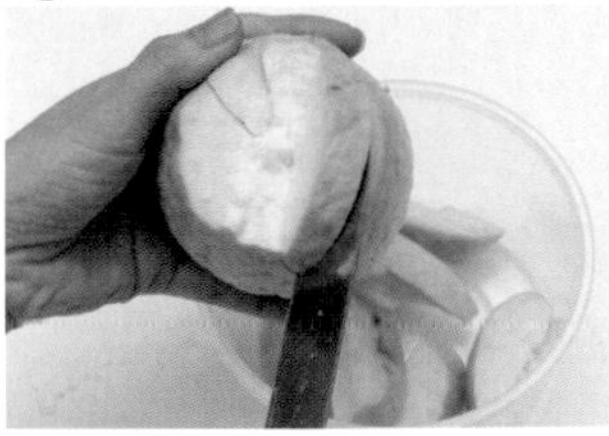

②剖半之後，去除頭尾的部份。

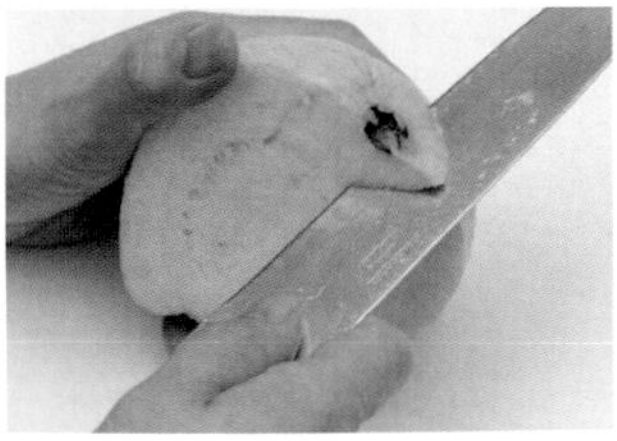

③切成片狀，食用時可拿著種子的部位，此方法亦可省去挖除種子的手續。

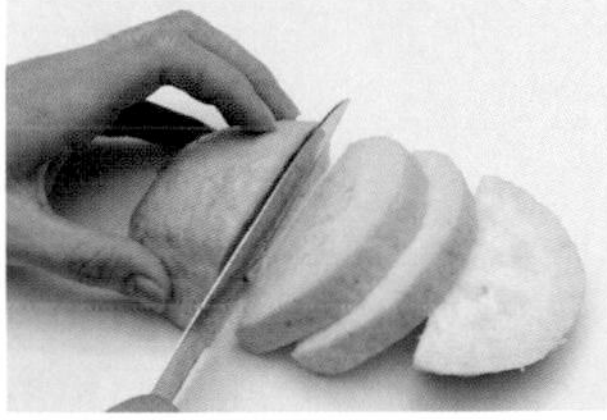

檸檬

lemon

「有籽檸檬」

其味極酸

檸檬原產於東南亞地區，其果實與葉片均帶有特殊香氣，由於葉片具有苦味，一般僅使用成熟的果實。不過在東南亞一帶也有專供使用葉片的品種，其葉片具有芳香而無苦味，所結的果實非常小，一般稱為「馬蜂橙」或「檸

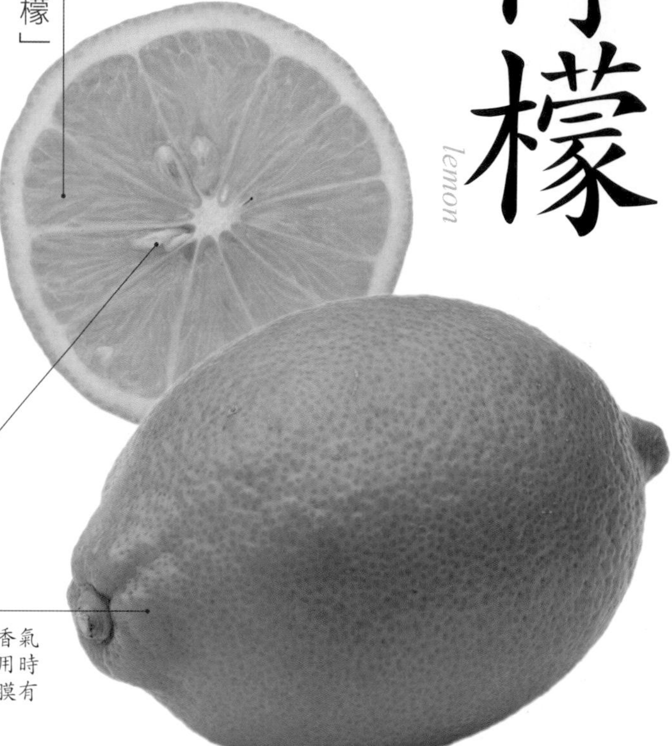

果肉
果肉為主要使用的部份，汁多且帶有濃厚的酸味。

種子
有籽的檸檬果肉香氣濃，但汁液較無籽檸檬少。

果皮
果皮綠色或黃綠色，富含精油、香氣濃郁，適合用於糕點的烘焙。使用時只要削下綠色的外皮，白色的內膜有苦味。

品種

「無籽檸檬」

無籽檸檬皮薄汁多，但香氣較有籽檸檬淡。

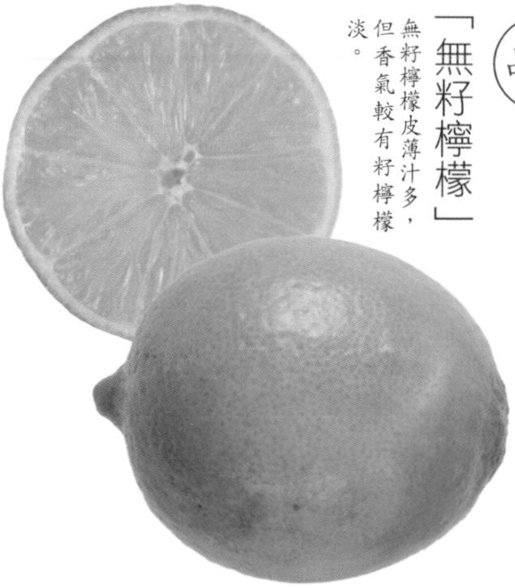

Data

性味：味酸、性寒

成份：維他命B、C、鈣、磷、鉀、鐵等及膳食纖維

主要產地：屏東縣

盛產季節：全年

挑選新鮮貨 青

成熟的檸檬果皮綠中帶有黃暈，經貯藏數日，才會顯出特有的香味，選擇表皮有光澤，外型橢圓、皮薄有彈性者為佳。太早採收的果皮綠表皮硬，香氣淡水份少。

檬葉」在國內則非常少見。由於檸檬喜歡溫暖的氣候，因此大規模的栽培，主要在南部屏東等地，其他地區則為零星分佈。早期國內栽培的檸檬，體型大、果皮厚、果實香氣濃郁，缺點是裡頭的汁液少了點。爾後皮薄汁多的無籽檸檬，逐漸取代了有籽檸檬，成為市場的大宗，不過論香氣，無籽檸檬畢竟差了些，只是使用起來方便。

檸檬汁排腎結石

檸檬所含的檸檬酸鹽可以抑制腎結石的形成，尤其是40歲以上的男性更需要多喝檸檬水，因為男性患腎結石的危險是女性四倍，40歲之後的風險更是直線上升。

專家提醒，使用檸檬汁最好以新鮮檸檬榨成，不要選擇人工的檸檬粉沖泡；並少加些糖。可以將檸檬切成薄薄兩三片泡在水中飲用。然而胃酸過多、胃潰瘍及患有胃腸道疾病的人，不宜常喝檸檬水，可改喝含有天然檸檬酸鹽成分的柑橘類果汁，也能達到預腎結石之效。

抗炎殺菌兼美容

新鮮的檸檬汁含有豐富的維他命C和鉀可以幫助消化和預防感冒，增加抵抗力。當出現感冒症狀的初期，若能即時喝上一杯，具有消炎殺菌功效的溫熱檸檬水，能幫助身體對抗病菌。此外檸檬可以增加皮膚的排泄功能，因此在發燒時有助於降低體內的溫度。

新手入廚房

自製鹹檸檬

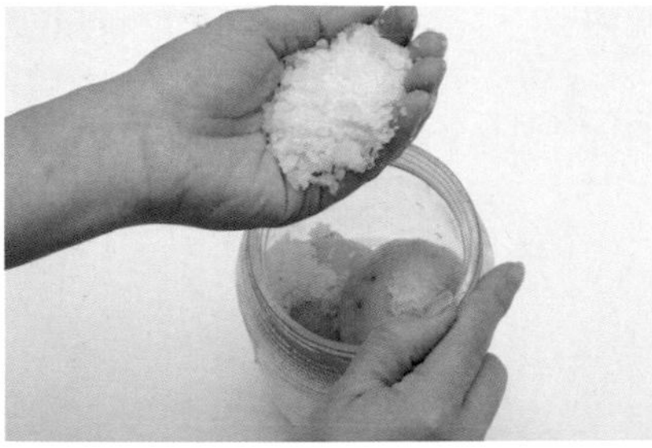

① 將檸檬洗淨晾乾後，找一個乾淨的玻璃罐，將檸檬放入，一層檸檬一層粗鹽，醃漬期間會慢慢出水，要經常搖晃使上面的檸檬均勻的沾到鹽水。

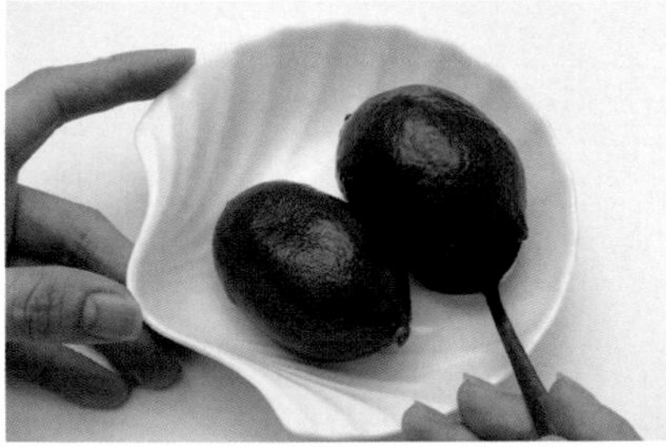

② 至少要一年才能完成鹹檸檬，醃漬時間越久檸檬顏色越深，味道越醇，可用來做菜或沖熱茶。

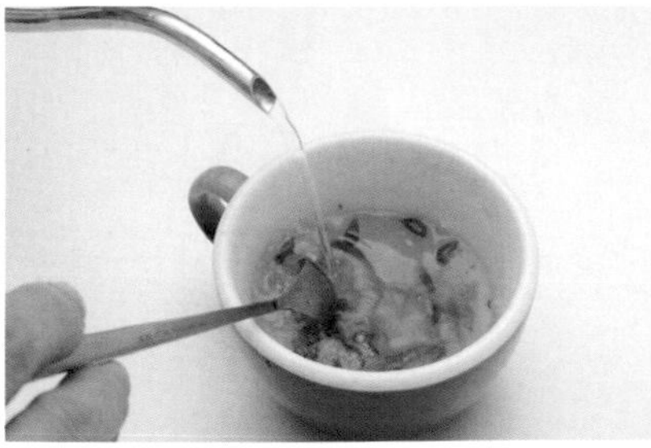

③ 感冒咳嗽或喉嚨痛時，可用1/3個鹹檸檬沖下熱開水喝。

保存 夏天為檸檬盛產期，室溫可保存5～10天。但表皮脫水速度極快因此最好冷藏。冬季檸檬產量少，但因天氣寒冷，因此和其他柑橘類的水果一樣室溫保存即可不須冷藏。

蘋果

別名：林檎 *apple*

Data

性味：味甘酸、性平

成份：維生素A、B1、B2、B6、C、E、H、葉酸、泛酸、菸鹼酸、鈣、鐵、磷、鉀、鈉、銅、鎂、鋅、硒及胡蘿蔔素

主要產地：梨山

盛產季節：全年；10～2月為採收期其它季節為冷藏品

鮮甜的水果貴族

蘋果為薔薇科植物，為溫帶地區主要的水果。原產西伯利亞西南部及土耳其，十八世紀傳入我國山東，稱為西洋蘋果。不過也有一部分學者認為我國自古北方已有分布，或直接從西伯利亞

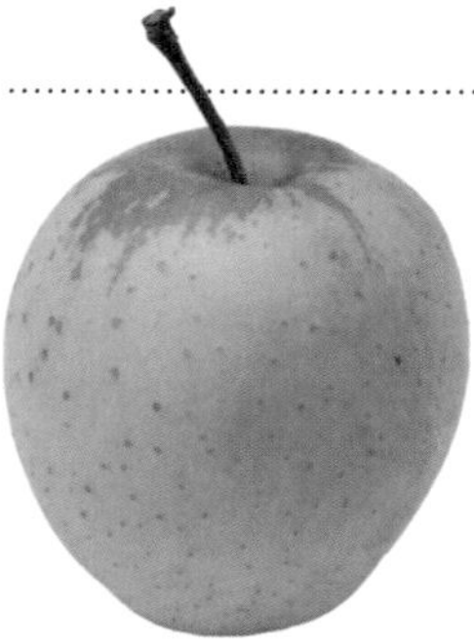

品種

「青蘋果」果肉酸甜口感脆。

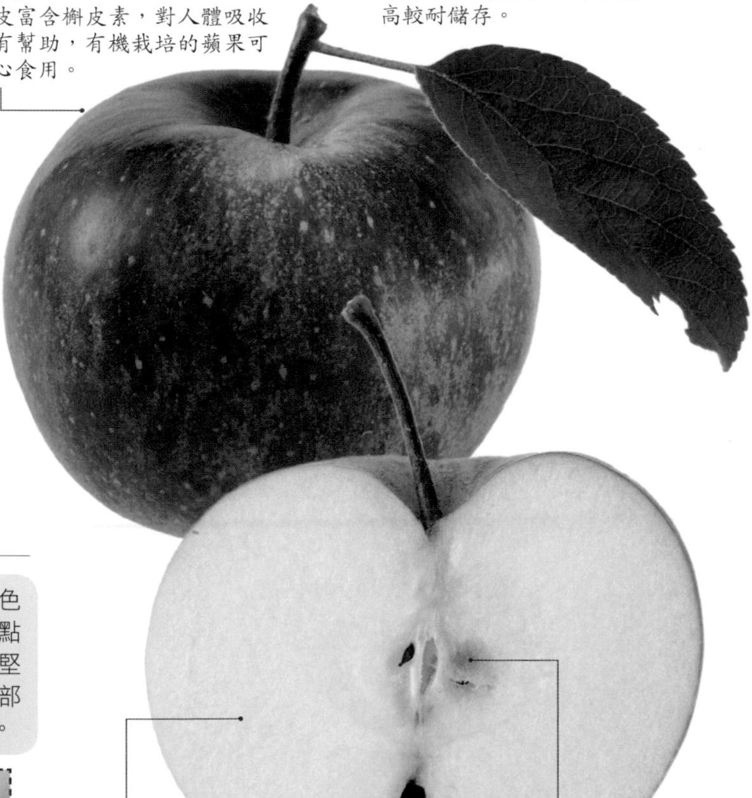
果梗
帶有果梗的蘋果，新鮮度高較耐儲存。
果皮
果皮富含槲皮素，對人體吸收很有幫助，有機栽培的蘋果可安心食用。
果肉
粉白色至淡黃色，含有豐富鐵質，切開後與空氣接觸極易變黃。
種子
果核中含有多顆種子，食用前需將其去除。

挑選新鮮貨 青

表皮顏色鮮明、紅蘋果的顏色越紅越好，青蘋果則以綠中帶點淺黃。果型勻稱有香氣，具有堅實感與重量感者為佳，果臍的部份展開愈大即表示成熟度愈佳。

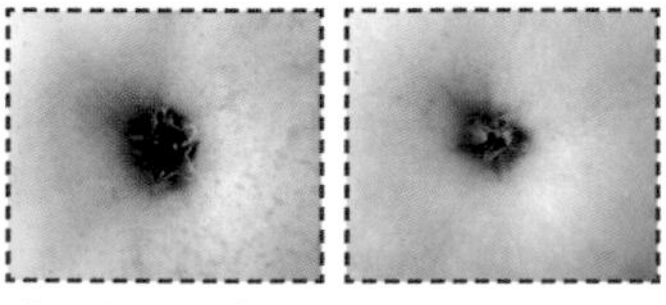

成熟度夠的蘋果(左)，底部開口明顯，風味佳。

而來。本草綱目中記載「柰與林檎，一類二種也，樹實皆似林檎而大。有白、赤、青三色，白者為素柰，赤者為丹柰，青者為綠柰。」由此可知古稱蘋果為「林檎」而日文亦寫作「林檎」至於現在通稱的蘋果之名，起於何時已無從考察。總之，林檎、柰、西洋蘋果指的都是蘋果。蘋果可說是世界著名的高貴水果，色香味俱佳，故有水果之王的美譽。

維持腸道健康

美味的蘋果具有增強免疫能力，預防感冒，改善呼吸道功能，增強心肺等功能。但根據現代營養學家的分析，蘋果其實是一種「營養很低」的水果。它的維生素C含量只有柑橘的十五分之一，維生素B群的含量極微，除了鉀以外，其他的礦物質根本不值一提，和它的傳說實在有天差地別。

但蘋果也不是一無可取，不然西方人也不會沒緣由地冒出「一天一蘋果醫生遠離我」這個諺語了！蘋果含獨有的蘋果酸，可以加速代謝，減少下半身的脂肪，含鈣量豐富，可以排除令人水腫的鹽分。而蘋果含果膠物質，與豐富的膳食纖維，對於整腸及調整腸道菌叢生態大有幫助，可以調整人體生理機能。腸胃功能好，再加上飲食均衡，有了良好的吸收就能維持健康，自然就與醫師絕緣了。

新手入廚房

處理

清洗時將蘋果放在流通的清水下，用手將表面搓洗乾淨，去皮與否則依個人習慣。雖然蘋果皮富含槲皮素，對人體吸收很有幫助，也有營養學家建議連皮一起食用。但進口蘋果最好確實將表面清潔乾淨，確定無蠟殘留。

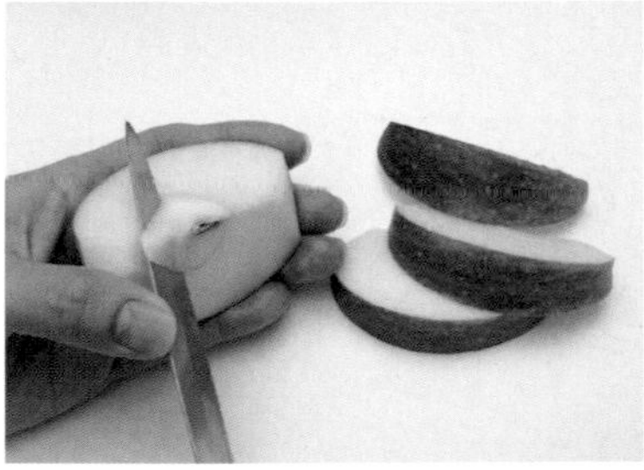

蘋果的果核食用前要去除。

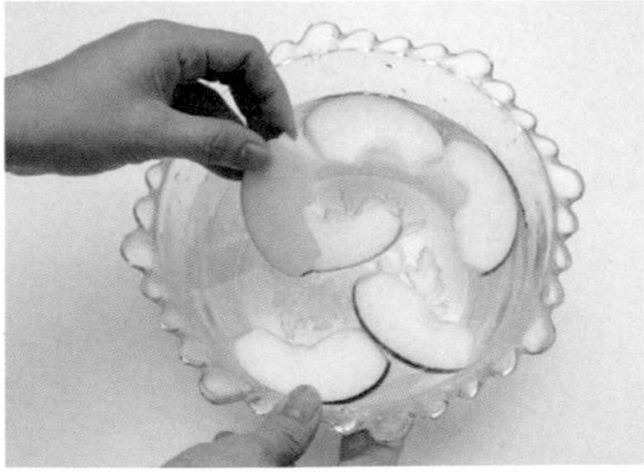

切開後的蘋果迅速過一下鹽水可防止變色，鹽水的比例約為，500cc的冷開水用1小匙的鹽即可，不必太鹹。

保存

蘋果是屬於耐儲存的水果，但需要低溫保存，才能維持其脆度。

釋迦

別名：佛頭果、番荔枝 *sweetsop*

Data

性味：味甘甜、性溫

成份：磷、鐵及鈣、鉀、鎂、醣類、蛋白質、膳食纖維及維生素B、C等

主要產地：台東

盛產季節：7～2月

挑選新鮮貨（青）

選購果粒大、形狀端正飽滿，鱗目大、無擦傷；果實尚硬熟的狀態為佳。如欲當日食用，宜選擇果實變軟的。

果形奇特像佛頭

釋迦原產熱帶美洲與西印度群島，約四百多年前荷蘭人引進台灣，原名為番荔枝，其外型除了似荔枝，果皮突起的鱗目又似佛頭，而有人就以「佛頭果」稱呼或「釋迦」，只是佛頭這名字畢竟是怪了些，久而久之，大家就只記得釋迦，而佛頭果就被人們所遺忘了。

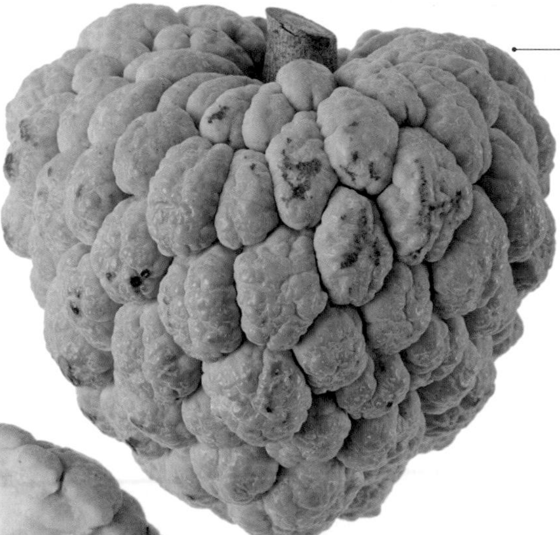

果皮
鱗目狀的果皮，食用時用手將之一枚枚帶果肉剝下。

果梗
成熟的釋迦種子會與果核自然分離。

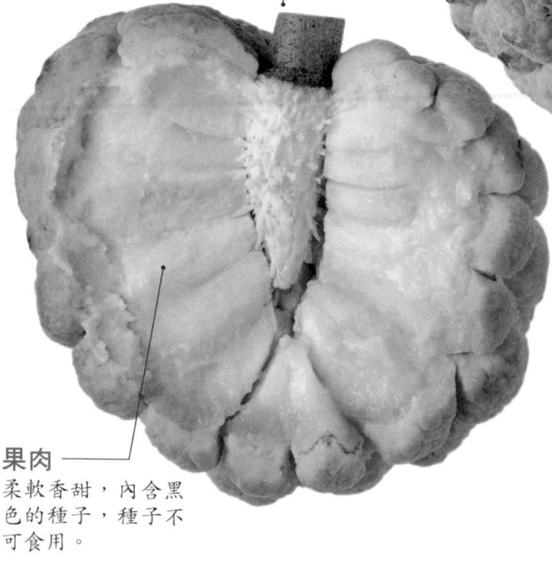

果肉
柔軟香甜，內含黑色的種子，種子不可食用。

品種

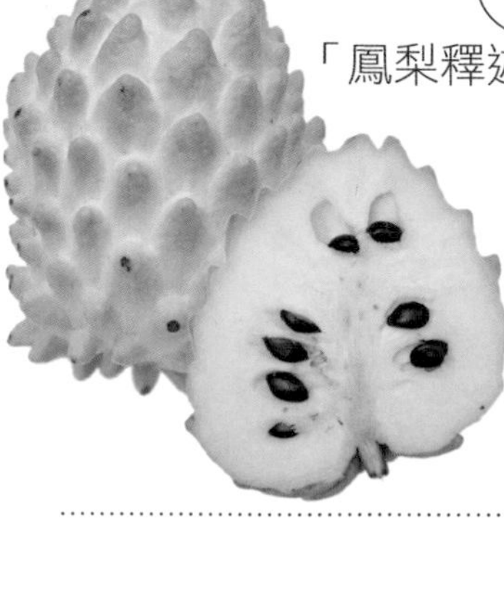

「鳳梨釋迦」

果肉綿細熱量高

釋迦喜歡炎熱氣候，因此主要栽培於台東、屏東以及高雄等地，其中以台東的釋迦最富盛名，主要因台東所栽植的釋迦果實較其他地區足足大上二、三倍，盛產期為每年七月至翌年一月。所產的釋迦又可分為「傳統釋迦」與「鳳梨釋迦」，鳳梨釋迦為人工育成之雜交種，果實可削皮或切片食用，果肉柔軟又富彈性甜而不黏膩，也因帶有鳳梨香味，故稱為鳳梨釋迦。傳統釋迦就是早期我們所吃的釋迦，籽粒多果肉少，可用手將帶有種子的果肉，一枚枚剝下來食用，雖然較為費時費事，但亦不失為一種飲食的樂趣。

釋迦含鉀非常高並有豐富的鎂和鈣。非常適合成長中的孩童、孕婦或年長者。飲食中提高鉀、鈣、鎂的攝取量，是預防高血壓的最佳組合，高血壓是國人十大死亡原因之一，容易增加腦中風、心臟疾病與腎臟疾病的風險，因此被稱為無聲的殺手。

雖然天然食材所含有的鉀多於鈉，但是食材一旦經過加工或烹調，鈉與磷的含量就會增高，因此鉀最好的來源還是生鮮蔬果。成熟釋迦的碳水化合物以葡萄糖與蔗糖為主。因此以釋迦當點心或飯後水果，就算少吃飯也不必擔心血糖太低或能量不足。此外吃釋迦不像一般水果那麼容易，去子的動作不能由他人代勞，動作多自然就有了飽足感，而不會一直吃個不停。

新手入廚房

保存

釋迦果實未軟熟前絕不可放入冰箱冷藏，否則將變成啞巴果，會有變黑、變硬的情形，也不要以塑膠袋密封。只要將其放置於室溫之下，即可自然催熟。由於釋迦不耐久存，當果實可以輕易對半剝開的時候就要盡快食用，此時風味最佳。已經熟軟的釋迦。

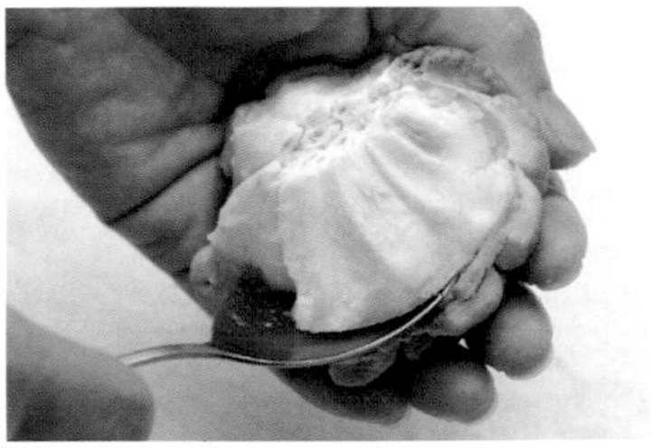

太軟的釋迦如不能立即食用完畢，可用湯匙將果肉挖出。

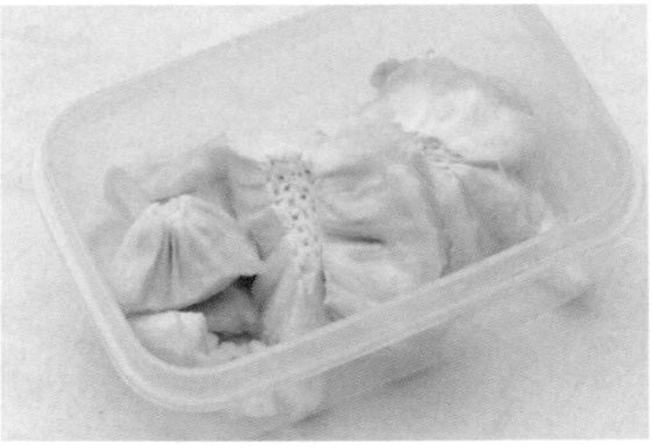

一旦去皮就要使用保鮮盒冷凍保存，吃起來有點像冰淇淋的口感。

報紙催熟法

想讓硬的釋迦快點變軟可用催熟法，以浸濕的報紙覆蓋包裹，約二十四小時左右即會變軟。

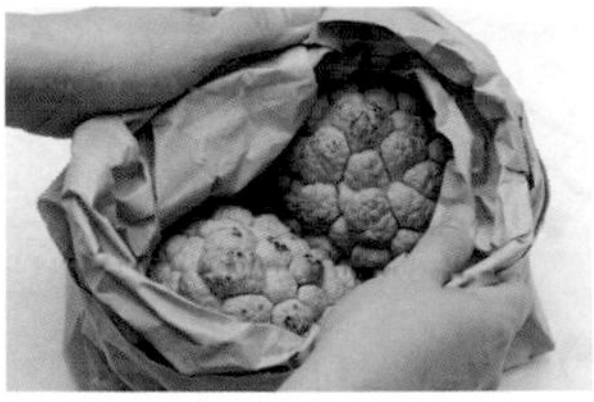

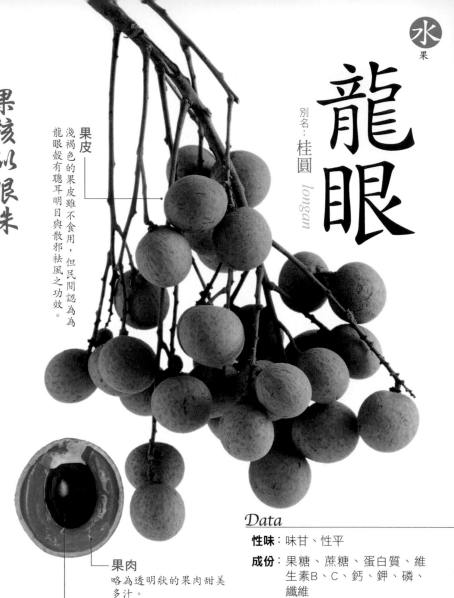

水果

龍眼

別名：桂圓

longan

果核似眼珠

龍眼因為看似傳說中「龍」的眼睛，所以得名。和荔枝以及枇杷一樣，都是屬於季節非常短暫的水果，稍一不留意，就錯過了品嚐的時機，而這一等就要一年。和許多的水果一樣，龍眼也是由早期移民，自福建廣東一帶所帶來的，雖然台灣有寶島之稱，可是真正原產的水果種類，卻少之又少。不過由於氣候與地形的緣故，許多外來種的水果，都能在此生育良好，加以農業技術的進步，使這些水果的品質，往往超越了原產地。目前國內所栽培的龍眼，主要集中在嘉義與台南，而常見的品種則以「福眼」

果皮
淺褐色的果皮雖不食用，但民間認為為龍眼殼有聰耳明目與散邪祛風之功效。

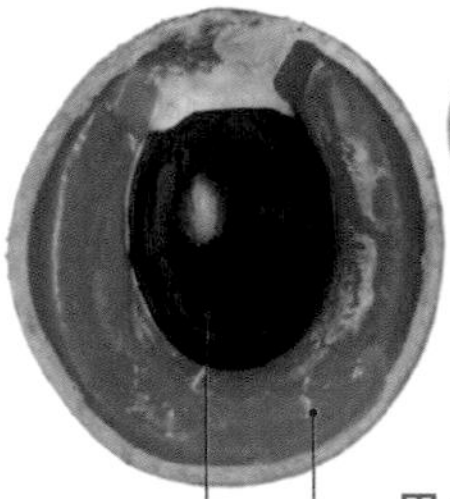

果肉
略為透明狀的果肉甜美多汁。

種子
烏黑圓潤，中間有白蒂。雖不食用，但容易發芽。

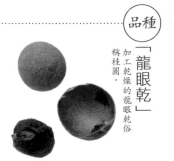

品種

「龍眼乾」
加工乾燥的龍眼乾俗稱桂圓。

Data

性味：味甘、性平

成份：果糖、蔗糖、蛋白質、維生素B、C、鈣、鉀、磷、纖維

主要產地：台中縣、彰化縣、南投縣、嘉義縣、台南縣、高雄縣

盛產季節：7～9月

挑選新鮮貨 青

果梗新鮮、果皮有光澤、果粒飽滿整齊，不易脫落。龍眼品種多，小粒種的香氣甜度俱佳，缺點是果肉薄。福眼種甜度高、果實大而整齊，退甘遲，不易脫粒，為市場最多的品種。

和「鈕仔眼」為主。

福眼的果粒大而略成扁圓形，果肉汁多肥厚，市面上販售的龍眼多半是福眼。鈕仔眼是早期的龍眼品種，果粒小果肉薄但滋味香甜，是許多人心目中的古早味，買龍眼時還非得鈕仔眼不可呢！不過現在栽培鈕仔眼的果園已經越來越少，所殘存的都是早年的老龍眼樹，因此產量也少，現在的消費者還是喜歡果大多汁的福眼，懂得欣賞鈕仔眼這種要費事慢慢品嚐的小龍眼的人，已經不多了。

食用過量易上火

按照植物學上的說法，食用的龍眼果肉，是一種稱為「假種皮」的構造，肥厚多汁的假種皮，主要功能是吸引傳播者取食，以幫助它們散播種子，除了龍眼之外尚有荔枝與百香果也都是假種皮。近年來醫學報告發現，龍眼能抑制子宮頸癌細胞，還有抗衰老、增進記憶力、治療失眠與貧血的功效。龍眼自古即被視為果中珍品，最適合婦女和體弱多病者用來調養身體。有些孕婦怕熱，容易盜汗，只要每天吃幾顆龍眼便能改善。要注意的是孕婦若有痔瘡或便秘時，食用量不可太多。

此外龍眼吃多容易上火，令痛風患者關節腫脹，還會引起胃脹氣、咳嗽、多痰等。龍眼與另一植物龍荔又稱「瘋人果」外型相近，瘋人果有毒，不可食用，其果皮光滑，果肉有黏性，不易與果皮剝開，尤其野生龍眼在低海拔與平地頗為常見，故野外採食要格外小心。

新手入廚房

保存

龍眼常溫下不耐儲存，室溫存放時大約第二天，外殼就會開始乾燥脫水，因此一次購買不要太多，以當天能食用完畢的量為主。冷藏可延長食用期限，先不要清洗使用袋子裝好，可保存2～5天。

處理

清洗龍眼時避免以手摘下，最好以剪刀剪下，否則蒂頭會有洞，髒污容易沾到果肉。反覆清洗2～3之後，瀝乾水份再食用。

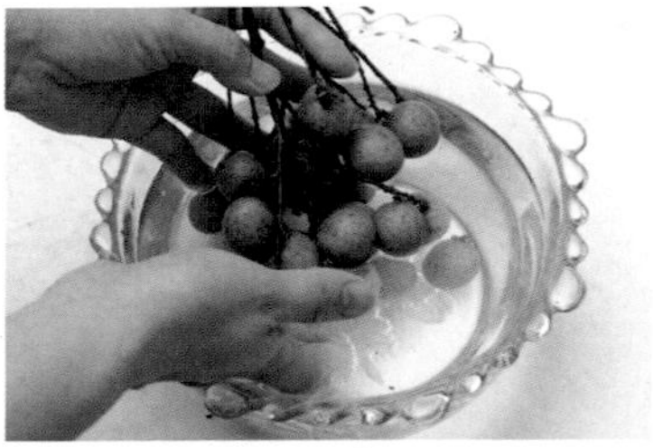

龍眼為露天栽培果實，目前尚無套袋，因此食用前務必清洗乾淨。

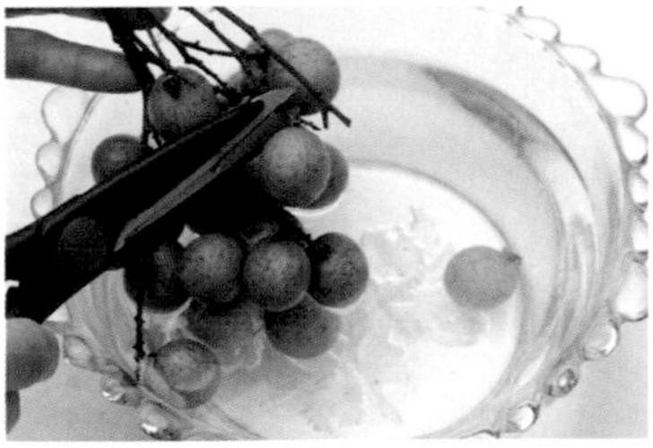

將龍眼一粒粒剪下，在流動的清水中清洗3～5分鐘不要浸泡。

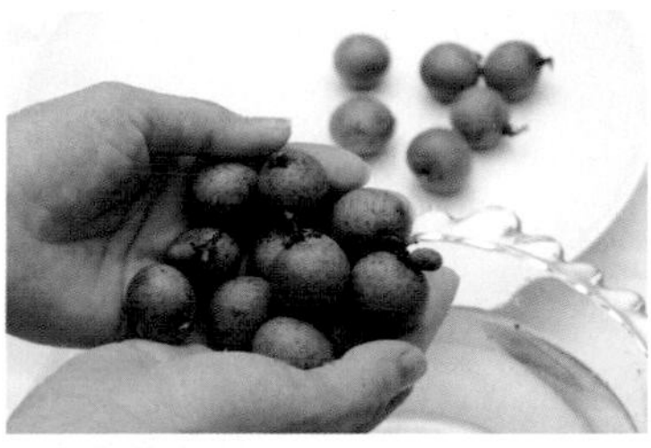

撈起瀝乾水份。

花 芽菜·種子

此類蔬菜特徵在於食用植物的種子，或種子發芽後長出的嫩芽與花朵，植物在發芽期間所含的營養成份極高，有時是成熟後的數倍。一般當做沙拉或生吃，調理方式十分簡單。

- 白花椰菜
- 青花椰菜
- 綠豆芽
- 韭菜花
- 豌豆苗
- 金針
- 苜蓿芽
- 黃豆芽
- 蓮子

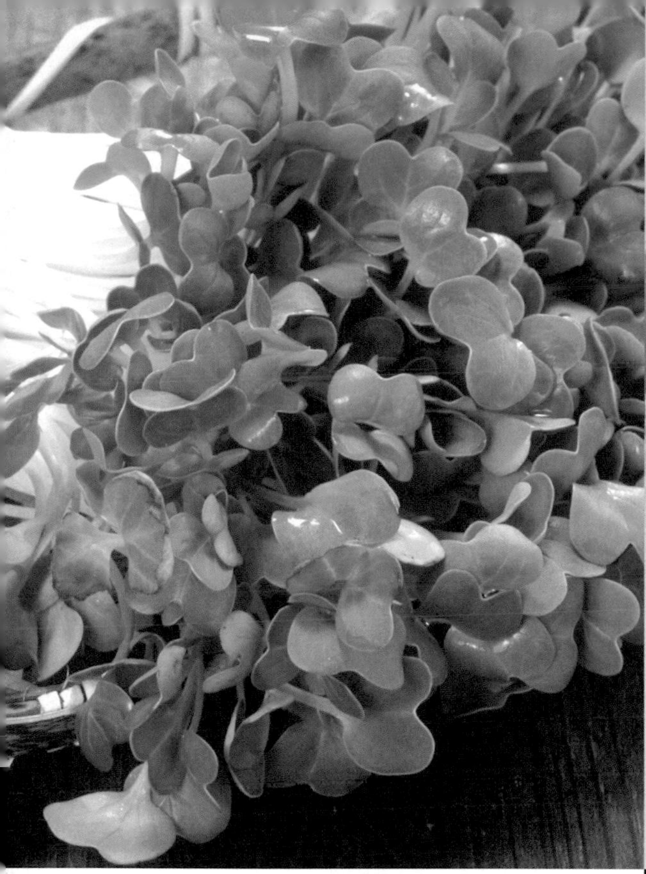
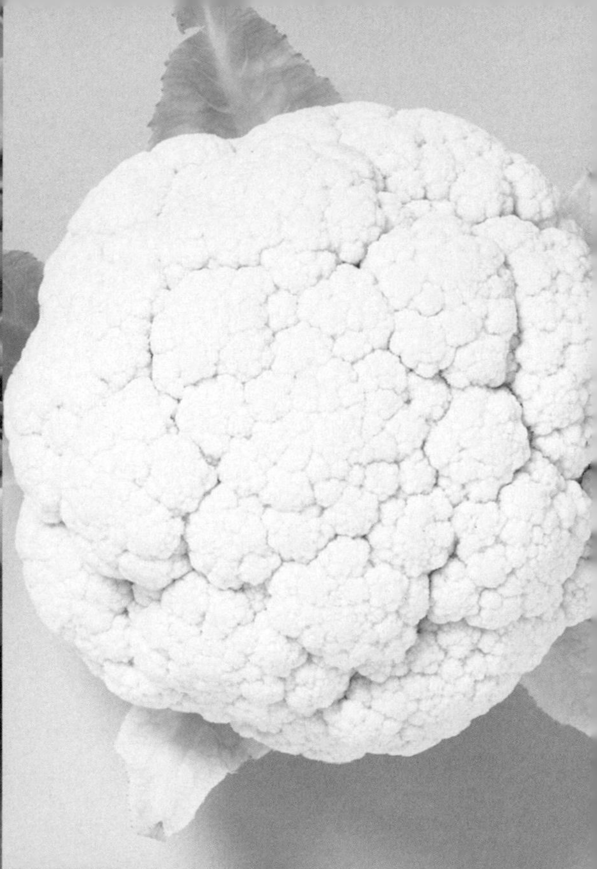
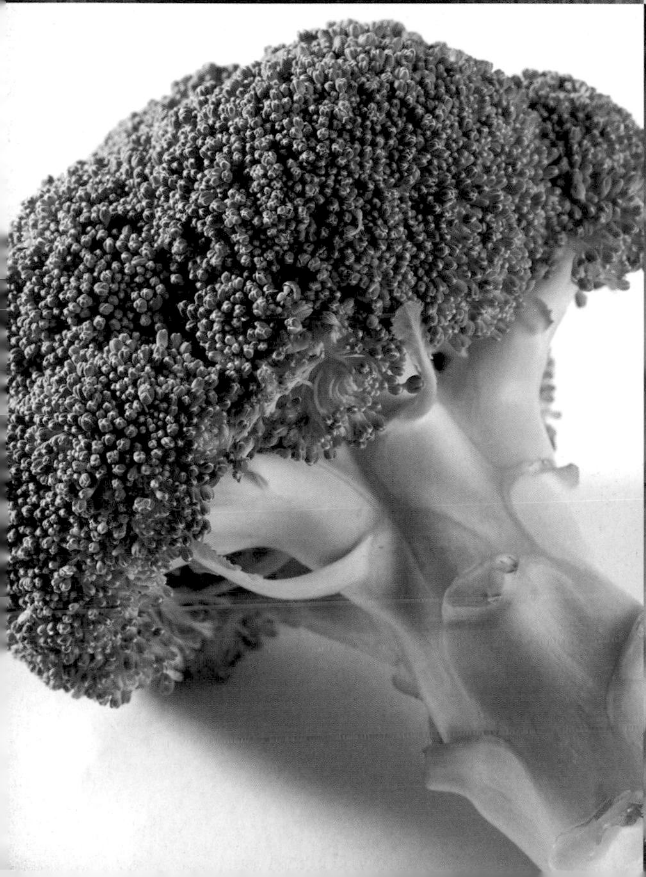
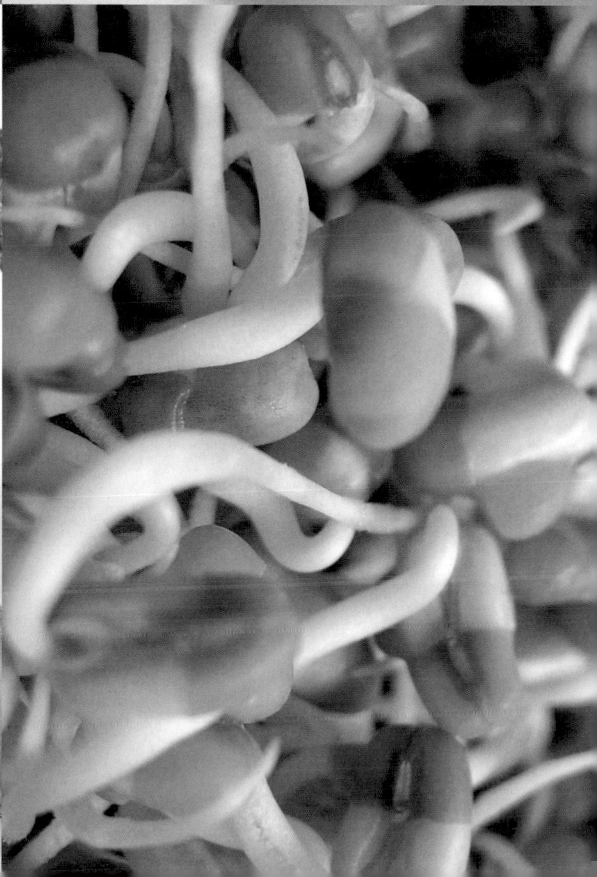

白花椰菜

別名：白菜花、菜花 *cauliflower*

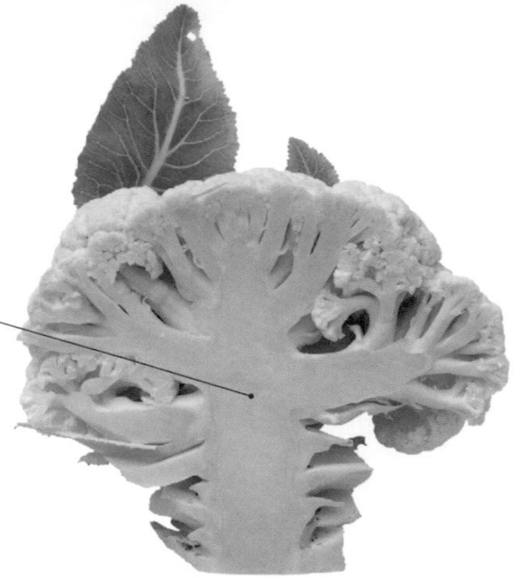

莖
通常靠近花蕾的莖較嫩，不需去皮，末端較粗大的部份則纖維粗老，可以去皮後切細料理。

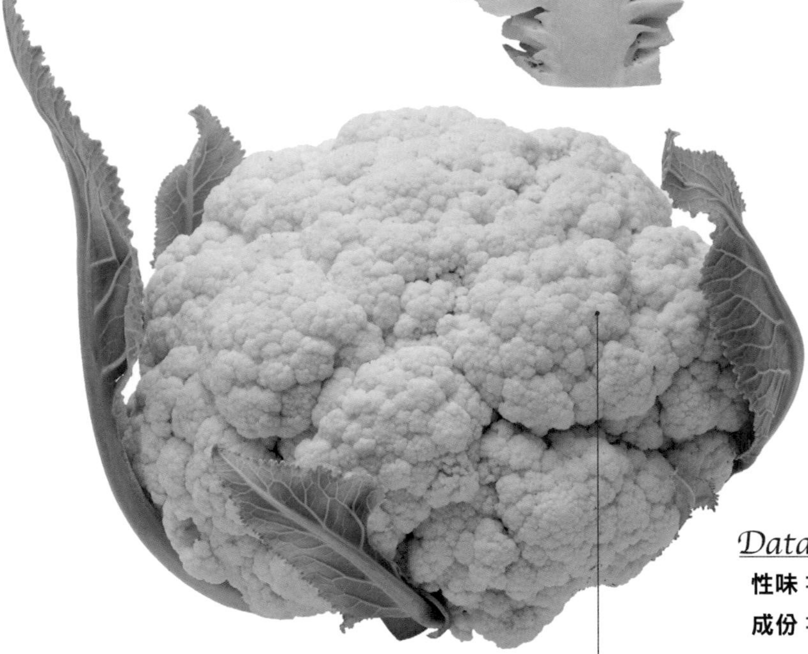

花蕾
花苞看起來越細小緊密越好。

Data

性味：味甘、性平

成份：蛋白質、醣類、膳食纖維、維生素A、維生素B_1、維生素B_2、維生素C、鈣、鐵、磷等

主要產地：彰化、雲林、嘉義、高雄、台南

盛產季節：11～4月

挑選新鮮貨 青

白花椰菜的選購以外表有光澤、花蕾緊密不鬆散，沒有褐色的斑塊或黑點，切口部份不泛黃不萎縮。至於顏色則因此受陽光照射的多寡而定，象牙白或米色都是正常的。

具有諸多保健功能

白花椰和青花椰菜一樣，都是屬於十字花科植物，具有諸多保健功能，除了台灣之外，中國和印度栽培的白花椰菜也很多。白花椰菜含蛋白質、脂肪、碳水化合物、礦物質維生素，其中維生素C特別多。維生素B_1、B_2和菸鹼酸的含量也比一般蔬菜高，是維生素的

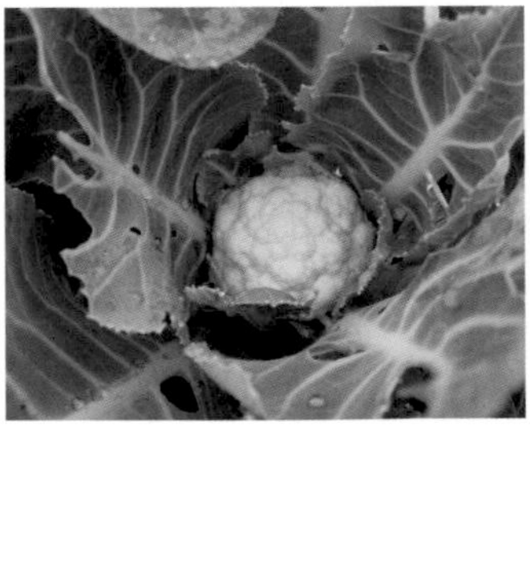

新手入廚房

處理

將小花蕾一朵朵連莖切下後，在流動的清水中清洗約2～3次，將花泡在水中浸泡20～30分鐘，一方面可引出菜蟲，一方面則盡量把農藥沖洗乾淨。烹煮時不應過久，免得營養素流失。洗淨後在沸水中迅速燙過，還是可以保留絕大多數的營養，喜歡熟食的話，只要沸騰後煮個一分鐘就夠了，老人或幼童食用則可以煮軟爛些。

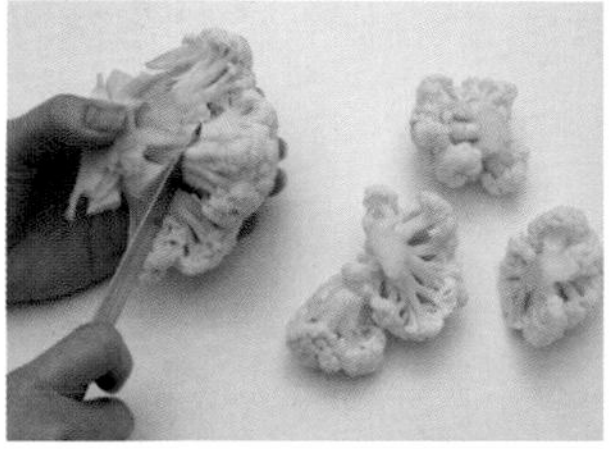

①將小花蕾一朵朵地連莖切下。

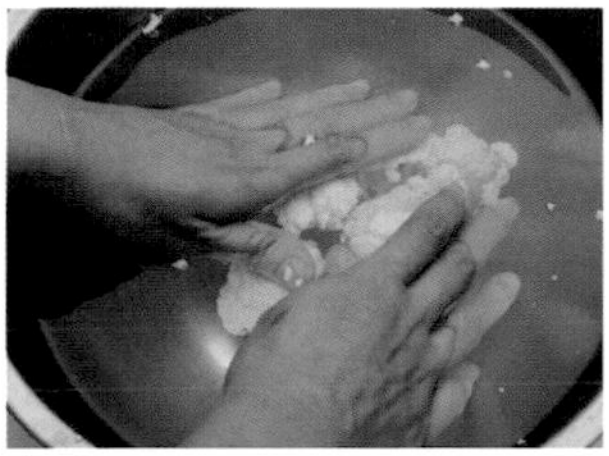

②在流動的清水中清洗約2～3次，由於花蕾會浮在水面，因此要用手將其壓到水裡清洗。

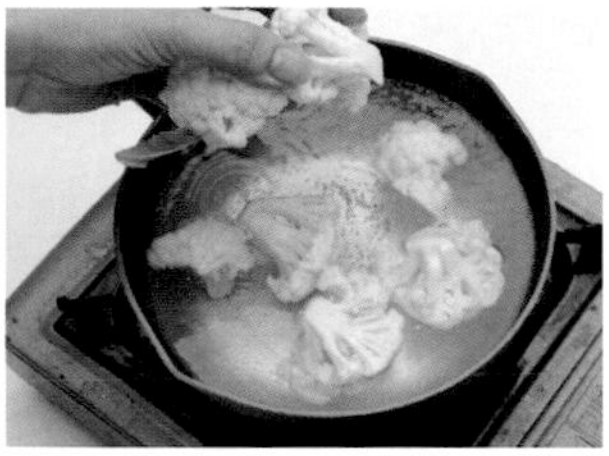

③先汆燙再料理，可去除部份殘留的農藥。

保存期限

新鮮且未經水洗的花椰菜，用乾淨的塑膠袋或保鮮膜包好，冷藏可保存7～10天，汆燙後冷凍可以長達30天以上。

良好來源。白花椰菜有諸多保健功能，其中豐富的鉀，在心臟活動中具有重要作用，缺鉀會導致心律不整，從食物中攝取鉀，有助於預防高血壓。白花椰菜還富含鉻，唯有在鉻的參與下，胰島素才能發揮降血糖、降血脂的作用。

在歐洲花椰菜的變種很多，光是菜球的顏色就有白、紫、黑、綠、黃，不過至目前為止，國內只有白色和綠色。雖然近年來也有紫色的品種引入，不過因為飲食習慣的不同，紫色花椰菜並未大量栽種上市，僅為私人農場小規模栽培，做為增添飲食的樂趣。紫色的菜球其實還挺美的，至於口感，當然還是吃習慣的那種最好囉！

石頭花VS珠花

白花椰菜又叫「花菜」，大約在本世紀初時傳入本省。早年栽培的白花椰菜，主要有石頭花與珠花兩個品種。石頭花的菜球較大，花蕾緊密、潔白整齊，但質地較硬需久煮，做湯風味不錯。珠花的花蕾和石頭花相比稀疏了些，顏色帶點蠟黃，外觀上較不討喜，但質地較為鬆軟風味佳，適合炒食。不過近來的花椰菜，許是經過改良或栽培技術的進步，已將兩者的優點綜合起來。

青花椰菜

別名：美國菜花 *sprouting brocoli*

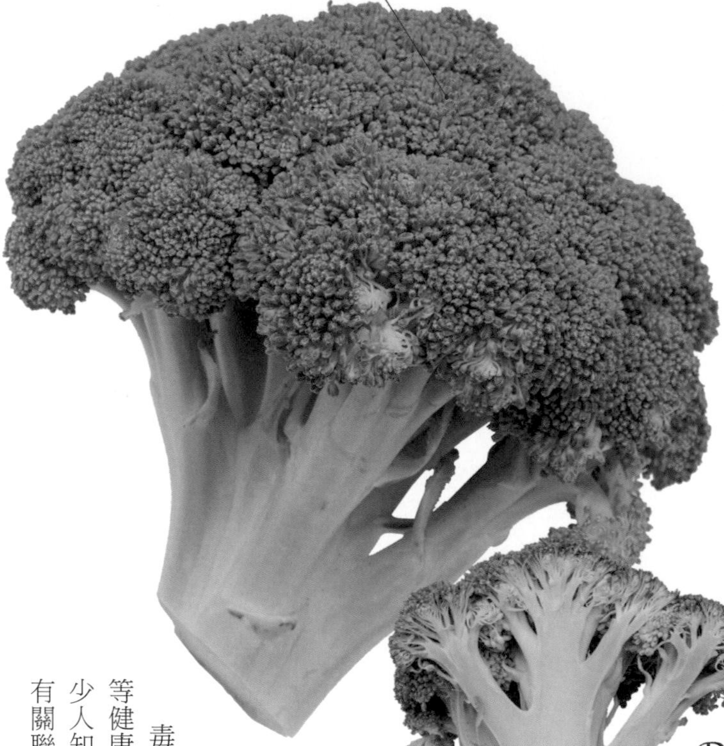

花蕾
花苞看起來越細小越好，顏色越深表示日照充足。

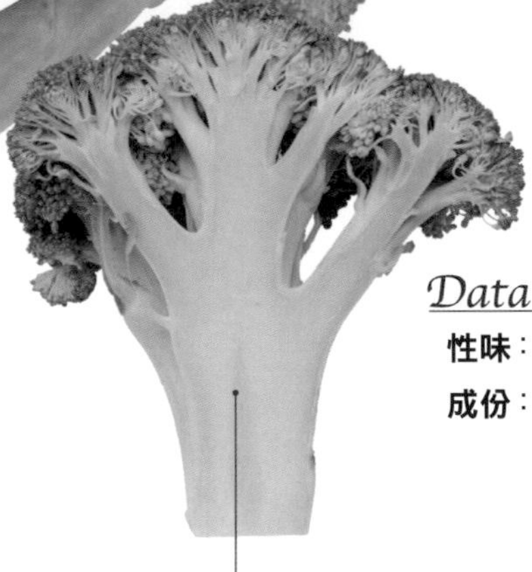

莖
通常靠近花蕾的莖較嫩不需去皮，末端較粗大的部份則纖維粗老，可以去皮後切細料理。

預防大腸癌

關於青花椰菜的食療報導，根據過去十年來的研究顯示，青花椰菜特別對於大腸方面的癌症，有良好的預防效果。大多數人都聽過『抗氧化』、『解毒』等名詞，其關聯著『抗自由基』、『抗老』、『抗癌』等健康名詞。一般人也許熟知許多具抗氧化能力的食物，但很少人知道抗氧化與解毒，其實與人體肝臟自身的酵素系統非常有關聯，吃對某些食物，可以活化解毒的系統，讓身體具有

Data

性味：味甘、性平

成份：蛋白質、醣類、維生素A、維生素B1、維生素B2、維生素B6、維生素C、維生素E、維生素K、葉酸、類黃酮、菸鹼酸、鈣、鐵、磷、鉀等

主要產地：彰化、雲林、嘉義、高雄、台南

盛產季節：產期為11～4月；其餘時節為進口品

挑選新鮮貨 青

選購顏色濃綠有光澤、花蕾緊密不鬆散，沒有黃斑或黑點，切口部份不泛黃、不萎縮，花蕾變黃即屬太熟，鮮度差，應避免選購。

更強的抗癌防老的能力。

幫忙肝臟解毒

人體通常是透過肝臟中的酵素活動，達到自然解毒的效果。而存在於綠花椰菜中的化合物，可以幫助調節肝臟中的酵素活動。另一方面，可以引發肝臟去分解如毒素、荷爾蒙、異雌激素等致癌物質，以達到保護身體的作用。綠花椰菜除了有獨特的抗癌物質外，也是維生素C、K、A、葉酸、以及膳食纖維的最佳來源。同時，能補充身體所需的礦物質，花椰菜及其嫩芽中，天然產生的抗氧化劑，可以避免眼睛受到陽光中紫外線的傷害。而平日愛吃油炸、燒烤類食物的人，或是長時間曝露於污染環境中者，平日不妨多多攝取十字花科的食物。

食用花蕾

青花椰菜是我每年秋天，一定會栽種在花園裡的蔬菜之一。只因為山上氣候惡劣，花椰菜葉片厚實且莖幹粗壯，能忍受強烈季風的吹襲。另一個原因是，深綠色的青花椰菜，所含有的高營養價值。青花椰菜主要是以採收花蕾為主，第一次收成之後，隨後會長出側芽，繼續開出花蕾，可以收成數次，雖然體型小些，但滋味一樣好。不過國內大部份的農家，都不再採收側生的花球，而是直接將菜株鏟除。主要是因為省產花椰菜的側生花球太小，缺乏經濟價值的緣故。不過現在已經有側枝較長的品種上市，只是頂端的花球自然就長得比較小，因此目前的栽培尚不普及。

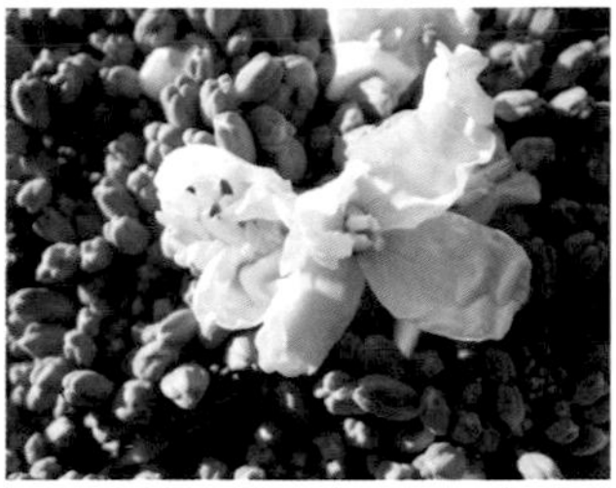
花椰菜開花。

新手入廚房

盡量不要生食

青花菜雖然可以生食，除非真能確定是有機栽種的，否則還是汆燙後再料理。洗淨後在沸水中迅速燙過，還是可以保留絕大多數的營養，再淋上喜歡的醬汁，食用時多咀嚼，就可以幫助養分吸收。

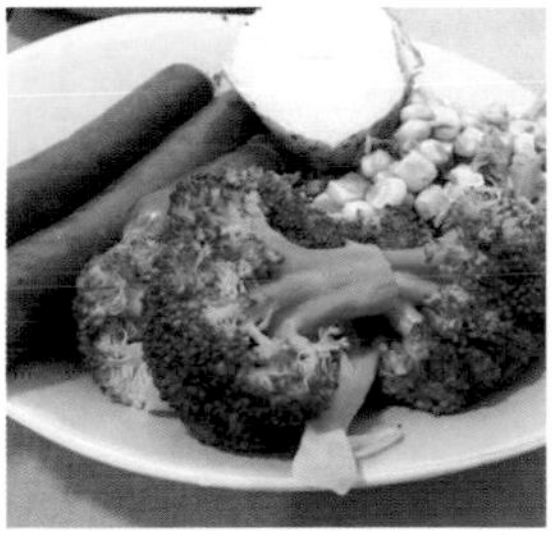

處理

新鮮且未經水洗的花椰菜，用乾淨的塑膠袋或牛皮紙包好，冷藏可保存7～10天，汆燙後冷凍可以長達30天以上，只是冷凍過的口感不如新鮮的花椰菜，因此還是趁新鮮食用滋味較好。

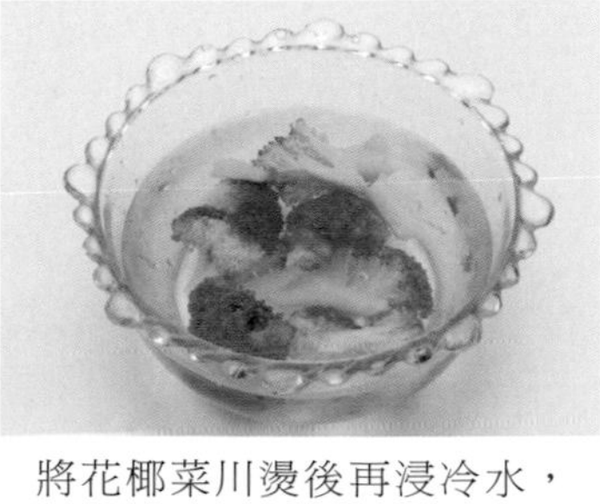
將花椰菜川燙後再浸冷水，可使色澤鮮綠。

綠豆芽

別名：豆芽菜、銀芽 *bean sprouts*

豆仁

自然栽培的豆芽豆仁淡黃，淡紫的色澤或有些微泛綠，都是正常的現象，有些還可以見到葉子，但如果葉子變綠了品質就較差了。

葉子

但如果葉子變綠品質就較差了。

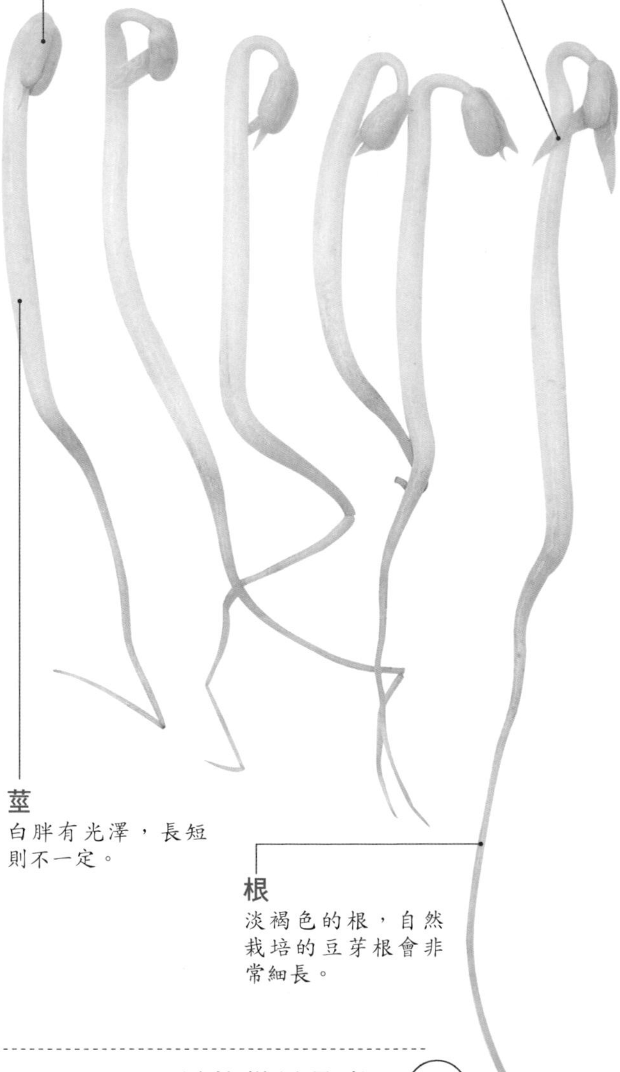

莖

白胖有光澤，長短則不一定。

根

淡褐色的根，自然栽培的豆芽根會非常細長。

Data

性味：味甘、性寒

成份：蛋白質、醣類、維生素B1、維生素C、膳食纖維、鈣、磷、鐵、鈉

主要產地：全省各地皆產

盛產季節：全年

挑選新鮮貨 青

在傳統市場購買豆芽，最好選在上午。選購的方法和黃豆芽一樣只要看起來莖部鮮嫩有光澤，沒有變黃或變黑，拿一點起來聞一聞沒有異味即可。超市的豆芽則是以袋裝販售，要注意有無水傷或是斷裂過多的情形，都是鮮度較差的。

有機栽種根部較長(右)，避免選購莖肥胖，但根卻很短的豆芽(左)。

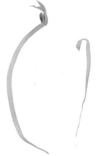

保存

散裝販賣的綠豆芽，一般都會泡在水裡販賣，因此不耐儲存，最好是當日食用，或用鹽水燙熟後再用保鮮盒裝起來冷藏，並於1至3日內食用完畢。

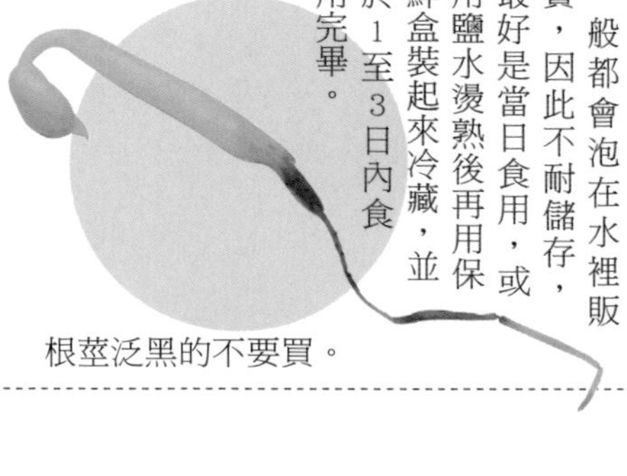

根莖泛黑的不要買。

方便種植，生長快速

近年來國人的飲食開始崇尚自然風，因此有越來越多的人食用清潔芽菜，甚至自己動手栽培。而所有的芽菜中，以綠豆芽生長最為容易且快速，幾乎只要五天便能上桌，營養豐富又便宜。據說第二次世界大戰中，美國海軍因無意中吃了受潮發芽的綠豆，竟治癒了困擾全軍多日的壞血病，這是雖然只是傳說，不過倒也有幾分可信。

常用於生機飲食

綠豆在發芽過程中，維生素C會增加很多，而且部分蛋白質也會分解為各種人所需的氨基酸，可達到綠豆原含量的七倍，且綠豆芽屬於鹼性食物，常吃有益人體健康，因而綠豆芽的營養價值比綠豆更高。豆芽中的維生素C，尤其適合口腔潰瘍的人食用。豐富的纖維素，是便秘患者的健康蔬菜之一，有預防消化道癌症的功效。綠豆芽也是自然食用主義者所推崇的食品之一。

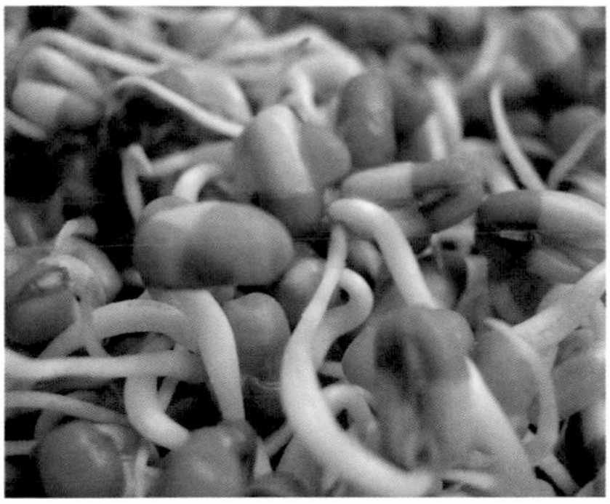

綠豆芽能清除血管壁中，膽固醇和脂肪的堆積，有助於防止心血管病變。中醫則認為經常食用綠豆芽可清熱解毒、利尿除濕。綠豆芽是祛痰火濕熱的家常蔬菜，凡體質屬痰火濕熱者，血壓偏高或血脂偏高，而且多嗜煙酒肥膩者，如果常吃綠豆芽，就可以達到清腸胃、解熱毒與潔牙齒的作用。

新手入廚房

處理 保留根與豆仁

豆芽類都是屬於清潔蔬菜，因此只要稍事清洗1－2次，可以去除大部分黏在上面的殼，有些人不喜歡豆芽的根和豆仁，嫌其口感不好影響美味，因此也會動手摘除只留下中間的莖，如此一來不僅費時，營養也大打折扣。

生食性寒

綠豆芽加入其他蔬菜或水果一起榨汁，稀釋成個人能接受之濃度，可解酒毒、熱毒、利三焦，用以治熱病、小便不利、傷酒等。

綠豆芽由於性寒，除非體質非常燥熱的才會生食或榨汁，一般人還是以熟食為主。炒食時可搭配韭菜、蒜或辣椒等平衡其寒性，此外烹調料理時，加熱時間要越短越好。

韭菜花

Chives Flower

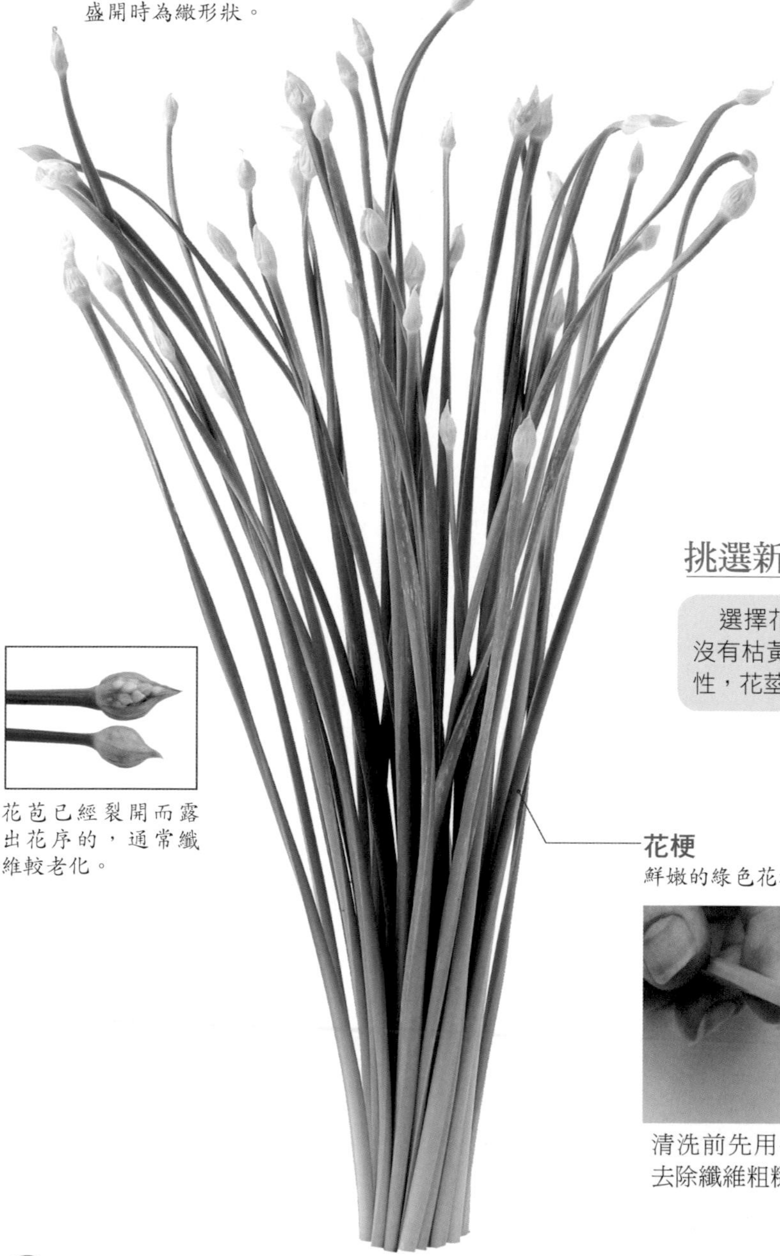

花苞

韭菜的花蕾是由許多小花所組成的，因此一個苞裡頭有許多白色的小花苞，盛開時為繖形狀。

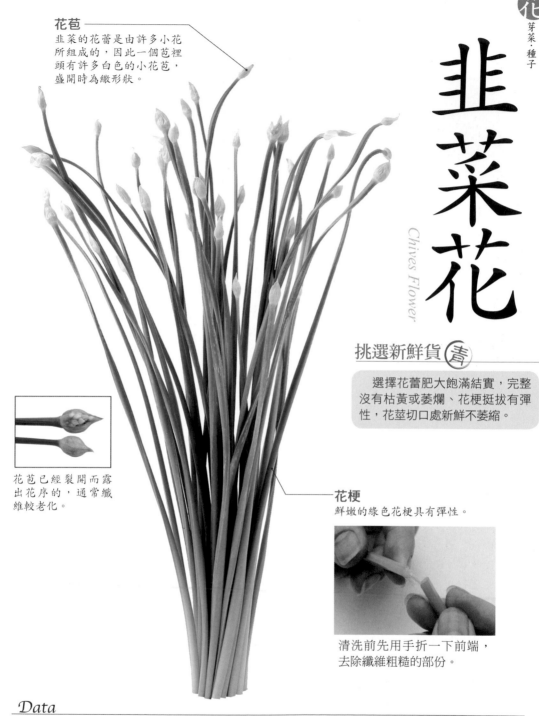

花苞已經裂開而露出花序的，通常纖維較老化。

花梗

鮮嫩的綠色花梗具有彈性。

挑選新鮮貨 青

選擇花蕾肥大飽滿結實，完整沒有枯黃或萎爛、花梗挺拔有彈性，花莖切口處新鮮不萎縮。

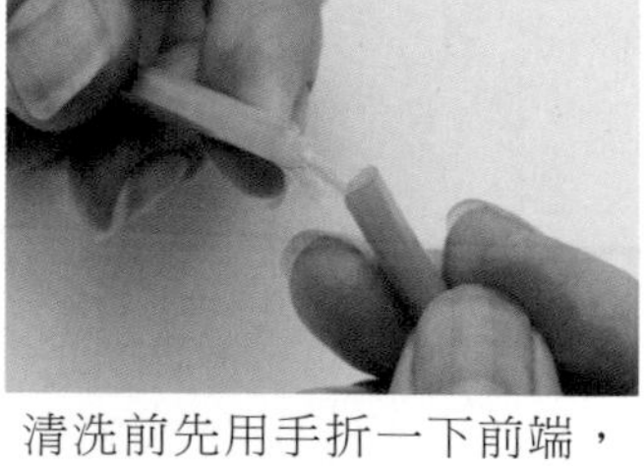

清洗前先用手折一下前端，去除纖維粗糙的部份。

Data

性味：味甘辛、性溫

成份：蛋白質、醣類、維生素A、維生素B、維生素C、鐵、鈣、磷、鉀、鋅、膳食纖維等

主要產地：中部地區及花蓮

盛產季節：春秋兩季

改善疲倦與食慾不振

中醫認為，韭菜花性溫熱、味辛，具有溫暖腸胃、促進食慾作用，身體比較怕冷，血液循環不良的人，不妨常吃，可助血液循環順暢。

感冒、身體疲倦、食慾不振者，不妨來道韭菜花炒蝦仁，藉由蝦仁的紅色搭配韭菜花的綠色，更有吸引力，海鮮的味道融合韭菜花的特殊氣味，鮮美又營養。

也可種植做為裝飾用

韭菜花的產地以彰化縣二林、溪湖為主。韭菜因為用途不同，名稱互異，以莖葉部份為食用目的者稱「韭菜」，經遮光軟化栽培生長的莖葉則名「韭黃」，而割取花苔為主的叫「韭菜花」。為了獲取一定的品質，由田裡摘採回家的韭菜花，往往要經過一番整理才能上市。首先必須先將過老的韭菜花抽出、拿掉，過老的韭菜花纖維質粗糙，不適合食用，吃起來口感不佳。此外，韭菜花是利用人工採摘，目前沒有機械可以替代，因此在摘採過程中，韭菜花的斷口往往沒有辦法十分整齊，所以在捆綁完成之後，還必須再使用長刀將整底部切齊，以達到平整的要求。

除了亞洲人有食用韭菜花的習慣之外，韭菜花也是蘇格蘭人和威爾斯人餐桌上的最愛。傳說羅馬皇帝尼祿把它當藥使用，可使聲音變好。韭菜花的花語是「奉獻」。凡是受到這種花祝福而生的人，擅於社交活動，無論在學校裡或社會上，都是活躍的領導人物。談起戀愛來，也是站在主動的地位！試著在花瓶裡插一束韭菜花，那美麗的姿態足以讓人驚豔，只是要記得天天換水，每隔一兩天重新修剪莖部，平凡的韭菜花，就可以美上好幾天。

花莖底端纖維粗

在流動的清水中清洗約2－3次，浸泡20－30分鐘然後再料理，花莖底端的部份纖維通常會較粗，可用手折去。韭菜花適合汆燙、炒食，或搭配其他的食材用途非常廣泛。

新手入廚房

保存

韭菜花在摘採之後，依然會持續生長，所以如果沒有適當的保鮮，韭菜花將會老化的很快，纖維質增多而使口感變差，因此購買後務必盡快冷藏，並於1～3日內食用完畢。

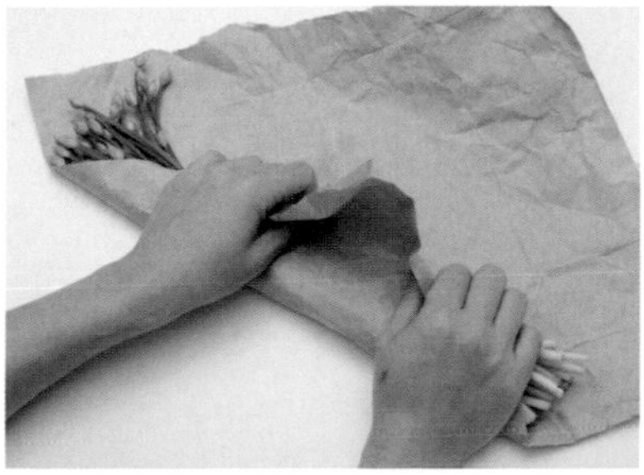

韭菜花潮濕時容易腐爛，因此使用牛皮紙包好可吸收多餘的水氣。

豌豆苗

別名：豌豆嬰 *pea shoot*

Data

性味：味甘、性平

成份：蛋白質、維他命A、維他命B_1、維他命C，膳食纖維、菸鹼酸與鐵、鈣等礦物質

主要產地：全省各地皆產

盛產季節：全年

挑選新鮮貨 青

葉片鮮綠、莖部鮮嫩有光澤，沒有變黃、變黑或水傷，拿一點起來聞一聞，沒有異味即可。

生機飲食重要食材

豌豆苗又稱為豌豆嬰。是以成熟的豌豆種子，播種之後所生長出來的幼嫩新芽，新芽生長至七公分左右即行採收。生長於網室中的豌豆苗，過程中完全不必使用肥料，也無蟲害或農藥的問題，因此可說是一種清潔蔬菜。生食、作

葉

葉片深綠，頂端的嫩芽呈淺綠色。

莖

鮮嫩飽滿有光澤，顏色為白至淺綠色。

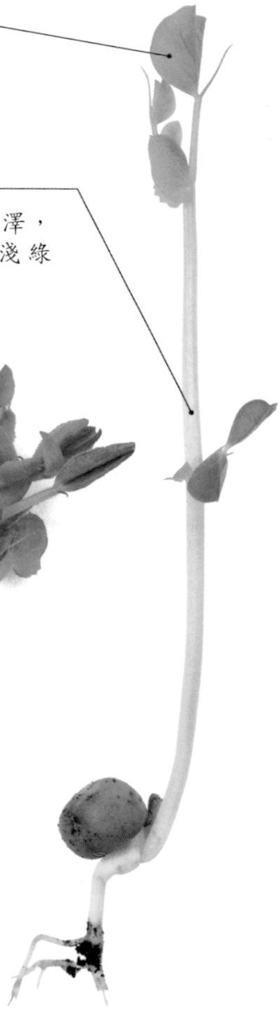

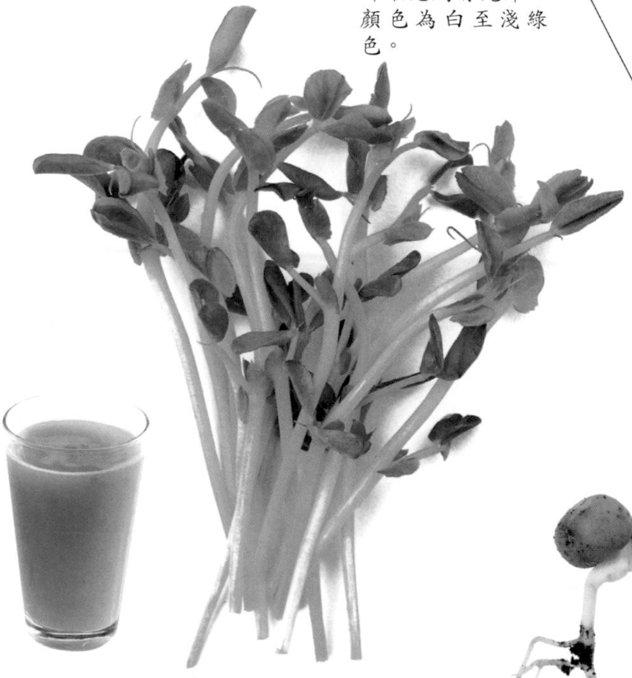

豌豆苗汁

將豌豆苗洗淨搗爛壓汁，或使用小麥草用的榨汁器較方便。每日飲用兩次，每次半杯，可略加溫後飲用，對糖尿病、心臟病、高血壓等有助益。

湯皆宜，是生機飲食與沙拉吧中非常重要的食材，一年四季都有生產，價格穩定。此外，豌豆苗的生長迅速栽培容易，即使自己在家培育也很簡單，唯獨種子的取得，必須要到專門店購買，一般菜市場賣的豌豆仁，是屬於嫩豆仁，只適合料理不能栽種。

除了常見的細長豌豆苗之外，尚有另一種體型較大的豌豆苗，係摘取戶外栽培的豌豆莖上所生的嫩芽，口感爽脆，一般只在冷涼的季節上市，或於高冷地區栽培，產量少價格較不穩定，主要用來炒食。

含有特殊成份芸香玳

據美國農業部的分析報告，豌豆苗含有蛋白質、維他命A、B、C，菸鹼酸與鐵、鈣等礦物質，以及膳食纖維等。膳食纖維可促進腸胃蠕動、增加食慾、改善便祕、增強免疫力等效用。而豌豆苗中所含有的「芸香玳」具有增加血管彈性，使血液流動順暢，因而有助於心血管的保健，還能預防、改善老年失智症的現象。豐富的蛋白質、葉綠素和維生素C，則有潤膚美顏、促進腸胃蠕動、增加食慾、減肥去脂、改善便祕、增強免疫力等效用。

中醫認為豌豆苗味甘、性平、無毒、和中下氣，亦蔬亦藥。豌豆苗的營養價值相當高，適合與其他蔬果搭配成生菜沙拉，做成果菜汁也很理想，營養完全不流失，唯脾胃虛寒者應適量食用。

新手入廚房

保存

如果冷藏庫常因食物過少而容易結冰，最好在包裝盒外再加二層報紙再冰，或放入蔬果箱中保存。豌豆苗雖然已經採收，但莖還是會不斷的生長而變得細長，纖維老化口感也會差些，因此最好於3～7日內盡快吃完。

豌豆苗也是屬於清潔蔬菜，因此只要稍事清洗1～2次即可，煮食或快炒、汆燙、涼拌都非常美味。

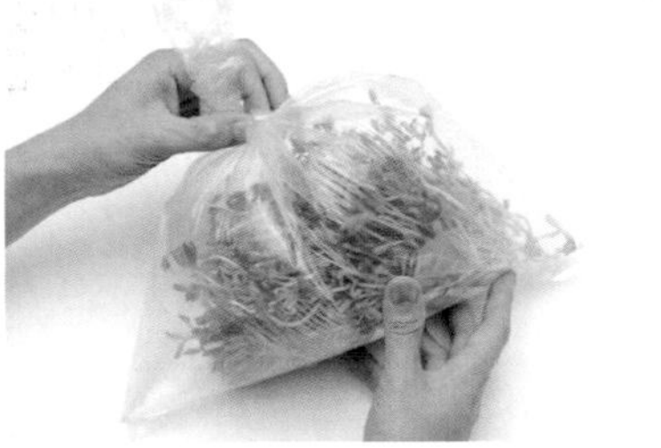

袋子可以有一些空氣，但要綁好以免在冷藏的過程脫水，盒裝的豆苗只要表面有水傷，便整盒都有異味，所以不要買。

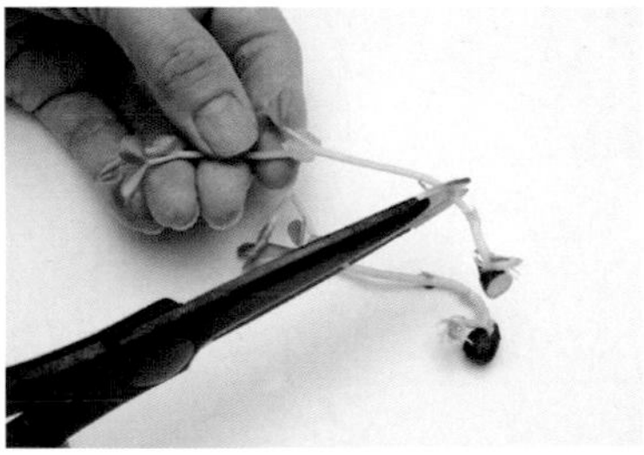

有些豌豆苗上帶有豆仁，要將其剪除。

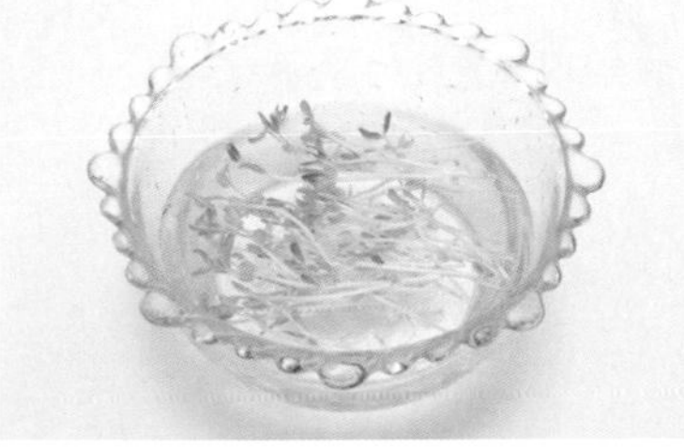

每次只清洗要使用的部份，不可整盒清洗，因為洗過水的豆苗很容易腐壞。

金針

別名：黃花菜、忘憂草、萱草

daylily

採收期短

金針花屬於百合科，又名「忘憂花」。百合科的植物品種非常多，其花型、花朵種類各異其趣，要注意的是，不是每一種的花都能食用。國內所栽培的金針花，主要以橙紅色系居多，由於平地氣溫稍高，並不是食用金針的理想生長環境，因此產量不多，目前只有台東和花蓮有較具規模的栽培。

每逢七月至九月正值萬花綻放，一片橙黃碧綠。村人們不分老少，全都忙著採收俗稱「一日花」的金針，由於花型美觀，又有「一日美人」的雅稱。每到金

品種

「金針」

尚未展開、呈淡綠色的花蕾，口感清甜適合快炒。

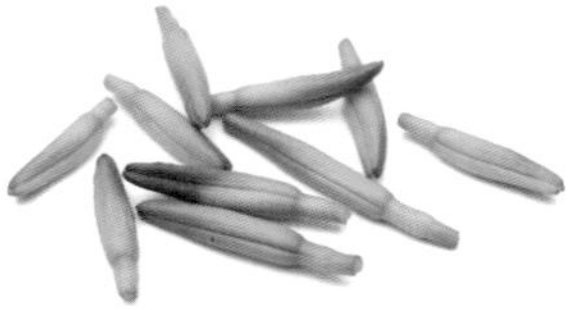

「乾燥的金針」

選購時避免購買色澤過於鮮艷的，最好選擇有機認證製造的較為安心 。

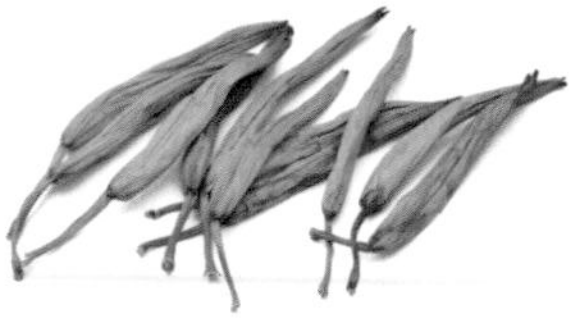

「碧玉筍」

經遮光處理的金針莖部，色澤如「韭黃」謂之碧玉筍或萱黃；未經軟化處理者，色澤較翠綠，稱為翠玉筍 。

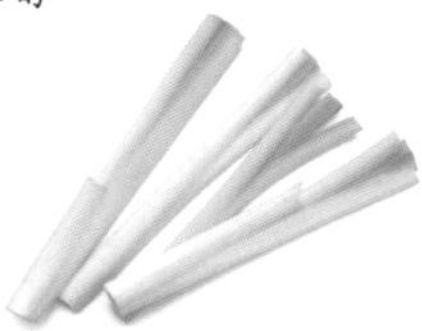

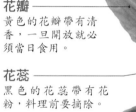

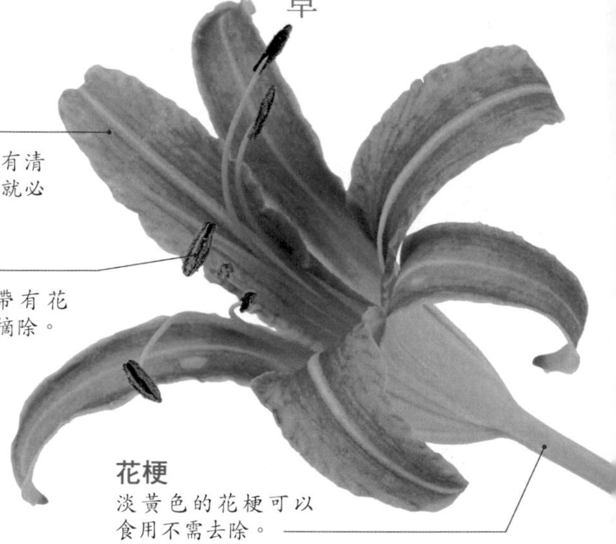
花瓣
黃色的花瓣帶有清香，一旦開放就必須當日食用。
花蕊
黑色的花蕊帶有花粉，料理前要摘除。
花梗
淡黃色的花梗可以食用不需去除。

Data

性味：味甘、性涼

成份：蛋白質、醣類、胡蘿蔔素 維生素Ａ、維生素Ｂ、維生素Ｃ、鈣、磷、鐵、鉀、鎂

主要產地：嘉義縣、台東、花蓮

盛產季節：6～10月為盛產期

挑選新鮮貨 青

應挑選花苞緊實、翠綠有光澤，一般超市都是販售包裝好的幼小綠色花苞，因此只要注意花蕾完整，沒有枯黃或萎爛，不會有變黑、異味，或水傷、發霉等情形即可。黃色的金針花是比較成熟的，一般只在傳統市場才看得到。

針花季，許多外地遊客趕著上山，為的就是一睹美麗的金針花海。

採收金針，必須等青白淡黃的花苞成熟、色澤金黃橙紅後才能採收。成熟的花苞為期只有一天，到了隔天的清晨，成熟的花苞就綻放了。已經開花的就不能製成一般食用的金針，失去了經濟價值，所以一天之內就必須採收完畢，來不及採收的就開花了，當大家看到花海的樣子，農民的心裡其實是惋惜的。

吃金針能忘憂

金針花可食用的部份，為新鮮花蕾與乾製品二種。花蕾採自開花前一天至三天之幼嫩花蕾，因成熟度的不同，有些是青綠色，而有的為橙色，新鮮花蕾一般僅在每年四月至十月開花期間可買到，乾製品一年四季均可購得。金針屬於營養豐富的蔬菜，且為調理營養膳食的上等食材，藥膳專家常以乾製品調理藥膳，提供情緒不佳者食用，素食者更視金針為滋補營養食物。

金針除了花朵可供食用之外，其莖部亦可食用，稱為「碧玉筍」。將植株如韭黃般遮光軟化處理，軟化期間不需添加任何肥料及農藥，金黃色鮮嫩之碧玉筍可說是清潔乾淨的蔬菜，且其生育期短，可隨時補充夏季葉菜類短缺時所需。此外碧玉筍含豐富維生素，碳水化物，能使腸胃機能暢通，口感較韭黃為佳，食用方式與韭黃相同，且貯藏運送容易。

新手入廚房

乾金針料理前先浸泡

新鮮的黃色金針花不耐儲存，最好在購買當天食用，或使用保鮮盒冷藏，並1～2日內料理。綠色的金針花可連同外包裝，冷藏約可保存2～5日。

新鮮的金針花只要在流動的清水中，清洗約2～3次後即可。乾燥的金針若非天然加工品，在煮食前除了清洗之外，還需浸泡溫水30分鐘，以去除二氧化硫。

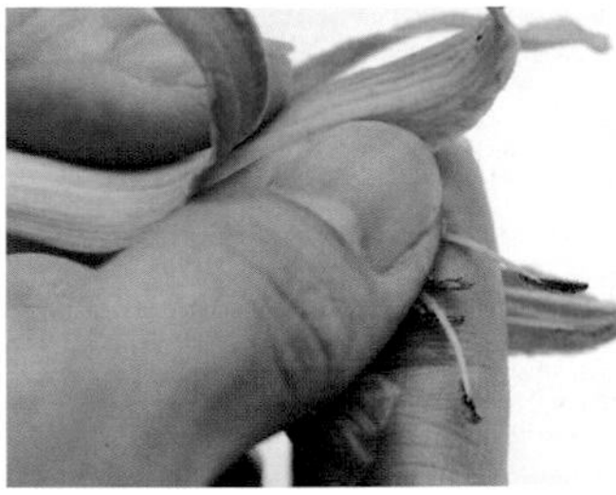

新鮮的金針花，煮食前要先將黑色的花蕊摘除，以免做出來的料理黑黑的不好看。

搭配性熱食物料理

金針之花蕾、莖葉均屬涼性食物，對於屬熱性體質的人，適量食用有清涼退火作用。但對於屬寒性體質的人，宜限量淺嚐或以薑和麻油、酒等溫熱性佐料調理，或搭配溫熱性配料如羊肉、牛肉等一起調理食用。

切忌生食

金針不宜單獨煮食，應該和其他的配料一起烹煮，如排骨或豆腐等。新鮮的金針含有秋水仙鹼，生食會引起不適，因此務必煮熟後食用，乾燥後的金針雖沒有秋水仙鹼這種成份，但還是要煮熟。

苜蓿芽

alfalfa sprout

Data

性味：味甘、性平

成份：蛋白質、醣類、維生素A、維生素B_1、維生素B_2、維生素B_6、維生素B_{12}、維生素C、維生素E、維生素K和多種氨基酸及酵素、鈣、磷、鐵、鈉、鉀、鎂等

主要產地：全省各地皆產

盛產季節：全年

挑選新鮮貨（青）

苜蓿芽多以盒裝販售，選購時除了注意日期，還要看一下盒裝的底部，芽菜是否都完整，芽部淡黃色未變綠才是新鮮的，有水傷或腐爛及異味等，就不要購買，因為即使是一小角的苜蓿芽腐壞，細菌都會擴散到整盒，食用後反而對健康有害。

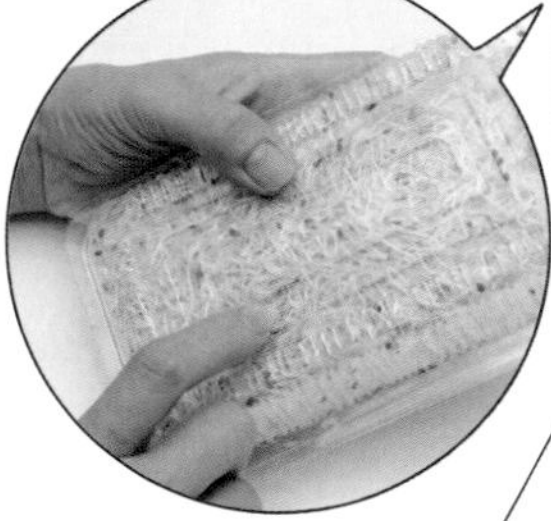

使血液成弱鹼性

苜蓿是豆科植物中種子最小的一種，原是美國最主要的牧草作物。近代的研究顯示，苜蓿芽中蛋白質含量高於其他豆類，含有多種礦物

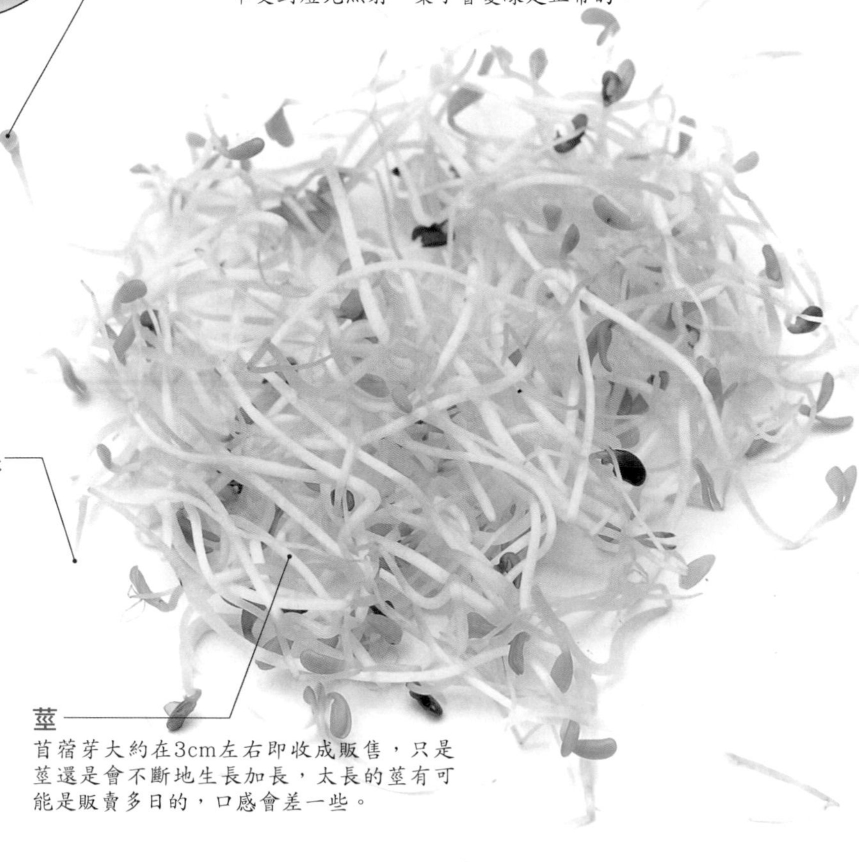
葉
剛採收的葉子，應該是淡黃色的，但在超市受到燈光照射，葉子會變綠是正常的。
根
象牙白短而細長。
莖
苜蓿芽大約在3cm左右即收成販售，只是莖還是會不斷地生長加長，太長的莖有可能是販賣多日的，口感會差一些。

質、維他命、多種氨基酸及酵素等。營養豐富、熱量低、清爽可口，生食有益身體健康。能使酸性血液轉變為弱鹼性，高量的維他命E，能防止促進老化的過氧化脂質產生，能強化血管使血液循環更順暢。阿拉伯語稱為苜蓿芽為「所有食物之父」，意指苜蓿芽為一種完全植物。

十幾年前幾乎可稱為萬能苜蓿芽，在國內曾經刮起一陣食用風潮，不過下場也和多數的健康食物一樣，終歸於平靜，人們又回歸到正常飲食。其實，每一種食物都有其營養價值，均衡飲食才符合養生原則。

風行歐美日

在歐美、日本等先進國家，因為受到醫學界與營養學家的大力推薦，生食苜蓿，蔚為風氣，美國人食用苜蓿芽，比我們國人吃綠豆芽要普遍。幾乎在各處超級市場、健康食品店與速食店，都可以看到盒裝或散裝的苜蓿芽，餐廳裡的生菜沙拉吧，一定也少不了苜蓿芽。

由於苜蓿芽幾乎涵蓋了所有重要的胺基酸，所以對於關節炎、癌症、高血壓、膽固醇的治療有很大的幫助。舉凡營養不良、便秘；頭髮、指甲脆弱、神經質、焦燥感等症狀等也有助益。此外還具有消除疲勞、防止老化、預防成人病、美化肌膚之功效。苜宿芽的熱量低營養高，而且爽脆可口，適合生食或夾三明治。

雖然苜宿芽的營養可說是全面性的，但還是有醫生提醒紅斑性狼瘡患者不可食用，或罹患自發免疫系統疾病者不宜大量連續吃，宜吃吃停停。另外痛風、尿酸過高者也不宜多食。因此欲長期，且大量食用苜宿芽，做為保健時，應該要先諮詢醫生的意見。

新手入廚房

處理

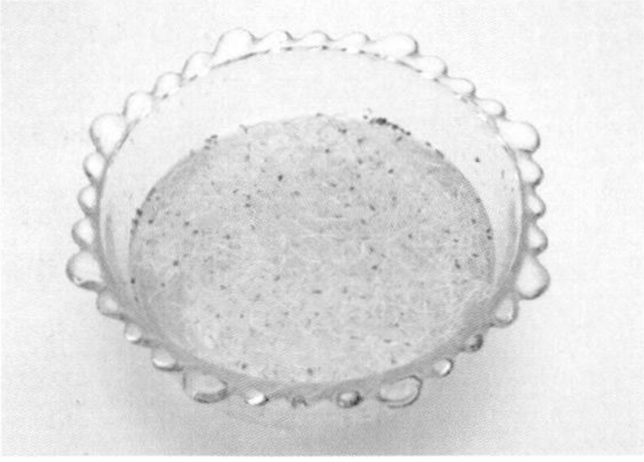

專業栽培的芽菜，其實可以直接使用，不需經過清洗。要是覺得不放心，每次只清洗要使用的部份即可，不要整盒洗起來放。

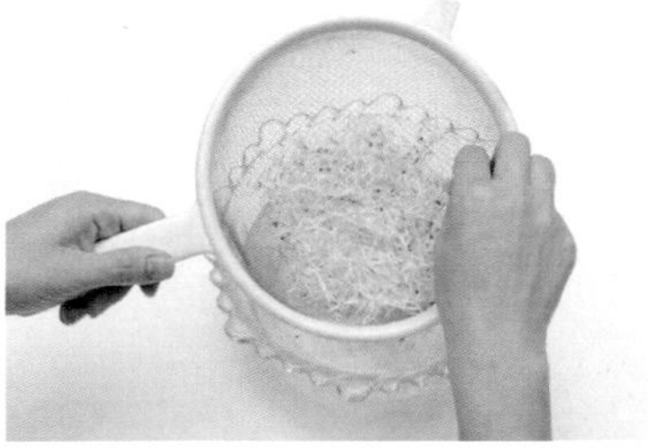

洗好後用濾網瀝乾水份，再用紙巾包起來甩乾。

冷凍再退冰口感易軟爛

如果冷藏庫常因食物過少而結冰，最好在包裝盒外，再用二層報紙包好，一起放入蔬果箱中保存，因為苜蓿芽一旦結冰再解凍就會變得爛爛的。保存期限約5～7日，不過還是盡快吃完，以免苜蓿芽繼續生長拉長影響口感。

不適合熟食

苜蓿芽不適合加熱烹煮，主要為生食。體質虛寒的人不要經常大量食用苜蓿芽，或者可搭配溫性的食物如，如烤吐司、黑芝麻醬等。

黃豆芽

別名：大豆芽 *soybean sprouts*

豆仁
淡黃的色澤或有些微泛綠都是正常的。

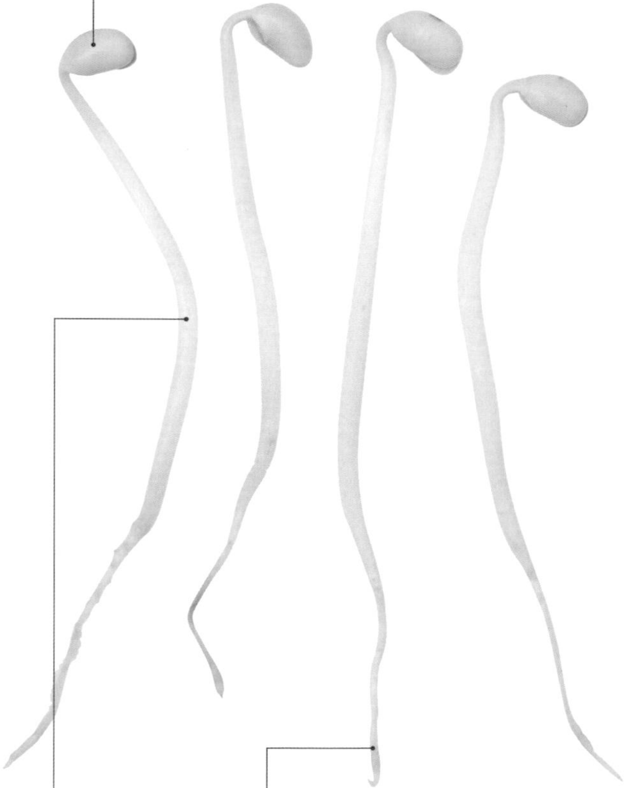

莖
白胖有光澤。

根
淡褐色的根，自然栽培的豆芽根會非常細長。

Data

性味：味甘、性寒

成份：蛋白質、維生素A、維生素B_1、維生素B_2、維生素C、膳食纖維、鈣、磷、鐵

主要產地：全省各地皆產

盛產季節：全年

挑選新鮮貨 青

購買豆芽時是不能用手挑的，因為豆芽易因翻動而受損，因此只能用肉眼判斷這家的豆芽好不好，或新不新鮮。只要看起來莖部鮮嫩有光澤，沒有變黃或變黑，拿一點起來聞一聞沒有異味即可。一般來說傳統市場購買豆芽，最好在上午，尤其是天氣炎熱時，越到中午豆芽鮮度越差。購買包裝的豆芽，除了保存日期外，還要仔細檢查裡頭的豆芽，只要有水傷或過多斷裂的都是不良品。

加醋保留維生素B_2

炒食黃豆芽時加點醋，能保存維生素B_2，不致流失太多，快炒時間不需太久。熬湯則需要水滾後即下鍋，煮到爛爛的才能入味。

豆製品營養易吸收

黃豆又名大豆。很多人不知道黃豆和綠色的毛豆，其實是同一種豆。差別只在於成熟度的不同，大豆幼嫩之際為青綠色，也就是日常食用的毛豆，而老熟乾燥之後就是黃豆。大豆在我國已有數千年的栽培歷史，十八世紀末傳入歐洲，藉由歐洲的科技，分析出大豆的蛋白質及脂肪的含量特別高，是非常有營養的食品。

黃豆雖然營養高，但由於它存在著胰蛋白脢抑制劑，使它的營養價值受到限制，此外還含有的不能被人體吸收，又易引起腹脹的棉籽糖、鼠李糖、水蘇糖等寡糖，然而在發芽過程中這些成份，會急劇下降乃至全部消失。因此營養學家提倡人們食用豆製品。

有痛風者可摘除豆芽仁再食用

在所有豆芽中，黃豆芽的蛋白質利用率要比黃豆高，在發芽過程中由於酶的作用，更多的鈣、磷、鐵、鋅等礦物質元素被釋放出來。有研究顯示，黃豆芽中的葉綠素能分解人體內的亞硝酸胺，因而有預防直腸癌等，多種消化道惡性腫瘤的作用。且黃豆芽中含豐富的維生素C，對皮膚保養很有幫助；還能烏黑頭髮及淡化斑點。維生素B2和維生素E，能保護皮膚及微血管，防止小動脈硬化、阻塞，也能防止老年性高血壓。

黃豆富含纖維，且熱量低，是瘦身者的理想食品，還能促進新陳代謝，減少體內乳酸堆積，消除疲勞，利尿又通便。此外如脾胃虛弱，或痛風患者，因在飲食上有所顧忌，不妨將豆芽上那兩片黃色的豆仁摘除，再行煮食即可。

新手入廚房

處理

黃豆芽因含有豐富的蛋白質，因此不耐儲存，最好是當日食用，或用鹽水燙熟後，再用保鮮盒裝起來冷藏，並於1~3日內食用完畢。

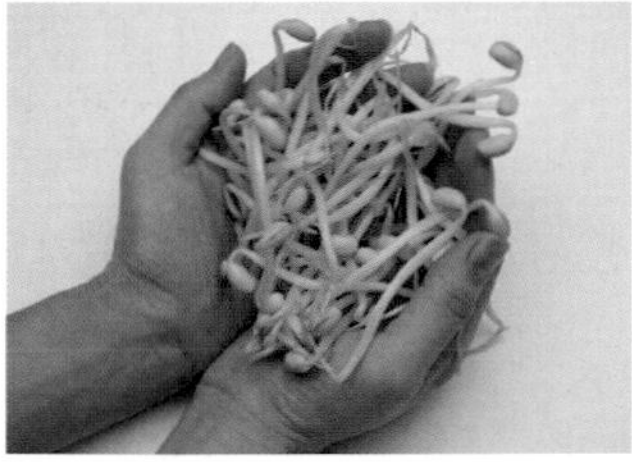

黃豆芽極易腐壞，故購買前最好先聞聞看沒有異味。

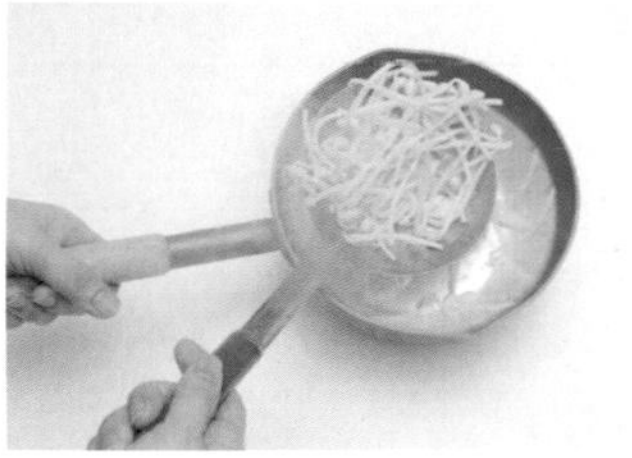

由於不耐儲存，最好一次料理完畢，或燙熟作為涼拌料理較能保鮮。

剪去根部

豆芽類都是屬於清潔蔬菜，因此只要稍事清洗1～2次即可，有些人不喜歡黃豆芽的根，嫌其口感不好影響美味，因此也會動手摘除。

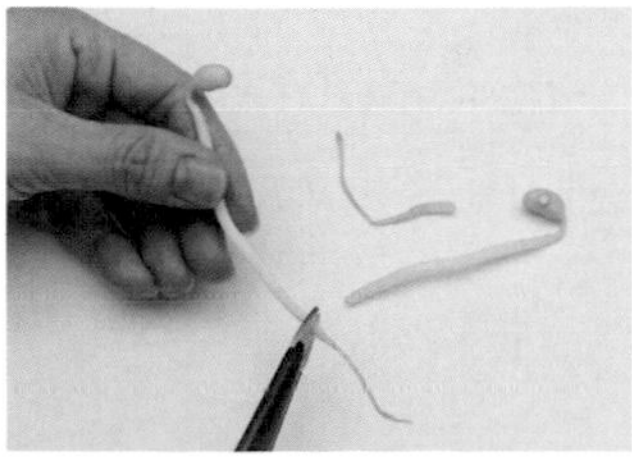

屬於體型較大的豆芽菜，料理前許多人習慣剪去粗糙的根部。

蓮子

別名：蓮心、蓮薏 *lotus seed*

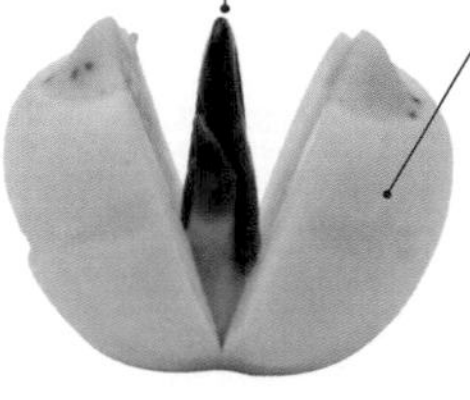

蓮心

鮮綠色的蓮心有苦味，屬於蓮子的胚芽部位。

蓮子

蓮子是蓮花凋謝後，所結出的蓮蓬裡頭的種子，販售時會將褐色的外皮和中間綠色的蓮心去除。

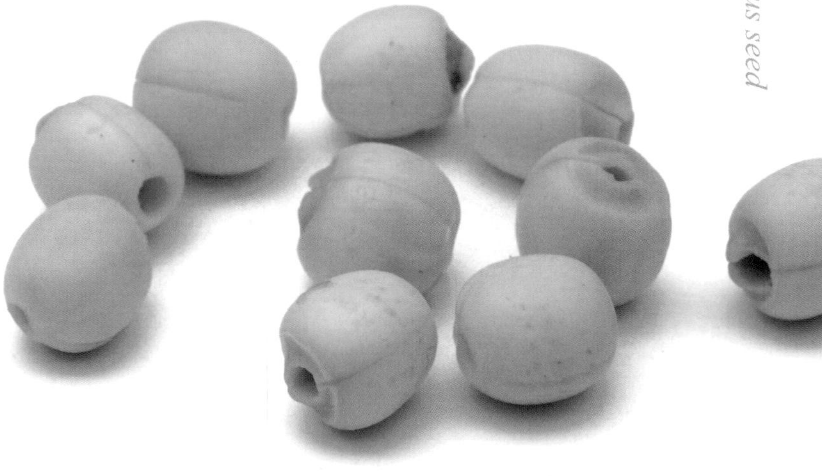

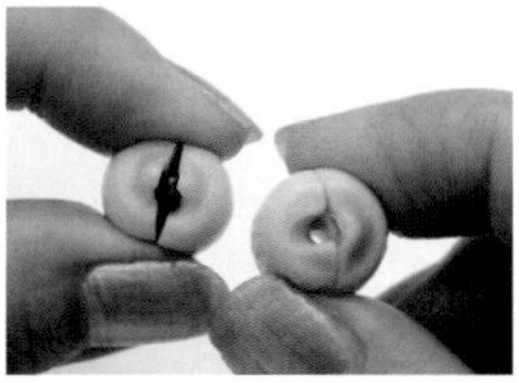

一般購買的新鮮蓮子，多半都是已經去除中間具有苦味的蓮心，但在煮食前還是要檢查一下，中間不透光的表示蓮心還在裡面。

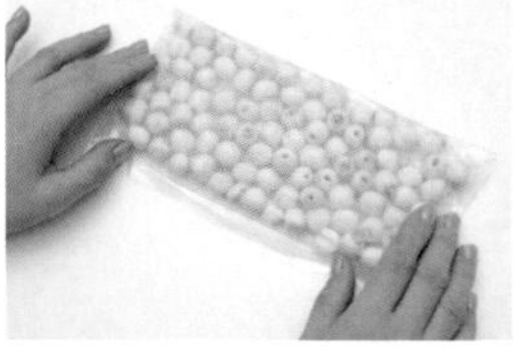

新鮮的蓮子適合冷凍保存，不影響口感。

品種

「乾燥的蓮子」

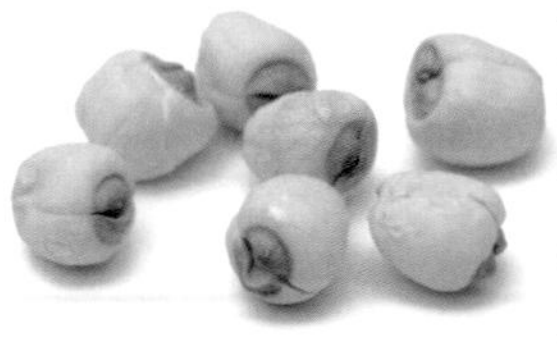

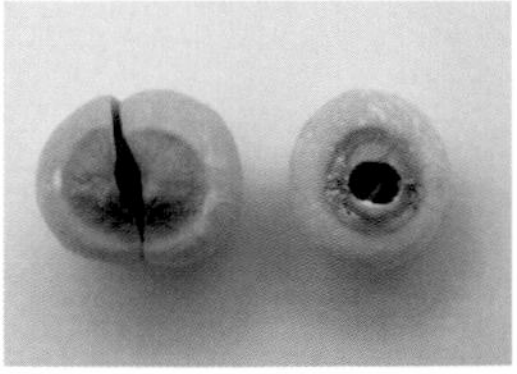

最好購買國產的乾燥蓮子，頂端有些突出(圖左)。進口蓮子，頂端有像被磨過的痕跡(圖右)，極易辨識。

Data

性味：味甘、性平

成份：蛋白質、胡蘿蔔、維生素B1、維生素B2、鈣、磷、鐵

主要產地：台南、彰化、嘉義

盛產季節：鮮品10～2月；乾品全年皆有

挑選新鮮貨 青

新鮮蓮子連同包裝袋冷藏，可以保存約2～3日，冷凍可以保存數月不壞，如短時間內不食用不妨直接冷凍，料理時不需解凍直接使用即可。

風味清香，滋味甘甜

原產於印度的蓮花，葉片大花型美，是許多著名的庭園裡不可缺少的植物。經過幾千年來的研究顯示，蓮這植物果真妙用無窮，渾身是寶，美麗的蓮花除了觀賞，還可入菜、做茶。乾燥的蓮蓬具有止血止瀉的功能，蓮子則有滋養安神之功效。此外碩大的荷葉可用來包裹食物蒸煮，即便是深藏在污泥底下的蓮藕，也是不可多得的美食。這世界上再也沒有那一個國家，能像中國人一樣，將蓮使用的如此透徹。

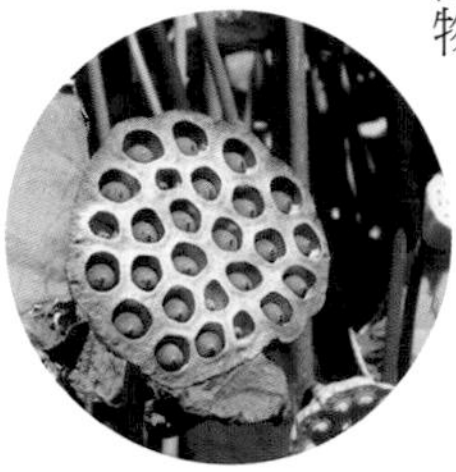

消暑滋補

花謝後採收下來的成熟蓮蓬，裡頭有為數不少的種子，需先去除包覆種子的硬殼，和中間具有苦味的綠色蓮心，之後才是食用的蓮子，除了鮮食之外也加工乾燥以利保存。蓮子常出現在所謂的食補藥膳中，像是豬肚蓮子湯、四神湯、銀耳蓮子等補品。據研究指出，乾蓮子的蛋白質含量高，還有豐富的鈣、磷、鐵、胡蘿蔔素和維生素B1、維生素B2等，具有很高營養價值與功效。

安心神防秋燥

蓮心本身雖然也具有療效，但為了避免它的苦味，在採收後會先行剔除。除了去掉苦澀味之外，性甘苦寒的蓮心，其實只適合心火大、脾氣燥的人食用，如果氣脾本來就虛弱的人多吃了反而不妙，會導致更有氣無力，而蓮子去心後能養神益志，所以一般多使用去心蓮子。

蓮子除了營養豐富，香甜可口，並具清血、散瘀、益胃、安神的功用，蓮子、蓮蕊都是良好的中藥，被視為珍貴的滋補食品。

據本草綱目記載，蓮子有「交心腎、厚腸胃、固精氣、強筋骨、補虛損、利耳目、除寒濕」等功能。可補脾止瀉、清心養神、益腎的作用，並常用於治療心悸失眠。但感冒、消化不良與大便燥結者，則不宜多食蓮子。

新手入廚房

保存

新鮮蓮子連同包裝袋冷藏，可以保存約2—3日，冷凍可以保存數月不壞，如短時間內不食用不妨直接冷凍，料理時不需解凍直接使用即可。

四神湯

乾燥的蓮子是四神湯的材料之一，經常食用可以健脾、安神，心慌不安或壓力大的考生，可多食用四神燉豬肚，不喜歡豬肚時可以改為排骨。

烹調小秘方

新鮮蓮子很快就能煮軟，因此在水滾之後才下，搭配需久煮的材料如燉排骨湯時，可以等肉煮熟後才下蓮子。使用乾燥的蓮子，就要和所有材料同時下鍋。

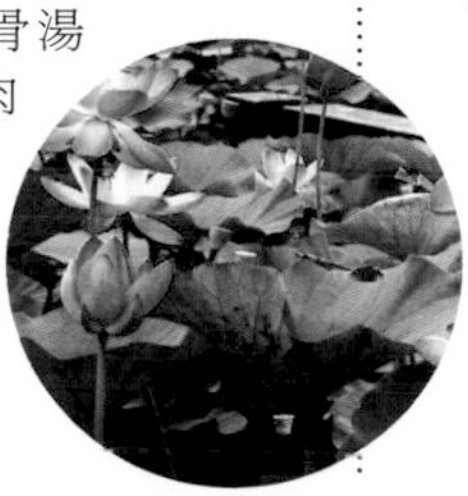

菇 葺海帶

海帶類含有大量的鈣與鉀，能降低膽固醇，菇茸類具有降血壓功效。建議喜愛肉類飲食者，要注意平衡攝取此類食物，對健康較有益。

海帶
金針菇
草菇
鮑魚菇
秀珍菇
杏鮑菇
香菇
洋菇
木耳

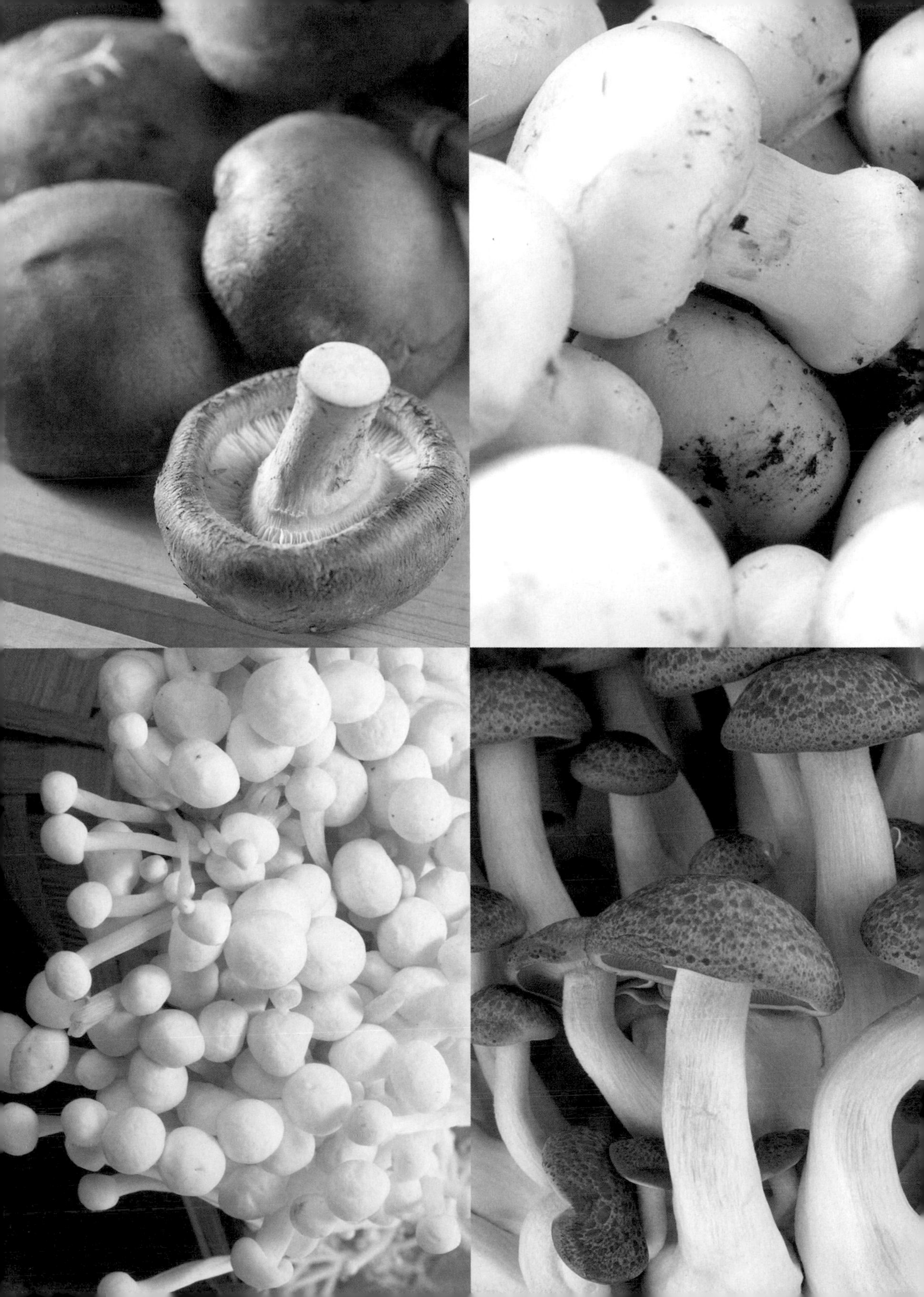

海帶

別名：昆布 *kelp*

金門品質優

海帶，是一種高經濟價值的海產品，除了野生的海帶之外，也可以使用人工的方式，在海邊大面積地栽培。海帶原產於日本和朝鮮北部等嚴寒海域，物美價廉，一年四季皆可採收，且烹調容易，市面上有許多乾燥的海帶加工品，有些甚至只要沖下滾水即可食用，不但攜帶方便，而且易於保存。很多人不知道其實離島的金門、澎湖等地附近也生產海帶、紫菜等海菜類，其實在台灣只有金門才能培育出好的海帶，因為氣候夠冷。海帶的生長需要低溫，如果海水溫度太高就無法生長，海帶同時也是近幾年金門大力推廣漁業產品之一。

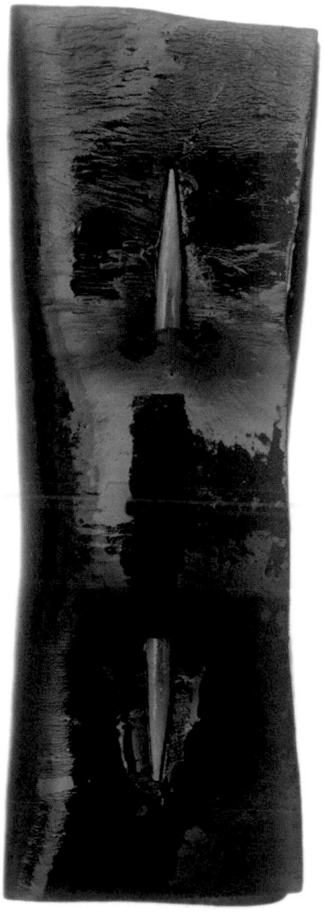

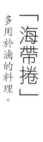

「海帶捲」多用於滷的料理。

Data

性味：味鹹甘、性寒滑

成份：蛋白質、維生素A、B、C、D和菸鹼酸 碘、鈣、鐵等礦物元素

主要產地：金門、澎湖等附近嚴寒海域

盛產季節：全年

挑選新鮮貨 青

購買新鮮海帶，以表面光滑完整略帶透明感為主，沒有碎爛或表面有黏液的情形，除此之外購買前聞一下，如果有怪味也不要購買。購買乾品，以表面乾燥有白色粉狀物帶有清香，或包裝完整標示清楚為佳。

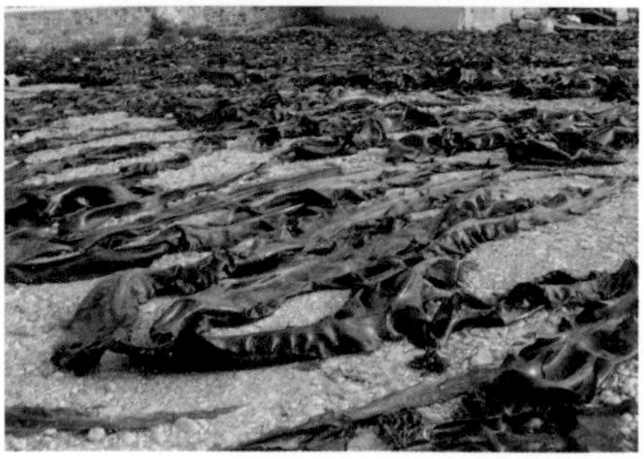

幫助血液代謝

根據學者研究，海帶豐富的碘質，可促進血液中三酸甘油脂的代謝，所含豐富的食物纖維質，能有效降低血液中過多的膽固醇，有預防動脈硬化、高血壓、心臟病的功效。海帶中的褐藻酸鈉鹽，有預防白血病和骨痛病的作用，對動脈出血亦有止血作用。經常食用可減少腸道內吸收放射性元素鍶，褐藻氨酸還具有降壓作用。

海帶根粹取液具有鎮咳平喘與抗癌作用。海帶中的葉綠素和微量的鐵、鈷、砷等有補血的功能，由於海帶中所含的多種礦物，和微量元素及維生素C的綜合作用，在含動物脂肪的膳食中摻點海帶，會使脂肪在人體內的蓄積趨向於皮下肌肉組織，較不容易在心臟、血管、腸膜上積存。同時，血液中的膽固醇含量會顯著降低。因而對高血壓、血管硬化、脂肪過多等有一定的預防和輔助治療作用。

預防甲狀腺腫

海帶含有的碘化物，內服吸收後，能使病態之組織崩潰和溶解，古時即使用海帶來消「癭瘤」。海帶中的豐富碘質，是甲狀腺素的主要成分，所以可治療甲狀腺腫大，亦可暫時緩解症狀。

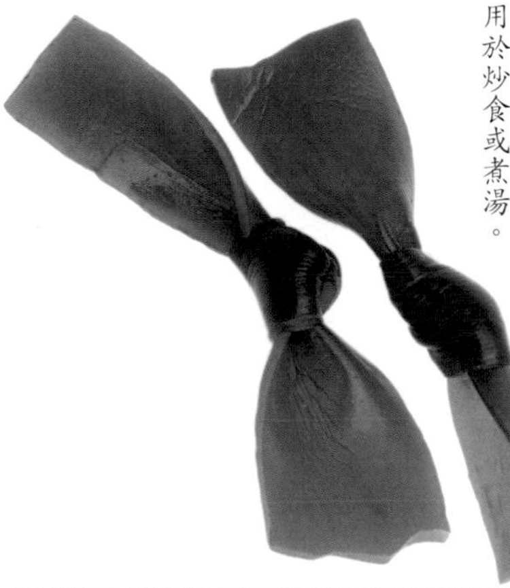

「海帶結」用於炒食或煮湯。

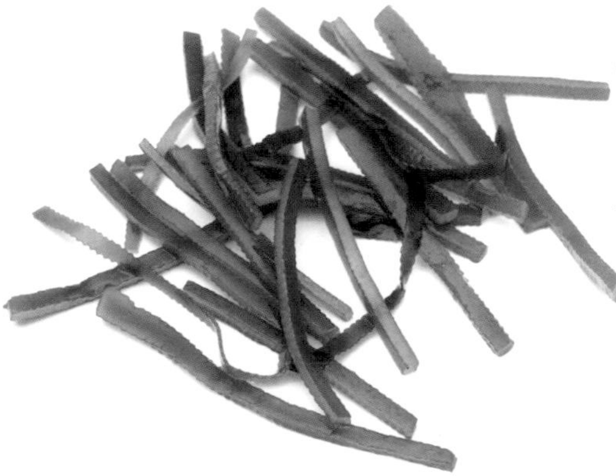

「海帶細絲」用於炒食或涼拌。

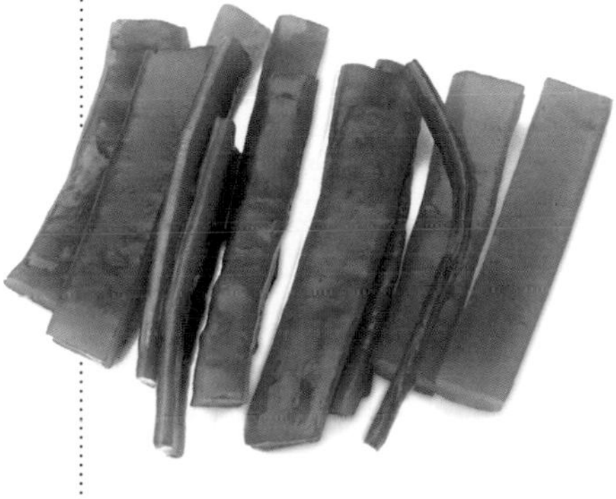

「海帶粗絲」用於炒食或涼拌。

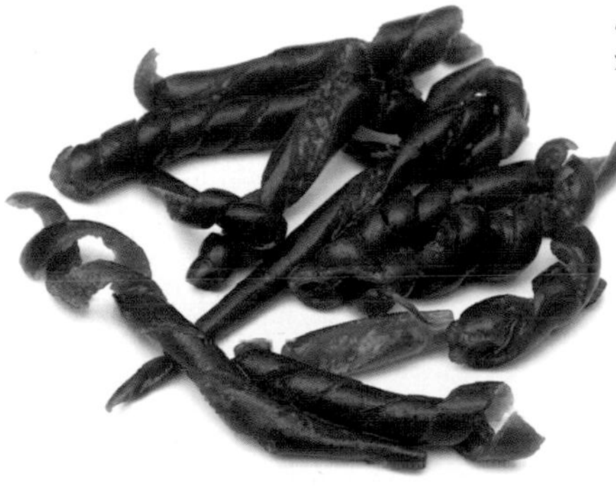

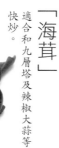

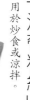

「海茸」適合和九層塔及辣椒大蒜等快炒。

中醫常作為變質藥，有消癭瘤、化痰、散結、治癧腫瘰癧和利尿的功效。古代醫學家認為「癭堅如石者，非海帶、海藻不除」。癭瘤即甲狀腺腫。亦適用於淋巴結腫、慢性氣管炎、水腫、腳氣病等，還可用於治療胸膈塞滿，咽喉項頸漸粗等症。由於海帶生長在水中，藥性清涼，人們常以海帶燉湯作為清涼滋潤劑。

加醋軟化

醋不但有使食物變軟的功能，海藻內的非水溶性食物纖維也會因醋而軟化，更容易被人體吸收。烹煮海帶，加少許醋，海帶易爛，沒有腥味。

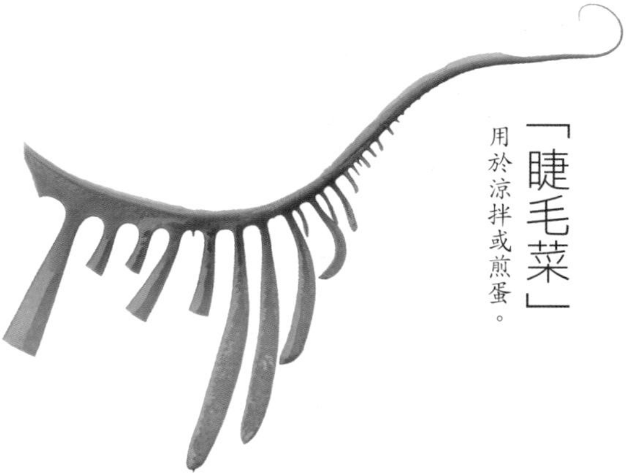

「睫毛菜」
用於涼拌或煎蛋。

「乾燥的海帶」
適用於長時間燉煮。

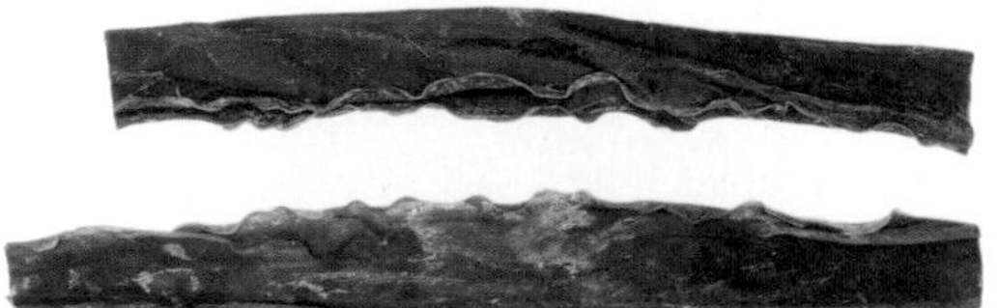

新手入廚房

處理

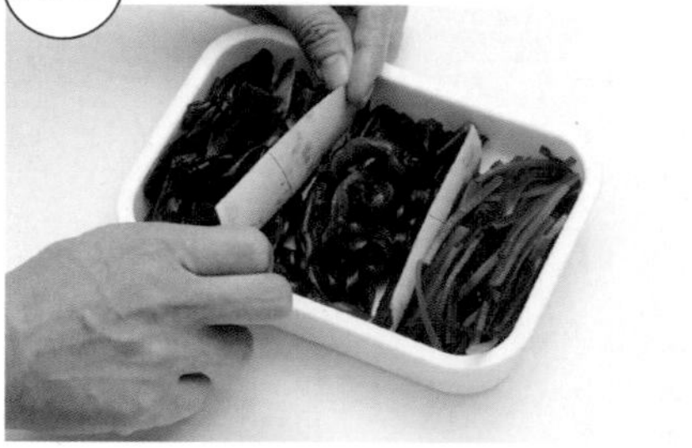

連皮保存較新鮮

新鮮海帶不耐儲存，最好當日料理，或分裝後冷凍保存，待使用時再取出。乾品則密封保存於涼爽乾燥處，避免日光照射。

不要洗掉白粉

乾海帶上的白粉為鮮味所在，故不要水洗或擦拭，直接加上乾香菇，即可泡出營養高湯。

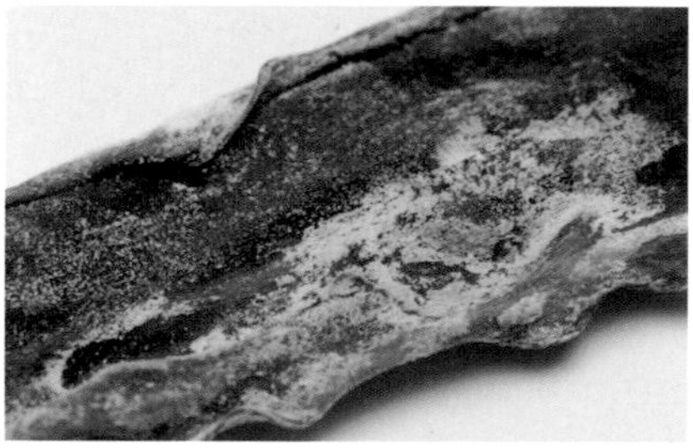

表皮完整才新鮮

新鮮的海帶表皮完整有彈性(左)，不會碎碎爛爛的。

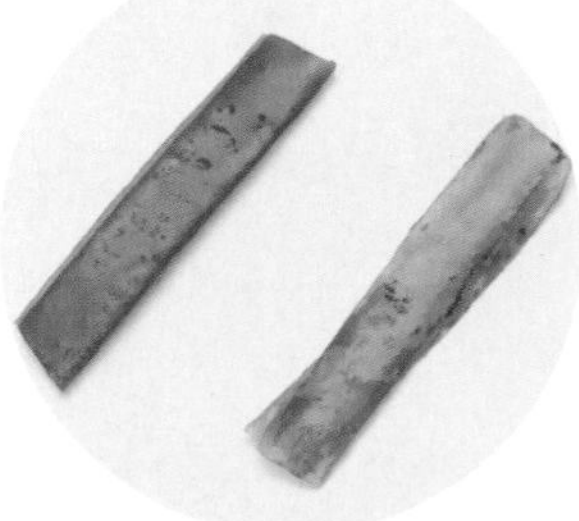

金針菇

別名：金絲菇、金菇 *golden mushroom*

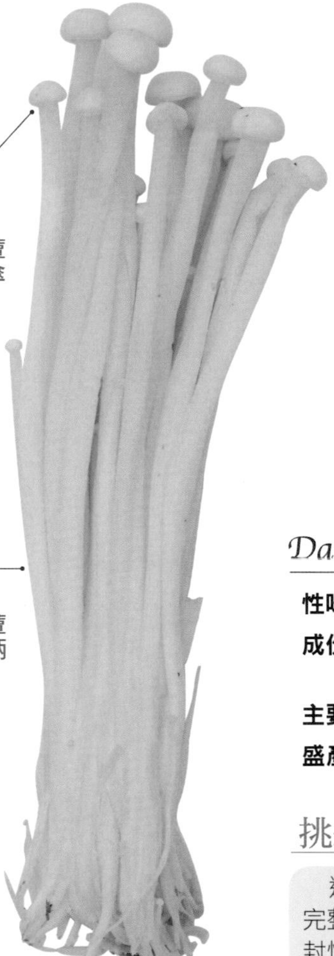
蕈傘
細小的蕈傘為象牙白，表面乾爽色澤光亮。
蕈柄
蕈柄細長，莖內為中空狀。

Data

性味：味鹹、性寒

成份：蛋白質、氨基酸、醣類、多醣體

主要產地：南投、台中、彰化

盛產季節：全年

挑選新鮮貨 青

選購金針菇時，應購買包裝完整產地標示清楚的，包裝密封情況是否良好，如果袋內已因空氣進入而鬆弛，就要仔細檢查裡頭的針菇，根莖已呈斷裂現象，或潮濕變色品質不佳者，應避免選購。

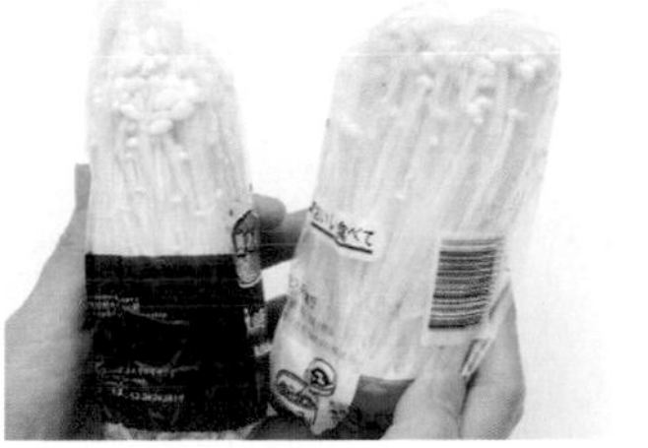

選購包裝袋為緊縮的真空狀態，如空氣進入後袋子會變得鬆鬆的。

提升免疫力

在日本長達數十年的流行病學調查研究及觀察，比較不同地區罹患同一種癌症的農民時，發現栽植金針菇的農民，因為每日從飲食中攝取金針菇的機會較多，死亡率明顯地低於其他地區的農民。而實際上，在許多試驗的研究中，也證實了金針菇中所含的多醣體，和蛋白質都有提升免疫能力、抑制腫瘤細胞生長的功效。

金針菇含有一種蛋白，可預防鼻炎、濕疹等過敏症狀，並可提高免疫力，對抗病毒感染。中醫則認為金針菇能利肝臟、益腸胃、增智慧、抗癌瘤。金針菇柄中含有大量食物纖維，可以吸附膽酸，降低膽固醇，促使胃腸蠕動，具有食療保健的藥用價值，常吃金針菇對高脂血症患者有一定的好處。

處理

購買後要盡快冷藏。包裝袋緊縮的真空狀態金針菇較耐儲存，只要沒有空氣進入，即可多存放些時日。若空氣已進入而有鬆動的情形，則於2至3內食用完畢。

切除根部

將有綑綁痕跡的基部以下切除後，剝開來去除雜質，迅速沖水並甩乾，不要在水中浸泡。蒸、煮、炒、炸、烤都很適合，切記不要長時間烹煮。

草菇

別名：稻草菇、中國蘑菇

straw mushroom

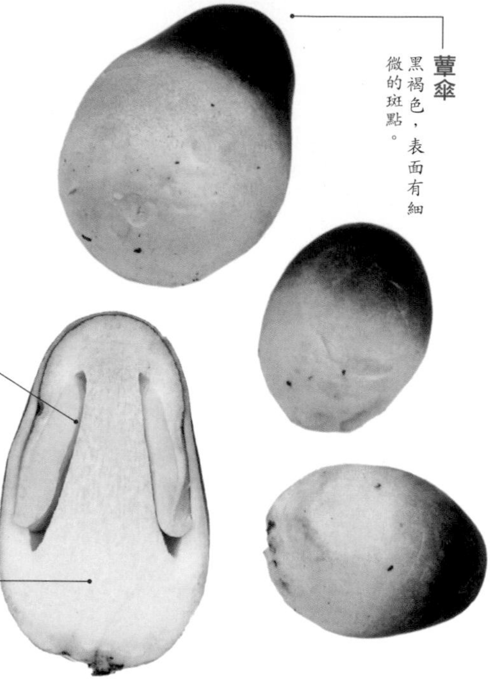
蕈傘
黑褐色，表面有細微的斑點。
蕈摺
新鮮草菇蕈摺內部近似白色，倘若變成褐色或黑色，就表示鮮度差，不能食用了。
蕈柄
新鮮的草菇蕈柄，連著一層膜，需切開後才看得到。

Data

性味：味甘、性寒

成份：蛋白質、脂肪、醣類、鈣、磷、鐵、維生素B_1、B_2、C、胺基酸

主要產地：南投、台中、彰化

盛產季節：全年

挑選新鮮貨青

選購外觀完整無腐傷，腳苞未裂開、表面乾爽、質地挺硬，菇傘裂開後宜儘早煮食或冷凍，不宜再冷藏放置。

處理 草菇不耐貯存，買回來之後盡快放冰箱中，塑膠袋應打開使其透氣， 否則極易開傘。開傘過久，菌褶變粉紅或甚至變黑時，就無法食用。

✣清洗別浸泡

菇類的栽培環境都很清潔，因此只要在料理前迅速沖一下水即可，不要在水中浸泡。味道及咬感特別，適合煮湯或炒食，不要長時間烹煮，不可生食。

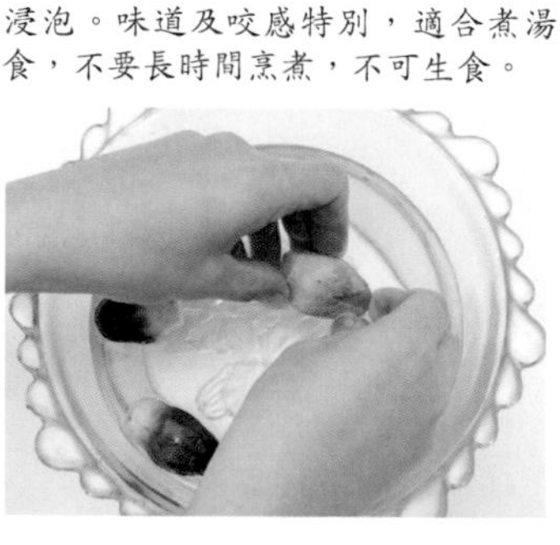

必需氨基酸含量高

草菇含高量的蛋白質、礦物質、維生素B_1、B_2、維生素C外，它所含的胺基酸多達十七種，蛋白質和必需氨基酸的含量比一般蔬菜高，並含有一種能抑制癌細胞生長的異性蛋白，是極佳的抗癌食物。經常食用能減少膽固醇的累積，可降血壓和防治壞血病，增加身體對傳染病的抵抗力。

在中國及日本的傳統醫學上，使用草菇已經有幾千年的歷史，亞洲的草菇常用來解痛，及治療像關節炎等疾病。科學家相信，在草菇裡發現某些化合物，有助於治療疾病，如C型肝炎及愛滋病等，且可用來緩解幾種由病毒引起之疾病症狀。某些草菇也能激發免疫系統，但是對於草菇中的有效成份，及其如何產生作用？目前仍停留在研究的階段。

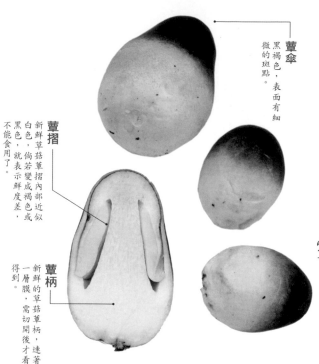

鮑魚菇

別名：平菇

abalone mushroom

平民的靈芝

鮑魚菇食性溫和，熱量低，多食有益健康。根據國外醫學研究，經常食用富含特殊「平菇素」的鮑魚菇，可以強化體質，並減少血液中的膽固醇，降血壓及防癌，而且取得容易又便宜。雖然沒有昂貴的身價，卻有不輸高貴靈芝的效用，在日常生活中多加攝取，有保護身體免疫機能之效。《本草綱目》中記載「蘑菇蕈、味甘、寒、無毒、主益腸胃、化痰、理氣」。理氣亦即調理氣血，具有調節人體循環及免疫系統的抗病能力。古代民間即常把鮑魚菇子實體水煎後，用以治療腸炎。與雞蛋共煮或炒食，用以治療白痢。加紅棗水煮後服用，可用以治療赤痢。

蕈蓋

蕈蓋側生菇面大，顏色灰色或淡褐色。

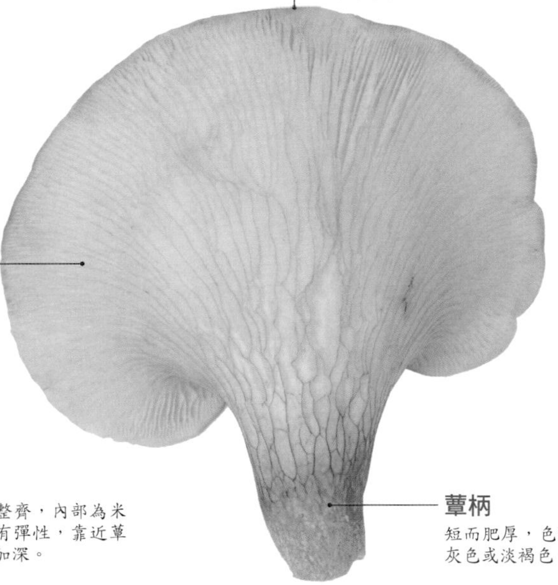

蕈摺

蕈摺排列整齊，內部為米白色質感有彈性，靠近蕈柄處顏色加深。

蕈柄

短而肥厚，色澤乳白至灰色或淡褐色。

Data

性味：味甘、性寒

成份：蛋白質、寡糖 胺基酸、礦物質

主要產地：南投、台中、彰化

盛產季節：全年

挑選新鮮貨

選購鮑魚菇時以菇面大而肥厚，顏色灰色或淡褐色，菇柄粗短，表面乾爽完整不破碎者為佳。

保存

買回來的鮑魚菇連同外包裝一起冷藏，可保存3至5天，放置時間過久會變黑且易爛。如果一次購買的量很多，不妨分裝後冷凍，可保存較久。使用前不需要解凍，可以直接清洗料理，口感改變不大。

處理

菌柄的前端口感較差，因此可從1公分左右的部份切除。

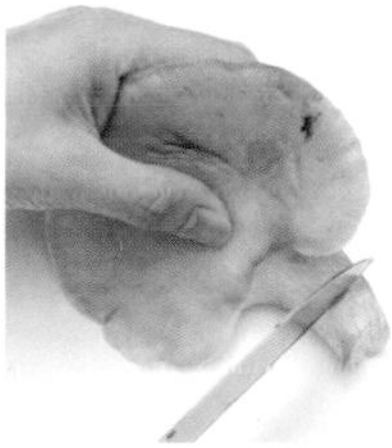

烤鮑魚菇

在表面抹鹽，整片入烤箱烘烤，即是一道美味的菜。

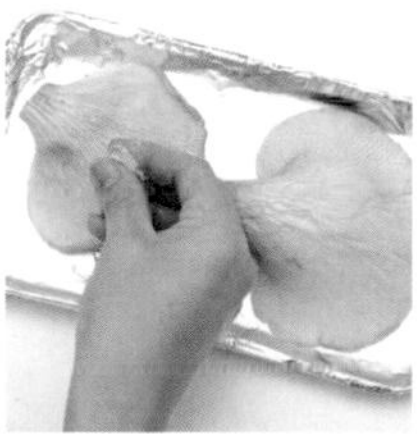

秀珍菇

別名：平菇 *oyster mushroom*

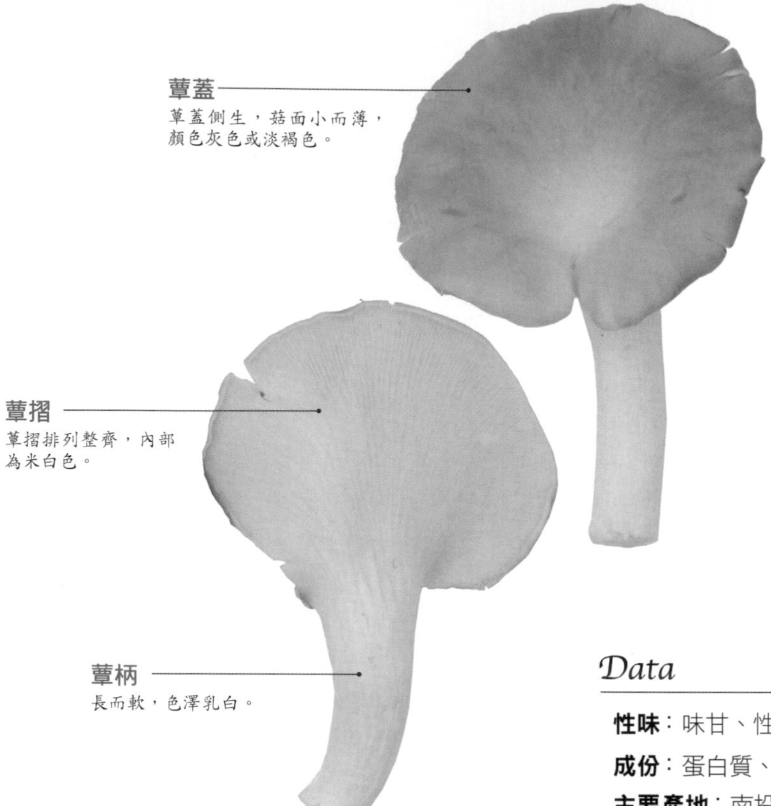
蕈蓋
蕈蓋側生，菇面小而薄，顏色灰色或淡褐色。
蕈摺
蕈摺排列整齊，內部為米白色。
蕈柄
長而軟，色澤乳白。

Data

性味：味甘、性寒

成份：蛋白質、胺基酸、多醣體、礦物質

主要產地：南投、台中、彰化

盛產季節：全年

低脂高纖

幾乎所有的菇類都具有低脂、低糖、低鈉、低膽固醇、高纖、高蛋白質等特性，以及豐富的維生素B群、礦物質、多種胺基酸等。不但可以降低血壓，與調節膽固醇，同時也很適合老人及成長中的孩童食用，更是體重控制者的最佳食物。此外秀珍菇還有助於治療肝炎、胃、十二指腸潰、慢性胃炎等疾病。

秀珍菇、杏鮑菇和鮑魚菇一樣，都是屬於蠔菇的一種，只是體型較嬌小、口感柔嫩。由於菌絲生長迅速，故在保存期間容易在菇傘表面，及菇柄處長出白白毛毛的菌絲，並非受到微生物污染。市面上也有利用真空油炸技術，將秀珍菇製成零嘴，而且還有各種口味，如原味、芥茉、辣味……等，讓菇類的食用方式更為老少咸宜。

挑選新鮮貨 青

選擇表面乾爽完整，顏色灰色或淡褐色，菇柄有彈性色澤乳白；秀珍菇的菌傘因薄而軟易裂，因此在包裝與運送的過程中多少會有些受損，只要不碎爛都可以購買。

保存

秀珍菇菇體嬌小，保鮮時間較短，故宜趁新鮮盡快煮食。連同外包裝一起冷藏，可保存1～3天，放置時間如過久會變黑且易爛，所以盡量冷藏並保持乾燥。如果一次購買的量很多，不妨分裝後冷凍。

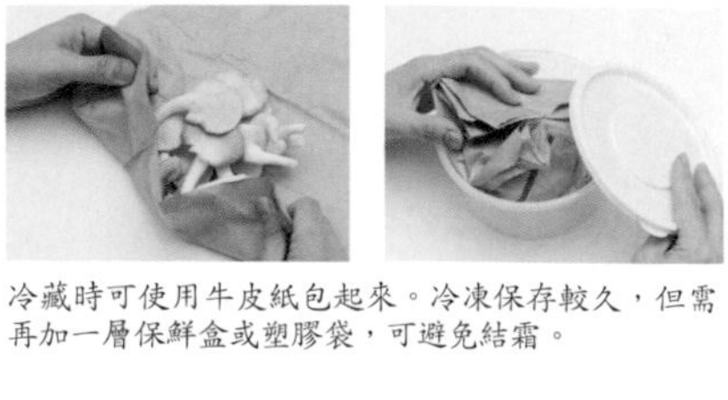

冷藏時可使用牛皮紙包起來。冷凍保存較久，但需再加一層保鮮盒或塑膠袋，可避免結霜。

杏鮑菇

別名：平鳳尾菇

king oyster mushroom

多醣體抗癌

杏鮑菇含有多種蛋白質、胺基酸、礦物質和維生素，營養價值高，尤其含有多量的穀胺酸和寡糖，加上低脂肪、低膽固醇與低熱量，多吃也不怕發胖，營養又健康。更引人注意的是，近年日本醫學界有許多研究認為，菇類所含有的多醣體，具有防癌抗腫瘤的功能。

多醣體可刺激人體抑制癌化細胞增殖、增強淋巴球細胞的活性、強化身體免疫防禦機制、減少體內自由基的產生。它所含的天然抗菌素又可以抑制病毒或細菌的作用，對肥胖者及糖尿病、高血脂、高血壓之慢性病人，是一種不錯的健康養生食材。

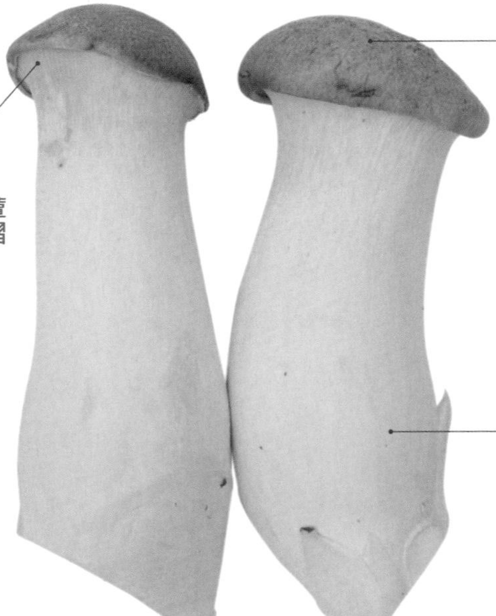

蕈蓋 顏色依分為淺褐色和深褐色，表面乾爽有粉狀光澤。

蕈褶 菇蕈褶內部為米白色至淺褐色，倘若變成褐色或黑色，就表示鮮度有問題。

蕈柄 色澤乳白粗大形狀不一，直筒狀或圓柱狀都很常見。

Data

性味：味甘、性寒

成份：蛋白質、寡糖 胺基酸、礦物質

主要產地：南投、台中、彰化

盛產季節：全年

挑選新鮮貨 青

選購表面乾爽、菇蒂肥厚，菇柄粗大有彈性、色澤乳白、外觀完整，拿起來不黏手者為佳。

保存

比起其他菇類，粗壯的杏鮑菇算是比較耐儲存的，買回來的菇連同外包裝一起冷藏，可保存3至7天。如果一次購買的量很多，不妨分裝後冷凍，可保存許久。使用前不需要解凍直接清洗料理，口感差異不會太大。

處理

料理前迅速沖一下水就好，如果要烤或炸，只要把表面擦乾淨。

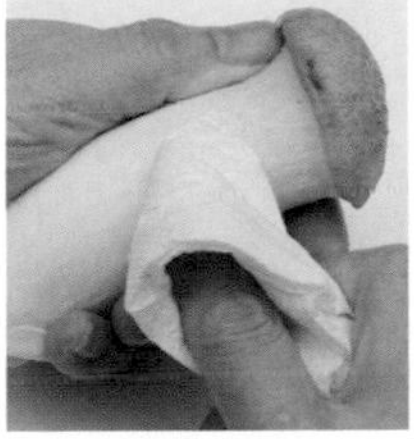

燒烤最對味

杏鮑菇非常適合用烤箱來烤，只要切成片狀灑點鹽，烤好後再淋上橄欖油就非常美味。

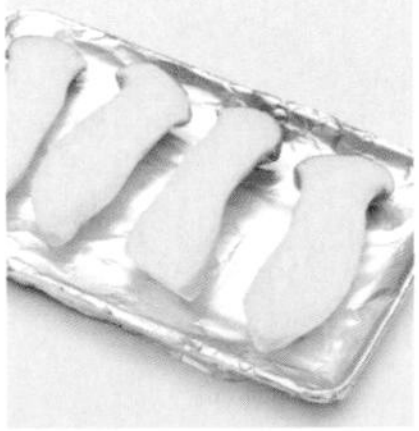

香菇

別名：香蕈、冬菇 *shiitake*

降脂降壓良藥

中醫認為香菇可作為氣血虛弱、納少食積、小便不禁、跌打損傷等病的營養食療補品。近年來美、日等國的科學家通過實驗發現，香菇既是降脂、降壓的良藥，還是癌症之剋星。香菇所含的六種多醣類物質中，有兩種具有強大的抗癌作用，能增強人體免疫功能，抑制癌細胞生長及轉移，對防治胃癌、賁門癌、食道癌和子宮頸癌有一定功效。香菇含有多種礦物質及多量纖維質，對於預防骨質疏鬆則有不錯的效果，特別是對缺乏肉類營養素的素食者而言，香菇所含的營養成分，更可彌補一般葉菜類所無法提供的維生素，常吃香菇還可減少罹患感冒。

Data

性味：味甘、性平

成份：蛋白質、醣類、維生素 B_1、B_2、B_6、B_{12}、鈣、磷、鐵、脂肪、香菇多醣體

主要產地：南投、桃園、台中、彰化

盛產季節：全年

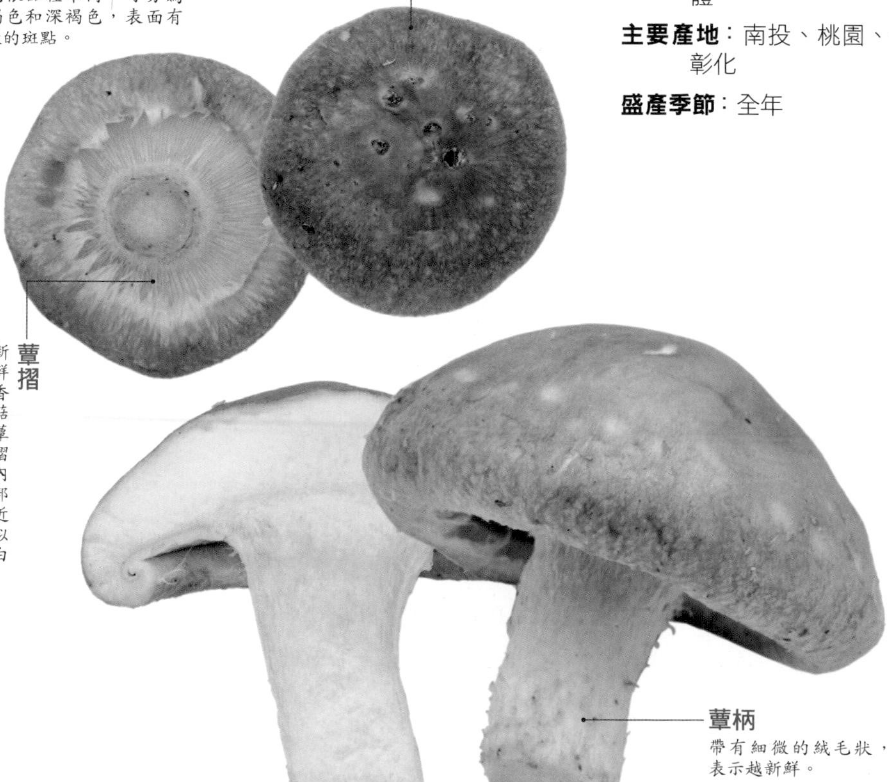
蕈蓋
顏色依品種不同，可分為淺褐色和深褐色，表面有細微的斑點。
蕈摺
新鮮香菇蕈摺內部近似白色，倘若變成褐色或黑色，就表示鮮度越差。
蕈柄
帶有細微的絨毛狀，表示越新鮮。

新鮮香菇經過日曬，或機器烘乾後就是乾香菇，好的乾香菇具有天然香氣，外型則因產地和採收季節的不同，有的比較厚，有的比較薄，甚至有的出現花紋而稱為花菇。香菇的營養價值超過所有的菇類，是一種高蛋白、低脂肪的食用菌，含有七種人體必需的氨基酸，大量的亞麻油酸和大量的鈣、鐵、錳等造血物質。此外還含有一般蔬菜所缺乏的維生素D原，它被人體吸收後，受陽光照射，能轉變為維生素D，可增強人體的抵抗能力，並能幫助兒童的骨骼和牙齒的生長。

埔里香菇最知名

埔里是台灣人工栽培香菇成功的發源地，在一九〇九年英國出版的「菌類雜誌」第一期中，曾報導日本人在埔里手執段木，說明人工栽培成功的經過。民國五十八開始至民國七十八年間，埔里的段木生產香菇盛極一時，後來遭遇大陸香菇廉價傾銷，以及木料取得不易，遂逐漸採用太空包法栽培。所謂太空包法，就是利用木屑填入塑膠包，來代替段木生產香菇的方法，後經不斷的研發成功後，成為舉世聞名而特殊的生產方式。太空包所栽培的香菇，雖比段木栽培可節省一半的時間，具有不佔空間、發育整齊、產量較高等優點，惟香味較段木栽培來的淡。

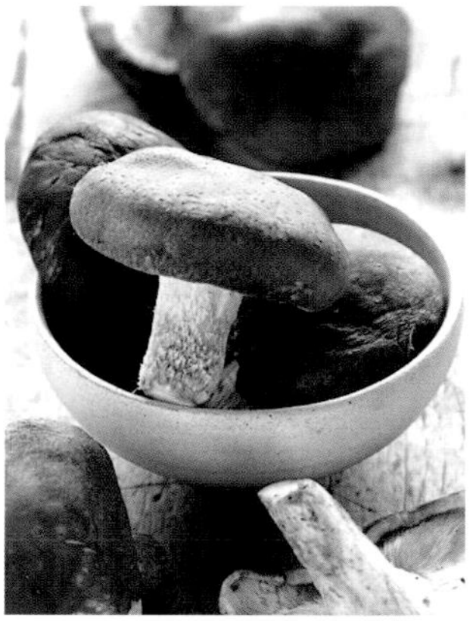

新手入廚房

保存 菇類採收後品質劣變速度快，需立即低溫保鮮以確保品質。買回來的新鮮香菇連同外包裝一起冷藏，可保存2至3天，如果一次購買的量很多，不妨分裝後冷凍，可保存許久。使用前不需要解凍直接清洗料理，但口感會和新鮮的香菇稍有不同。

處理 乾燥的香菇，用冷水浸泡不要用熱水，大香菇泡兩小時，小香菇泡一個小時即可。泡好後用手搓洗香菇內摺即可使用，浸泡過的水有鮮味，可一併使用。

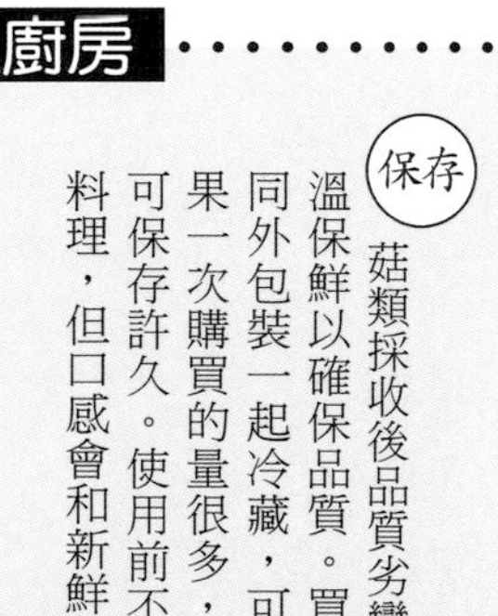

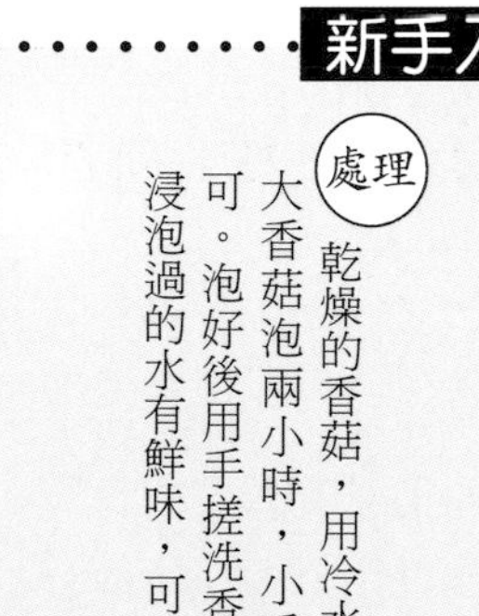

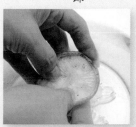

新鮮香菇清洗時快速沖一下即可，不要浸泡。

挑選新鮮貨 青

選擇外觀完整無腐傷，表面乾爽、質地挺硬、菇肉厚實，外觀形狀渾圓如同傘狀，蕈摺部份為白色。未開傘的香菇品質最佳，因為香菇內孢子含量多，營養價值高。

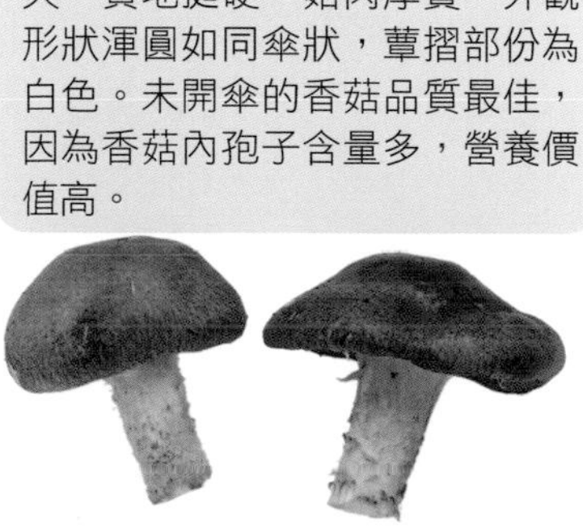

使用段木栽培的香菇顏色較深。(右)

洋菇

別名：蘑菇 *mushroom*

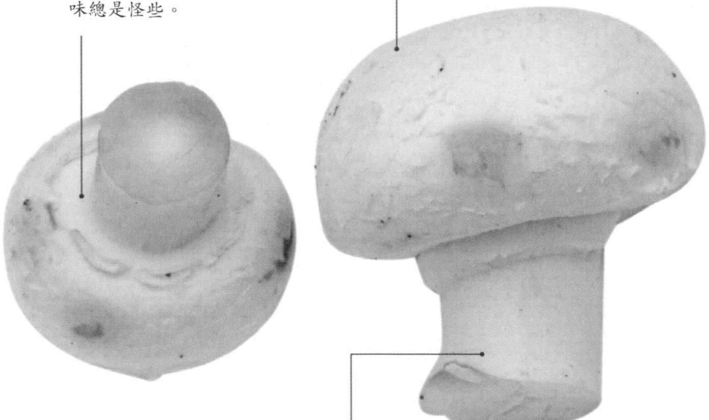
蕈褶
新鮮洋菇蕈摺內部近似米色或淺褐色，倘若變成深色，就是存放多日的，雖然食用無虞但氣味總是怪些。
蕈蓋
顏色粉白，表面有時會因沾上栽培介質，而有些淺褐色是正常現象。
蕈柄
帶有細微的絨毛狀，長度越短越好，表示越新鮮。

Data

性味：味甘、性寒

成份：蛋白質、維生素B_2、蘑菇多醣體、胰蛋白、氨基酸

主要產地：南投、台中、彰化

盛產季節：全年

挑選新鮮貨 青

洋菇應選表面乾爽、沒有外傷、肉質肥厚菌柄短，菌傘未張開的洋菇。有時菇面會呈微褐是正常的，不必擔心變質，顏色過白或表面濕潤，可能是經清洗與浸泡處理的，不要購買。

處理

洋菇非常不耐儲存，即使買回後立即冷藏或冷凍，蕈摺內部還是會變成黑色，最好是當日食用，或料理之後再保存。

可生吃的菇

洋菇是少數可以生吃的食用菇，常用於沙拉中生食、但切開後容易變黑，加些檸檬汁可減緩變色且可增加香味。

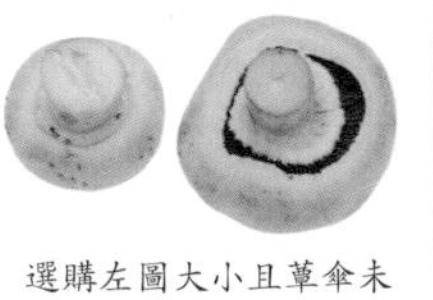
選購左圖大小且蕈傘未張開的洋菇，而不是越大越好。

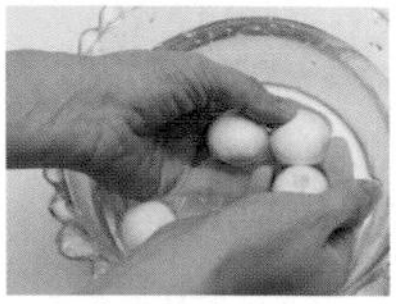
在水中快速清洗表面即可。

有益於慢性肝炎

洋菇是西式濃湯裡最常使用的菇類，外表白潤光滑，蛋白質含量高，營養豐富。熱量低又可幫助消化，具有消暑、健胃、平肝的功能，並有降血壓和安定情緒的功效。食慾不振、經常應酬或高血壓的人，不妨多吃洋菇。此外，吃洋菇對慢性肝炎也有很好的保健功效。

洋菇又稱磨菇。最早的洋菇，據說是在我國北方濕潤的草原，以及西歐的牧場草地發現的。歐洲人在牧場草地發現了這可食用的野菇之後，便開始研究人工栽培的技術，十七世紀初，法國人終於成功的培育出洋菇。台灣則是在光復以後才引進的，1960年代洋菇的產量達到顛峰，加工與冷凍製品的出口，為國家賺了不少外匯，直到因工資高漲之後，生產成本提高，才失去了競爭的優勢。

木耳

別名：桑耳、雲耳、木茸

black fungus

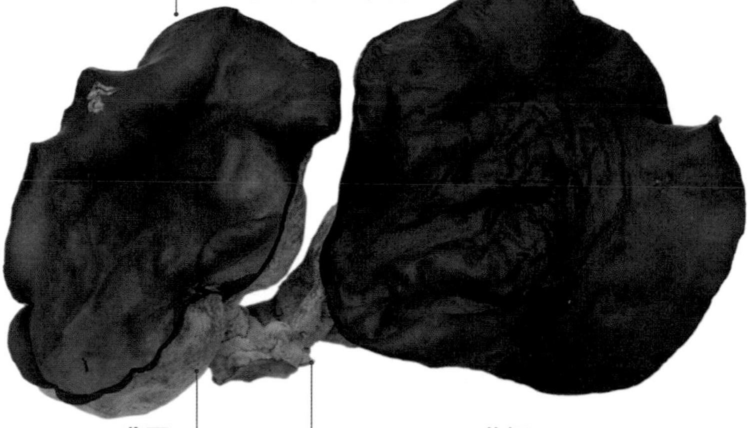
正面
略微透明的淺褐色至深褐色，光滑細緻有光澤。
背面
未泡水前有白色絨毛感，浸過水後則和正面看起來差不多。
菌柄
短而不明顯，顏色為淺褐色至米白色。

預防心血管疾病

目前國內所栽培的木耳品種，依顏色可分為黑、白、紅三種，但所謂的紅，事實上也不是真紅，只是比黑色淺的褐色罷了。至於品種則有柴耳、水耳、川耳等三品系。自古以來黑木耳即在中醫學上以活血止血稱著，常食黑木耳，有健身強智、延年益壽的作用，也可作夏季的藥補與食補，亦藥亦蔬。而近代的科學研究，證實其對於心血管疾病的預防具有重要意義，黑木耳中還含有抗癌物質，對防治癌症也有一定的作用。

白木耳在一般人眼中，則是一種珍貴的食用菌，含有17種氨基酸、纖維素、無機鹽、多種維生素等營養成分，是滋補品也是一味良藥，中醫則認為白木耳有補腎潤肺、生津止咳、降火強身、嫩膚益壽之功效。自古以來，白木耳與人參等媲美，與參、茸、燕、耳號稱四大珍品。

Data

性味：味甘、性平

成份：醣類、維生素B2、維生素C、鈣、鐵、卵磷脂、膳食纖維等(黑白木耳成份相近)

主要產地：南投、台中、彰化

盛產季節：全年

挑選新鮮貨（青）

購買新鮮木耳，以表面乾爽未泡水，背面有白色絨毛狀，沒有碎爛的情形或難聞的味道。市面上的新鮮木耳為求賣相佳，在販售前多半會先泡水，選購這樣的木耳事實上也無妨，只是較不耐儲存罷了。購買乾燥木耳時，以大朵、肉厚、無雜質、完整不破損為佳。

保存

浸過水的木耳保鮮時間較短，故宜趁新鮮儘快煮食。連同外包裝一起冷藏，可保存1至3天，乾爽未泡水的盒裝木耳，則依其標示之保存期限而定。木耳冷凍過口感會改變很多，因此還是少量購買或趁鮮食用。

處理

靠近生長點的部位呈塊狀口感差，可先將其去除不要。

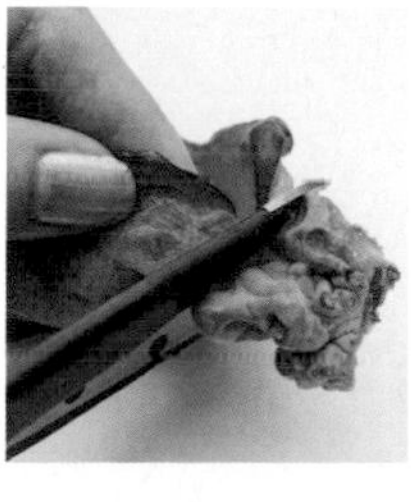

香草

香草是指具有特殊香味的植物，亞洲人喜歡用來爆香加味，也可以用來醃、泡、炒製成各種調味料；歐美則直接入菜。各種用法皆可提味、去腥，還可紓緩情緒，幫助消化。

辣椒
青蔥
紅蔥頭
薑
紫蘇
芹菜
蒜
芫荽
九層塔

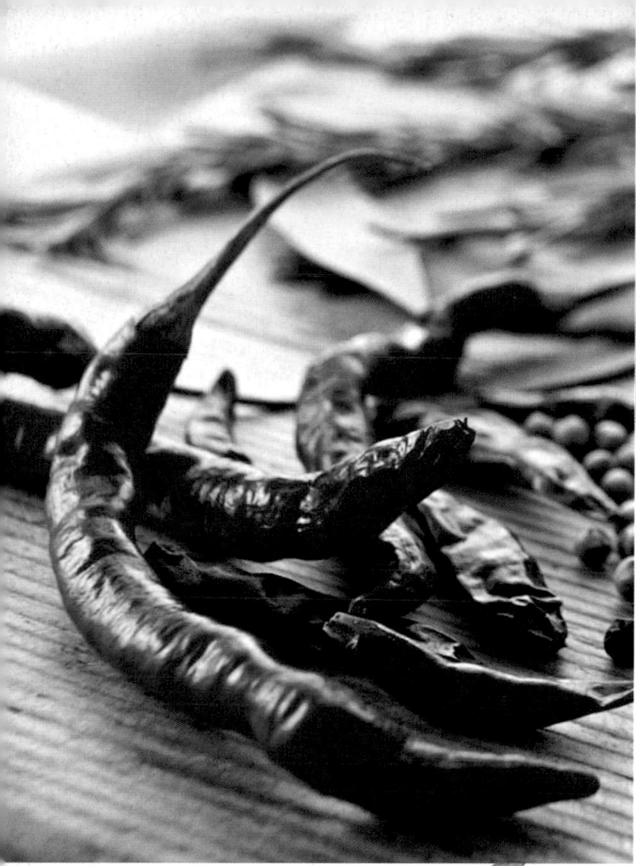
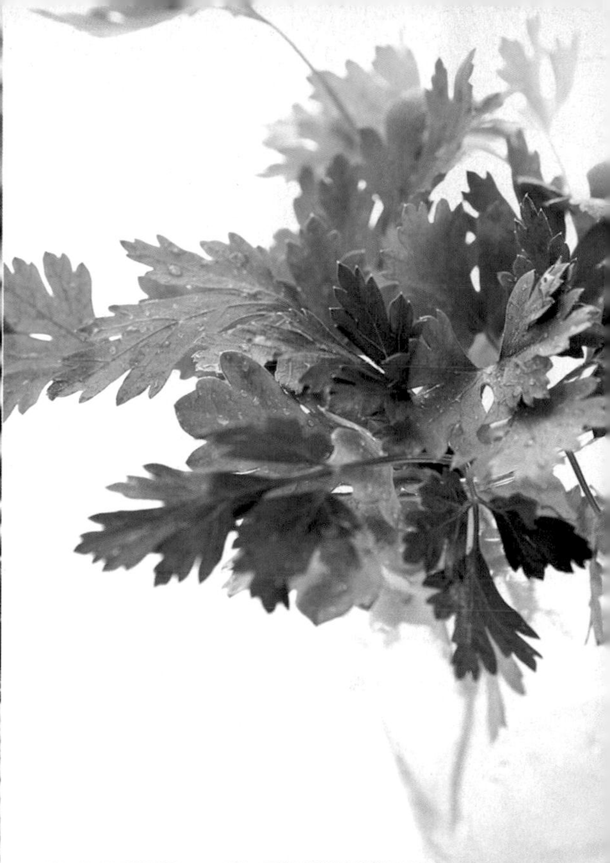
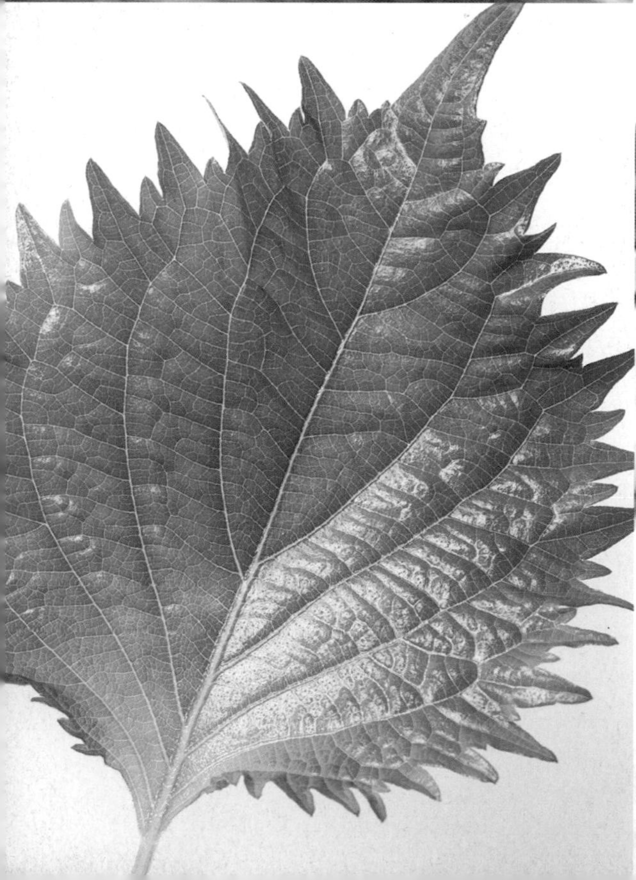
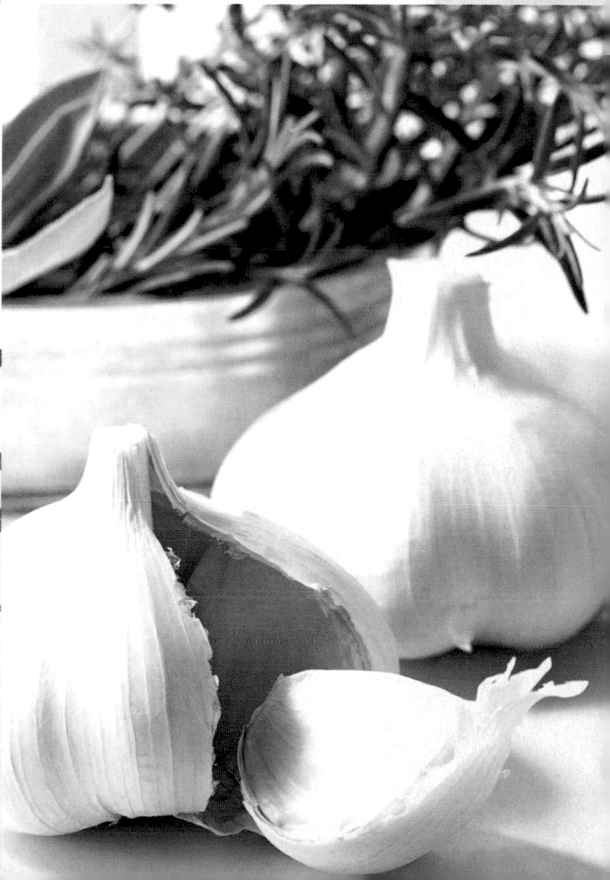

香草

辣椒

別名：番椒、辣茄 *pepper*

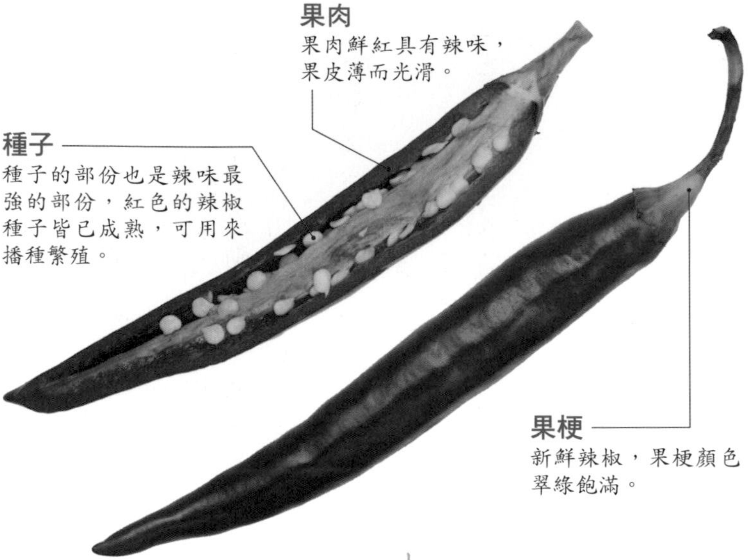
果肉
果肉鮮紅具有辣味，果皮薄而光滑。
種子
種子的部份也是辣味最強的部份，紅色的辣椒種子皆已成熟，可用來播種繁殖。
果梗
新鮮辣椒，果梗顏色翠綠飽滿。

品種

「小辣椒」

又稱朝天椒，體型小辣味強，使用時要酌量。

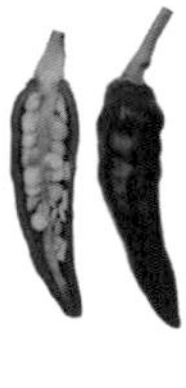

「糯米椒」

屬於不辣的品種，主要當做蔬菜料理，適合搭配豆干、小魚乾或肉絲等材料大火快炒。

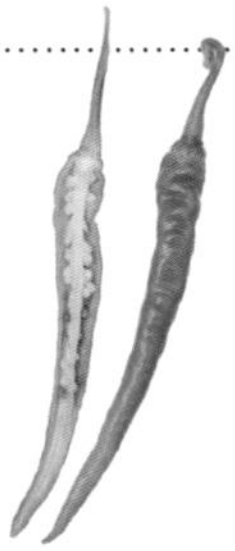

「羊角椒」

羊角椒體型大具有辣味，除了炒食外，也用來做鑲肉的料理。

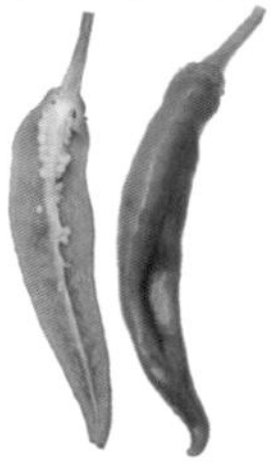

Data

性味：味辛、性熱

成份：胡蘿蔔素、維他命Ａ、維他命Ｃ、辣椒素、辣椒紅素

主要產地：主要集中在中南部

盛產季節：全年；盛產期12～6月

挑選新鮮貨 青

新鮮辣椒果實外表光滑結實、不萎軟、不乾皺、色澤鮮紅；乾燥辣椒則要注意，是否有發霉或蟲蛀的情形。

香辣夠味

辣椒原產於中南美洲，自古以來就是重要的辛辣調味料。十五世紀時哥倫布將辣椒帶入歐洲，明朝末年經由海路傳入我國，稱為「番椒」或「番薑」。一般農家總會種上一、兩棵辣椒，既可觀賞又能食用，而今已成為一種大眾化蔬菜，四川、湖南、貴州等地人民尤其喜歡，俗話說「四川人不怕辣，湖南人辣不怕，貴州人怕不辣」。一位越南朋友甚至說，在東南亞國家小至傷風感冒，大至腹瀉腸炎，都先塞給你一把辣椒再說。暫且不論是否真有療效，全世界嗜吃辣的民族可真是不少，辣椒富含維他命A、C，適量食用有益健康。

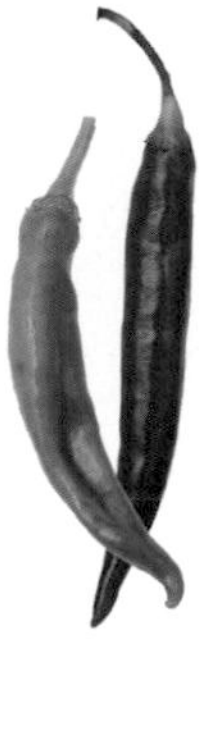

祛濕除寒加強循環

在醫學上，辣椒具有促進血液循環的功能，可幫助祛寒。在外用上，辣椒可做成軟膏、油膏或貼藥，對肌肉疼痛、關節炎、腰痛等有療效。而將辣椒晒乾磨粉，亦可用來調味。辣椒具有極佳的健胃作用，少量即可促進唾液及胃液分泌，增加腸胃蠕動，進而增進食慾，有利消化吸收，而在潮溼或寒冷的地方，食用辣椒可祛濕除寒。

寒帶國家多嗜辣

辣椒的品種很多，外表則大多呈圓錐形，果實有大小、長短、下垂、上揚等不同，而色澤辣度差異也很大，目前也有一些辣味少，或不辣的品種問市。辣椒未成熟前是綠色的，成熟後為紅色，並富含胡蘿蔔素。通常於果實充分肥大時採收，如果太早採下，辣味不強。新鮮的辣椒含有大量的維生素C，而乾品的辣椒則富含維生素A。辣椒的辣味源自辣椒鹼，果實愈小則愈甚。在烹調應用時，辣椒已是辣味的代表品，不論作主料、調味料均可，作為調味者，通常用辣味較重的乾辣椒。

根據現代醫學的研究顯示，辣椒、胡蘿蔔等菜蔬中的胡蘿蔔素，在預防癌症上可能有重要的作用。許多喜歡吃辣椒的民族，如東南亞各國，以及印度等地罹患癌症的機率，一般都比西方國家少。專家推測，辛辣的食物含有較多抗氧化物質，可預防癌症及其他慢性疾病，真是喜歡辣椒人士的一大福音。

新手入廚房

處理 室溫可保存約5～7天甚至更久，雖然外皮會逐漸乾燥，但辣味不減。冷藏時連同包裝袋一起可避免脫水，但冷藏過久容易腐爛；保存最久的方式是直接冷凍，使用時不需解凍即可切碎料理。

新鮮辣椒使用前，將外皮用手輕輕搓洗乾淨，將梗去掉即可。處理辣椒時，應隨時清洗雙手，避免觸及眼睛、傷口或皮膚的敏感部位，以免因辣味的刺激引起不適。

適量食用

一年四季都可以食用辣椒，增添食物的滋味，但老年人及兒童應少量使用。冬春季節氣候寒冷，食用辣椒有促進血液循環的功能，可幫助祛寒，而氣候溫和或炎熱時視身體狀況酌量使用。

保存

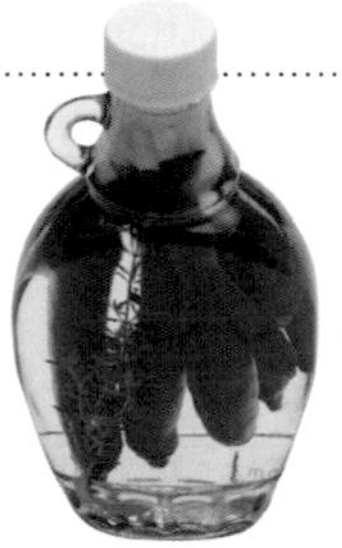

油浸保存法

用油浸漬起來保存。

乾燥保存法

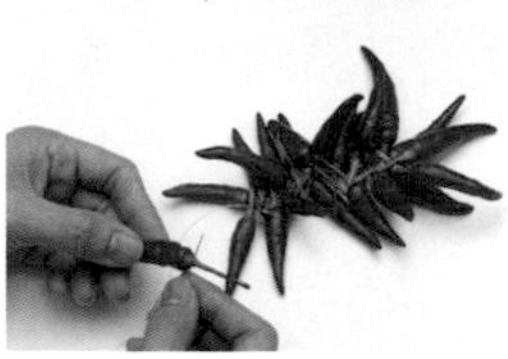

用針線串起來後掛起來，放通風處存放，此法可自然乾燥。

冷凍保存法

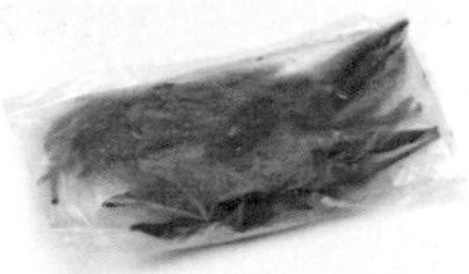

洗淨擦乾後冷凍保存。

烹調小秘方

食用辣椒以新鮮的為主，少用加工的醬類。雖然辣椒含有大量的維生素C，但高溫烹煮易被破壞，不妨多使用切碎沾醬的方式或涼拌。

香 草

青蔥

別名：大蔥、葉蔥 *welsh onion*

分解蛋白質，幫助骨骼發育

蔥含有大蒜辣素可提味並增進食慾，料理時加入一點蔥花，除了能讓料理看起來更美味外，蔥所含有大蒜辣素，可使蔥在受熱後，很快的散發出濃郁的香氣，具有刺激食慾的效果，並有殺菌的作用。而在烹調蛋白質含量高的食物時，加蔥則有助於蛋白質的分解，提高蛋白質的被吸收率，因此用蔥來汆燙肉類與海鮮時，不但可以去除腥味，還有分解蛋白質的效果。除此之外，蔥對於牙齒與骨骼的發展很有幫助，發育中的兒童可多多食用。

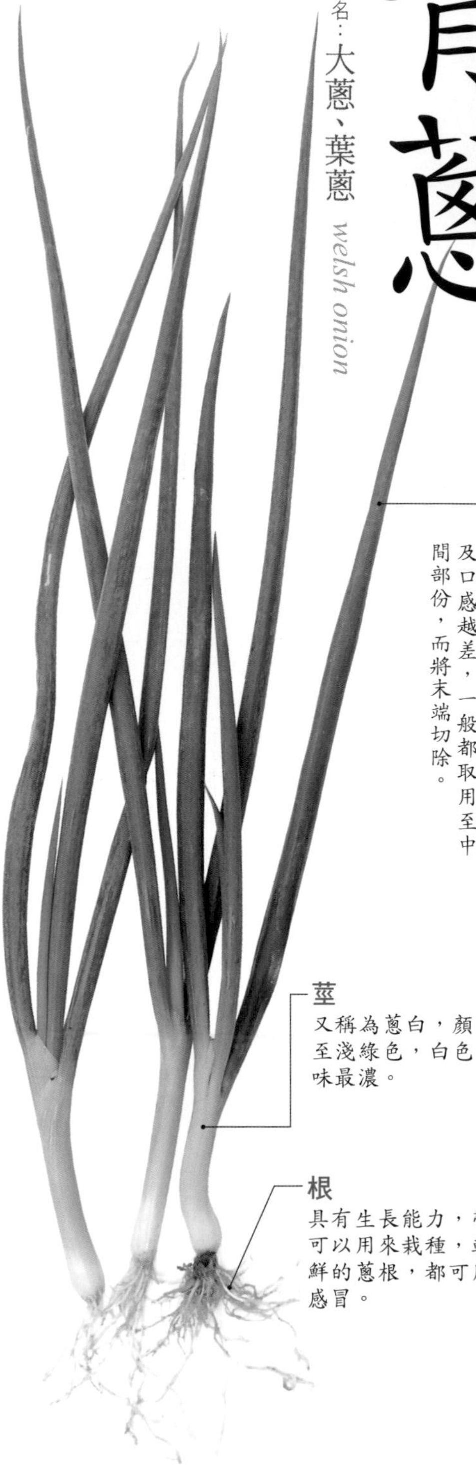

葉
圓管狀內中空，越到尾端香味及口感越差，一般都取用至中間部份，而將末端切除。
莖
又稱為蔥白，顏色為白色至淺綠色，白色的部份香味最濃。
根
具有生長能力，帶根的蔥可以用來栽種，乾燥或新鮮的蔥根，都可用來治療感冒。

Data

性味：味辛、性溫

成份：蛋白質、醣類、大蒜素、維生素A、維生素B、維生素C、鈣、鎂、磷、鐵

主要產地：宜蘭、桃園、新竹、台中、雲林等地

盛產季節：全年皆產；盛產期為11～4月

挑選新鮮貨 青

「蔥白飽滿，蔥綠青直」

選購蔥白飽滿有光澤；蔥綠的部份顏色濃綠筆直，沒有變黃或爛葉的情形。

餐桌上不可少的味道

蔥自古以來就是廚房重要的香料之一，許多可口的菜餚都少不了用蔥來添香，既可做蔬亦可做藥，因而家家戶戶必備。目前市面上的蔥主要以日蔥和北蔥為主，日蔥的蔥白較長，綠色的蔥葉較為柔軟可口；北蔥的蔥白較為粗短，蔥葉較硬，北蔥不耐熱，因此多於冬季上市，主要產地在中南部等地。而夏季的蔥則多為日蔥，主要產地以宜蘭最具代表。至於在冬天有時可見到巨大壯碩的大蔥，則多用於捲食佐餐，且價格昂貴，一般家庭料理是不需要如此浪費的。當然如果肯自行栽種自然不在此限，不過根據我的經驗，土質和環境的差異，往往把大蔥種成小蔥也是常有的事，不如就多幾枝湊合著，當成大蔥來用。

利發汗，讓手腳不再冰冷

吃蔥能促進發汗、去痰利尿，是治療感冒的絕佳中藥之一，而且還有降低膽固醇的功效。蔥白有祛風發汗的作用，對冬天風寒引起的感冒鼻塞、頭痛、發熱有緩解效果。蔥葉的黏液為多醣成分，含有豐富的營養及多種必需脂肪酸，可有效降低血中膽固醇含量。蔥所含豐富的食物纖維，可以促進腸道蠕動，縮短殘渣通過腸道的時間，使排泄物變柔軟，防止便秘。冬天多吃蔥可使身體變得溫暖，改善手腳冰冷的症狀。

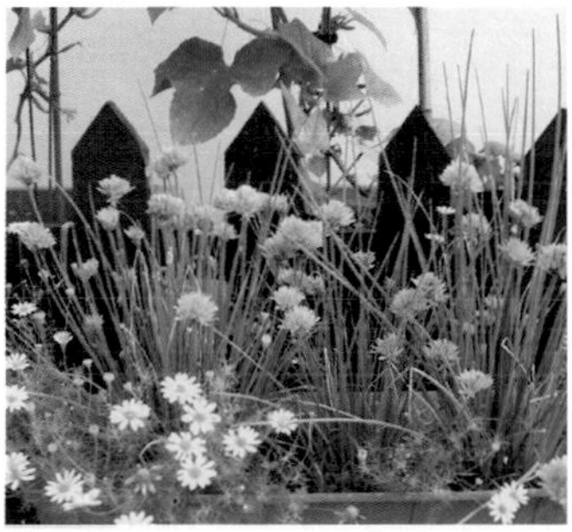

蔥開花。

處理

先去除枯黃或不要的部份，再將外表清洗乾淨即可，葉與莖重疊的部份，容易堆積泥沙與灰塵，要特別仔細清洗。使用牛皮紙或保鮮膜包好冷藏，可多存放些時日，當日使用的蔥室溫保存即可。或可先行洗淨切好，以冷凍方式可保存較久，需要時直接使用即可不需要退冰。

新手入廚房

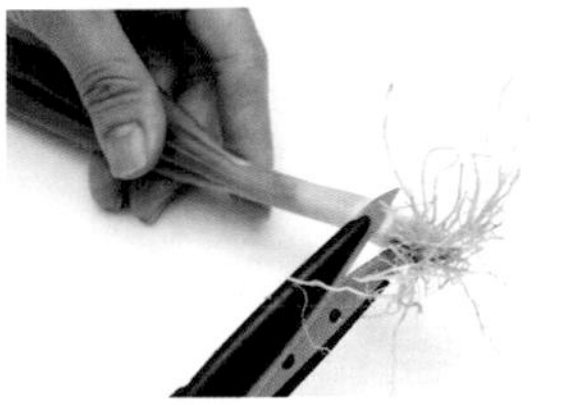

①將蔥白前端的根部去除。

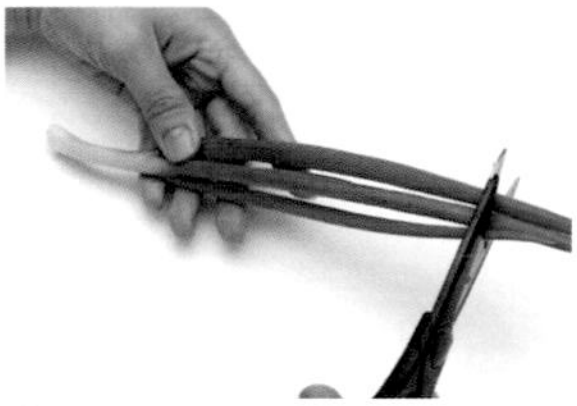

②尾部綠色的葉子去除一半，並將老葉剝除。

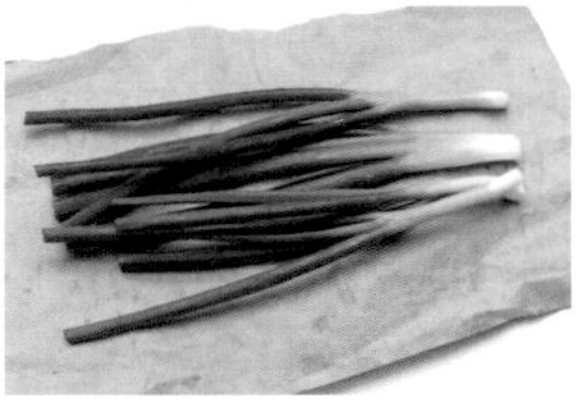

③洗淨後將蔥葉攤開來，讓表面的水份乾燥再保存。

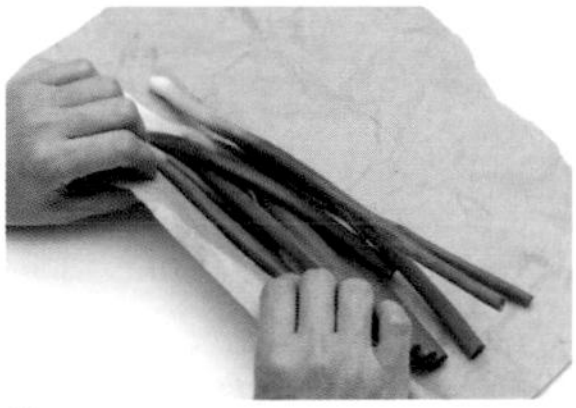

④使用牛皮紙或保鮮膜包好。

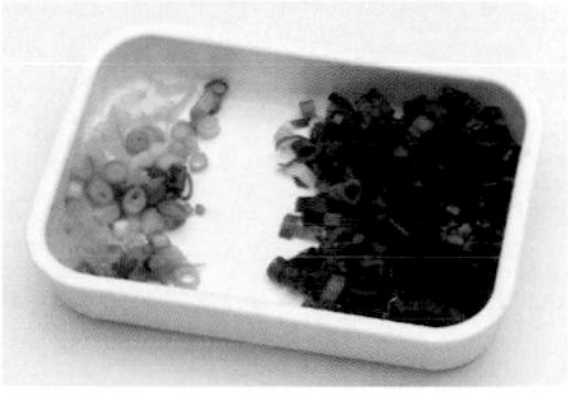

⑤可將蔥白與綠色的部份，切好後分開置於保鮮盒，取用時較為方便。

香草

紅蔥頭

別名：珠蔥 *shallot*

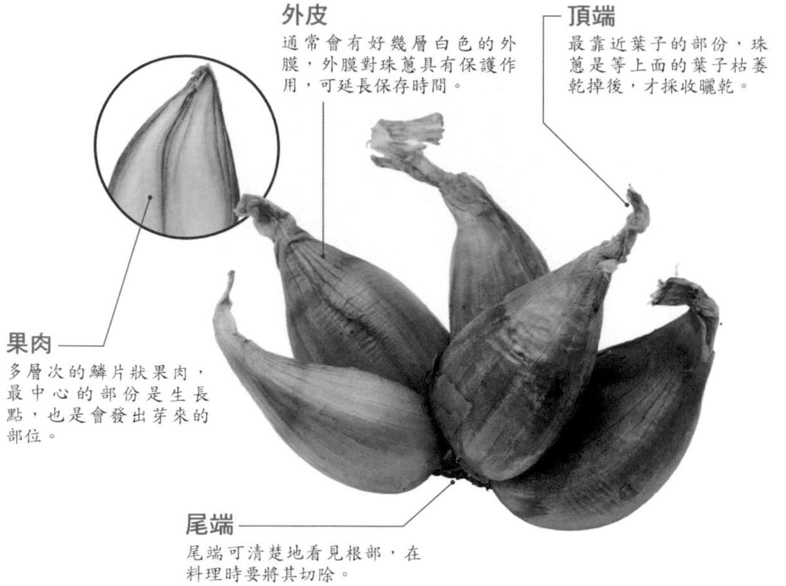
外皮
通常會有好幾層白色的外膜，外膜對珠蔥具有保護作用，可延長保存時間。
頂端
最靠近葉子的部份，珠蔥是等上面的葉子枯萎乾掉後，才採收曬乾。
果肉
多層次的鱗片狀果肉，最中心的部份是生長點，也是會發出芽來的部位。
尾端
尾端可清楚地看見根部，在料理時要將其切除。

Data

性味：味辛、性溫

成份：蛋白質、醣類、維他命C、鈣、鐵、磷

主要產地：屏東、彰化、雲林

盛產季節：全年

延緩老化

紅蔥頭在超級市場或傳統市場都可以買到，發芽率非常高，屬多年生草本鱗莖植物。植株可高至30公分，鱗莖基部為群生狀，成熟時外皮為紅色薄膜，當葉子逐漸黃化時表示鱗莖已快進入休眠期，即可準備收成。雖然最適合種植紅蔥頭為秋季，但食用莖葉者則不分季節均可種植，食用時只要剪下離土面約一公分以上的莖葉，從栽種到第一次收成大約只要一個月的時間。當颱風季節來臨前，不妨種上幾株以防蔥價突然上漲，而一時忘了買蔥，珠蔥亦是很好的替代品。紅蔥頭的生長屬性，與主要營養成分跟紅皮洋蔥相近，紅皮洋蔥是目前唯一含有前列腺素A的蔬果，可舒張血管、降低血壓和血液黏稠度，對於預防心血管疾病有一定的功效；它所含的半膚氨酸，能延遲細胞衰老。

挑選新鮮貨 青

皮滑色紅者佳，選購紅蔥頭時應以表皮光滑乾燥，色澤偏紫紅、緊實飽滿者，沒有縮皺萎軟或發芽跡象的最好。

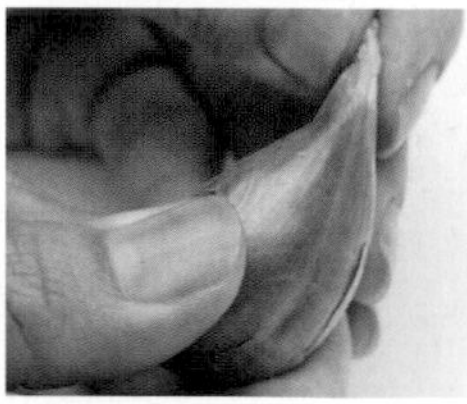

選購紅蔥頭時用手壓一下，結實的才好。

新手入廚房

油炸保存

經過油炸乾燥的紅蔥頭，俗稱蔥酥。

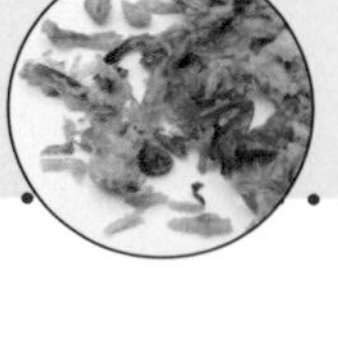

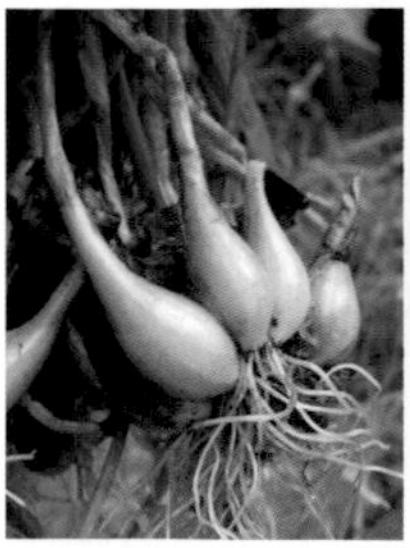

珠蔥。

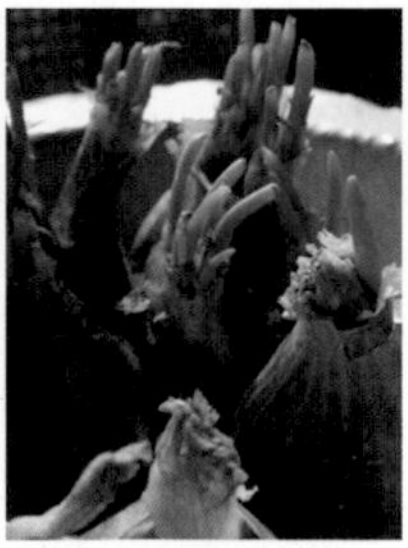

發芽的珠蔥。

薑

別名：生薑、老薑

ginger

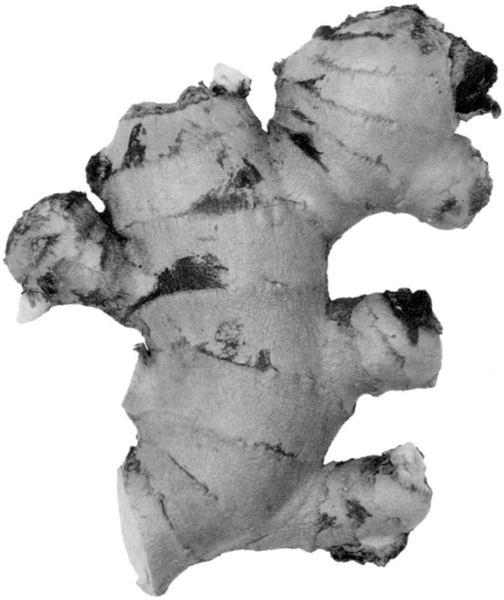

薑是老的辣

薑含有薑辣素，尤其老薑含量最多因而最辣，老薑栽培於日照充足及乾旱的土壤，但切忌積水不退，否則根莖容易腐爛。而嫩薑以陰濕之地為佳，才能產出水分多、辛味淡、纖維少的成品。台灣嫩薑栽培，在宜蘭、南投較多；老薑栽培，以台東、嘉義、雲林、花蓮較多。

薑的辣味成分則為薑辣素。依薑的生長時間長短，薑辣素所含比例也不一樣，因此生薑和乾薑味道不一樣，效果也不同。生薑主要用在身體表層運作，刺激皮膚及末稍神經的循環，幫助出汗釋放毒素，並可止嘔和解毒。烘乾或曬乾的乾薑，辛辣味強具刺激性，主要用來暖和身體的中段，有推動身體運作的力量。薑能治療噁心嘔吐、食慾不振，還能去腥殺菌活血驅寒，治療傷風感冒。薑辣素能消除自由基抗衰老，去除老人斑；薑黃素能防癌抗發炎。女性生理期間用紅糖加薑汁服用，效果不錯。

由於薑的性情溫熱，食用過量，容易刺激腎臟，引起口乾便秘等上火情況。而同時食用薑與酒，容易使痔瘡復發，因此體質燥熱者在使食用上要多加留意。

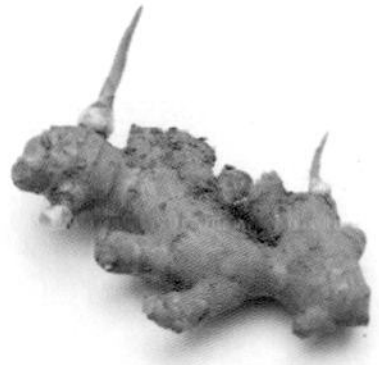

發芽的薑可以用來栽培，也可以食用。

保存

老薑可於室溫之下保存許久，保持表面乾爽，使用前才清洗。嫩薑則先擦乾，再用保鮮膜或保鮮袋包好冷藏以免脫水。使用小刷子在流動的清水下，將表面的泥土刷乾淨即可，不規則的部份，可以用手掰開後再刷洗。

Data

性味：味辛、性溫

成份：醣類、維生素B_2、維生素C、鈣、鐵、磷、硒、菸鹼酸、揮發油等

主要產地：新竹、宜蘭、南投、高雄

盛產季節：老薑全年皆產；嫩薑盛產期5～10月

挑選新鮮貨 青

不論選購嫩薑或是老薑，皆以莖塊肥大結實，不縮皺或萎爛變黑等。爛掉的薑已經變質，不能食用。

品種

「嫩薑」

以莖塊肥大色澤淺，尾端帶有紅色苞片者為佳。

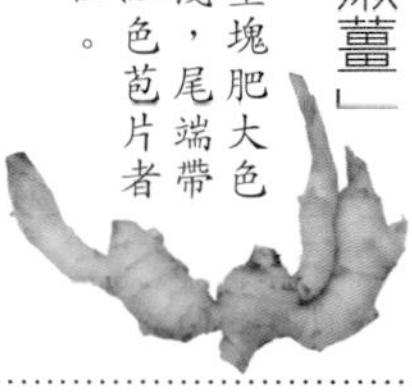

紫蘇

別名：紅蘇、香蘇、赤蘇

perilla

Data

性味：味辛、性溫

成份：維生素A、維生素B1、維生素B2、維生素C、維生素E、鈣、磷、鐵

主要產地：全省各地均有零星栽培

盛產季節：4～10月

挑選新鮮貨 青

紅紫蘇以葉片新鮮不萎縮，具有光澤，色澤越深紅越好。綠紫蘇以顏色翠綠、葉片新鮮，嫩芽部份不泛黑，為選購要點。

常做為藥草或茶飲

紫蘇原產於喜馬拉雅山區一帶，為一兩年生草本植物，葉、梗、種子均可入藥。民間以紫蘇種子炒熟，拌以鹽漬橙皮做茶果，可見紫蘇在中國人的飲食中，除了是蔬菜、香辛料以外，還可以做為茶飲與藥草。紫蘇可用於沐浴，對於蚊蟲咬傷、汗疹所引起的皮膚搔癢，有很好的緩解功效。而紫蘇茶則常被用於緩解感冒症狀；還有那色澤紫紅的紫蘇醋，顏色既美麗又好喝。

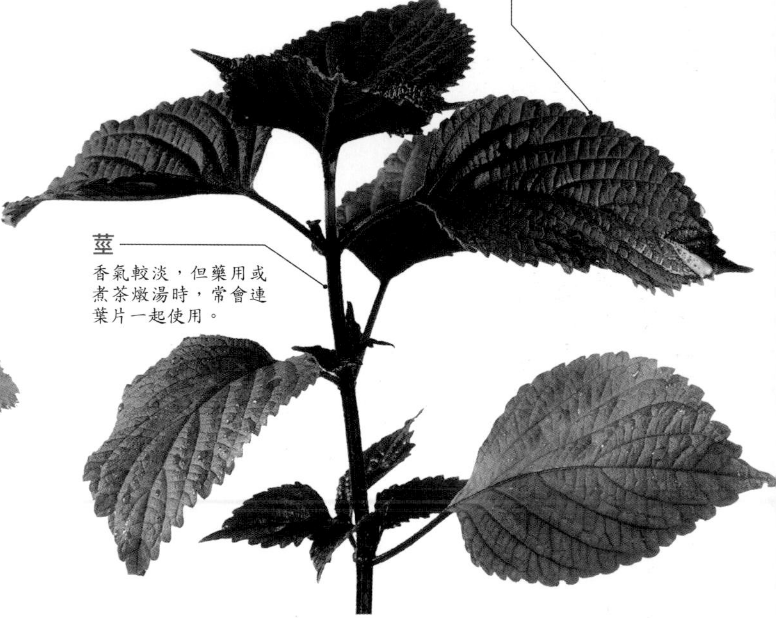

葉
料理時以使用葉片為主。

莖
香氣較淡，但藥用或煮茶燉湯時，常會連葉片一起使用。

品種

「青紫蘇」

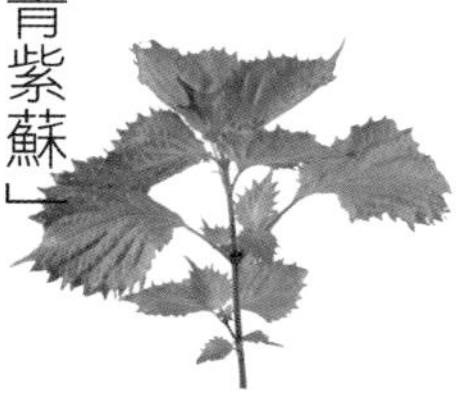

青紫蘇葉質細軟、香味清新，很適合生吃、拌沙拉或配生魚片食用，常用於日式料理。

保存

新鮮紫蘇不耐保存，以2～3日為限，因葉片在冷藏的過程中，會像九層塔般變黑，而且容易腐爛。紫蘇適合用乾燥法保存，只需在通風處讓其自然乾燥後，收藏在冰箱即可保存數年不壞。紫蘇栽培容易，不需使用農藥，因此清洗時只要將葉片上的灰塵沖乾淨即可。

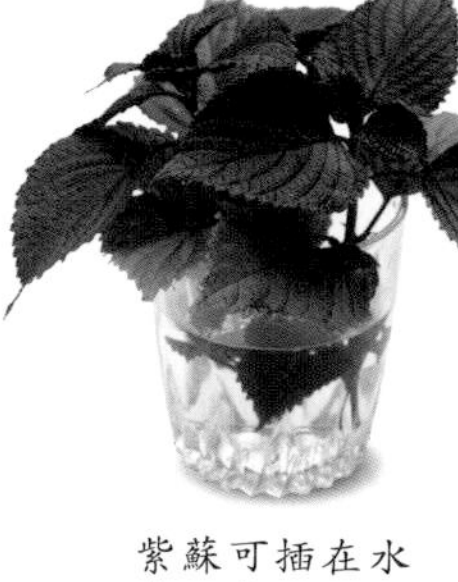

紫蘇可插在水中保存，但要在3～5天內使用完畢。

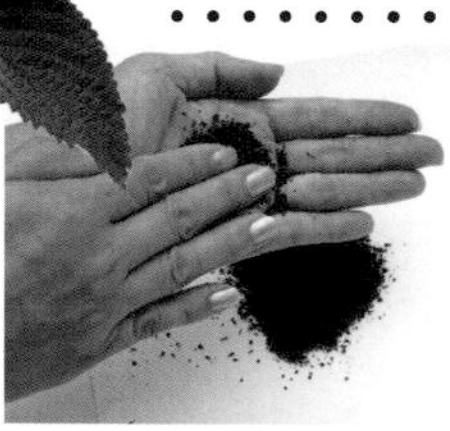

等葉子完全乾燥後，用手搓細，罐裝冷藏保存。

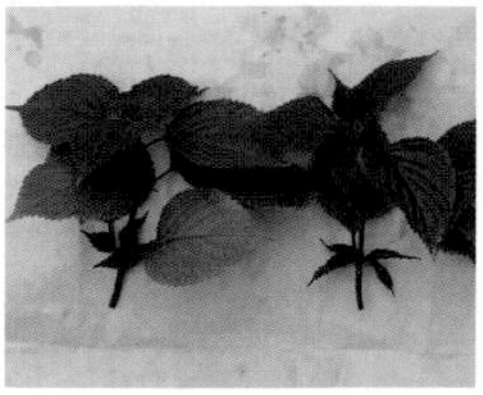

先將葉子洗淨攤開或掛起來風乾。

芹菜

別名：旱芹 *celery*

Data

性味：味甘苦、性微寒

成份：蛋白質、醣類、維生素B群、維生素C、胡蘿蔔素、鈣、磷、鐵、鈉、鉀、揮發油等

主要產地：彰化、雲林

盛產季節：11～4月

挑選新鮮貨 青

選購芹菜時以莖部挺直，葉片鮮綠有光澤，梗子顏色愈綠，表示類胡蘿蔔素含量愈高。

莖、葉都可食用

芹菜是生長在溼地區的一種植物，原產地中海沿岸的沼澤地帶，在歐洲南部、埃及、印度以及巴基斯坦，也都有芹菜的蹤跡，在我國已有二千多年的栽培歷史。芹菜可分為水芹、旱芹兩種。水芹生在水邊濕地，旱芹生在平地，旱芹香氣較濃郁又名香芹，因入藥較佳，亦稱藥芹。

古代的東方人用芹菜治療胃病，或者當成一般的補品使用，雖然芹菜所含的礦物質不多，但營養卻是十分均衡。豐富的植物纖維中約有四分之一是水溶性纖維，對於人體的消化功能非常有幫助，而芹菜深綠色的葉片含量豐富的胡蘿蔔素和維他命，不過因為其帶有苦澀味令人難以下嚥，因此多半會將其去除，僅使用葉柄與莖的部份，至於黃綠色的嫩葉口感較好，可以留下來多加利用。

品種

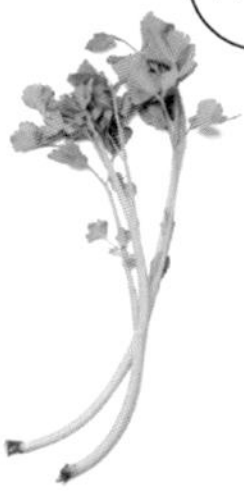

「芹菜管」

顏色深綠，莖幹較一般的芹菜粗壯肥碩，纖維細緻口感脆嫩，適合做為蔬菜大火炒食。

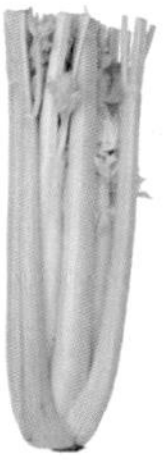

「西洋芹」

莖部粗壯口感清脆，主要做為蔬菜食用，和做為香料的芹菜，在用途上有所不同。

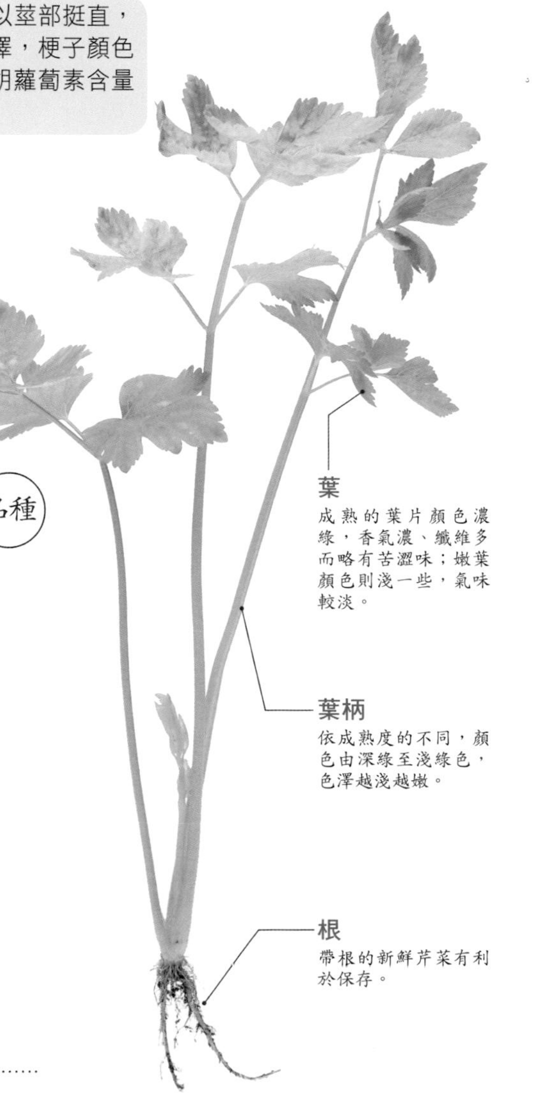

葉

成熟的葉片顏色濃綠，香氣濃、纖維多而略有苦澀味；嫩葉顏色則淺一些，氣味較淡。

葉柄

依成熟度的不同，顏色由深綠至淺綠色，色澤越淺越嫩。

根

帶根的新鮮芹菜有利於保存。

蒜

別名：蒜頭、大蒜 *garlic*

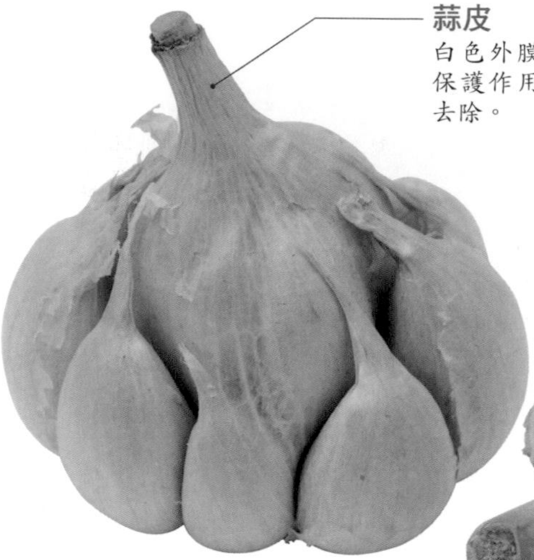

蒜皮
白色外膜對蒜瓣具有保護作用，使用前需去除。

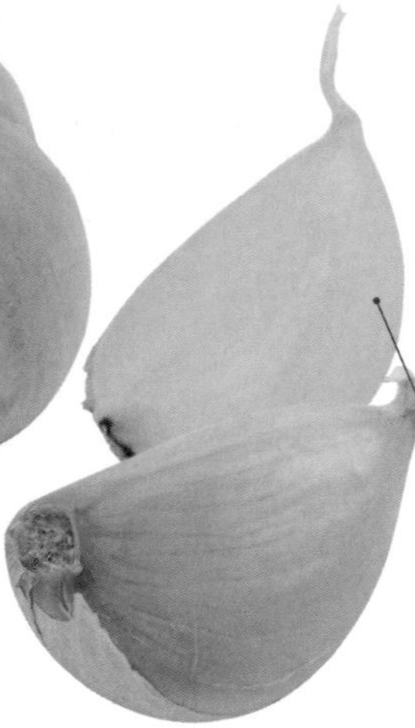

蒜仁
主要食用的部份，顏色為米白或米黃，氣味濃烈。

具殺菌效果

蒜頭則於四、五月間採收，除當作新鮮調味蔬菜外，還可加工製成糖醋漬品、蒜片、蒜粉及蒜油精等產品。蒜頭具有殺菌、保健效果，亦被用為製藥原料。而其辣味主要來自於其含有的辣素，具有良好的殺菌、抑菌作用，能有效預防流感、腸炎等，因環境污染引起的疾病。青蒜對於心腦血管有一定的保護作用，可預防血栓的形成，同時還能保護肝臟，阻斷亞硝胺致癌物質的合成，對預防癌症有一定的作用。

大蒜是自古即被人類栽培利用的古老作物之一，早在五千年前，古埃及即有大蒜栽培之記載。

Data

性味：味辛、性溫

成份：蛋白質、脂肪、醣類、維生素A、維生素B_1、維生素C、鈣、磷、鐵等

主要產地：雲林縣、台南縣、彰化縣

盛產季節：全年

挑選新鮮貨 青

蒜頭：選購表皮乾爽潔淨、蒜球硬實，沒有變黑鬆軟或是發芽的情形

青蒜：品質好的青蒜，應該鮮嫩帶有彈性，葉色鮮綠，不黃不爛，毛根色白不枯萎。

品種

「三星白蒜」

屬於軟骨花蒜的改良種，不僅品質特優，更以香、甜、脆、軟，及辛辣味特濃、纖維柔細，蒜白長等特點。

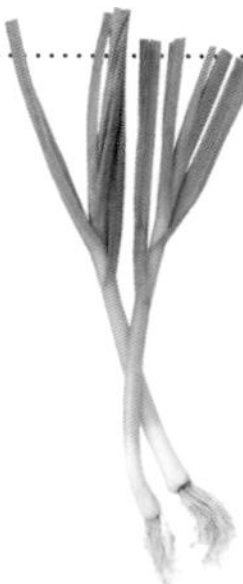

「蒜苔」

蒜苔是蒜苗的花梗，適合大火炒食，可素炒或搭配肉絲。

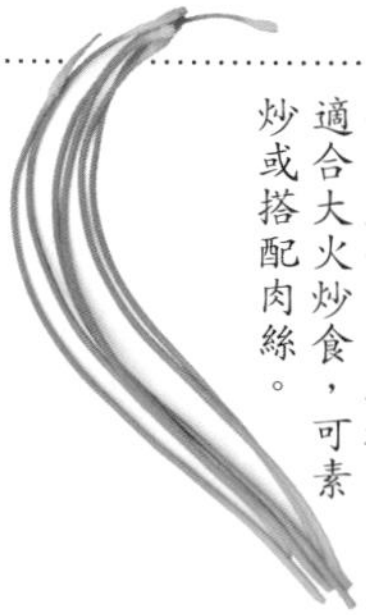

新手入廚房

保存

蒜頭採收後會有休眠現象，而休眠期之長短與溫度有關，理想的貯存方法是放在溫度28～30℃，且通風良好的乾燥場所，約可保存8～9個月之久。

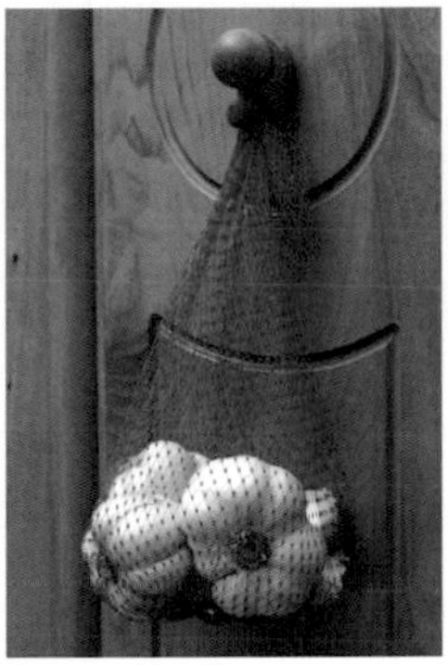

整包用網袋裝起，保存於乾燥處。

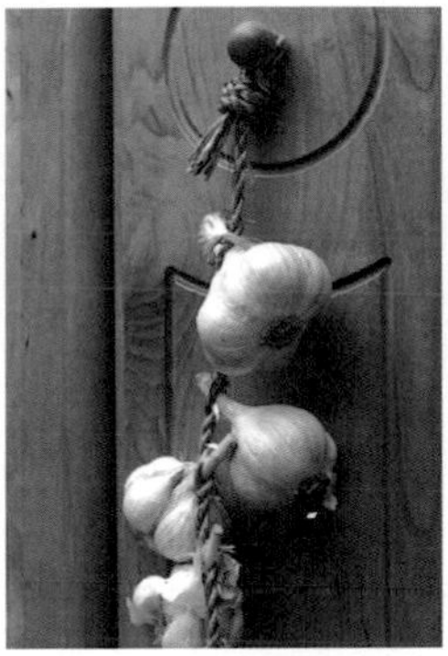

用草繩串起來掛在廚房，不失為一個好看又實用的裝飾。

處理

蒜頭 將蒜瓣取下，每次只清洗需要的量，使用前將外皮去除，用刀背拍碎或切片，或使用壓泥器也很便利。

青蒜 先去除枯黃或不要的部份，再將外表清洗乾淨即可，葉與莖重疊的部份，容易堆積泥沙與灰塵，要特別仔細清洗。

保存

大蒜被切開或嚼碎的同時，才會產生具活性的蒜素，也不要暴露於空氣中過久，最好是現搗現吃。吃烤香腸會附上幾瓣大蒜來嚼，其實是有健康的考量的。

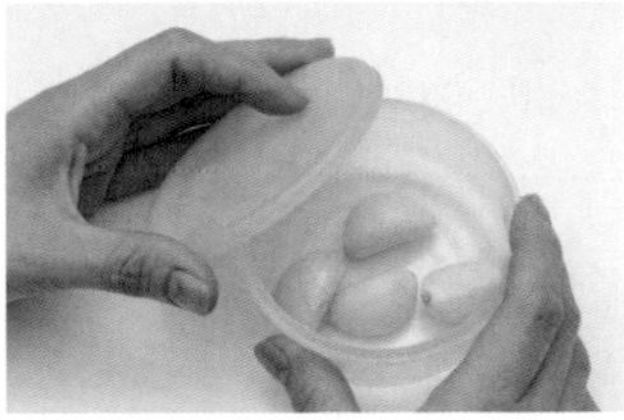

去皮的蒜頭需用保鮮盒裝好冷藏。

蒜原產地在亞洲大陸西部，正是張騫前往的西域所在地，因此大蒜傳入中國的時間大約是在西漢時，當時的蒜被稱做葫或葫蒜。在台灣則由早期先民自大陸引進，亦有三百多年栽培歷史。

大蒜與蔥、薑、韭、薤合稱五辛，耐儲存的蒜更是家庭必備，烹調料理時不可或缺的香辛佐料，當然除了中國以外，義大利人吃蒜也是舉世知名的。

蒜在莖葉柔嫩時稱為青蒜，雖然全年都有得買，但以11月至3月品質最佳、價格便宜，產地主要分佈在雲林縣，宜蘭縣近年來也大規模栽培，成為當地特產之一。蒜的花梗稱為蒜苔，非常鮮美可口，比起韭菜花滋味更佳，但由於產量少、價格高，主要在春天才有的上市，其他季節的蒜苔多為進口品。

生蒜切開後易氧化

一般人多半習慣將生大蒜切碎，再拌以醬油沾食，然而大蒜中的有效活性成分，很容易因久置氧化或超過攝氏56度的高溫，而失去作用。因此將大蒜磨碎後，盡快使用才能「吃大蒜吃出健康」，而生蒜中的含硫化合物，具有強力的黏膜刺激性，因此胃腸功能較弱者，不要單獨吃蒜，以免那種又辛、又熱、又辣的感覺對胃壁造成不適。

香草

芫荽

別名：香菜、胡荽 *coriander*

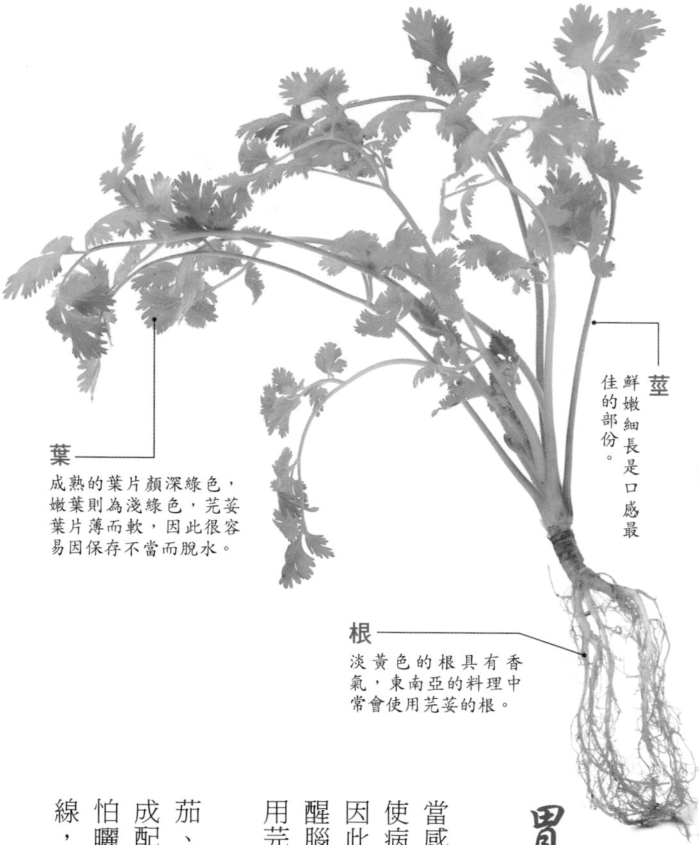

莖 鮮嫩細長是口感最佳的部份。

葉 成熟的葉片頗深綠色，嫩葉則為淺綠色，芫荽葉片薄而軟，因此很容易因保存不當而脫水。

根 淡黃色的根具有香氣，東南亞的料理中常會使用芫荽的根。

Data

性味：味辛、性溫

成份：蛋白質、醣類、胡蘿蔔素、維生素C、維生素A、維生素B、鈣、鐵、磷、鎂、鉀揮發油等

主要產地：彰化、雲林、屏東

盛產季節：全年皆產；盛產11～3月

胃病、皮膚不佳者不宜多食

芫荽在中醫傳統上用來發汗透疹。依現代的說法，就是當感染病毒時，使用芫荽能改善外圍皮膚的血液循環狀況，使病毒往外排出，而不會向內侵犯臟腑，所以會透發疹子，因此芫荽對感冒初期具有調養的功效。此外其香氣亦能提神醒腦，但胃道功能不佳、皮膚病患及容易長癬子者，不宜食用芫荽。

芫荽含大量維生素及礦物質，其中的胡蘿蔔素又比蕃茄、菜豆、黃瓜等高出許多。只是一般的飲食習慣將芫荽當成配料，或賦香的角色，並不會像蔬菜般大量食用，而有些怕曬黑的女士們，則認為多吃芫荽會使皮膚容易吸收紫外線，還會刻意避免食用。

挑選新鮮貨 青

葉片鮮綠完整無水傷，外觀挺拔不萎軟。葉子已經發黃或有腐爛情形的芫荽不可食用，不但已經失去香味，還可能產生毒素，務必小心。

保存 由於極為容易變黃及腐爛，因此使用冷凍是最保險的方法，只是冷凍後只適合用來灑在湯中或炒食，而不能用為裝飾菜餚。

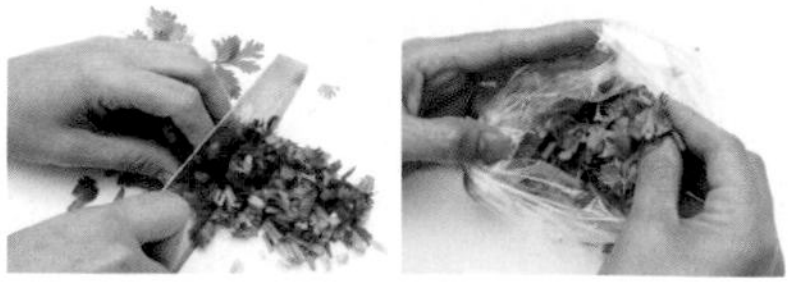

使用塑膠袋裝好冷凍，因冷凍時經常會發生結塊的情形，因此要使用塑膠袋，萬一結塊時只需捏一下即可散開，較方便取用。

九層塔

別名：羅勒 *eugenol*

味道濃烈的香草之王

自從西方香草被引進台灣之後，九層塔和羅勒就常教人分不清其中的奧妙，做青醬沒有羅勒，放九層塔行不行？其實我們早已耳熟能詳的九層塔，甚至泰式料理的「打拋雞」裡頭的「打拋」，也是西方人口中的羅勒，只不過九層塔是羅勒中風味較辛香的品種。此種香料目前分為亞洲與歐洲的品種，氣味上略有差別，一般說來，亞洲品種的氣味較濃烈一些。羅勒原產於熱帶及亞熱帶非洲、南亞等地，具有鎮靜、殺菌等功效。早在希臘、羅馬時代羅勒就被奉為尊貴的「香草之王」；印度人更將羅勒視為神聖的香草，至於中南美洲國家則把羅勒當成保平安的吉祥物。

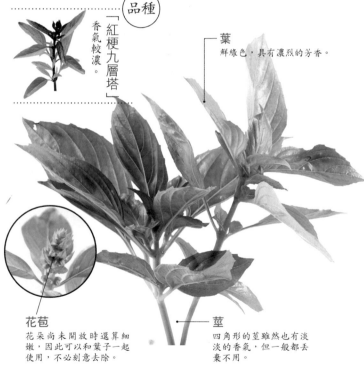

品種

「紅梗九層塔」香氣較濃。

葉　鮮綠色，具有濃烈的芳香。

花苞　花朵尚未開放時還算細嫩，因此可以和葉子一起使用，不必刻意去除。

莖　四角形的莖雖然也有淡淡的香氣，但一般都丟棄不用。

Data

性味：味辛、性溫

成份：蛋白質、脂肪、醣類、維生素A、維生素B_1、維生素B_2、維生素C、鈣、磷、鐵等

主要產地：雲林縣、彰化縣、屏東

盛產季節：全年

挑選新鮮貨（青）

葉片鮮綠完整無水傷，無褐色或黑色的斑塊，嫩芽鮮綠；秋天之後的九層塔常會有結花苞的情形，而開出花穗來的葉子纖維會老化。

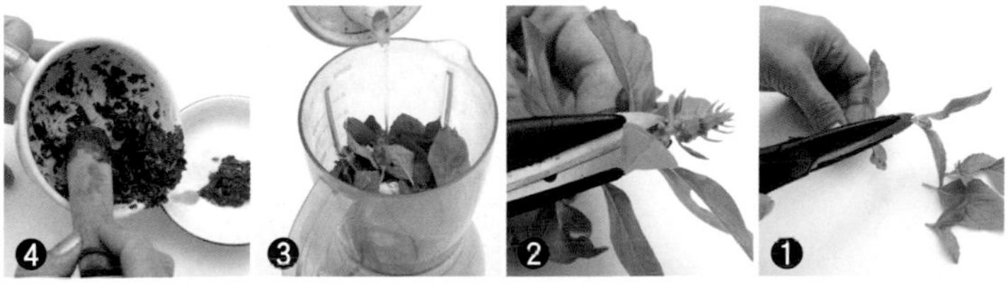

青醬

①洗淨甩乾水份②取下葉子擦乾③用果汁機慢慢加油打成泥，完成後加點鹽，再裝入瓶子冰存。④九層塔的量不多時，也可以用研磨缽來搗碎，並趁早使用完畢，或可冷凍來延長保存期限。

C O P Y R I G H T

腳丫文化

■K039

台灣嚴選蔬果108味

國家圖書館出版品預行編目資料

臺灣嚴選蔬果108味/董淑芬 著.

第一版. 臺北市：腳丫文化, 民98.05

面； 公分 (腳丫文化；K039)

ISBN 978-986-7637-47-5（平裝）

1.蔬果 2.水果 3.食品衛生

411.3 98005491

文經生活網網址http://www.cosmax.com.tw/
或「博客來網路書店」查尋腳丫文化。

Printed in Taiwan

著 作 人：董淑芬
社　　長：吳榮斌
企劃編輯：陳毓葳
美術設計：王小明
出 版 者：腳丫文化出版事業有限公司

總社・編輯部

地　　址：104 台北市建國北路二段66號11樓之一
電　　話：（02）2517-6688
傳　　真：（02）2515-3368
E-mail：cosmax.pub@msa.hinet.net

業務部

地　　址：241 台北縣三重市光復路一段61巷27號11樓A
電　　話：（02）2278-3158・2278-2563
傳　　真：（02）2278-3168
E-mail：cosmax27@ms76.hinet.net
郵撥帳號：19768287 腳丫文化出版事業有限公司

國內總經銷：千富圖書有限公司（千淞・建中）（02）8521-5886
新加坡總代理：Novum Organum Publishing House Pte Ltd.
TEL: 65-6462-6141
馬來西亞總代理：Novum Organum Publishing House (M) Sdn. Bhd.
TEL: 603-9179-6333
印 刷 所：通南彩色印刷有限公司
法律顧問：鄭玉燦律師（02）2915-5229
定　　價：新台幣 350 元

發 行 日：2009年 8 月 第一版 第 1 刷
第 2 刷